움직임의 자유, 키 무브먼트 – 척추통증에 효과적인 치료적 운동

Freedom to Move - Movement therapy for spinal pain and injuries

Josephine Key

The Key Moves®

키 무브먼트

척추통증에 효과적인 치료적 운동

이 상 훈 옮김
배 혜 진 감수

Freedom to Move

Movement therapy for spinal pain and injuries

Forewords by
Ginger Garner, Elizabeth Larkam, Thomas W Myers

영 문 출 판 사

■ 옮긴이

이상훈 밸런스윈 정형외과의원 재활치료실 과장

■ 감수

배혜진 밸런스윈 운동센터 원장

김소영 최신우 김류민 김정훈 이재혁 김연정

《인스타그램 Key_moves》

Freedom to Move - Movement therapy for spinal pain and injuries by **Josephine Key**

The original English language work has been published by:
Handspring Publishing Limited Pencaitland, EH34 5EY, United Kingdom

The Key Moves® 키 무브먼트
– 척추통증에 효과적인 치료적 운동

2020년 3월 1일 초판인쇄
2020년 3월 10일 초판발행

지은이 : Josephine Key
옮긴이 : 이 상 훈
발행인 : 박 병 조
발행처 : 도서출판 영문출판사
등 록 : 1987년 12월 21일 제2-419호
주 소 : 서울시 강남구 삼성동 69-1
전 화 : (02) 514-5590, 776-5590
팩 스 : (02) 756-8943
홈페이지 : www.ymsbook.net
E-mail : yeongmunsa@empas.com
정 가 : 45,000 원
ISBN 978-89-7224-478-3 93510

※ 파본은 교환해 드립니다.

목차

CONTENTS

목차 (계속)

CONTENTS

진저 가너의 추천

FOREWORD by Ginger Garner

현대의 바쁜 삶은 종종 우리를 영원하게 '싸우거나, 날거나 또는 얼어있는' 상태로 이끌 수 있다. 이것은 단기적인 스트레스에 대한 적절한 대응이지만, 장기적으로 이어질때는 우리에게 부적절한 몸의 상태를 만든다. 그러므로 이를 해결하기 위해 휴식을 취하거나 음식을 먹거나 다른 사람들과 상호작용을 한다. 그리고 궁극적으로는 이러한 것들이 우리의 움직임에 대해 변형을 주고 신체에 영향을 미친다.

스트레스는 긍정적일 수 있고 부정적일 수도 있다. 긍정적인 스트레스는 만족을 느끼고, 더 오래 살고 질병은 덜 가지고 살게 해주기도 한다. 그렇다면, 어떻게 우리는 좀 더 생기있는 삶을 살기 위해 스트레스를 사용할 수 있을까?

눈을 감고, 당신이 완전히 편안함을 느꼈던 마지막 시간을 생각해보라. 조세핀 키의 '움직임의 자유'는 그 우아한 공간으로 초대하는 것이다. 창의적이고, 유창하며, 안전과 효능을 가진 움직임의 초대장. 이것은 저자의 경험, 연구, 물리치료, 인간의 움직임을 실험함으로 탄생했다

인간의 몸은 움직이기 위해 태어난다. 이것은 믿기지 않는 디자인이다. 무한한 잠재력을 가진 지속적으로 적응하는 영원한 희망의 유기체. 우리의 몸은 복잡한 기계 그 이상이며, 복잡한 수수께끼이다.

이 책은 최신 과학에 부합하는 방향으로 인간의 몸을 움직이도록 초대하는 동시에, 움직임에 관한 연구에는 명확한 승자가 없다는 것을 인정하게 한다. 또한 운동치료분야에 새로운 모델을 제시한다. 나는 베테랑 물리치료사이며, 여성운동치료사로서 나의 연구는 환자의 스트래스에 대한 신체의 반응과 신경조절 패턴에 대해서 오랜시간 연구해 왔다. 이런 나에게 조세핀의 '움직임의 자유, 키 무브먼트' 는 근육의 힘과 지구력사이의 운동조절에 대한 많은 영감을 주었다. 인체에는 고유수용성, 신경수용성, 내재적 수용성 등 수많은 수용성 기관들이 있고 이들은 뇌신경과 그에 부속된 미주신경등의 영향을 받는다. 조세핀 키의 연구는 이에 대한 심도있는 접근을 보여준다.

스티븐 호킹은 우리가 느끼고 경험하는 것보다 신경계는 더 많은 정보를 받아들인다고 말했다. 우리는 단순히 정보를 주고 받는 그릇이 아니다. 우리는 심오한 방식으로 변화할 수 있다. 그 이유로 인체에는 가소성이 있는데, 이 뜻은 인간의 정신과 육체가 우리 스스로 변형이 되어질 수 있을 정도로 변동성이 있다는 뜻이다. 동작은 감각적인 경험이기 때문에, 우리는 그것을 이용하여 우리가 움직이는 방식을 변화시킬 수 있으며, 이러한 이유때문에 바른 자세를 취하는 것이 중요한 이유라고 할 수 있다. 신경가소성은 변화의 열쇠다. 이것은 이 책을 읽는 모든 사람들에게 좋은 소식이다. 여러분은 고통에 대한 몸의 인식과 경험을 바꿀 수 있는 잠재력을 가지고 있다!

우리는 고통, 올바르지 않은 움직임, 부정적인 생각을 한번에 바꿀 수 있다. 정신력이 효과적인 체력훈련과 회복의 열쇠인 것도 이 때문이다. 이 책은 통증을 해결하기 위한 신뢰할 수 있고 유효한 방법으로서 생물 심리 사회적 접근법을 더욱 조사함과 동시에 움직임이 포함해야 할 몇 가지 핵심 요소를 인식하고 가르칠 수 있는 길을 열어준다.

진저 가너의 추천 (계속)

FOREWORD by Ginger Garner

예를 들어, '엉덩이뼈는 등뼈와 연결되어 있고, 등뼈는 가슴뼈와 연결되어 있고, 가슴뼈는 호흡하는 '뼈'와 연결되어 있다'는 아이들의 노래가 있다. '호흡하는 뼈'는 없지만 중요한 것은 모든 것이 연결되어 있다는 것이다. 호흡은 신체의 모든 동작과 연결되어 있다. 그리고 어깨, 척추, 골반 사이의 연결점들은 호흡과 서로 연결되어 있다. 자동적인 기능, 스트레스 반응 및 부분 상호 의존성의 개념은 이 본문에서 중요하지만 몇 가지 문제에 불과하다. 신체 한 부위와 외관상 무관해 보이는 장애는 다른 곳의 1차적인 고통이나 스트레스 경험에 의해 영향을 받을 수 있는데, 이것은 척추가 모든 것에 연결되어 있기 때문에 그런 것이다.

건강에 있어 중요한 3가지 횡경막(후두–larygeal, 호흡, 골반)은 전신의 조절에 반응하며 압력화(Pressurization:복부내압, 흉강내압, 골반강내압, 그리고 성대하 내압)과 관련되며 이 책에서 잘 접근하고 있다. '유자이' 호흡과 같은 요가 수행은 성대부위 호흡 조절로서 척추의 건강에 기여할 뿐만 아니라 명상과 마음챙김과 같은 운동으로 행동을 수정하여 전체적 건강에 임팩트를 준다.

압력화의 개념을 이해하는 가장 쉬운 방법은 원치 않는 어린아이를 잡아당기는 것을 상상하는 것이다. 이것은 '버터 어깨'라고 부르는 것, 또는 다른 표현으로 '뼈가 없는 상태'라고 부르는 상태다. 간단히 말해서, 아이는 몸을 구부리고 흐느적거리기 때문에 들기 힘들다. 비유가 정확한 것은 아니지만, 적절한 호흡으로 척추를 돕지 않고 사무실 의자나 소파에서 푹 처져있거나, 다른 동작을 주기적으로 하지 않고 척추를 끝없이 움푹 패고 둥글게 하는 경우, 뇌가 인식하는 자세가 변형, 고착되고 조직이 비활성화되며, 그리고 점점 가절과 동작이 어려운 신체로 될 수 있다.

우리의 움직임의 습관들 또는 움직임 부족은 우리의 정신–신체의 상태에 대한 정보를 준다. 여유롭고 유동적이며, 적절한 조절로 움직일 수 있다면 스트레스를 잘 조절할 가능성이 높다. 그러나 그 반대도 가능하다. 고통, 특히 척추 통증에 영향을 주는 것은 층화되고 복잡하게 일어난다. 요통이 생기는 것은 운동을 너무 열심히 하거나, 크런치를 하거나, 배꼽을 말아 넣거나, 복근을 경직되게 잡거나, 힘을 얻기 위해 하나의 근육을 목표로 하는 것만이 아니다. 그것은 척추, 흉부 및 늑골 우리에 대한 근본적인 움직임 패턴의 상실과 그 이후의 신경근육 패턴의 상실, 호흡 불량과 적절하지 않는 스트레스 반응으로 인해 척추의 통증은 증진되거나 악화되도록 만들어진다. '움직임의 자유, 키 무브먼트'는 움직임의 복잡성을 인식하기 위해 기본적이고 근본적인 움직임 패턴을 이해하는 데 도움이 될 것이며, 왜 우리가 이 지식을 기초과학과 자율신경계의 영향, 스트레스 반응으로 층화해서 이해해야 하는 지 알 수 있을 것이다.

본문의 가장 가슴 아픈 측면 중 하나는 동작 패턴 평가에서 일부 요가와 필라테스 '마음챙기기' 기법이 왜 실패할 수 있는지를 드러내는 것처럼 모든 운동 강사에게 적절한 경고사격을 하는 것이다. 또한 일부 요가나 필라테스에서 '마음챙기기' 기법을 적용할 때 표면적 근육에 집중함으로 간과되고 있었던 심부 안정성에 대한 해결책을 제시하고 있다. '키의 하부 테더(tether)' 와 같은 개념은 말초자극이 지속될 때 중앙 감작(sensitization)등을 설명한다. 이것은 '호랑이에게 쫓기기'나 '싸우거나 도망치거나'등의 척추의 과도한 긴장을 요하는 척추자극의 결과와 유사하다. 이 부분은 이 책의 사례 연구에서 잘 다루어지고 있다.

진저 가너의 추천 (계속)

FOREWORD by Ginger Garner

이 책은 2가지 구성으로 되어있다. 첫 번째는 건강한 척추와 손상된 척추에 대한 심도 있는 기초 내용을 설명한다. 두 번째는 척추를 재건하기 위한 핵심적인 운동과 패턴에 대한 평가와 치료를 제시한다. 60가지 운동 방법에서는 인지를 기초한 효율적인 운동 동작들을 제시하고 있다. '움직임에의 자유'는 척추 통증과 손상에서 자유로울 수 있는 이상적인 자가조절에 관한 향상된 움직임을 제시한다. 나는 많은 이들이 이 책을 통해서 효과적인 혜택을 얻기를 희망한다.

Ginger Garner, DPT, ATC/L, PYT
Founder, Professional Yoga
Therapy Institute
Author, Medical Therapeutic Yoga
Emerald Isle, NC, USA
July 2018

엘리자베스 라캄의 추천

FOREWORD by Elizabeth Larkam

조세핀 키는 우리 시대에 필수적인 자원을 만들어냈다. 모든 분야의 수기 치료사, 운동 치료사 및 운동 교육자들은 척추 통증과 상해를 위한 움직임 치료에서 독특하고 적절한 지침을 '움직임의 자유, 키 무브먼트'에서 찾을 것이다. 이러한 움직임의 기본패턴에 대한 설명은 모든 실무자에게 가치가 있다.

각 독자들은 조세핀 키가 자신의 생애의 일을 철저하게 문서화했다는 것을 고마워할 것이다. 그녀는 수십 년 동안 환자를 치료하고 자신의 경험을 통해 종합적인 전신 운동 교육 프로그램에 대한 증거 기반 접근법을 개발하고 완성했다.

오늘날 미국인들은 하루 평균 13시간을 앉아서 보낸다. 세계보건기구(WHO)는 운동부족을 전 세계적으로 4번째로 예방 가능한 질병으로 분류하고 있고, 이는 연간 320만 명의 사망자를 내고 있다. 애리조나 주 마요 클리닉의 제임스 레빈 내분비학 교수는 '앉는 것은 흡연보다 더 위험하고 HIV보다 더 많은 사람을 죽이며 낙하산보다 더 위협적'이라고 말했다.

모든 연령대의 사람들은 휴대 기기, 데스크탑 기기, 대형 화면 미디어 기기 등 모든 크기의 화면에서 정보를 흡수하는 데 점점 더 많은 시간을 소비한다. 장시간 화면에 시선을 집중시키면 머리, 목, 흉부, 어깨복합체, 팔과 손에 집중된 기능장애로 인해 전신 운동이 손상될 수 있다. '움직임의 자유, 키 무브먼트'에서 조세핀 키는 '스탠딩 책상이 인기를 끌었지만, 앉아 있는 척추를 제대로 지탱할 수 없다면 서 있을 때도 척추를 지지하지 못할 것이다.'라고 했다.

이 책은 척추 통증 장애에 대한 혁신적인 재활 모델을 제공한다. 그러나, '움직임의 자유'에 제시된 것들로부터 이익을 얻기 위해 척추 통증을 가질 필요는 없다. 조세핀 키의 명확한 지도는 척추, 머리, 근위 사지들이 기능적으로 통합된 시스템을 형성한다는 것을 보여준다.

이 책은 어떻게 하면 좋은 운동 습관을 가질 수 있는지, 그리고 움직임의 질이 떨어지는 부위를 재교육할 수 있는지 설명한다. 키 모델은 이동 기법의 모든 분야에 적용된다. 이것은 회복 초기에 기능적으로 중요한 기본적인 운동 패턴을 재교육하고 또한 성능 향상에 도움을 줄 수 있다.

조세핀 키는 척추, 머리, 어깨, 골반 지대들의 재교육을 하기 위해 '저부하'의 패턴운동을 포함한 움직임에 대해 철저하고 포괄적인 접근법을 취한다. 운동은 적절한 앉기, 서기, 적절한 자세, 엉덩이 근육의 활성화, 스쿼트, 효율적인 걷기와 효과적인 운동 수행에 필요한 기술을 다루기 위해 진행된다.

많은 전문가들이 키무브(Key Move)의 운동들을 자신들이 하고 있는 운동에 접목할 수 있는 최상의 참고자료로 활용할 수 있을 것이다. 특히 호흡과 횡경막의 움직임을 전략적으로 사용할 수 있다. 척추 심부근육 근막 시스템은 키무브 접근의 핵심이다.

조세핀 키는 치료사를 위해 기능적 움직임의 맥락 안에 과학을 실질적이고 접근 가능하게 배치함으로써 임상가들에게 연구를 제공하는 데 성공한다. 모든 운동 교육자들은 이 책에서 관대하게 제공되는 치료적 지혜에 자유롭게 접근할 수 있다고 확신할 수 있다. 조세핀 키는 '움직임의 자유, 키 무브먼트'로 구현될 자유를 통해 삶의 질을 향상시키는 가이드를 만들었다.

Elizabeth Larkam
Author, Fascia in Motion: Fascia–focused movement
for Pilates(Handspring Publishing, 2017)
California, USA
July 2018

노트

1. James A. Levine, MD, PhD, *Get Up! Why Your Chair Is Killing You and What You Can Do About It* (New York: St Martin's Press, 2014), p. 103.
2. "Physical Inactivity: a global public health problem," World Health Organization, www.who.int/ncds/prevention/physical-activity/inactivity-global-health-problem/en/
3. Levine, *Get Up!*, pp. 70–71

토마스 마이어의 추천

FOREWORD by Thomas Myers

조세핀 키는 '움직임의 자유, 키 무브먼트'에서 최신의 운동 수행 방법들에 예술적 가치를 만들고 물리치료 분야의 중요한 발판을 소개하고 있다.

도수치료 전문가는 그들이 적용하는 기법에 응용하고 가정 운동에 지도할 수 있는 많은 부분들을 발견할 것이다.

재활전문가도 향상된 결과를 위한 여러 가지 기능적 운동 과정에 대한 정보를 얻을 수 있을 것이다.

척추 질환에 있어서 조세핀 키는 통증 패턴의 발생과 전개 과정을 명쾌하게 조망하고 있다. 또한 특정 관절의 가동성 향상 이상의 운동수행에 주목하고 있다. 개별 구조들의 강화와 신장을 통해 자기 스스로 자세정렬을 이룰 수 있도록 한다. 정적인 견고함보다 동적인 안정성을 추구한다.

책 속의 사진 모델의 모습에서 조세핀 키가 임상에서 실제 어떻게 적용하고 있는지 엿볼 수 있다.

Thomas W Myers
Clarks Cove, ME, USA
July 2018

서문

PREFACE

성공적인 임상 활동은 좋은 치료 효과를 필요로 한다. 말로 설명하기에는 부족하지만, 지난 35년간 스스로 질문에 대한 답을 찾기 위해 걸었던 여정들이었다. 나의 '움직임'에 대한 여행은 소아 운동치료분야에 몸 담고 있을 때부터 시작되었다. 그리고 내 자신의 척추가 세 번 부러지는 사고를 겪으면서(각각 목, 허리, 꼬리뼈) 통증과 기능장애에 대한 방법들에 몰두하게 되었다.
이 책의 정보들은 이러한 임상적 여행에서 얻은 복합체이다.

통증이 있는 사람들이 나의 스승이었다. 그들의 기능에 잃어버린 링크는 무엇인가, 언제, 어떻게 회복시킬 것인가, 또한 그 자세와 운동의 질적 향상을 어떻게 이룰 것인가, 그들이 느끼는 통증의 감소 방법등을 연구하였다.

이 책을 쓰는 목적은 많은 관련 분야의 전문가들이 척추와 몸통의 기능을 연구하고 기능을 회복하고 통증을 제어하는 운동을 가르치고 처방케 하는 것이다.

동시에 척추 장애 재활의 특별한 분야로서 물리치료 중심의 근거된 '특별한 치료적 운동' 접근과 필라테스나 요가 등 여러 전인적인 활동 영역과의 협력을 모색할 것이다.

나는 독자가 진정으로 운동의 질적 향상과 통증 감소를 얻는 방법을 찾고 의뢰인(Client)의 운동조절이 잘 수행될 수 있기를 바란다. 내 경험으로는 패턴 조절의 재확립과 근골격계 피트니스 향상 모두에 도움을 준다. 그래서 척추의 안정성과 일상생활 속에서의 건강한 행복을 운동을 통해 얻을 수 있게 하는 것이다.

이 책의 특별한 점은 많은 운동치료 관련분야 전문가들의 아이디어들이 함께 녹아 있다는 것이다.

특별히 나의 파트너인 Andrea Clift와 Edgecliff 물리치료 스포츠 앤 척추 센터의 선배와 동료들, Fiona Condie, Caroline Harley, Micky Yim, and Ajantha Suppiah 등 많은 임상가들의 도움이 컷다.

많은 환자들이 운동 프로그램에 참여해왔고 현저한 변화를 보여줬으며 긍정적인 피드백을 보내왔다.

또한 Handspring 출판사의 Sarana Wolfaad에게 감사하고 Morven Dean와 그의 편집 팀의 이 작품을 위한 그동안의 노력과 인내에 대해 깊이 감사한다. 교열 담당자 Ceinwen Sinclair와 일러스트 디자이너 Bruce Hogarth에게도 특별히 감사한다.

나는 물리치료사이면서 필라테스 강사인 Belinda Meggit에게도 집필 초기부터 조언을 아끼지 않고 많은 아이디어를 함께 함에 감사한다.

Iyengar 요가 강사인 Tamar Kelly의 아이디어 모델과 사진들에 감사하고 Edgecliff 물리치료의 Sherston Sheridan의 도움에 감사하며 Mikey Leung의 훌륭한 사진 작업에 감사한다.

내 남편 Ian Berden의 사랑과 인내, 조언에 감사한다.

Josephine Key Dip Phys, PGD Manip Ther
Neuro−musculo−skeletal physiotherapist, Founder of Edgecliff Physiotherapy Sports and Spinal Centre and the Key Approach model for managing spinal pain disorders,
Sydney, Australia
April 2018

역자 서문

식본 벌리고 배 빵빵(Lower Abdorminal firming: 밸런스원 운동센터! Cue!)

한 사람의 이론을 배운다는 것은 그/그녀의 필생의 노력을 쉽게 얻는 것이다.

그러나 과연 그게 가능할까?

그/그녀가 했던 노력만큼 투자해야 얻을 수 있는 것이라 생각한다.

하나의 이론과 체계는 수 많은 선행 연구들의 바람 위에 이루어진 것이며 미래의 더 나은 연구를 위한 디딤돌이 될 것이다.

전체적인 조세핀 키 접근의 틀과 컨셉을 감수해 주신 배혜진 선생님과 임상에 사용하는 실제적 용어 정리와 미래적 조언을 함께 해주신 밸런스원 운동센터 스텝인 임보건, 김연정, 김류민, 천효범, 이재혁 선생님과 번역과 더불어 우정을 함께한 김소영, 최신우 선생님.

그리고 출간되기까지 수고하신 영문사 박병조 사장님과 편집부 직원 여러분께 진심으로 감사의 말씀을 드립니다.

역자 이 상 훈

소개

INTRODUCTION

척추 통증과 장애는 불행히도 세계적으로 급증하는 진정제의 시도에도 불구하고 점차 일반화 되고 있다.

척추 통증이 있거나 연관통을 가진 사람들은 특별한 운동이 필요하다. 운동은 특별히 통증을 제어하고 운동 기능을 회복하며 삶의 질을 향상시킨다.

이 책은 척추 통증 장애에 있어서 혁명적인 재활 모델을 제시한다. 이 모델은 손상의 초기에 중요한 기본적 운동 패턴을 제시함으로써 완전한 운동동작을 구현하는데 기여한다. 이것은 전신적인 자세와 운동 조절의 접근이며 모든 운동치료 영역에 적용될 수 있다.

척추의 통증은 임상적 근거와 연구로 명확히 접근되어져야 한다. 잘못된 자세 습관으로 인해 적절한 자세 운동 조절이 무너지고 여러 가지 보상 패턴이 생기면서 움직임은 제한을 가져오게 된다. 이것은 몸에 그대로 반영되기 때문에 숙련된 치료사의 눈과 손 감각에 감지된다. 이 책은 잃어버린 운동기능을 회복시키는 운동적 접근에 초점을 둔다.

키무브(Key Move) 접근은 인체의 동작이 어떻게 이루어지는지 관찰하고 비정상적인 부하나 손상을 회복시키는데 초점을 두고 연구한다. 이것은 척추재활에 독특한 접근이다. 이러한 방법은 척추 통증 장애를 보강할 수 있는 손쉬운 운동치료 접근을 가능케 한다.

기본적인 패턴(fundamental pattern)을 재설정하였다. 기본적 부분에서 움직임의 자유까지 고려하였다.
이것은 '낮은 강도'의 움직임 패턴으로 심부 시스템을 조절하고 타이밍, 규모, 지속적 활동 등에 취약한 경우에 유효하다. 지각운동 학습의 기본적 체계가 전체 운동 시스템의 '핵심 부분'의 기능 회복으로 자연스럽게 얻어지게 된다. 좋은 기초위에 지어진 집처럼, 운동 시스템도 그러하다.

많은 스포츠 영역에서 흔히 큰 근육군에 초점이 맞추어져 있어서 기능적으로 중요한 체간 운동의 특수성이 무시되어있다. 따라서 기본적이고 핵심적인 운동 패턴이 고통 없이 운동이 수행될 수 있도록 전제 되어야 한다.

키무브(Key Move) 접근의 강도는 보다 전문적인 기능적 문제를 해결하기 위한 직접적인 전략으로 '지도화(mapping)하여 설정한다. 이것은 통합적인 접근으로서 실행적이고 근거적인 운동치료이다. 이 책의 목적 중의 하나는 기능적 운동치료 분야의 임상가들에게 연구 과제를 던져주는 것이다.

이 책은 두 파트로 나누어져 있다. 파트 A는 척추의 건강과 질병에 대한 임상가로서의 지식을 다지는 내용들이다. 여기에는 척추 통증과 관련된 연구와 심도 있는 운동 치료를 위한 자료로서 파트B의 접근에 중요한 기반이 된다.

제3장은 척추 운동의 '기능장애'를 다루고 제4장은 '이상적인 기능'에 대해서 논하되 이 두 장은 서로 긴밀히 연결 되어 있다. 제4장은 '기본적 패턴에 의한 조절'과 체간(척추, 머리, 견갑대, 골반대)의 자연스러운 움직임을 시스테믹하게 설명한다. 이는 치료와 평가에 매우 유용할 것이다.

파트B는 평가에 따른 실제적 운동치료를 다루며 이는 운동 치료적 운동과 척추 기능회복 방법을 자세히 다룬다.

제7장은 60가지 운동 방법을 순차적으로 정확한 수행 과정과 함께 설명한다. 효과적이고 정확하며 안전한 그리고 즐거운 운동들이다. 추가적인 운동 치료 내용은 제8장과 제9장에서 다루었으며 비디오와 오디오 자료에 첨부되어 있다.

소개 (계속)

INTRODUCTION

온라인 비디오 접근방법

9장에는 텍스트와 함께 제공되는 지침 비디오/오디오로 안내하는 QR 코드가 포함되어 있다. 이러한 QR 코드는 앱을 사용하여 스마트폰으로 스캔할 수 있으며, 많은 무료 앱을 다운로드할 수 있다. iPad 또는 iPhone을 사용하는 경우 최신 소프트웨어(iOS 11 이상)를 실행하면 추가 앱이 필요하지 않다. 카메라를 열고 코드를 가리키기만 하면 된다(사진 촬영 불필요). 팝업창은 위에서 아래로 눌러야 한다. 이후에 동영상으로 볼 수 있다.

용어 모음

GLOSSARY OF TERMS

기능적 움직임(Funcional movements) 자연스러운 생역학적 움직임으로 흔히 다운동면의 다관절 운동으로 척추와 코어 근육근을 기반한 움직임이다. 아기가 학습하듯이 발달 단계에 따라 자세와 통합된 기본적 패턴으로 설정된다. 유연하고 쉽고 자유롭게 운동 기술과 필요한 힘 등을 통해 설정한다.

기저면(Base of support) 지면에 닿아 있는 신체의 구획으로서 척추를 지지하는 범주이다. 기저면이 작을 경우(예를 들어, 앉는 뼈– sit bone의 가운데로 모여짐–centered) 척추 전체의 정렬이 불안정해진다. 기저면은 자세나 사지의 배열에 따라 다양하다.

능동 하지 거상 검사(ASLR test) 능동적 하지 신전 거상(ASLR)은 누운 자세에서 척추 안정성의 질과 양을 평가한다. 신전된 다리를 바닥에서 20cm 정도 띄운다. 적절한 것은 골반을 안정화하고 중심을 연채로 보통의 횡격막 호흡을 유지한다. 통증이나 피로가 없어야 한다.

변연계(Limbic system) 동기부여, 감정, 학습, 기억 등을 관장하는 뇌 구조물의 조합. 변연계는 전두엽과 긴밀히 연결되어 있다. 문제해결 능력, 감각의 전달, 시간의 지각, 집중, 의식, 본능, 자동적/식물인간상태의 조절, 활동/운동 행동 등과 관계한다.

보바스 접근법(Bobath method) 뇌성마비 아동의 신경학적 재활 치료의 접근법으로 뇌졸중의 성인들에게도 적용된다. Bobath접근의 목적은 다양한 환경 속에서 운동기능을 향상 시키기 위한 운동 학습을 촉진하는 것이다.

보상작용(Compensations) 습관적인 저급한 운동 전략은 근육의 심부 체계 조절의 결핍을 가져오고 척추 건강을 위험하게 한다.(3,4,7장 참조)

볼스터(Bolster) 요가에서 사용되는 딱딱한 긴 베개로서 내가 사용하는 것은 85cm길이에 25cm넓이에 13cm정도 높이이다. **그림 4.32** 참조.

상지 사분위(Upper quadrant) 상부 척추, 흉곽, 머리, 견갑대, 팔 등 몸통의 위 절반 부분.

심각한 징후(Red flags) 이차적 골종양처럼 근골격계에 나타날 수 있는 심각한 상태의 증상과 신호.

중심화(Centration) 기저면이 중심화가 되면 체중의 분포가 균일해진다. 이것은 안정성과 구심성을 증가시키고 생리학적 안정 패턴을 활성화 한다. 예를 들어, 정확한 발의 중심화는 척추 정렬과 횡격막 호흡을 촉진한다. 관절의 중심화는 관절면의 일치성과 최대 접촉을 통해 주동근과 길항근 모두에게 대칭적인 안정성을 제공한다. 관절은 중간범위와 중립위에서 이상적인 정적, 동적 부하를 허용한다. 이러한 힘은 신경근의 활동에 의한 중력과의 조합이다. 중심화라는 큰 그림은 머리와 몸통, 그리고 골반의 중심화로부터 선 자세의 중립위라는 것으로 나타나며 이것은 중력 중심선의 이분할로 나타난다. 이때 신경근적 활동은 최소화 되며 근막의 불균형이 중심화를 방해하게 된다.

중추신경계(Central nervous system) 뇌와 척수의 신경계로 말초신경계와 대비되며 정보를 수용하고 전달하며 인체의 모든 활동 조절에 영향을 미친다.

하지 사분위(Lower quadrant) 하부 흉곽, 요추, 골반, 골반대, 하지 등 몸통의 아래 절반 부분.

3면(3가지 운동면)(Triplanar) 운동은 3가지 운동면에서 일어난다. 시상면, 관상면, 횡단면 등이다. 3가지 운동이 3가지 운동면에서 이루어진다.

약어 모음

GIOSSARY OF ABBREVIATIONS

ADIM	Abdominal drawing in maneuver	손으로 복부 당기기
ALAW	Anterolateral abdominal wall	전측방 복벽
ANS	Autonomic nervous system	자율신경계
ASIS	Anterior superior iliac spine	전상장골극
ASLR	Active straight leg raise test	능동 하지 거상 검사
CAC	Central anterior cinch	중앙전방신치
CCC	Central conical cinchb	중앙원뿔신치
CCP	Central cinch pattern	중앙신치패턴
CPC	Central posterior cinch	중앙후방신치
FP	Fundamental pattern	기본패턴
GIRD	Glenohumeral internal rotation deficit	견관절 내회전 장애
IAP	Intra–abdominal pressure mechanism	내부 복압 기전
KPLWST	Key pelvic lateral weight shift test	키 골반 측방 체중이동 검사
LBP	Low back pain	요통
LPT	Lower pole of the thorax	흉곽의 하부각
LPU	Lower pelvic unit	하부 골반 유닛
MCE	Motor control exercise	운동조절 운동
PFM	Pelvic floor muscles	골반저근육
PIIS	Posterior inferior iliac spine	후하장골극
PLG	Proximal limb girdle	근위 사지대
PXS	Pelvic crossed syndrome	골반교차증후군
RCT	Randomized controlled trial	무작위 제어 실험
SIJ	Sacroiliac joint	천장관절
3–D	Three dimensional	3차원

A

척추의 건강과 질병에 향상된 이해를 위한 바탕 깔기

Laying the groundwork for an enhanced understanding of the spine in health and disease

척추 : 움직임과 근골격계 통증에의 역할 1

The spine: Its role in movement and musculoskeletal pain

척추는 우리의 움직임과 활동에 영향을 미치는 가장 복잡한 구조와 기능을 가지고 있다. 척추가 기능을 잘 할 때 우리는 편안하고 보기에 좋으며 활동을 잘 할 수 있다. 반대로 척추야 말로 근골격계 통증의 주된 원인이며 자주 발생하고 비용도 많이 든다.

척추 치료에 있어 의학적 모델은 아주 성공적이지는 못했다. 그 이유는 원인을 진단하기 위한 구조적 병리만 보기 때문이다. 그러나 추간판헤르니아(slipped disks), 파열(tear)과 같은 구조적 문제가 항상 발생하는 것은 아니며 만약 발생한다하더라도 항상 통증으로 나타나는 것은 아니다. 문제를 찾을 수 있는 특정 원인이 없으면 해결책을 찾기도 어렵다. 대부분의 허리통증은 보통 '불특정'으로 진단된다. 따라서 치료 또한 불특정하고 결과도 제한적이다.

척추의 기능 부전은 거의 모든 요통의 원인일 뿐만 아니라 수 많은 다른 근골격계 통증과 손상의 직 · 간접적인 원인이 된다. 척추 통증을 잘 이해하고 치료하기 위해서 우리는 척추의 기능에 대해서 잘 알아야 한다. -건강한 상태와 병적 상태의 질적 차이에 대해서 이해한다. 척추가 어떻게 지지되고 각 분절에 가해지는 부하의 패턴, 그리고 통증이 생기는 기전에 대한 효과적인 조망이 필요하다.

척추는 많은 운동과 피트니스 계획의 흔한 희생자이다.

The spine is commonly the victim in many exercise and fitness regimens

척추 조절의 질적인 면은 척추 자체의 건강상태와 생활속의 삶의 질로서 평가된다. 습관이 좋으면 활동이 자연스럽고 통증이나 손상없이 거의 모든 운동을 수행할 수 있다. -그러나 얼마나 많은 이들이 그렇지 못한가 의심할 여지없이, 비만의 증가와 앉아서 생활하는 것, 기술이 지배하는 생활양식 속에서 우리의 삶은 활동적이지 못한 점들이 가득하다. '카우치 포테이토(couch potato)'가 되어간다(피트니스 수요가 증가하는 이유이다).

그러나 그중에는 일반적인 프로그램으로 적용하기 어려운 위험인자를 가진 사람들이 많고 종종 실패한다(break down). 대부분의 척추환자는 습관과 관련되어 있고 효과적인 운동처방을 하기가 어렵다. 예를 들어, 척추의 중립위(neutral position)가 확립되지 않은 상태에서 웨이트를 들어 올리는 것과 같은 문제가 많다. 코어를 강화하기 위한 훈련이 척추에 무리를 주어 결국 코어가 적절히 강화되지 않게 된다.

내가 자주 하는 질문인 '무슨 운동을 하셨나요?'를 통해 운동 자체가 적절히 적용되지 못한 경우를 많이 만난다. 심지어 엘리트 선수들에게도 나타난다.

이 책은 건강한 체간의 움직임에 기여하는 것이 무엇이고 통증이 있는 경우 어떻게 변화하는지 설명한다. 통증없이 운동을 통해 회복하는 방법을 제시한다.

척추 통증에서 운동 중재가 얼마나 효과적인가?

How effective are exercise interventions for spinal pain?

당신이 근골격계 통증을 가지고 있다면 운동을 해야한다는 것이 일반적으로 알려져 있는 사실이다. Maher(2004)는 운동이 만성적인 통증을 위해 몇몇 근거에 입각한 치료중 하나로 고려되지만 어떤 운동이 가장 효과적인지, 그들이 어떻게 처방되는지에 대해서는 불확실하다는 것을 지적했다. 이것은 최근 몇 년 동안 더 관련된 연구가 있지만, 여전히 달라진 것은 없는 상황이다.

무작위로 통제된 시험(RCT: 무작위 통제 시험)은 편견이 없고 특히 시험 집단으로부터의 결과가 특정 연구 질문에 대답하기 위해 체계 검토(systematic review)와 메타 분석(meta-analysis Cochrane contributors와 같이)에 표집되었을 때 치료의 이점을 판단하기 위한 금본위제(the gold standard)로 고려된다.

그러나, RCT 같은 양적 접근의 독점적 사용은 주제에 대한 편협한 이해로 위험할 수 있고 다른 종류의 지식을 생산하는 질적 연구의 수를 점차적으로 더 증가시킬 수 있다(Petty et al., 2012). 연구의 단순화가 복잡한 생물학적 시스템, 특히 운동 시스템을 완전히 이해시킬 수 있는 것은 아니다(Wallden 2015 참조). 그리고 그들이(아직은) 통증이 없기 때문에 운동 통제 집단에서 대부분의 피험자들은 '정상'으로 분류된다. 하지만 그들이 정상 기능이거나 적절히 움직인다는 것을 의미하지 않는다는 것을 명심해라.

물리치료와 연관된 연구

Physiotherapy-related research

허리 통증 치료에 대한 초기 연구는 일반적인 중재로서의 운동으로 다뤄졌는데 주어진 운동의 내용이 일반적으로 설명되지 않았고, 그 포함된 내용에 대한 근거 또한 없다. 놀랍지 않게도, 그 결과는 실망스럽다. 유용한 연구들과 임상적인 연관성을 가진 연구들을 위해서 운동의 세부 사항이 필요하다.

척추 통증 연구가 통증과 자세와 운동의 조절 제어 사이에서 실질적인 연관성이 점점 더 많이 발견됨에 따라, 운동 제어 운동(motor control exercise : MCE)이라 알려진 것의 효과를 테스트하는 연구가 점점 증가하고 있다. 결과는 분명치 않다.

만성 허리 통증(low back pain : LBP)에서, MCE는 최소한의 중재보다는 우수하다는 것이 발견되었으나(Macedo et al 2009) 단계별 활동과 비교해서는 유의한 차이가 없었다(Macedo et al 2012). 두 개의 코크래인 체계 검토 Cochrane systematic rewiew(Saragiotto et al 2016; Macedo et al 2016)에서는 MCEs가 오직 '아마 최소한의 중재보다 더 효과적'이라는 것을 재발견했다. 더 중요한 것은 급성과 만성 LBP(low back pain) 환자 모두에서 MCE와 다른 형태의 운동 간에 임상적으로 중요한 차이가 발견되지 않았다.

목 통증의 경우, Michaleff et al(2014)은 만성 책찍질 손상(whiplash disorder)을 위해 간단한 치료로 '종합 물리 치료 운동'(특정 MCE 및 감각 운동 훈련, 기능적 전신 운동으로 진행)을 평가했다. 치료는 운동 프로그램만큼 효과적이었다.

열악한 치료 결과에 대해 제시된 해결책은 하위 그룹 환자를 구분하기 위해 노력하고, 보다 표적화된 운동 요법과 결합시키는 것이다. 이 연구들은 관찰, 운동 테스트 및 통증 유발을 기반으로 환자를 하위 그룹에 배정하였다. 가장 인기 있는 하위 그룹은 McKenzie 방법, Sahrmann 's Movement System Impairment 모델 및 O'Sullivan 분류 시스템이다. Sahrmann 모델과 O'Sullivan 모델 모두 기능적 움직임을 복원하기 위해 MCE 접근 방식을 채택한다.

McKenzie 방법에 대한 무작위 시험은 유의미한 결과(Long et lal 2004)와 차이없는 결과(Machado et al 2010) 모두를 보여 주었고, 교육, 운동 및 수행 훈련(van Dillen et al 2016)에 대한 Sahrmann 모델은 집단 간에 차이가 없음을 보여주었다.

지금까지 O'Sullivan 모델이 더 유리한 결과를 보여주고 있다. Vibe Fersum et al(2013)은 전통적인 도수치료와 운동('일반적인' 운동이거나 심부 복부 근육의 독립적인 수축과 관련된 MCE)에 대한 인지 기능적 치료(O'Sullivan의 접근은 통증을 자극하고 유지하는 자극적인 움직임과 인지 행동을 변화시키는 인지 전략과 기능 재활을 통합)를 테스트하였다. 인지 기능적 치료에 대한 코호트 연구는 우수한 결과를 보여 주었다. 그러나 기능적 움직임/운동의 결과는 인지 행동 치료에 비해 어느 정도의 비율을 차지하는가 하는 의문을 가져야 한다. 특정 O'Sullivan LBP 하위 그룹에 대한 추가 RCT는 맞춤형 MCE 프로그램을 일반 운동과 비교하고, '운동 제어 장애를 목표로 하는 특정 운동의 추가적인 이점이 없음'을 발견했다(Saner et al 2015). O'Sullivan 시스템(Lehtola et al 2016)에 대한 추가 연구는 도수 치료와 결합된 일반 운동에 대한 특정 MCE와 운동 패턴 제어를 테스트 하였고 'MCE가 일반 운동보다 우수할 수 있다'는 것만을 발견하였다.

요약하면, 특정 환자 그룹의 필요에 맞춰 운동 요법이 더 잘 조절되는 환자 하위 그룹화는 더 긍정적인 결과를 가져올 수 있다. 그러나 최근의 체계적 검토systematic review에 따르면 LBP 시험에서 하위 그룹의 주장의 신뢰성이 낮다는 것이 밝혀졌다(Saragiotto et 2016 al). 그리고 그것이 우리에게 생각할 거리를 준다.

더 많은 연구가 필요하다. 자세 움직임 기능장애와 관련하여, 일반적으로 알려진 것보다 꽤 유사함이 있다는 것이 임상적으로 명백하다. 두 주요 환자 하위 집단이 임상적으로 명백하며(비록 일반적인 자세 움직임 문제도 있긴 하지만), 이들 집단에 대한 교정 운동을 조정하는 것이 임상적으로 효과적이라고 이전에 제안했다(Key et al 2008; Key 2010). 이것들은 3장에 설명되어 있다.

필라테스

이 인기있는 운동 프로그램은 LBP 치료를 위한 임상 실습에 많이 적용되어오고 있고, 따라서 더 많은 연구가 이루어지고 있다.

다시 말하지만, 그 결과들은 불분명하다. 필라테스를 다른 형태의 운동과 비교한 체계적 검토 systematic review(Lim et al 2011)는 필라테스가 중재가 없는 것보다 낫지만 다른 운동보다 우수하지 않다는 결론을 내렸다. 저자는 당시 기존 연구의 질이 상대적으로 낮다고 지적했다. 필라테스와 일반 운동을 비교한 RCT(Mostagi et al. 2015)는 통증과 기능에 대한 그룹 간 차이를 발견하지 못했지만, 시간이 지나 분석했을 때 일반 운동 그룹은 증가된 기능과 유연성을 보여주었다. Yamato et al(2015)의 코크레인 체계적 검토는 필라테스가 최소한의 중재보다 효과적이지만 다른 형태의 운동보다 우수하다는 결정적인 증거는 없다는, 낮음에서 보통 정도의 질적 증거를 발견하였다.

요가

고대 전통과 신체 자세, 호흡 기술, 이완 및 명상에 중점을 둔 요가는 생물심리사회적 접근의 선구자로 간주될 수 있다. 많은 사람들이 요통을 치료하는 수단으로 요가를 스스로 선택하지만, 결점이 없는 것은 아니다.

요가의 효과를 검증할 수 있는 자격이 있는 RCT는 많지 않아서 메타 분석의 결과가 제한적이다. 그러나 두 관련된 RCT는 자가 관리 서적(self care book) 사용, 기존의 운동 사용(Sherman et al 2005)과 만성 LBP를 위한 스트레칭(Sherman et al 2011)에 대해 요가 실습의 결과를 비교했다. 비록 요가가 자가 관리 서적 사용보다 우수한 것으로 나타났으나 운동 그룹 간에 차이는 없었다.

LBP을 위한 요가의 체계적 검토와 메타 분석(Cramer et al 2013)은 LBP를 위한 요가는 단기간 동안 아주 효과적이며 장기간 동안 중간 정도의 효과가 있다는 근거를 발견했지만, 요가가 다른 운동프로그램보다 더 효과적이라는 것을 제안하는 연구는 없었다. 다른 메타 분석(Holtzman and Beggs 2013)은 치료 후 요가가 기능적 장애와 통증에서 중간 정도 효과에서부터 큰 효과까지 나타난다는 것을 발견했다. 그러나, 이 저자들은 적은 수의 RCT, 방법론적 우려, 요가를 활성 통제군과 비교하기 위한 추가 RCT의 필요성 때문에 이러한 결과의 확대 해석에 대해 경고했다. 만성 비특이적 LBP(Wieland et al. 2017)를 위한 요가 치료법의 코크레인 검토는 등(back)과 관련된 기능과 연관하여 요가와 비 운동 간에 차이가 거의 없거나 전혀 없다고 제시했다.

휄덴크라이스(Feldenkrais)

Hillier and Worley의 2015년 체계적 검토는 20개의 임상 기반 RCT를 분석하였으나 근골격 시스템은 3개에 불과했으며 이 중 하나만이 LBP를 조사했다. 대부분의 연구에서 Feldenkrais의 유의한 긍정적인 효과가 보고

되었지만 LBP에 대한 연구를 포함하여 대부분의 연구에서 방법론적 문제와 편향 위험이 높았다.

요약

확실한 승자는 없다-어떤 형태의 운동도 다른 운동보다 우수하지 않다(Saragiotto et al 2016). 운동의 각 흐름에서 RCT는 일반적으로 '보통의 치료'에 비해 약간 호전되었다고 보고하지만 다른 형태의 운동과 비교할 때 우수하지는 않다. 이것은 어떤 수단에 의해서든 활동하는 것이 아무것도 하지 않는 것보다 낫다는 것을 나타낸다. 비록 운동 치료에 대한 이 접근이 반드시 우수하지는 않지만, 환자 하위 그룹화 및 인지 기능적 치료의 O'Sullivan 모델은 요통에 대한 더 유망한 치료 결과를 시사한다.

이 책의 후반부에 나는 환자 하위 집단을 더 자세히 살펴보고 운동 요법에 더 적합한 접근법을 제시하고자 한다. 일반적인 움직임 결함은 3장에서 설명될 것이며, 나머지 장은 이러한 결함을 해결하고 의미 있는 기능을 회복하는 운동 방법을 제공한다.

연구 결과들은 척추 운동 처방을 향상시키기 위해 어떻게 우리를 도울 수 있는가?

How can research results help us to improve spinal exercise prescription?

2008년에 나의 이전 저서를 저술한 이래로 요통 연구의 초점이 보다 총체적인 기능적 접근 방식으로 꽤 많은 변화가 있었다. 여기서는 치료 운동과 직접 관련된 연구를 광범위하게 요약하고, 유의미한 개별 연구는 책을 통해서 추가로 참조 될 것이다. 2013 년까지 척추 연구에 대한 포괄적인 개요는 '척추 제어 : Hodges, Cholewicki 및 Van Dieën의 척추 통증 재활'에서 제공된다.

중요한 가정에서 적용하는 마사지

LBP에 대한 몸 상태가 나빠지는deconditioning 패러다임(근력과 지구력 손실, 유산소 용량 감소)은 더 이상 사용되지 않는다(Smeets and Wittink 2007). '요통이 있으면 강해져야한다'는 일반적인 믿음에도 불구하고, 약화가 요통과 관련이 있거나(Hamberg-van Reenan et al 2007), 강화가 이를 완화 시킨다는 결정적인 증거는 없다.

그러나 움직임에 대한 변경된 적응 제어(Hodges and Smeets 2015)와 감소된 자세 지구력과 함께 신경근 능력의 부족이 밝혀졌다. Hodges(2013)는 2003년 그의 연구에서 '재학습'은 힘과 지구력 훈련보다 더 세련되고 숙련된 조절과 협응이 더 중요하다고 하였으며 또한 신경계가 자세와 움직임을 조절하는 방법에 의미가 있다고 보고하였다.

허리 통증이 있는 사람들의 운동 조절이 어떻게 바뀌고 근육 내에서 그리고 근육 사이에서 활동의 재분배를 찾는지에 대한 연구가 점차 증가하고 있다(Hodges 2011).

본질적으로, 특정 '심부' 근육에서 위축(Hides et al 2007)과 저활동성(Hides et 2014 2014) 또는 활동 지연(McDonald et al 2009)의 증거가 있다. 이를 보완하기 위해 일부 '표면' 또는 '대(global)' 근육이 과잉 활동한다(Belavy et al 2007).

심부 근육과 표면 근육 사이의 불균형한 활동은 '자세와 호흡'과 같은 모든 건강한 움직임의 바탕이 되는 기본 기능을 최적으로 제어할 수 있는 사람의 능력을 손상시킨다. 운동 패턴과 질이 불리해진다.

일반적으로 움직임의 질이 약화되고 거칠고 조잡해지며 다양성이 떨어진다. 더 높은 표면 근육 공동 수축, 척추에 더 높은 압박 하중과 빈약한 감각 피드백이 있다; 그리고 이 적응 운동 습관은 강화 학습을 통해 쉽게 변하지 않게 된다(Van Dieën et al 2017). 척추가 굳는다(Hodges et al. 2009) – 충분히 움직이지 않는다! '힘(액성을 포함하는 추간판의 힘)', 유연성 및 분절 움직임을 미세 조정할 수 있는 기능을 잃어서 자세 안정성이 떨어진다(Mok and Hodges 2013).

이러한 발견은 척추가 불안정하고 '경직시킬 필요가

있다'거나 강화시켜야 하는 기존의 인기있는 척추 통증 치료 패러다임에 도전한다. 중요한 것은 강화 프로그램을 수행하면 이러한 보상 움직임 패턴을 강화하여 척추와 '코어'과 같은 다른 시스템에 부정적인 영향을 줄 수 있다.

긴밀하게 연결된 : 움직임에서 근막의 역할

Well connected: the role of fascia in movement

때때로 '신데렐라 조직'으로 묘사되는, 비교적 최근까지 크게 무시되었던 근막은 기능적 해부학, 자세 및 움직임의 기본 소재를 제공한다. 신경계와 유체 역학의 영향을 받아 기계적 하중에 적응한다. 실제로, 근막은 해부학에 대한 우리의 이해와 이동 방식을 변화시키고 있다(Schleip et al. 2012).

연속적인 신체 전체의 3차원, 주로 콜라겐 매트릭스인 근막 시스템은 문자 그대로 머리부터 발끝까지 모든 것을 연결한다. 다양한 치수, 층 및 두께의 근막은 근육에 그리고 근육 사이에 감싸고 부착되며, 이들을 뼈에 연결하는 건(tendon) 확장의 원인이 된다. 수분을 좋아하는 점액 같은 물질인 히알루론산은 층 사이의 윤활제 역할을 하여 움직임에 있어 다양한 계면, 층 및 다른 구조를 쉽게 미끄러지거나 활강한다.

근육이 근막과 밀접하게 연결되어 있기 때문에 '근육근막'이라는 용어를 사용할 것이다 – 근막에 주로 붙어 있지만 그 안에 존재하며 시스템을 다양하게 역할을 하는 수축성 주머니(pocket)처럼 작용한다. 또한 근막 조직 자체에는 근섬유모세포(myofibroblast)라고 불리는 수축성 세포가 있으며, 이는 일반적인 안정 근육 톤과 근막 조직의 구조를 조절하는 데 도움이 된다(Schleip et al 2012).

근막 시스템은 텐서그리티(tensegrity) 구조에 비유되는 긴장(tensional) 네트워크이다. 이것은 통합된 근막 섬유가 장력(근육근막의) 요소의 간극 사이에 '부유' 압축 요소(뼈)를 포함하는 연부조직이 덮어주는 뼈 골격 프레임으로서 신체의 오래 지속되어온 뉴턴식 개념을 대신한다(Levin and Martin 2012; **그림 1.1**).

구조적 지지, 관절 하중 및 움직임은 국소 근막 조직뿐만 아니라 전체 텐서그리티(tensegrity) 시스템에 의해 영향을 받는다. '바이오텐서그리티(biotensegrity)'시스템에서 힘 전달은 비선형적이다. 다시 말해, 이것에 가해지는 힘은 또한 접선 방향과 매트릭스를 가로질러 모든 방향으로 전달된다.

'바이오텐서그리티(biotensegrity)'시스템으로 기능적 신체를 인식하는 것은 운동 치료사가 신체의 한 부분에서 시작된 움직임이 움직임 또는 안정성에 직접 또는 간접적으로 기여하는 장력(국소뿐만 아니라 지역적으로, 그리고 다른 곳에서, 종종 꽤 먼 부분들) 변화를 어떻게, 왜 발생시키는지 이해하는 데 도움이 된다.

이 '전체 시스템 관련'은 신경 근육 시스템이 주어진 자세와 움직임을 만들기 위해 너무 열심히 일할 필요가 없으므로, 기능적 움직임에 필요한 에너지와 노력을 크게 줄이면서 움직임의 다양성을 가능하게 한다.

조절의 핵심 지점에서 움직임을 시작함으로써 우리는 전체 텐서그리티(tensegrity) 시스템의 구조에 영향을 줄 수 있으며, 척추 유연성과 제어를 개선하고 사지 조직의 뻣뻣한 영역과 제한에 접근할 수 있다. 그 효과는 더 나은 조직 탄력성과 더 쉬운 움직임을 촉진하는 것이다. 이것은 종종 근막 매트릭스의 텐서그리티(tensegrity)를 거의 변화시키지 않는 정적 스트레칭의 전통적인 접근법과 다르다.

근막은 다른 중요한 성질을 가지고 있다: 근막의 타고난 탄성과 에너지 저장 능력은 준비 운동과 시스템을 스프링-로드(용수철 힘을 장전한)하기 위해 간헐적으로 작용하는 근육으로 '튀어오르기bounce'를 허용한다. 호주 캥거루는 이 스프링-로드(용수철 힘을 장전한) 시스템에 최적화되어 있는데 이 시스템은 운동의 에너지 소비를 최소화할 뿐만 아니라 움직임이 쉽고 자유로워 보인다.

근막 시스템은 신체의 구조적 요구를 충족시키기 위해 새로운 스트레스에 끊임없이 적응하고 있다. 점탄성

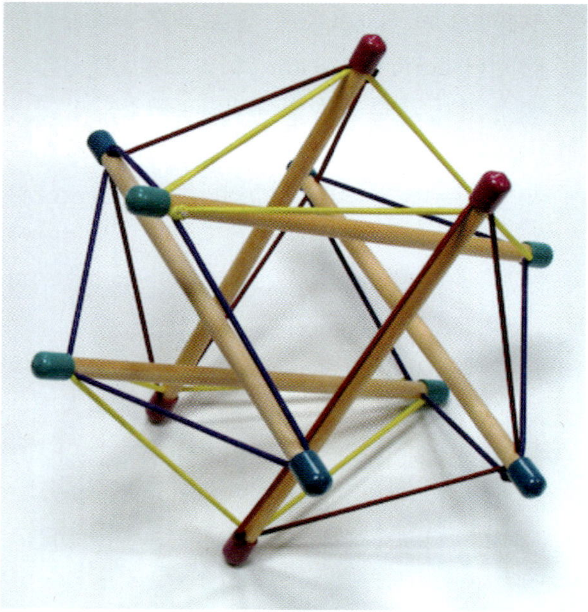

그림 1.1

버팀목이나 압축 부재 중 어느 것도 서로 닿지 않는다는 점에 유의하라. 한 장력 부재를 짧게 하면 모든 3차원의 수치가 불균형하게 된다. 이 모델은 국소 손상이 몸 전체에 어떤 영향을 미치는지 보여준다. 색이 다른 긴장 부재는 '삼각측량'의 개념을 이해하도록 돕는다.

특성 때문에 근막은 크리프(creep)와 히스테리시스(hysteresis)를 통해 반복적인 하중 하에서 변형되거나, 가소성 반응과 영구적인 변형과 기능 장애를 나타낼 수 있다. 신경근육계 활동이 균형을 벗어나면, 근막의 긴장 균형을 방해하고 전체 바이오텐서그리티 시스템의 통합성을 방해한다.

근막은 또한 신체 전반에 걸친 기계감응 신호 시스템 역할을 한다. 근막 시스템이 얼마나 풍부한 신경을 자극했는지를 알게 되는 것은 놀라운 일이다. 기계적 수용기와 자유 신경 종말의 밀도가 매우 높기 때문에 자세와 움직임을 지원하는 고유 수용 감각을 포함하여 감각 정보를 제공하는 데 중요한 역할을 한다. 이것은 또한 근막이 '묶이게(bound)' 되고 자유 신경 종말이 활성화될 경우의 위해 자극을 포함한다.

중추신경계에서의 근골격 통증과 신경가소성 변화

Musculoskeletal pain and neuroplastic changes in the central nervous system

뇌는 임상 연구에서 확실히 '뜨거운' 주제이다. 그러나 신경계의 척추 분절 수준은 아직 요통 연구에 대한 관심을 불러일으키지 않는다.

중추신경계(CNS)는 컴퓨터와 같다: '정보'를 정리하고 '반응'을 준비한다. 모든 우리의 다른 신체 체계처럼, 받아들인 정보에 끊임없이 반응한다; 다른 말로 가소성을 가진다. CNS에서 발견되는 신경가소성 변화는 요통 과학이나 건염병증(Rio et al 2015)을 관찰하든 근골격계 통증과 점점 더 관련이 있다.

신경 가소성은 요추골반 제어의 감각 운동 측면에서 부정적 및 긍정적 변화 모두를 뒷받침할 수 있다. 복횡근 같은 심부 근육의 활동이 감소하고 다른 몸통 근육 활동의 손실 신호가 나타나는 움직임은 운동 피질의 표현이 감소한다. 이 대뇌 피질의 재구성을 대뇌 피질 스머징(cortical smudging)이라고 한다(Tsao et al 2011; Schabrun et al 2017). 과도하게 활동하는 글로벌 근육이 근육을 키우는데 반해, 두뇌의 면적과 표현 밀도를 잃으며 심부 근육을 사용하지 않는 '사용 또는 잃어버린' 경우가 있다. 대뇌 피질 스머징은 LBP에서 특정 전형적인 총 운동 습관을 예측한다.

또한, CNS 과흥분성('중추성 민감화'라고도 함)과 말초 유해 자극의 증가된 CNS 처리 또한 만성 근골격계 통증과 관련하여 점점 더 보고되고 있다(Lim et al 2011a).

Wand et al(2011)은 LBP 피험자에서 발견되는 다른 피질 변화에 대한 훌륭한 비평과 임상적 훈련에 대한 시사점을 제공한다.

긍정적인 측면에서, CNS 신경가소성에 대한 이러한

능력은 적절한 도수 치료로 척추 또는 말초 관절 및 근막 문제를 해결함으로써 척추 분절 수준에서 실제로 CNS에 대한 부작용을 줄일 수 있다는 점이 우리에게 이점이 될 수 있다.

또한, 뇌가 생리적이고 숙련된 움직임을 조직하도록 두뇌에게 부담을 주는 맞춤형 감각운동 훈련으로 척추 움직임 반응을 더욱 변화시키는 것이 가능하다.

단순한 운동 활동보다는 구체적이거나 복잡한 운동 기술 학습은 CNS 내에서 선택적 시냅스 가소성의 증가와 운동 피질 내의 운동 표현의 재구성을 초래할 수 있다. 집중적인 주의 강도가 가소성 변화를 일으킨다. 걷기와 같은 강도 훈련이나 단순한 자동 운동 활동은 이것을 얻을 수 없다(Kleim et al 1998; Remple et al 2001; Adkins et al 2007; Tsao et al 2010).

부상 : 통증 부위가 반드시 통증의 원인은 아니다: 척추 분절 기능 장애 및 말초 '증상 우편번호'

Injuries: the site of pain is not necessarily the source of pain: spinal segmental dysfunction and peripheral 'symptom postcodes'

신체의 모든 영역은 기능적으로 상호 의존적이다–생체역학적으로, 근막적으로, 신경생리학적으로. 영역 상호의존 이론(Sueki et al 2013)은 멀리 떨어져있는 해부학적 영역에서 외견상 관련이 없는 보이는 장애가 환자의 1차 불만에 기여하거나 관련될 수 있다고 본다.

척추는 범인과 희생자 둘 다 일 수 있다(McCoss et al 2017); 특히 척추 관절 자체는 강력한 통증 원천이 될 수 있다.

척주는 자세 지지와 척추 자체의 움직임 제어의 감각 운동 조절을 조정하는 데 도움이 되는 척수와 각 척수 분절 주변의 조밀한 신경 매트릭스로 신경계의 대부분을 조직한다.

그러나 척추를 지지하고 안정시키고 움직이는 것은 비효율적이고 열악한 자세와 운동 조절 패턴으로 쉽게 방해받는 섬세한 균형인데, 이것은 여러 가지 이유로 모르는 사이에 나타날 수 있다.

점차적으로 척추는 그 위에 놓인 요구에 적응할 수 있는 능력을 상실할 수 있으며, 이로 인해 척추 분절 하중 및 운동 패턴이 변경되어 반응성 관절 및 연부조직 스트레스와 국소 염증이 발생한다.

이 염증은 더 크거나 더 적게 국소 분절 신경과 뇌와 척수와 주변부 사이의 정보를 전달하는 것을 포함할 수 있다. 나는 이 분절을 '신경의 골칫거리'이라고 부른다. 즉, 신경은 불행하고, 뇌와 주변부, 척추 자체를 포함한 주변부까지의 정보는 방해를 받는다.

중추신경 기능은 바뀐 말초 입력에 의해 변화되고 동적으로 유지된다. 이를 '중추성 민감화'라고 알려져 있다.

이 분절 신경의 골칫거리는 가벼울 수 있는데, 여기서 그 효과는 숨어있고 아임상적(subclinical)이지만(불안정한 가벼운 아픔과 통증으로 특징지어지는), 지속되는 명백한 증상으로 표시된다. 이러한 증상은 국소적(척추 자체에 통증이 있는)일수도 있고 주변부(사지대: limb girdle 및 사지가 다양한 말초 통증의 배열을 차지함) 또는 둘 다 일 수 있다(**그림 1.2**).

임상적으로, 겉보기에 관련이 없는 많은 반복적인 긴장과 스포츠 부상에서 근본적인 척추 기능 장애를 찾는 것이 일반적이다. 여기서 국소 척추 통증이 특징일 수 있지만 일반적으로 그렇지 않다는 것을 인식하는 것이 중요하다. 많은 사람들이 요통으로 고통받는 것을 부정하고, '그냥 뻣뻣함'에 대한 질문은 인정한다. 보통은 이런 상황이 한동안 지속되어 왔고, 뻣뻣한 느낌이 정상 상태가 되었다.

일반적인 척추 운동 검사로 반드시 말초 통증을 재현할 것이라고 기대하지 마라. 만약 그렇다면, 당신은 명백한 문제가 있다!

척추 운동 검사는 종종 모호하지만, 적당한 척추 관절과 연부조직의 주의 깊은 특정 촉진은 대개 상당한 기능 장애와 매우 부드럽고 반응성이 있는 조직을 드러낸다. 말초 증상은 즉시 재현될 수 있지만, 그렇지 않은 경우

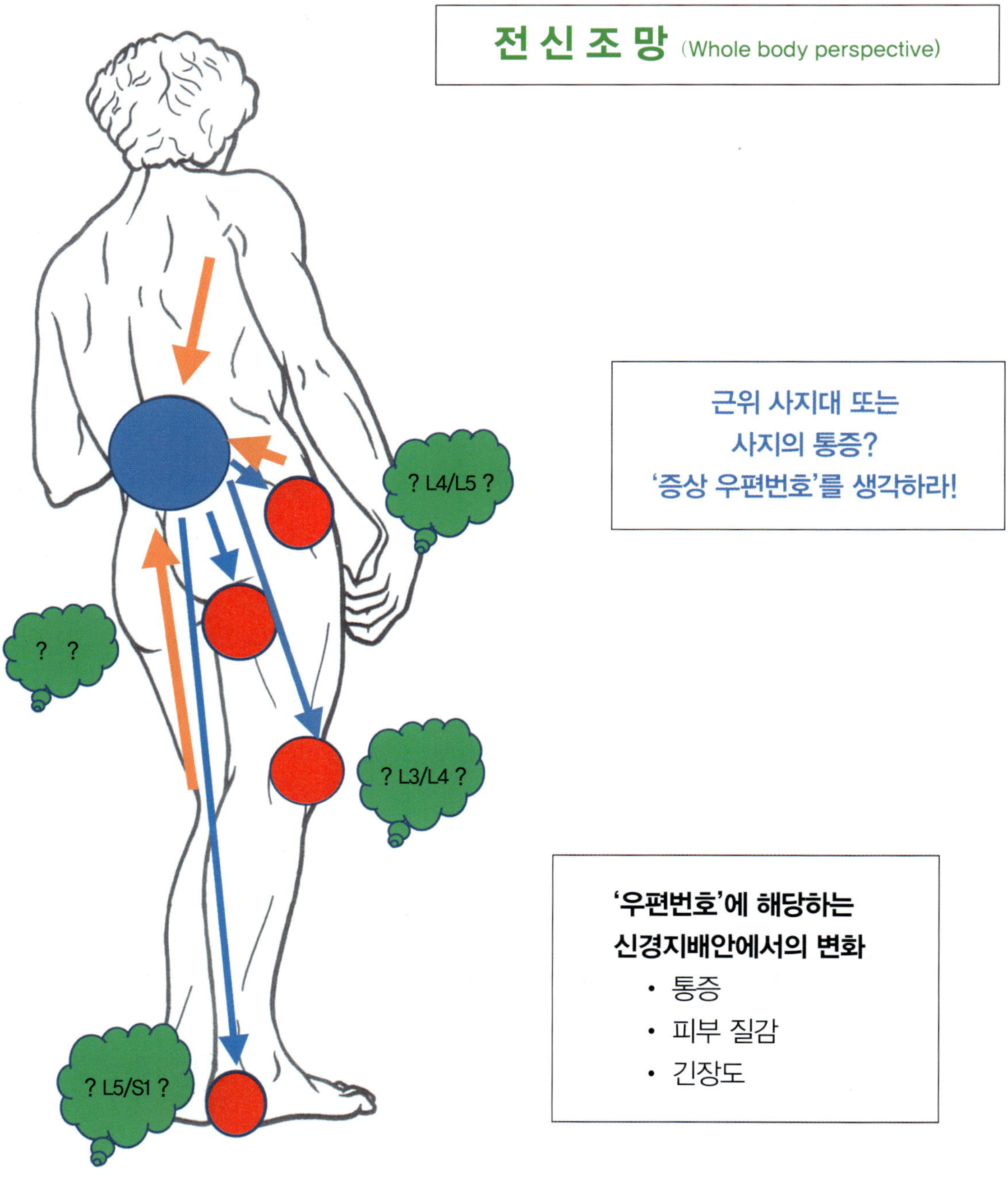

그림 1.2
생체역학적으로 요추는 골반/고관절과 흉부/어깨 관절의 경직과 뻣뻣한 하반신 근막(두툼한 주황색 화살표와 큰 파란색 원으로 대표됨)의 희생자가 될 수 있다. 반대로 척추는 말초 통증과 경직의 원인이 될 수 있다(작은 붉은원과 얇은 파란색 화살표로 표현됨).

가 많다. 그러나 이것이 반드시 척추를 말초 증상의 잠재적 원인으로 배제하지는 않는다('연기가 있는 곳, 불이 난 곳').

우리는 증상 우편번호(postcode, 증상을 대표할 수 있는 표식)라고 정의할 수 있는 것을 고려해야 한다. 이것은 척추 분절 기능 장애로 인한 말초 증상 분야다. 특정 신경이 방해받을 때, 그 신경지배 영역 또는 우편번호 내에서 변화가 발견될 가능성이 크다.

다양한 성질의 고통, 빈도, 심각성이 항상 특징이다. 조직의 다른 변화(척수 또는 주변부)도 가변적으로 나타난다. 예를 들어, 습함(bogginess)/부종, 이질통, 자발적 통증, 부드러움, 트리거 포인트, 타이트함, 근막 과민성, 근막 슬라이드 부족, 관절 기능 장애 등이 있다. 건염, 햄스트링 문제 및 고관절 점액낭염과 같은 많은 다루기 어려운 상태는 근원적인 요추와 흉부 관절 기능 장애와 관련이 있다. 일반적으로 근본적인 생체 역학 문제가 있지만, 감각 신경계도 일반적으로 관련되어 있다.

흉추는 종종 목 통증, LBP 및 많은 근골격계 통증 증후군에 대한 소리없는 생체 역학 및 신경 생리학적 기여자이다. 흉부에는 건병증과 다른 근골격계 통증에 더 관련되고 있는 교감신경계가 자리잡고 있다(Jewson et al 2015). 그러나 현재까지 상 · 하부 사분면에서의

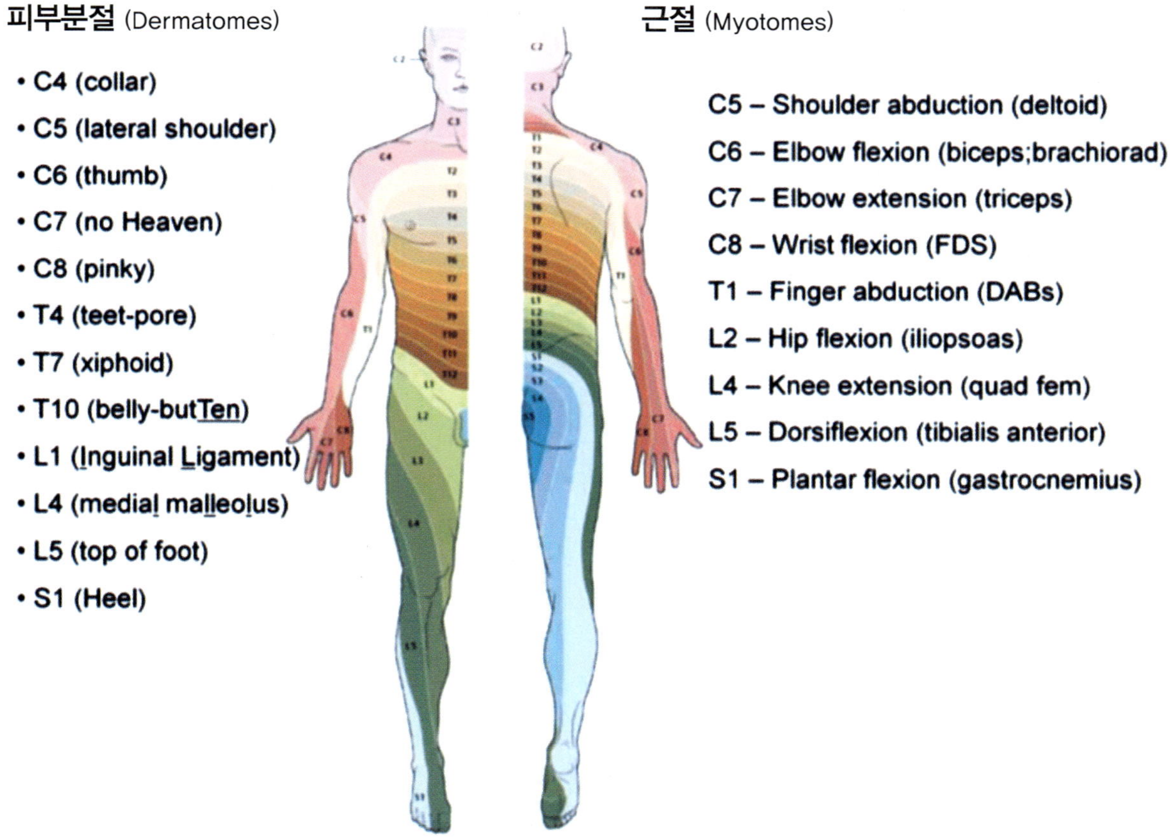

그림 1.3

피부분절은 해부학적으로 일정하게 고정되어 있지 않지만 척수분절에 의해 신경생리적인 구획이 구분된다.
통증과 여러 증상들이 피부분절과 근절에 근육의 약증 등으로 나타날 수 있다.

기능 장애 움직임과 통증에 대한 기여는 널리 연구되지 않았다.

척추와 주변부 사이의 이 기능 장애 관계를 이해하는 것은 운동 치료사가 말초뿐 아니라 척추 기능 장애를 효과적으로 해결하는 데 도움이 될 수 있다.

증상 우편번호를 작성하는 데 도움이 되기 위해 피부 분절(단일 척추 신경근에 의해 공급되는 피부 영역)과 근절(척수 신경근에 의해 공급되는 근육과 근막) 차트를 참조할 수 있는 것이 유용하다(**그림 1.3**). 연습으로 당신은 이 근막 신경지배 영역에 더 익숙해지게 되는데, 이것은 당신이 체크해야 할 척추 수준을 나타낸다. 도수 치료사이며 관련 수준에서 문제를 발견하고 이 분절을 적절하게 치료하면 주변 징후와 증상이 변하는 것을 발견할 수 있다. 이것은 종종 기능 장애의 정도에 따라 치료 기간 내에서 또는 몇 가지 치료 이상에서 발생한다.

이 우편번호는 운동 치료사들이 감사하는 데 가치가 있다. 척추에서 일어나는 일을 바꾸는 것도 예를 들어, 고객의 엉덩이 통증에 도움이 될 수 있기 때문이다. 척추와 사지 사이뿐만 아니라 신경, 근막 및 관절 시스템 사이의 기능적 상호 관계에 대한 인식은 통증 부위가 반드시 그 근원이 아닌 이유를 이해하는 데 도움이 될 수 있다.

척추 움직임 기능 장애를 적절하게 다루면, 우리는 보통 요통(또는 '통증'의 많은 부상)을 더 효과적으로 변화시킬 수 있고, 또한 중추성 민감화 주기를 약화시켜 만성 통증에서 사람들을 끌어내는 데 도움을 줄 수 있다.

치료의 생체심리사회 모델

The biopsychosocial model of care

이것은 이제 서양 의학의 단일 차원 병리학 기반 모델을 대체하는 척추 통증 치료의 받아들여지는 모델이다.

척추 통증 문제는 관리의 원인, 발현 및 결과를 결정하는 생물학적, 심리적, 사회적 상호 작용의 복잡하고 가변적인 혼합물이다. 최근 수십 년 동안의 연구는 생물학적 요인을 희생시키면서 심리사회적 영역에 집중되어 왔다. 이런 초점이 있는 위험은 '생물학'이 제대로 다루어지지 않을 때, '심리사회적 문제'라고 말함으로써, 형편없는 치료 결과에 대한 비난을 고객에게 돌리기가 쉬워진다는 것이다. 흥미롭게도, Steffens et al(2014)의 연구는 대다수의 1차 진료의사들이 생체역학적 위험 요소를 갑작스러운 LBP의 가장 중요한 요인으로 간주한다는 사실을 발견했다.

이러한 이유로, 나는 척추 운동과 기능적 조절의 생물 및 근역학인-생물학- 측면에 주로 초점을 맞추기로 의도적으로 선택하고 있다. 왜냐하면 나는 이것들이 여전히 척추 통증 장애에 대해 충분히 이해되거나 적절하게 교정되지 않고 있으며, 이것은 효과적인 재활을 방해한다고 생각한다.

이 접근법은 운동 조정 및 피질 재구성의 변화에 기여하는 운동 반응 변화에 있어 명상에 기반을 두고 있다(Kleim et al 1998; Remple et al 2001; Tsao et al 2010) – 그리고 입증 가능한 인지적 이점을 가지고 있다. 환자는 종종 나쁜 조언을 받는 희생자이며 장애에 굴복한다. 환자는 통증이 어떻게 악순환이 될 수 있는지, 그리고 습관적으로 열등한 자세 운동 패턴이 대개 대부분의 척추 통증과 많은 부상의 기원을 밑바탕으로 한다는 것을 이해할 필요가 있다. 또한 재활에 적극적으로 참여할 수 있도록 준비해야 한다.

환자는 이질적인 그룹이지만, 추가 탐사, 이해 및 특정 관리를 보증하는 일반적인 근본적인 물리적 특성이 있다. 이것은 3장에서 자세히 다룰 것이다.

추천 자료

Hodges PW (2011) Pain and motor control: From the laboratory to rehabilitation. J Electromyogr Kinesiol 21:220–228.

Hodges PW, Cholewicki J, Van Dieën J (eds) (2013) Spinal control: The rehabilitation of back pain; State of the art and science. Edinburgh: Churchill Livingstone Elsevier.

Myers T (2014) Anatomy Trains: Myofascial meridians for manual and movement therapists, 3rd edn. Edinburgh: Churchill Livingstone/Elsevier.

Schleip R, Findley TW, Chaitow L, Huijing P (eds) (2015) Fascia in sport and movement. Edinburgh: Handspring.

참고문헌

Adkins DL Boychuck J, Remple MS, Kleim J (2007) Motor training induces experience-specific patterns of plasticity across motor cortex and spinal cord. J Appl Physiol 101(6):1776–1782.

Belavy DL, Richardson CA, Wilson SJ et al (2007) Superficial lumbo-pelvic muscle activity and decreased co-contraction after 8 weeks of bedrest. Spine 32(1):E23–E29.

Cramer H, Lauche R, Haller H, Dobos G (2013) A systematic review and meta-analysis of yoga for low back pain. Clin J Pain 29(5):450–460.

Hamberg-van Reenen HH, Ariëns GA, Blatter BM et al (2007) A systematic review of the relation between physical capacity and future low back and neck/shoulder pain. Pain 130:93–107.

Hides JA, Belavý DL, Stanton W et al (2007) Magnetic resonance imaging assessment of trunk muscles during prolonged bedrest. Spine 32(15):1687–1692.

Hides JA, Stanton WR, Dilani Mendis M et al (2014) Small multifidus muscle size predicts football injuries. Orthop J Sports Med Jun; 2(6): 2325967114537588.

Hillier S, Worley A (2015) The effectiveness of the Feldenkrais method: A systematic review of the evidence. Evidence based complementary and alternative medicine. Article ID 752160-1-752160-12.

Hodges PW (2003) Core stability exercise in chronic low back pain. Orthop Clin North Am 34:245–254.

Hodges PW (2011) Pain and motor control: From the laboratory to rehabilitation. J Electromyogr Kinesiol 21:220–228.

Hodges PW (2013) Adaptation and rehabilitation: From motor neurones to motor cortex and behaviour. In: Hodges PW, Cholewicki J, Van Dieën JH (eds) Spinal control: The rehabilitation of back pain; State of the art and science. Edinburgh: Churchill Livingstone Elsevier.

Hodges PW, Smeets RJ (2015) Interaction between pain, movement, and physical activity: Short-term benefits, long-term consequences, and targets for treatment. Clin J Pain 31(2):97–107.

Hodges PW, Van den Hoorn W, Dawson A, Cholewicki J (2009) Changes in the mechanical properties of the trunk in low back pain may be associated with recurrence. J Biomech 42(1):61–66.

Hodges PW, Cholewicki J, Van Dieën JH (eds) (2013) Spinal control: The rehabilitation of back pain; State of the art and science. Edinburgh: Churchill Livingstone Elsevier.

Holtzman S, Beggs T (2013) Yoga for chronic low back pain: A meta-analysis of randomised controlled trials. Pain Res Manag 18(5):267–272.

Jewson JL, Lambert GW, Storr M, Gaida JE (2015) The sympathetic nervous system and tendinopathy: A systematic review. Sports Med 45(5):727–743.

Key J (2010) Back pain: A movement problem; A clinical approach incorporating relevant research and practice. Edinburgh: Churchill Livingstone Elsevier.

Key J, Clift A, Condie F, Harley C (2008) A model of movement dysfunction provides a classification system guiding diagnosis and therapeutic care in spinal pain and related musculoskeletal syndromes: A paradigm shift—Part 2. J Bodyw Mov Ther 12(2):105–120.

Kleim JA, Swain RA, Armstrong KA et al (1998) Selective synaptic plasticity within the cerebellar cortex following complex motor skill learning. Neurobiology of Learning and Memory 69:274–289.

Lehtola V, Luomajoki H, Leinonen V et al (2016) Sub-classification based specific movement control exercises are superior to general exercise in subacute low back pain when both are combined with manual therapy: A randomised controlled trial. BMC Musculoskelet Disord 17:135.

Levin S, Martin DC (2012) Biotensegrity: The mechanics of fascia, in Schleip R, Findley T, Chaitow L, Huijing PA (eds) Fascia: The tensional network of the human body. Edinburgh: Churchill Livingstone Elsevier.

Lim ECW, Poh RL, Low AY, Wong WP (2011) Effects of Pilates based exercises on pain and disability in individuals with persistent nonspecific low back pain: A systematic review with meta-analysis. J Orthop Sports Phys Ther 41(2):70–79.

Lim ECW, Sterling M, Stone A, Vicenzino B (2011a) Central hyperexcitability as measured with nociceptive flexor reflex threshold in chronic musculoskeletal pain: A systematic review. Pain 152:1811–1820.

Long A, Donelson R, Fung T (2004) Does it matter what exercise?: A randomised controlled trial of exercise for low back pain. Spine 29(23):2593–2602.

McCoss CA, Johnston R, Edwards DJ et al (2017) Preliminary evidence of regional interdependent inhibition, using a "diaphragm release" to specifically induce an immediate hypoalgesic effect in the cervical spine. J Bodyw Mov Ther 21(2):362–374.

McDonald D, Moseley GL, Hodges PW (2009) Why do some patients keep hurting their back? Evidence of ongoing back muscle dysfunction during remission from recurrent back pain. Pain 142:183–188.

Macedo LG, Maher CG, Latimer J, McCauley J (2009) Motor control exercises for persistent nonspecific low back pain: A systematic review. Phys Ther 89(1):9–25.

Macedo LG, Latimer J, Maher CG et al (2012) Effect of motor control exercises versus graded activity in patients with chronic nonspecific LBP: A randomised controlled trial. Phys Ther 93(3):1–15.

Macedo LG, Saragiotto BT, Yamato TP et al (2016) Motor control exercise for acute non-specific low back pain(review). Cochrane

Database of Systematic Reviews. Issue 2, CD012085.

Machado LAC, Maher CG, Herbert RD et al (2010) The effectiveness of the McKenzie method in addition to first-line care for acute low back pain: A randomised controlled trial. BMC Med 8:10.

Maher CG (2004) Effective physical treatment for chronic low back pain. Orthop Clin North Am 35:57–64.

Michaleff ZA, Maher CG, Lin CW et al (2014) Comprehensive physiotherapy exercise programme or advice for chronic whiplash (PROMISE): A pragmatic randomised controlled trial. Lancet April.

Mok N, Hodges PW (2013) Movement of the lumbar spine is critical for maintenance of postural recovery following support surface perturbation. Exp Brain Res 231:305–313.

Mostagi FQ, Dias JM, Pereira LM et al (2015) Pilates versus general exercise effectiveness on pain and functionality in non-specific chronic low back pain subjects. J Bodyw Mov Ther 19(4):636–645.

Petty NJ, Thomson OP, Stew G (2012) Ready for a paradigm shift? Part 1 introducing the philosophy of qualitative research. Man Ther 17(4):267–274.

Remple MS, Bruneau RM, VandenBerg PM et al (2001) Sensitivity of cortical movement representations to motor experience: Evidence that skill learning but not strength training induces cortical re-organisation. Behav Brain Res 123(2):133–141.

Rio E, Kidgell D, Moseley GL et al (2015) Tendon neuroplastic training: changing the way we think about tendon rehabilitation: A narrative review. Br J Sports Med 50(4):1–23.

Saner J, Kool J, Sieben JM et al (2015) A tailored exercise program versus general exercise for a subgroup of patients with low back pain and movement control impairment: A randomised controlled trial with one year follow up. Man Ther 20(5):672–679.

Saragiotto BT, Maher CG, Yamato TP et al (2016) Motor control exercise for non-specific low back pain: A Cochrane Collaboration review. Spine 41(16):1284–1295.

Saragiotto BT, Maher CG, Moseley AM et al (2016a) A systematic review reveals that the credibility of subgroup claims in low back pain trials was low. J Clin Epidemiol Nov; 79:3–9.

Schabrun S, Elgueta-Cancino EL, Hodges PW (2017) Smudging of the motor cortex is related to severity in low back pain. Spine 42(15):1172–1178.

Schleip R, Findley T, Chaitow L, Huijing P (eds) (2012) Fascia: The tensional network of the human body. Edinburgh: Churchill Livingstone Elsevier.

Schleip R, Jäger H, Klingler W (2012) Fascia is alive: How cells modulate the tonicity and architecture of fascial tissues. In: Schleip R, Findley T, Chaitow L, Huijing PA (eds) Fascia: The tensional network of the human body. Edinburgh: Churchill Livingstone Elsevier.

Sherman KJ, Cherkin DC, Erro J et al (2005) Comparing yoga, exercise and a self-care book for chronic low back pain: A randomized controlled trial. Ann Intern Med 143(12):849–856.

Sherman KJ, Cherkin DC, Wellman RD et al (2011) A randomised trial comparing yoga, stretching, and a self-care book for chronic LBP. Arch Inter Med 171(22):219–226.

Smeets RJEM, Wittink H (2007) The deconditioning paradigm for chronic low back pain unmasked? Pain 130:201–202.

Steffens D, Maher CG, Ferreira M et al (2014) Clinician's views on factors that trigger a sudden onset of low back pain. Eur Spine J 23(3):512–519.

Sueki DG, Cleland JA, Wainner RS (2013) Regional interdependence model of musculoskeletal dysfunction: Research, mechanisms and clinical implications. J Man Manip Ther 23:139–146.

Tsao H, Galea MP, Hodges PW (2010) Driving plasticity in the motor cortex in recurrent low back pain. Eur J Pain 14(8):832–839.

Tsao H, Danneels L, Hodges PW (2011) ISSLS Prize Winner: Smudging the motor brain in young adults with recurrent low back pain. Spine 36(21):1721–1727.

Van Dieën J, Flor H, Hodges PW (2017) Low back pain patients learn to adapt motor behaviour with adverse secondary consequences. Exerc Sport Sci Rev 45(4):223–229.

Van Dillen LR, Norton BJ, Sahrmann SA et al (2016) Efficacy of a classification-specific treatment and adherence on outcomes in people with chronic low back pain. A one year follow-up prospective, randomised, controlled clinical trial. Man Ther 24:52–64.

Vibe Fersum K, O'Sullivan P, Skouen JS et al (2013) Efficacy of classification-based cognitive functional therapy in patients with non-specific chronic low back pain: A randomized controlled trial. Eur J Pain 17(6):916–928.

Wallden M. (2015) "But we are infinitely more complex than a car": A systems approach to health and performance. J Bodyw Mov Ther 19(4):697–711.

Wand BM, Parkitny L, O'Connell NE et al (2011) Cortical changes in chronic low back pain: Current state of the art and implications for clinical practice. Man Ther 16(1):15–20.

Wieland LS, Skoetz N, Pilkington K et al (2017) Yoga treatment for chronic non-specific low back pain (Review) Cochrane Database of Systematic Reviews Issue 1 Art No. CD010671.

Yamato TP, Maher CG, Saragiotto BT et al (2015) Pilates for low back pain (review). Cochrane Database of Systematic Reviews Issue 7.

척추의 축 : 생체장력구조와 신경운동 조절의 결합 2

The vertebral axis: A marriage between biotensegrity and neuromotor control

중력 : 축의 설립과 힘의 균형

Gravity: establishing the axis and balancing the forces

인간은 자동적으로 그리고 기능적으로 태어난다. 중력에 적응하고 효과적이고 독립적인 운동 발달이 완전히 이루어지는데 5년 정도 걸린다.

인간의 운동발달과정은 자세반사와 순차적인 운동성취 과정을 통해서 움직임의 중요한 패턴이 형성된다.

척추도 발달하기 시작한다. 척추의 발달은 머리와 목을 조절하고 중력에 대항해 코어를 가동시키며 사지를 조절한다(Kobesova and Kolar 2014). 시상면에서의 조절이 4개월 반만에 일어난다. 이것은 체중이동과 회전의 발달인데 중력에 대항하여 자세를 유지하고 신체를 똑바로 세워 두 다리로 지지한다.

막 태어났을 때 척추와 골반은 1차 만곡이라 불리는 시상면상의 C형 만곡을 갖는다(**그림 2.1**). 경추와 요추의 2차 만곡은 점차 발달하여 전체적으로 S형을 만들게 되는데 이는 유연성, 충격흡수, 탄력성을 척추에 제공한다.

골반의 조절과 요추 전만의 발달은 척추의 만곡과 중력에 적응하여 통합한다.

'중립척추'는 만곡이 균형을 유지하고 근육의 활동을 최소화하게 한다(**그림 2.1**). 중력중심선은 천골의 상전방부위와 고관절을 지나 꼬리뼈 앞을 통과한다.

우리의 자세와 움직임은 중력에 민감하고 중력에 의존적이다. 우리는 지면을 지지하고 그 반발력을 이용한다.

중력이 없으면, 중력에 적응하는 자세 조절 시스템이 작동하지 않는다는 것을 요추골반 근육의 불균형으로 연구하였다(Evetts et al 2014). 우주 비행사는 경추와 요추의 추간판 탈출 가능성이 높은 것으로 나타났다(Belavy et al 2015).

척추의 핵심적인 역할은 중력에 대항하여 몸을 세우고 머리를 지지하고 사지의 활동이 자유로울 수 있도록 안정성을 제공하는 것이다. 대부분의 일상생활동작은 무너짐이나 접힘없이 수직적으로 지대를 지지하고 유지하는 활동들이다. 이런 활동들을 유지하기 위해서는 경직과 운동성 사이의 균형이 필요하며 이것이 가능할 때 중력을 이기면서 지지와 움직임이 가능하다.

수직적으로 신장되는 힘을 유지하기 위해 체간 굴곡근과 신전근이 조화하며 복압을 통한 내부의 자세지지를 위해 호흡과 복부내압(IAP)이 작용한다(Hodges et al 2005)).

체간 굴곡/신전의 균형은 머리, 흉곽, 골반, 그리고 척추라는 구조물을 자연스런 만곡을 통해 '중립위'를 형성한다. 이것이 운동이 시작되고 마쳐서 제자리로 가게 되는 '홈베이스(home base)'가 된다.

IAP는 자동적인 자세반응으로 사지가 움직이기 전에 척추의 지지와 안정화를 위해 작동한다. 척추의 내부 쿠션 역할을 하고 척추 자세 유지에 부력(buoyancy)같은 힘을 제공한다. 어린 아이의 파티 휘슬과 같이 바람을 넣으면 펴졌다 오므라 드는 움직임이 좋은 예가 된다(**그림 2.2**).

IAP는 표층 근육의 활동에 중요하다. 적절한 IAP가 없으면 척추를 수직으로 세우는데 척추신전근이 과도하게 작용하고 척추 전체의 움직임에 제한이 일어난다. 부분적으로는 수직적 척추 압력과 과도한 척추의 팍팍함 그리고 움직임의 제한이 일어난다.

흉곽내의 압력도 자세조절에 중요하게 작용한다. 이것은 성문(glottis)에 의해 조절된다(Massery et al 2013). 이것은 일종의 횡격막인데, 척추 정렬을 위해 3가지 횡격막(성문, 흉곽, 골반저)의 활동이 필요하다.

말을 할 때 성문이 변조되어 기도가 작동하여 균형과 안정성을 유지한다. 요가의 웃자이(Ujjayi) 호흡은 성

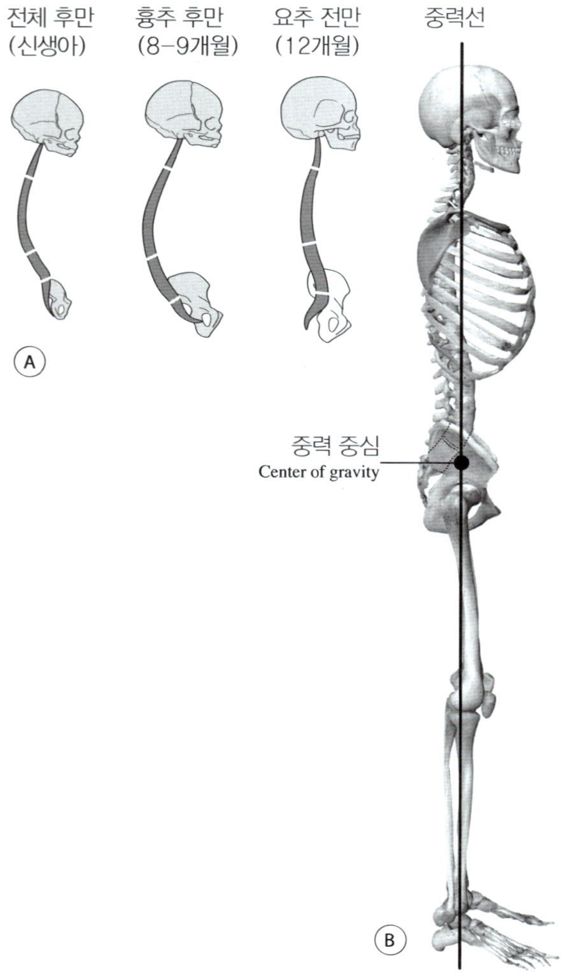

그림 2.1

a)탄생 시 태아의 척추는 시상면에서 C형을 이룬다. 운동 발달 과정에 따라 요추는 1살까지 그 형태가 완성되고 발바닥으로부터 수직으로 자세 정렬을 획득하게 된다. 척추 골반 조절은 운동 스킬에 따라 발달된다.

b)성숙된 직립 척추는 머리, 흉곽, 그리고 골반이 서로 균형을 이루며 중력 중심선이 C0/1관절과 귀구멍에서 어깨, 고관절, 무릎, 발목을 가르며 내려오게 되며 이는 신경근육계의 움직임을 최소화 시킨다. 선 자세에서의 중력 중심선은 골반안에서 천골의 앞쪽 꼭대기에 위치한다.

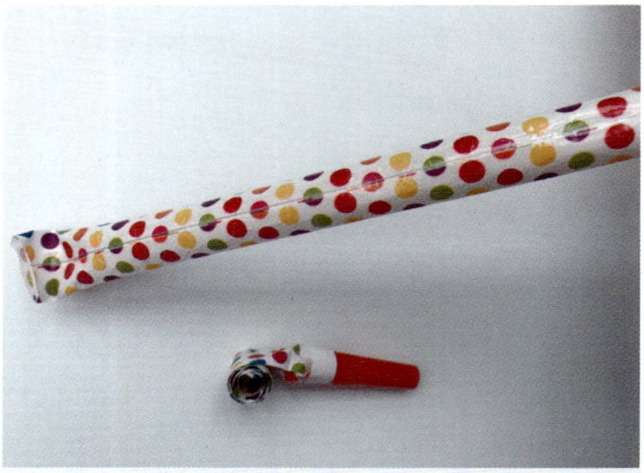

그림 2.2

종이 파티휘슬은 평소에는 말려있지만 공기가 들어가면 그 형태가 펴지면서 변화한다.

대/성문을 코로 호흡을 하며 조절하는 기술이다. 성문을 닫고 호흡을 멈추면 흉곽 내압과 IAP가 증가하여 무거운 물건을 들어올리는 것을 돕게 된다. 그러나 이 전략 단계는 정상적인 자세조절을 경직되게 하고 감속기 움직임에서 움직임(동요) 후 다시 제자리로 돌아갈 경우 균형이 감속되는 경향이 있다.

근막, 생체장력조합, 그리고 축의 건축

Fascia, biotensegrity, and the axial architecture

근막시스템은 제1장에서 긴장 네트웍이라고 소개를 했으며 이 근막시스템을 통해 근골격의 역동성을 이해하는데 더 도움이 되었다. 여기서는 장력구조에 대해 상세히 알아본다.

참 장력구조(true tensegrity)는 균형긴장(balance tension)과 압박력(compression force)로 그 구조를 이룬다. 이들은 장력과 압박으로 힘을 서로 전달한다. 장력과 압박구조는 완전한 삼각형구조로서 이 구조는 구부러지거나 전달력이 발생하지 않는다(**그림 1.1**). 그러므로 전체적으로 골고루 힘이 자연스럽게 분산되기 때문에 가볍지만 단단한 결속력을 가진다.

삼각형의 장력구조는 외부의 도움 없이 스스로 안정성을 유지하고 스스로 힘을 보유한다. 단순히 단단한 안정성의 구조가 아니라 그 안에 높은 유연성을 가진다. 장력(tension)과 압박력(compression)은 삼각형 구조이지만 같은 한점 만을 지나지 않는다. 기하학적으로 서로 뒤틀려 있고 회전력을 유지하며 장력과 압박력이 시계방향, 반시계방향으로 힘을 전달하여 안정성을 유지하는 구조이다(Flemons 2007; **그림 1.1** 참조).

참 장력은 지면의 지지를 필요로 하지 않는다고 한다. 인체도 이러한 관점에서 생체 장력구조의 기능을 가진다. 이것이 내가 설명했던 '인체 실린더(body cylinder)'이다(Key 2010). 개념적으로, 몸통의 압박력을 이루는 구조물인 척추, 흉곽, 골반들은 지속적인 장력 네트워크를 이루는 구조인 내, 외적인 근막 매트릭스에 의해서 서로 실린더적인 하나의 건축물을 형성하고 있는 것이다. 이것은 안정적이고 적응력이 있어서 형태 변화에 유연하다.

호흡과 IAP 기전에 의해 몸통 내부의 안정성이 근막의 메트릭스에 장력을 제공한다. 이러한 장력은 비선형적이고 척추 자세에 적응하여 움직임이 발생된다. 이 안정성은 가동성을 함께 지닌 안정성 구조이다.

실린더 내부의 압박은 몸통구조를 밀어내는 힘을 만들고 흉요추근막과 같은 외부근막이 내부로부터 힘을 더해준다. 효과적인 생체장력구조를 만들기 위해서는 횡적인 내부확장이 외부근근막을 활성화시킬 수 있을 만큼 이루어져야 한다. 이러한 활동이 우세하지 못하면(예를 들어, 흉요추신전근의 활동이 내부확장보다 더 크다면) 체간을 제한하고, 척추를 압박하고 움직임을 제한하여 효과적인 내부지지를 방해하게 된다.

적절한 내부 압력은 외부 장력 네트워크에 최소한의 힘만으로도 자세를 유지할 수 있도록 여유(let go)를 준다. 움직임은 이완되고 자유롭게 된다.

Levin과 Martin(2012)는 장력구조가 관절에 안정성과 유연성을 준다고 지적했다. '움직임은 경첩을 구부리는 것이 아니라 확장시키며 장력구조를 수축시키고 형태를 재유지한다'. 제한된 확장은 장력구조로 하여금 안정성과 편안함을 제공한다.

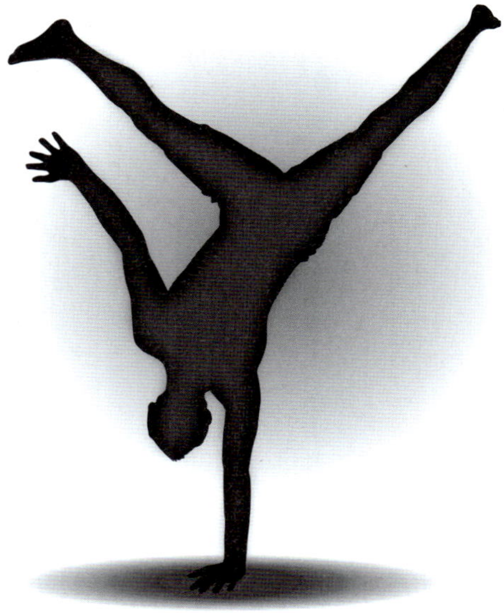

그림 2.3
인체의 구조와 기능적 장력구조는 기저면에 따라 적응한다.

체간의 장력구조는 척추가 제 기능을 잘 할 수 있도록 공간을 확보하고 수직, 수평적으로 또는 위 · 아래가 바뀐 상황에서도 여유를 준다.

예를 들어, 한 팔이나 다리로 지면위에 전신을 지지하는 자세가 있다(**그림 2.3**).

한 부분의 증가된 장력은 전신에 걸쳐 그 영향이 반사된다. 전신의 근막 시스템과 척추성 구조물에 의해 조절된다. 장력과 반장력이 전신적으로 균형을 이루는 것이다.

그러나 한 쪽으로 지속적인 신경근 장력이 집중되면(예를 들어, 골반저), 근막이 꼬이고 제한되며 뒤틀려서 장력과 압박력의 균형을 이루는 구조가 무너져 자세나 움직임이 망가진다. 이와 유사하게 깊은 근막시스템(deep system myofasia)의 지속적인 저활동과 근막의 한 부분의 과도한 활동 또한 전신구조에 통합을 방해하고 결국 자세붕괴를 형성한다(**그림 2.4**).

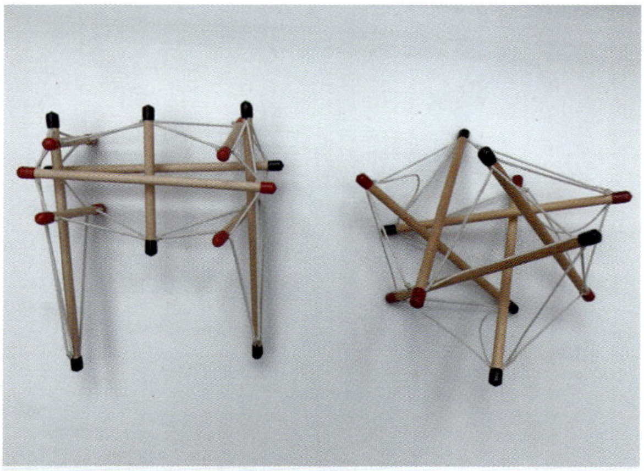

그림 2.4
이러한 장력구조는 불안정과 뒤틀림을 보여준다. 왼쪽은 골반의 기하학적 구조에서 긴장의 변화를 보여주고 오른쪽은 한곳은 긴장이 무너지고 한곳은 느슨해지는 형태를 보여준다. 균형이 잘 잡힌 **그림 1.1**의 구조와 비교해보자.

근막시스템의 선-긴장(Pre-tensioning) 과 지속적 긴장의 위험성

Pre-tensioning of the fascial system and the hazards of excess tension

이상적인 척추의 안정성과 가동성은 인체 장력구조의 장력과 압박력의 조화로운 균형에서 나온다. 먼저 우리는 어떻게 인체의 근막시스템이 이를 수행하는지 알아보자.

건강한 근육은 휴식기에 텐션(tension)이 아닌 톤(tone)을 가지고 있다. 근막은 섬유아세포나 수축성 세포같은 부드러운 조직으로 되어있다(Schleip et al 2005). 이것은 강장(tonicity)이나 경직(stiffness)으로 변조된다. 또한 자율신경계의 영향을 받아 교감신경적 활동으로 근막안의 세포적 수축을 증가시킨다(Schleip et al 2012).

근막 네트워크는 근육과 직,간접적으로 힘을 공유한다(Turinna et al 2013). 근육안의 섬유들은 긴 직선으로, 횡으로, 사선으로, 뼈와 근막에 분포되어있다. 수축력이 작용되는 동안 뼈의 지렛대는 30-40%의 힘이 비대칭적으로 근육 외부로 분산되어 전달된다. 이러한 외부근육의 근막힘 전달은 근육 상호간에 중요한 역할을 하는데 이것은 보조근 사이에서 그리고 길항근 사이에서 서로 힘을 전달해 줌으로써 신체의 위치를 유지시켜준다(Huijing 2012).

전체 장력구조는 장력과 압박력이 균형을 이루고 코어의 수직적 신장과 수평적 펼침이 '중심을 열기(opening the center)'를 만든다(**그림 2.5**).

근막장력은 우리가 직립하고 움직이는데 필요한 적절하고 변화하는 수준을 감시하고 제어하는 것이 대부분 신경계의 일이다.

신경계는 근근막의 긴장을 적절히 관찰하고 조절하는 역할을 한다. Goldilock의 오트밀 죽과 같이 근근막 긴장은 원하는 몸의 긴장상태만 유지하게 된다. 즉, 휴식기에는 최소한의 신장상태로, 항중력 동작에서는 이에 필요한 만큼만 움직임을 제한하지 않게 유지한다. 근막시스템을 통해 항중력 지지는 신경근 활동과 함께 이루어진다.

근육이 움직이기 전에 IAP에 의해 근막이 먼저 활성화(pre-tension) 된다. 척추통증환자들이 일반적으로 인식하듯이 긴장이 지나치면 움직임을 원활하게 하기 어렵다. 체간의 경우 엉덩이와 골반저, 그리고 목과 어깨, 턱등이 영향을 미친다. 신경근골격계가 과도하게 움직이면 표면의 글로벌 근육들의 긴장도가 증가한다. 이것은 내부 압력 시스템이나 코어를 약화시킨다. 이것이 지속적인 관절의 압박과 근육의 단축, 제한을 만든다.(제3장에서 자세히 설명).

말초의 근근막의 톤이 증가하면, 특히 다리에서, 긴장된 근육과 연관된 증상우편번호를 확인해야 한다(제1장: 손상 참조).

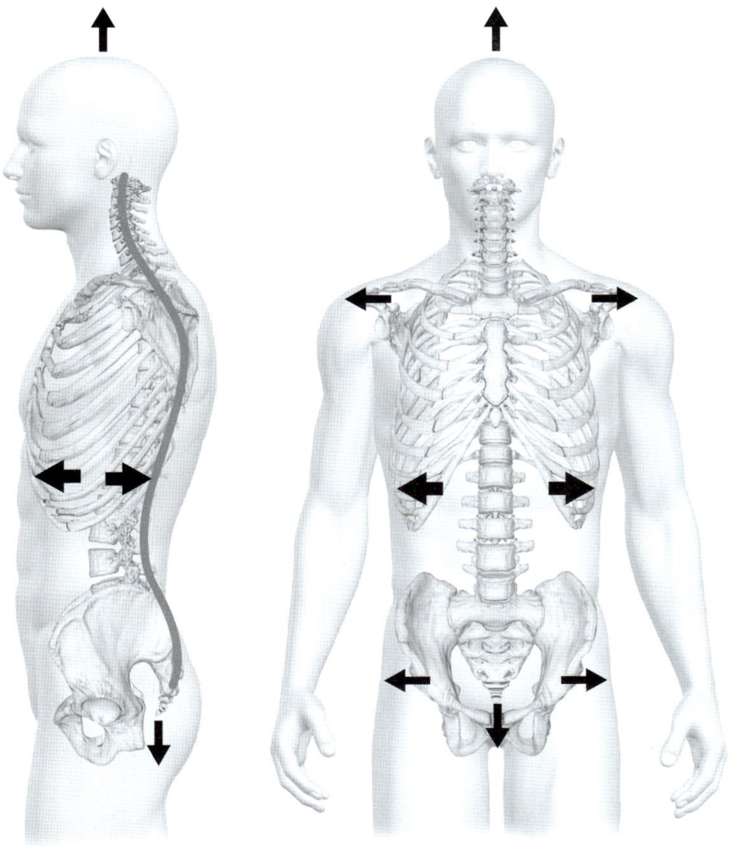

그림 2.5
척추의 역할은 머리와 꼬리뼈 사이를 늘려주고 '코어'는 몸통이 측면으로 안정될 수 있도록 힘을 제공한다. 특히 중심부위의 공간을 확보함으로써 근위 견갑대와 골반대가 확장되도록 지지한다.

신경계 조절장애 : 운동의 질에 영향

Nervous system dysregulation: its effect on movement quality

움직임은 신경계에서 시작된다. 목적은 수의적 움직임을 만들고 신경시스템이 조절한다. 적절한 감각과 환경정보를 받는 것은 중추신경계이고 이는 운동계를 활성화시킨다. 이때 정보의 통합이 필요하며 자율신경계(교감신경계, 부교감신경계)가 활동하고 감정과 지능의 명령을 받는다.

건강한 생물학적 시스템은 스스로 적응하고 조절한다. 신경 시스템의 경우 '싸우거나 도망치거나' 반응을 분명히 한다. 이것은 교감신경계의 작용이다. 위험이 사라지면 신경계는 적응하고 차분해지며 부교감신경계가 작동하여 '휴식과 소화'의 상태가 된다. 교감신경계는 '하는 것(doing)'의 특징이 있고 부교감신경계는 있는 것(being)'의 특성이 있다. 휴식과 움직임사이에서 적절히 조절하는 것이다.

그러나 바쁨, 복잡한 과제, 높은 스트레스 등의 21세기 생활양식에 따라 신경계는 점차 조절장애를 일으킨다. 높은 긴장이 지속되면 성품은 걱정이 많고 과민반응하고 불필요한 수고를 단순한 움직임에도 적용하게 된다. 부교감신경적 스펙트럼이 경험되고 비정상적 상태가 지속되면 만성 피로와 여러 증상들이 발현된다. 신경시스템의 불균형은 운동시스템의 불균형을 초래한다. 척추는 고통받는다.

척추 정렬이 좋지 않을 때 머리와 골반은 균형을 잃는다. 흉곽에 있는 교감신경과 부교감신경에 영향을 미친다.

운동치료 처방을 할 때 신경 시스템의 조절을 고려하

는 것은 중요한 요소이다.

신경 시스템이 활성화되면 강하거나 빠른 강화운동을 처방하는 것은 옳지 않다. 이것은 더욱 긴장을 높이고 기능을 방해한다. **기억하자! 척추질환을 가지고 있는 사람들은 약하지 않다. 문제는 힘의 부재가 아니라 협응과 조절의 문제이다.**

우리는 오히려 부교감신경을 자극할 수 있는 운동을 처방해야 한다. – 천천히, 부드럽게, 별개의, 잘 조절된 다른 방법들. 머리와 골반의 좋은 조절은 두개천골의 흐름에 이상적 움직임을 제공한다.

이것은 요가에서 잘 나타난다. 명상과 호흡을 통해서 신경계 반응이 행동과 비행동, 그리고 회복사이에서 나타난다. 좋은 질적 긴장감도 도움이 된다. 왜냐하면 케어는 고객의 능력에 따라 하되 능력을 넘어서 적용해서는 안된다.

비슷하게, 휄덴크라이스, 타이치 기공(Tai Chi Qigong)이나 다른 명상적 운동 시스템을 통해 스트레스를 감소시키고 마음을 차분하게 하고 자율신경계 활동을 균형있게 한다.

생물심리사회모델은 우리의 몸과 우리의 감정과 생각 사이의 복잡한 상호작용을 연구한다. : 감정 스트레스는 인체를 변화시킨다. 좋지 않은 자세 조절에 의해 변화된 몸의 기능과 걱정으로 인한 호흡 패턴의 변화 등이 나타난다.

운동 조절을 개선하는 키 : 균형 잡힌 심부와 천부 근막 활동

The key to refined movement control: balanced deep and superficial myofascial activity

자세와 움직임을 함께 간다. 적절한 자세의 지지없이 건강한 움직임을 가져갈 수 없다. 머리와 근위 사지대, 그리고 척추는 기능적으로 연결되어 신경 발달을 이룬다. 이를 통해 척추와 사지가 안정성과 운동성을 서로 잘 전달하게 되는 것이다. 긴장(tension)과 반긴장(countertension)은 지지와 조절의 기전에 의해 자유로운 여러 가지 움직임을 만들어 낸다.

근근막 시스템은 심부의 국소근육과 표면의 큰 근육으로 이루어져 있고 각기 다른 구조와 기능의 질적 차이가 있다(Key 2010).

심부 시스템은 자세 반사 기전과 밀접하게 연결되어 있다. 이것은 코어조절(내부 긴장성 자세지지와 중력에 대항하는 척추의 안정성)을 제공하고 사지에 의해서 내외적 힘을 발휘한다. 이 시스템은 낮은 강도의 활동과 자세적 지속성에 의해 확립된다.

이것은 내부적 움직임이고 세밀하게 조정되는 척추분절 조절이며 척추분절의 정위와는 별개로 체중이동과 균형을 제공한다.

심부 시스템의 근막에는 많은 근방추들이 있고 내부수용성, 고유수용성, 운동성 감각들이 동원되어 공간지각, 체중의 인지, 변조된 운동들이 최소의 근육 활동으로 이루어지도록 한다.

심부 시스템 근근막은 늑간의 연합, 체간 내부의 근근막 연합이 하부 골반 유닛(LPU; **그림 2.6**)이 함께 하며 여기에는 작은 척추 분절간 근육, 심부 목 굴곡근, 심부 고관절 회전근(특히 obturator internus), 하부 어깨 안정근, 발과 손의 작은 근육들이 있다.

코어는 흔히 심부의 내부 유닛(inner unit)으로 알려져 있다. 이것은(내부 코어) 자주 배를 위로 당기거나 상복벽을 과도하게 수축시키는 동작으로 오해한다. 나는 일부러 하부 골반 유닛을 하부 복벽(내부 골반)과 구분하려고 한다. 왜냐하면 하부 골반 유닛은 골반의 근육 기전을 변조하는데 호흡을 위한 IAP와 자세조절에 중점을 두기 때문이다('중심열기'와 골반 지렛대축 참조). LPU는 골반 코어 기능의 핵심이다. 요가에서는 '뮬라 반다에 들어감(engaging the mula bandha)'이라는 기술을 통해 LPU의 활동을 촉진한다.

심부 시스템은 억제, 위축, 약증, 활동지연 등이 나타나는 특성이 있다. 특히 통증, 손상, 피로, 그리고 감정적 스트레스도 동반된다(Jull and Janda 1987). 이것은 생물 심리사회학적 관점에서 설명된다.

반면, 체간의 표면 또는 글로벌 근육 시스템은 phasic

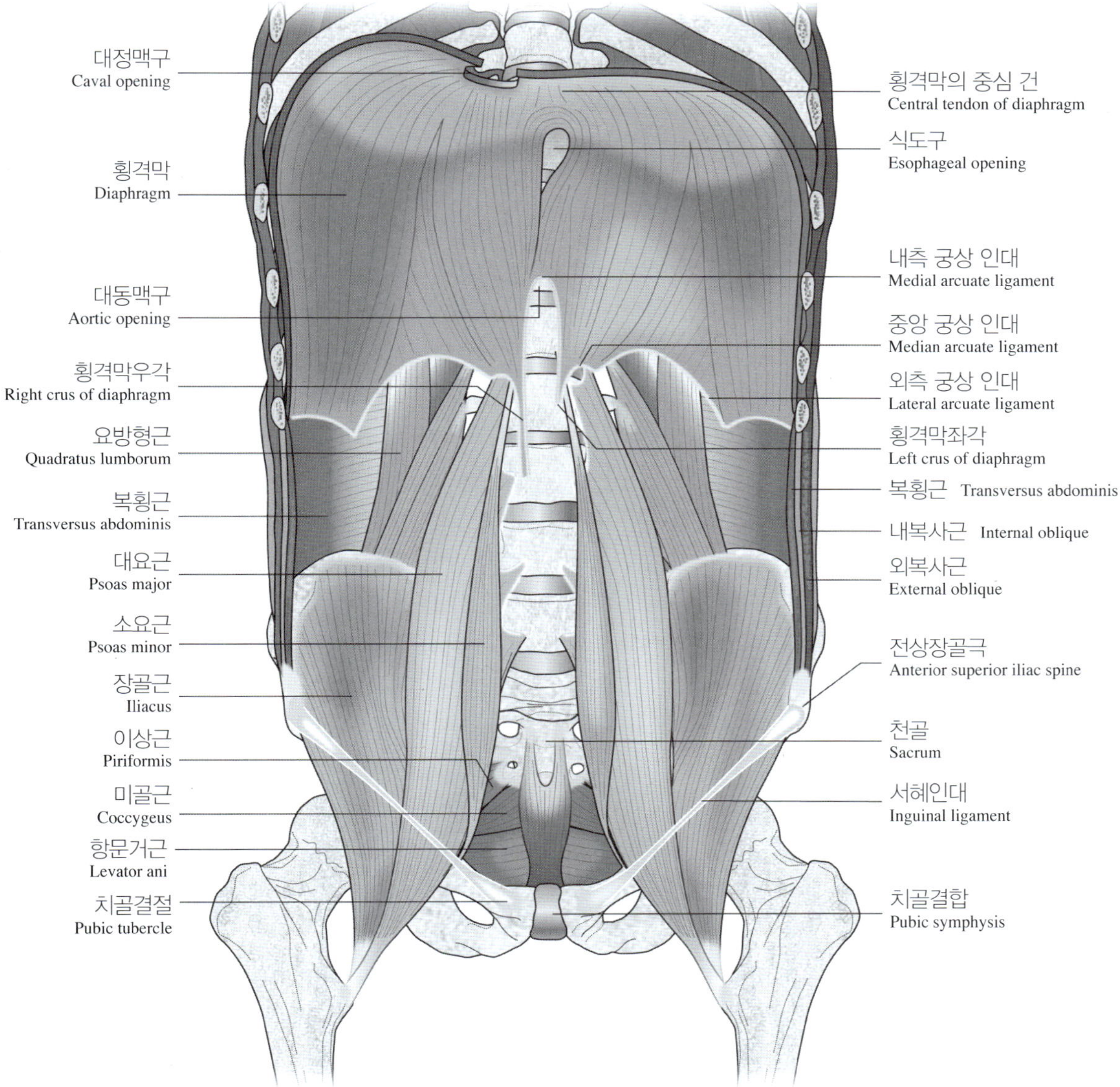

그림 2.6
아래 골반 유닛은 척추앞부분과 골반강 내부를 지지하고 조절한다.

한 동작을 주로 하며 사지를 조절하고 머리와 흉곽, 골반 같은 큰 부위의 움직임을 주관한다. 이러한 큰 근육군들은 근력과 속도, 사지 움직임에 '열린 사슬'의 역할을 한다. 그러나 세밀한 동작을 하기 위해서는 효과적인 척추의 안정성이 필요하게 된다. 따라서 이러한 움직임의 바닥에 깔리는 내적 긴장성 지지와 척추의 안정성이 중요하게 된다.

오래전 얀다(1980)는 이러한 내적 근육군들의 활동은 패턴을 이루며 나타난다고 하였다. 또한 그들의 과도한 활동은 통증, 피로, 손상, 스트레스 등을 일으키며 근육긴장과 단축, 근막간의 미끄럼 감소 등이 나타나며 감각 지적능력도 약화되어 움직임의 패턴에 장애가 온다고 하였다.

건강한 움직임은 심부와 표면의 근육시스템이 내부적으로 조화를 이룰 때 가능하다. 그들 사이의 유연한 균형을 통해 움직임은 갑작스런 자극이나 동작의 요구에도 적응력을 갖고 자유를 누린다.

그러나 통증이 있는 사람은 이 시스템간의 균형이 무너진다. 이것은 비활동 시, 중력이 적을 때, 침상에 오래 있을 때도 나타난다(Belavy et al 2007).

표면의 등 근육활동이 증가되면 심부근육의 활동을 억제하여 전체 활동에 제한이 오고 피로해진다. 심부근육의 지속적인 저활동은 여러 가지 보상적 움직임을 만드는 원인이 된다. 자세를 지지하는 내부 긴장 네트워크의 부재는 표면의 체간 근육의 과긴장을 가져오고 척추의 움직임을 방해하는 결과를 초래한다.

그러므로 체간의 기능을 회복하기 위해서는 근근막시스템의 균형을 바로잡고 심부 시스템을 조절할 수 있는 운동을 처방하여야 한다. 이것은 일상생활 활동에서 가장 기본적인 접근들로 이루어져야 한다. 심부 시스템은 느리고 부드러우며 힘이 적게 드는 세밀한 맞춤운동으로 구성되어 척추의 건강에 기여해야 한다.

일반적으로 체육관 활동은 '힘을 강화하기'를 강조한다. 바로 표면의 큰 근육에 집중되어 있는 것이 문제이다. 여기 2가지 포인트를 기억하라.

- 뇌를 자극하지 않는 근육의 움직임은 강화시킬 수 없다.
- 심부 시스템 조절의 적절한 바탕 없이 근육강화는 이룰 수 없다.

호흡 : 가장 근본적인, 핵심적인, 필수적인, 기본적인 운동 패턴

Breathing: the most fundamental movement pattern

호흡은 이 세상에 처음 태어날 때, 그리고 마지막으로 떠날 때 함께 한다. 이것은 좋은 패턴이든 아니든 자동적으로 수행된다. 또한 인체의 모든 자세와 움직임의 바탕이 되는 가장 기본적인 운동 패턴이다.

건강한 호흡은 척추의 장력구조가 자연스럽게 움직이므로 체간의 공간이 확보되어 이루어진다.

호흡은 감정과 움직임을 연결하는 역할을 한다. 활동에 있어 자가 조절 능력을 가지고 있다. 우리가 원할 때 빠르게 또는 느리게 수행한다.

우리의 습관적인 호흡은 우리의 상태를 볼 수 있는 창문과 같다. 행복한지 건강한지, 걱정되는지, 억지로 유지하는지 알 수 있다. 자세나 움직임에 기능장애가 있든지, 없든지 간에 호흡은 지속적인 감정 흥분과 스트레스, 불안 등에 영향을 받아 습관적인 일정한 패턴을 만들고 근골격계 문제를 만든다.

호흡 패턴을 분석하고 치료하는 것은 앞으로 확장될 영역이다. 이 책의 마지막 장에 상세히 언급하였다. 여기서는 척추에 직접적으로 연관된 효과적 조절에 관하여 설명한다.

- 주로 어디로 호흡을 하는가?
- 얼마나 호흡을 하는가?(호흡수와 크기)
- 지속적인 자세나 움직임 속에서 정상적으로 호흡하는가?

정상 호흡 패턴 : 횡격막은 호흡의 가장 기초가 되는 근육이다. 이는 수축 시 아래로 내려가고 흉강에 음압을 만들고 공기를 폐에 넣는 역할을 한다. 또한 복부를 아래로 내리며 몸을 구부린다면 복부를 앞쪽으로 밀어내는 것을 볼 수 있다.

휴식기에 호기는 횡격막의 수동적 되돌아옴으로 이루어진다. 그러나 능동적 호기에서는 복근이 작용하는데 특히 심부 복횡근(Ishida and Watanabe 2013)과 골반저 근육이 활동한다(Hodges et al 2007).

항 중력 자세 시스템은 하부 늑골을 더욱 외측으로 이동 시킨다(물고기가 아가미로 숨을 쉬듯이 하부외측 늑골이 움직인다). 흉곽의 전후의 팽창도 이루어진다 (Kolar et al 2014).

어깨와 상체가 들리는 것은 좋지 않은 호흡 패턴이다. 반대로 좋은 호흡패턴은 흉곽이 측면으로 확장된다. 이러한 움직임이 일상생활에서 자연스러울 때 자세와 움직임이 자유로울 수 있다.

건강한 호흡 패턴은 코로 들이 마시는 호흡을 통해 필터링이 되고 따뜻하고 촉촉한 공기가 들어가게 된다. 횡격막과 코는 서로 반사적으로 연결되어 있다. -코를 훌적거리면 횡격막이 차올라간다.

이상적인 호흡수는 1분에 10-14정도이고 크기는 3-5리터의 양이다. 그리고 호기가 흡기에 비해 길며 호기 후에 약간 멈춤이 있다(bradley 2014).

호흡에 보조되는 근육에는 사각근, 흉쇄유돌근, 대흉근, 상부승모근, 견갑거근 등이 있다. 이들의 역할은 흉곽을 들어올리고 공기의 용적을 늘리는 것이다. 이때 호흡수와 용량은 증가한다. 짧은 기간 필요에 따라 증가 되었다가 필요가 사라지면 점차 정상으로 돌아간다.

때로는 자세의 지지를 위해 호흡이 일시 멈춰지기도 한다. - 발살바(Valsalva) 현상. 그렇지 않으면 호흡은 항상 일정하게 유지되어야 한다.

심리적인 쇽에 의해서 호흡이 정지하는 경우도 있다. 공포와 불안도 싸울거나 도망치거나 반응을 위해서 호흡수와 양을 증가시키기도 한다. 물론 일시적인 반응이다.

그러나 많은 환자들이 과호기이거나 과호흡 상태가 되는데 저조한 횡격막 기능과 상부흉곽과 구강호흡의 보상패턴이 발생한다. 어깨가 들리고 말할 때 숨이 턱 막히기도 한다. 이것은 모두 하부 외측 흉곽의 측면움직임이 감소되어 나타나는 만성적 호흡이다(Courtney 2009). 늑골 횡격막의 문제가 동반되어 자세와 움직임이 제한된다(De Troyer et al 1981).

이러한 호흡 장애는 인체에 화학적 변화와 불안과 긴장을 가져온다. 따라서 효과적인 코어 조절과 내부적 지지를 요하게 된다.

느리고 이완적인 횡격막 호흡은 자율신경계 불균형과 부교감신경계 기능을 회복하는데 중요하다.

중력시스템이 손상되었을 때 표면 체간 근육의 긴장도는 증가한다. 이때 부수적인 호흡근육들의 보상패턴이 나타난다. 그리고 지속적인 외부적 근근막의 긴장과 제한은 자연스런 호흡을 막고 척추 장력구조를 비틀어 긴장은 가중된다.

우리는 고객으로 하여금 호흡을 재창조하도록 하여 효과적인 코어 조절이 이루어 지도록 하여야 한다.

'중심부 열기' : 호흡을 위한 공간창조와 코어 조절에 대한 신화 떨쳐버리기

'Opening the center': creating space for the breath and dispelling some myths around core control

나는 코어에 대해 자세한 내용을 설명하였다 (Key 2013). 핵심적인 내용은 다음과 같다.

코어 조절은 호흡과 IAP기전의 통합을 기초로 한다. 호흡과 자세는 밀접한 관계가 있다. 호흡은 자세를 지지하고 자세는 호흡을 지지한다. 코어의 조절을 통해 호흡시 무너지기 쉬운 자세를 바로 잡고 지속시킬 수 있다.

호흡은 모양이 변하는(phasic) 근육 활동이다. 호흡의 주된 근육인 횡격막, 심부 복횡근, 골반저 근육들(PFM)은 자세적으로 활동하고 지속적 긴장을 제공하나 종종 IAP를 통한 호흡과 운동에 적응하지 못하는 경우도 있다.

사실 IAP기전은 호흡과 자세조절의 역할을 한다. 횡격막과 복횡근, 그리고 기본패턴 M의 유동성 있는 움직임으로 흉강내의 모양을 형성한다. 이 근육들은 자세와 호흡 모두에 중요한 작용을 한다. IAP는 횡격막, 복횡근, 그리고 PFM의 자연스러운 수축을 통하여 형성된다. 그리고 흉곽과 골반 사이의 정렬을 조절하기 위해 복사근의 역할이 중요한다. 그러나 IAP를 복사근이 주

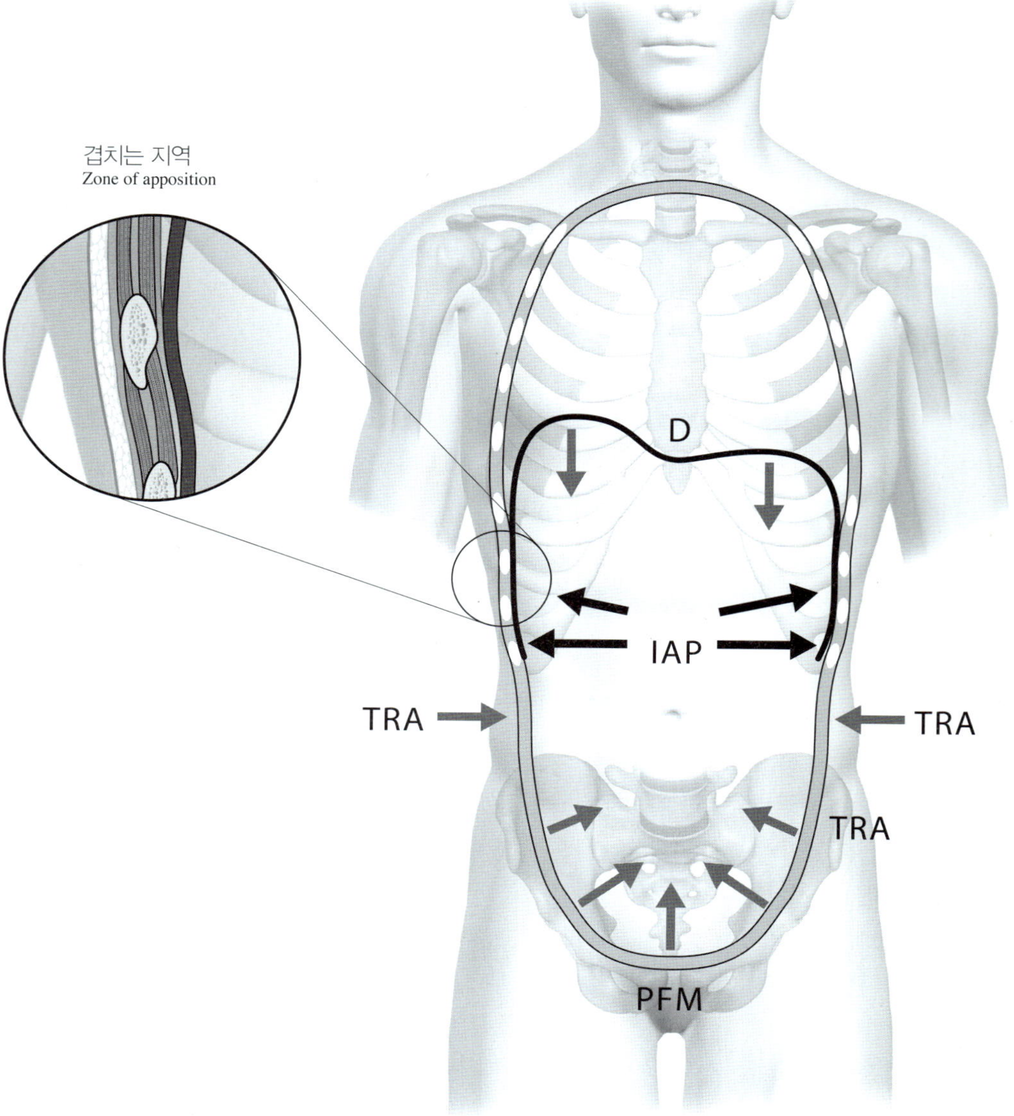

그림 2.7
횡격막(D)은 반사적으로 하강하며 골반저근육(PFM), 복횡근(TRA)을 활성화시키고 복부내압(IAP)을 상승시킨다. 동시에 IAP는 하부늑골을 팽창시키고 흉곽내부와 척추의 안정성을 확립한다.

로 만드는 것은 아니다(Hemborg and Moritz 1985).

IAP의 증가는 중력과 움직임에 대항하는 척추의 안정성을 증가시키는 역할을 한다. 이것은 체간의 안정성을 유지하는 핵심이며 이것이 확보될 때 경직이나 뻣뻣함이 사라지고 움직임에 자유로와진다.

Paul Hodges와 그의 연구진들은 자세조절과 IAP의 관계를 연구했다. 특별히 복횡근의 능동적 기전과 기능을 연구했다(Hodges 1999). 그의 연구에 의하면 '복부를 위로 당기기'나 '복근을 수축시키기'등의 훈련이 코어 조절을 잘못 해석한 것이라고 한다. 중요한 것은 횡격막(Hodges et al 1997)과 골반저(Hodges 2007)가 IAP를 만드는 중요한 요소라는 것이다.

호흡과 코어 : 호흡과 IAP의 반응을 해부해 보면 그 작용을 이해하는데 도움을 준다. 그 과정을 살펴보면 다음과 같다.

1. 횡격막이 내려가고 복횡근이 원심성 수축을 하며 하부 늑골을 안정화시킨다.
2. 횡격막이 내려간 상태로 유지되며 하부 복횡근이 구심성 수축을 하고 골반저가 IAP를 생산한다.
3. 압력이 올라가면 하부늑골은 측면으로 확장되고 IAP의 영향에 의해 하부 흉곽의 교차지점(zone of apposition)이 확장된다(**그림 2.7**).

이러한 작용은 흉곽과 골반의 정렬을 돕고 흉곽과 골반 횡격막이 기능적으로 상호작용하게 된다.

4. 이제 IAP에 의해 자세지지는 이루어 지고 IAP의 긴장도에 변화가 생긴다. 운동을 위한 호흡과 사지의 움직임이 이루어진다(Hodges and Gandevia 2000).

횡격막, 복횡근, 그리고 골반저의 움직임을 만드는 (phasic)호흡과 긴장성 자세 작용은 간단하면서 분명하다(**그림 2.8**; Kolar 2009).

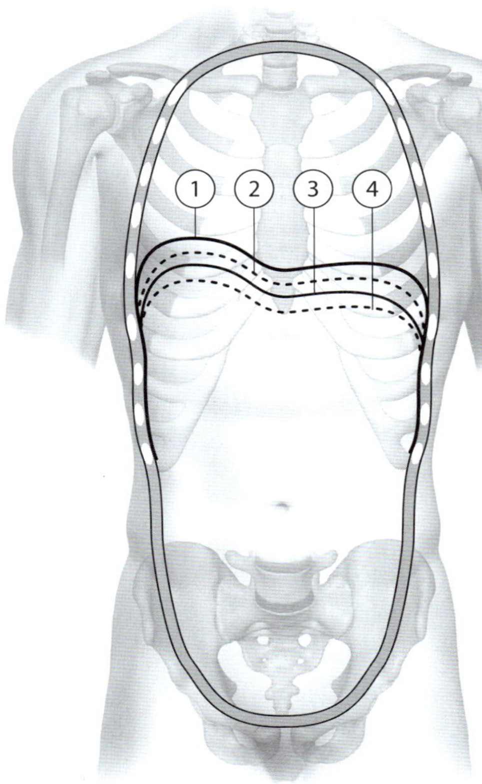

그림 2.8
횡격막의 호흡과 자세유지 동시 수행 그림.
1 = 휴식기 횡격막, 2 = 흡기, 3 = IAP를 지속적으로 유지하기 위한 위치, 4 = 지속적 자세와 호흡을 모두 확보한 위치. 비슷한 활동이 골반저와 복횡근 사이에서 호흡과 IAP에 의해 일어난다.

우리가 자세지지와 호흡을 위한 IAP를 통합할 수 있을 때 내부 긴장성 네트워크는 능동적으로 체간의 장력구조를 지지한다. '중심을 열기(the center is open)'가 이루어 지면 흉곽의 구조가 외부로 향하는 힘을 만들고 표면의 큰 근육들은 적은 힘으로 작용할 수 있게 된다. 하복부는 가장 활성화되고 상복부는 최소의 힘이 들며 흉곽의 하부 각(pole)은 IAP와 호흡에 의해 확장된다(Urquhart et al 2005).

횡격막의 하강은 IAP의 지표가 된다. 사실 횡경막의 하강은 흡기동안보다 자세변화 시 더 두드러진다(Kolar et al 2010). 그리고 이것은 불수의적으로 조절된다(Kolar et al 2009).

그러므로 횡격막을 통해 호흡하지 않으면 효과적인 코어를 적용할 수 없다. 따라서 정상적인 횡격막 호흡부터 재교육해야 한다. 인내심을 가져라! 비정상적인 상부 몸통의 움직임으로 나타나는 보상패턴을 깨는 것은 쉽지 않다.

고객은 자신의 호흡에 무엇이 잘못되었는지 스스로 인지 하기 어렵다. 그러나 코어 조절을 할 수 있게 되면 달라진다.

중요한 것은 복횡근이나 골반저가 독립적으로 활동하면 더욱 IAP활동이 어려워진다. 왜냐하면 뇌는 단일 근육에 반응하는 것이 아니라 움직임을 인식하기 때문이다. PFM(Pelvic Floor Muscle)을 수축시키거나 복부를 당기면 횡격막의 하강을 방해한다. - 해보면 안다. 억지로 호흡패턴을 강제하게 되어 긴장이 더해진다.

대신에 호흡과 IAP를 협응하면 내부 코어가 활성화된다(McCook et al 2009).

코어를 위한 '강화 운동'은 표면의 글로벌 근근막 활동과 내부의 조절 패턴이 일치되어야 한다.

IAP와의 반사적 연결이 재활에 있어서 중요하다. 골반저와 하부 복횡근의 복합적인 활동이 횡격막의 확장과 체간의 안정성을 돕는다. 골반통증이 있는 환자의 하지 거상에서 나타난다(O'Sullivan and Beales 2007). 그리고 횡격막 호흡은 골반저의 기능을 향상시키고 요실금에도 도움이 된다(Hung et al 2010).

코어조절과 호흡이 잘 통합되었을 때는 호흡과 자세 시스템이 균형을 이룬다. 그렇지 않으면 IAP의 긴장성 자세 기능을 잃어버린다(Hodges et al 2001).
이를 보상하기 위해 표면의 근근막 시스템이 스플린트처럼 작용하며 척추를 지지하려 한다.

그리하여 경직된 자세 조절 전략을 취하게 되어 자세적 안정성은 오히려 떨어지게 된다(Janssens et al 2010). 척추는 안정을 찾기 위해 변형된다.

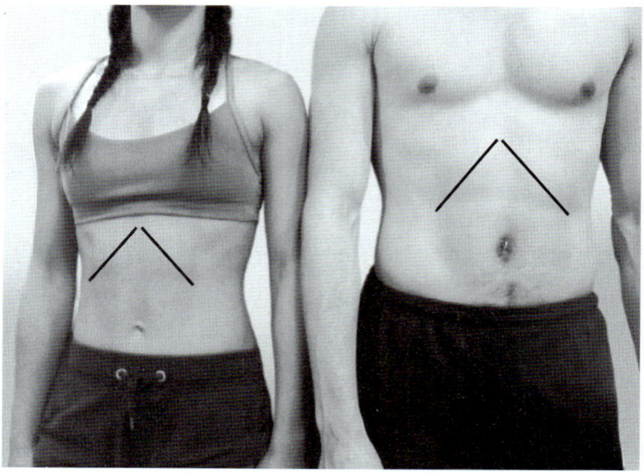

그림 2.9
두 전문 무용수의 일정한 복부 긴장도를 살펴보자.
측면허리의 곡선이 복횡근의 좋은 활동 능력을 증명하고 있다. 흉골아래각(실선으로 표시)은 거의 90°를 이룬다.

자세의 안정성과 호흡기전이 잘 통합되어 있는 복벽은 흉골아래 각이 90°를 이룬다(Clifton-Smith 2014). (**그림 2.9**). 잘 기능하는 코어는 흉곽의 하부각을 열어주고 호흡할 수 있는 공간을 넓히며 척추를 지지하고 안정화한다. 하부 흉곽은 안정적이며 가동적이다. 이것이 내가 말하는 중심을 여는 것이다. 이것은 척추성 기본패턴(axial fundamental pattern FP)으로서 건강한 척추의 자유로운 움직임을 전제한다.

골반 지렛대축 : 하부 골반 유닛의 중요성

Pelvic fulcrum: the importance of the lower pelvic unit

골반은 복잡한 교차로의 기능을 가진다. 인체의 중력 중심에 위치하여 작은 변위와 움직임에도 척추와 몸 전체에 큰 영향을 줄 수 있다. 척추의 주된 지지대이고 체중이 축을 따라 하지로 이동되도록 한다.

척추의 움직임은 골반의 기능을 이해하지 않고서는 알 수 없다.

골반, 척추, 고관절은 생체 역학적으로, 기능적으로 연결되어 서로 상호작용 한다. 골반의 조절은 언제나 척추, 골반, 고관절, 하지의 통증 및 기능장애 치료의 핵심이다. 이러한 골반에 대해 나는 자세히 설명하였다(Key 2010).

골반 운동 조절의 정수 추출

Distilling the essence of pelvic movement control

천골(sacrum)은 척추의 가장 기저를 이루고 두 개의 골반뼈가 안착되어 있어 골반링을 이루고 있다. 따라서 골반이 가면 척추는 따라간다. 척추의 움직임은 골반대에서 시작하기 때문에 골반의 기능장애는 척추, 고관절, 하지까지 영향을 미친다.

골반은 그 자체만으로 장력구조(tensegrity)의 형태를 가진다. 천골과 함께 이루어진 뼈고리형태는 안정성을 가지면서도 모양과 형태가 변화한다. 이것을 알기 위해서는 골반뼈만의 기능적 해부학 형태를 살펴보아야 한다.

먼저 골반과 복부강을 이루는 심부근막시스템(deep system)을 만드는 근근막 형태로서 나는 이것을 하부 골반 유닛이라고 명명했다(**그림 2.6** 참조).

골반뼈의 외측에는 많은 근근막의 접합부위가 있다. - 둔근(gultei), 심부 외회전근 6개(deep external hip rotaion), 그 외 큰 골반대퇴근육들(예를 들어, 내전근들(adductors), 대퇴사두근(quadriceps), 대퇴근막장근(tensor fasciae latae), 햄스트링(hamstring) 등이다.)

복벽의 전외측 근근막이 골반의 위쪽 띠에 부착되고 척추의 신전근 시스템이 근막의 형태로 골반의 뒤쪽 띠와 천골에 부착된다.

이러한 부착근육근들의 상대적인 깊이와 장력의 관계로서 움직임에 의해 골반은 여러 가지 움직임을 가지고 균형을 유지하는 것이다.

골반 기본패턴(FP)은 골반 내부의 근육시스템과 외부의 근육시스템의 활동에 의해 정해진다.

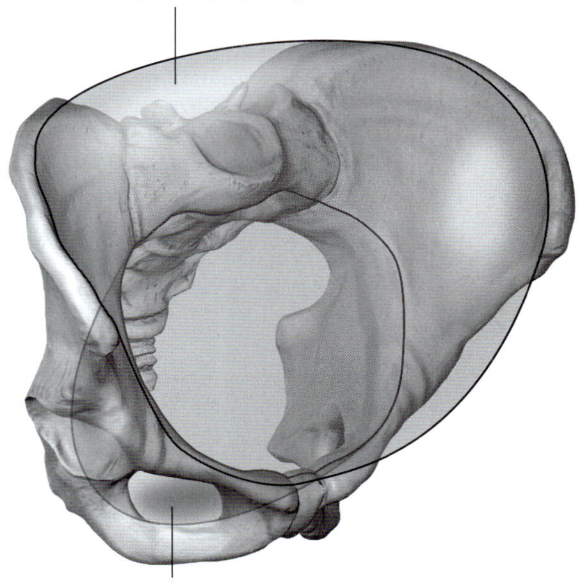

그림 2.10
상부 그리고 하부 골반 '그릇(bowl)'- 상부 그릇은 전하방으로 기울어져 있고 하부 그릇은 후하방으로 기울어짐을 보인다.

이러한 패턴은 골반/고관절 근육 기전과 척추의 움직임을 반영한다.

골반의 내부적 차원은 두 개의 그릇(bowl)을 닮았다. 상부 골반 그릇은 넓고 협소한 장골와(안쪽)을 포함하는 장골과 천골의 윗부분 그리고 제5요추로 형성된다. 심부 하방 골반 그릇은 천골의 하부와 미골, 좌골의 안쪽면과 좌골결절, 치골가지, 폐쇄공으로 구성되어 있다.(**그림 2.10**) 상부 그릇은 전방을 보고 있고 하부 그릇은 후방을 보고 있는 형태이다.

이러한 골반 그릇은 골반 기본패턴에 따라 형태가 변하는데 상부 그릇이 좁아지면 하부 그릇이 넓어지는 등 서로 상호 변화한다. 이러한 골반의 움직임은 척추와 고관절에 영향을 준다.

천장관절(SIJ)은 양쪽 그릇에 다 걸쳐있다. 이것은

매우 안정적이어서 1–4° 정도의 움직임을 가지고 복잡한 골반 고리의 움직임을 만든다. 천골은 뉴테이션(nutation)/카운터 뉴테이션(counternutation)의 움직임을 갖고 양쪽 장골과 짝이 되어 회전력을 가지는데 이는 장골끼리 또는 장골과 서로 길항적인 움직임을 만든다. 3차원적으로 변화하며 뒤틀린다.

천장관절의 기능은 하부 그릇안의 상당한 인대 결합이 있고–근막의 치밀한 연부조직, 근육, 인대 있어 안정적이면서 걷기나 점프의 충격흡수를 위해 탄성도 가지고 있다.

두 개의 골반 뼈는 뒤틀린 날(warped blade)이나 테두리의 형태(flanges)로 장골면과 좌골, 치골면이 거의 직각을 이룬다(**그림 2.11a**).

고관절와(hip scket or acetabulum)는 이러한 태두리의 교차로이다. 고관절와의 지붕(acetabulr roof)은 상부와 하부 골반그릇사이의 중간지점에 있다(**그림**

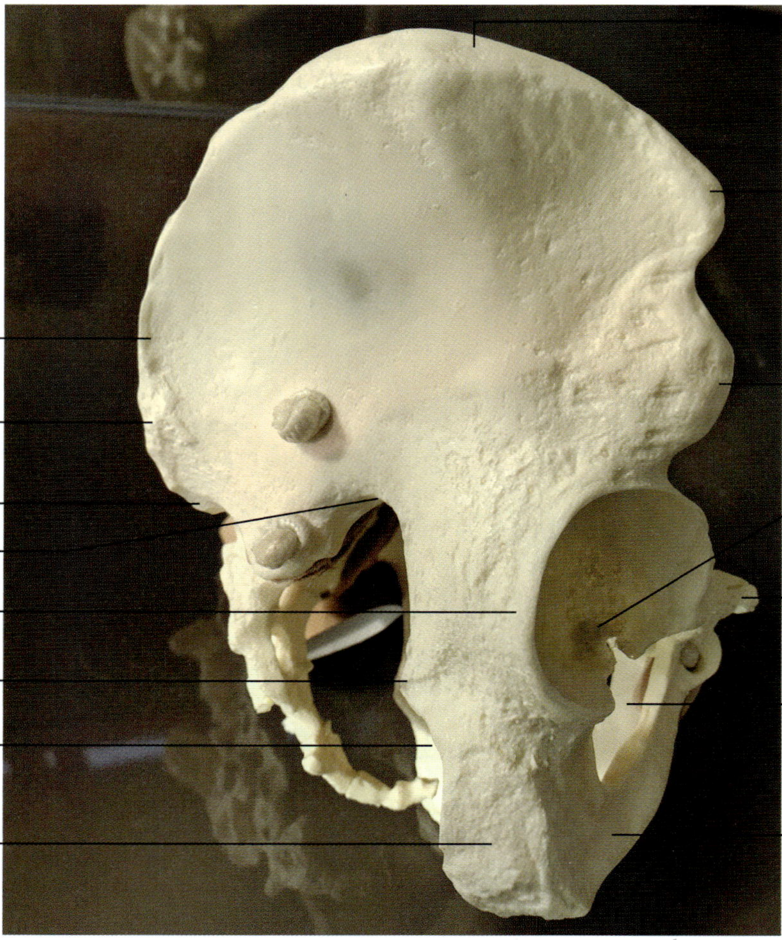

그림 2.11
골반뼈의 3차원적 구조는 고관절의 대퇴골두의 순 주위의 골반링의 조정을 가능하게 한다. 골반 기본패턴은 골반의 근육역학과 그 독특한 모양을 고려하는 것이 중요하다. 이러한 운동운 3차원적으로 이루어진다.

2.11b). 그리고 그 중심은 천장관절 바닥정도의 높이이다. 여기서 상부 하부 골반 그릇이 나누어진다(**그림 2.11c, 그림 2.10** 참조).

선 자세에서 중력중심선은 2번 천골위치를 지나 고관절을 관통한다(**그림 2.1**).

골반 관골구 소켓(pelvic acetabular socket)은 고관절 골구(femoral heads)에 의해 지지된다. 고관절 위에서 골반은 3차원적으로 움직인다. 모든 골반운동은 '닫힌 사슬(closed–chain)'이다. 이것은 하지에서 힘을 받아 체간으로 연결된다.

모든 고관절 움직임은 다축성으로 움직인다. 닫힌 사슬과 열린 사슬 모두 해당된다.

사실 고관절은 3차원 운동면에서 골반과 다리가 회전고리를 형성하는 바퀴와 축의 구조이다.

골반의 움직임은 전방굴곡 시 다리는 움직이지 않고 골반이 회전을 일으키는 닫힌 사슬과 골반은 움직이지 않고 다리를 지면에서 들어 올려 회전하는 열린 사슬이 있다.

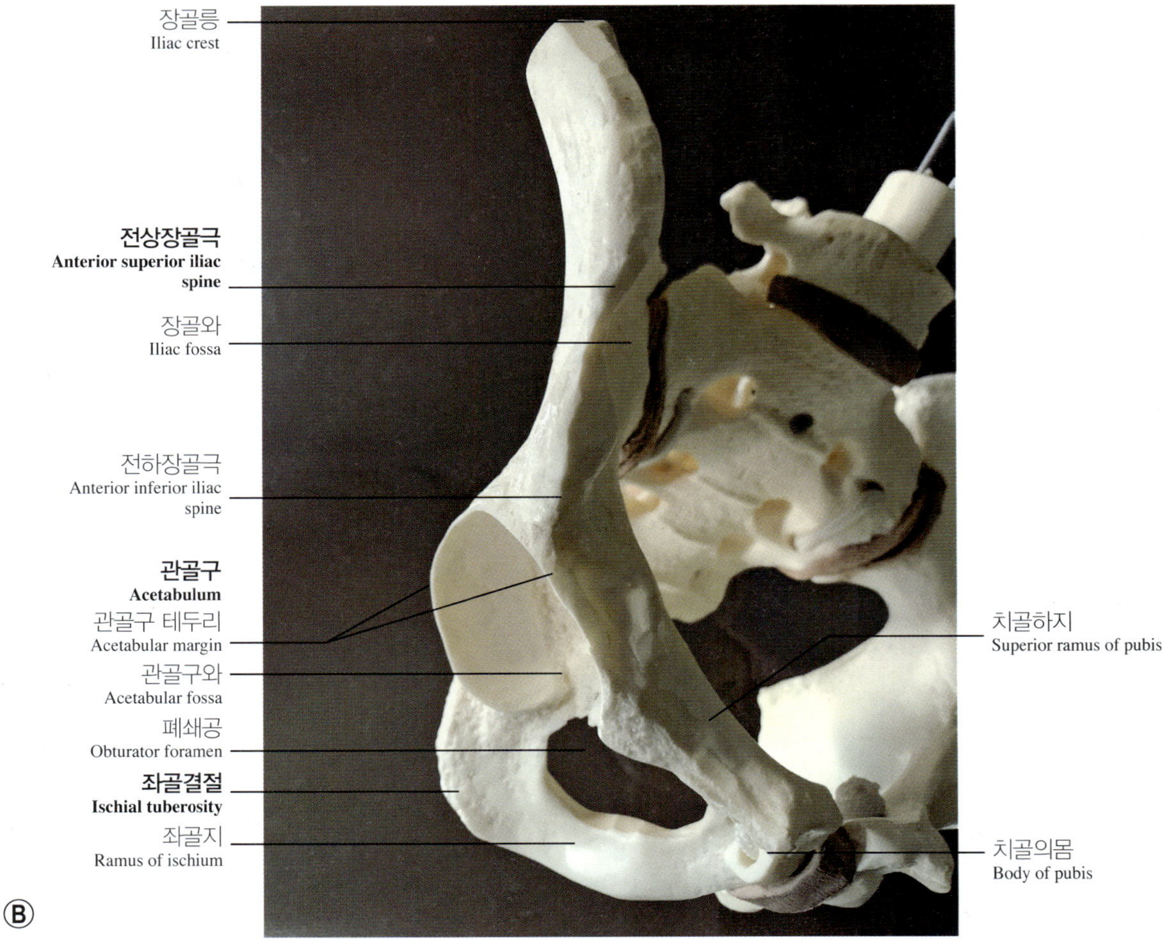

그림 2.11
계속

그러므로 골반을 움직일 때 안정이 되는 부분과 다리를 움직일 때의 안정이 되는 부분이 다르다. 그러나 두 경우 모두 고관절과 척추가 함께 작용한다.

골반뼈의 뒤틀린 구조는 시상면에서의 전 · 후 움직임이 전두면에서의 짝 움직임을 형성한다(**그림 2.12a**).

특별히: 전방 회전은 좌골이 아웃플레어(outflare)되고 장골이 인플레어(inflare)된다(**그림 2.12b**). 후방 회전은 좌골의 인플레어와 장골의 아웃플레어가 일어나므로 골반의 형태 변화는 골반 그릇이 고관절의 두 면(two plane)에서 회전을 일으키게 한다(**그림 2.12c**).

중요한 것은, 골반뼈가 짝으로 또는 길항적으로 움직일 때 천골과 척추의 움직임이 동반된다.

- 상부 그릇이 닫히면 천골은 nutation 되고, 요추는 중립적 전만과 신전이 일어난다(**그림 2.12b**).
- 상부 그릇이 열리면 천골은 counternutation 되고, 요추는 굴곡된다(**그림 2.12c**).

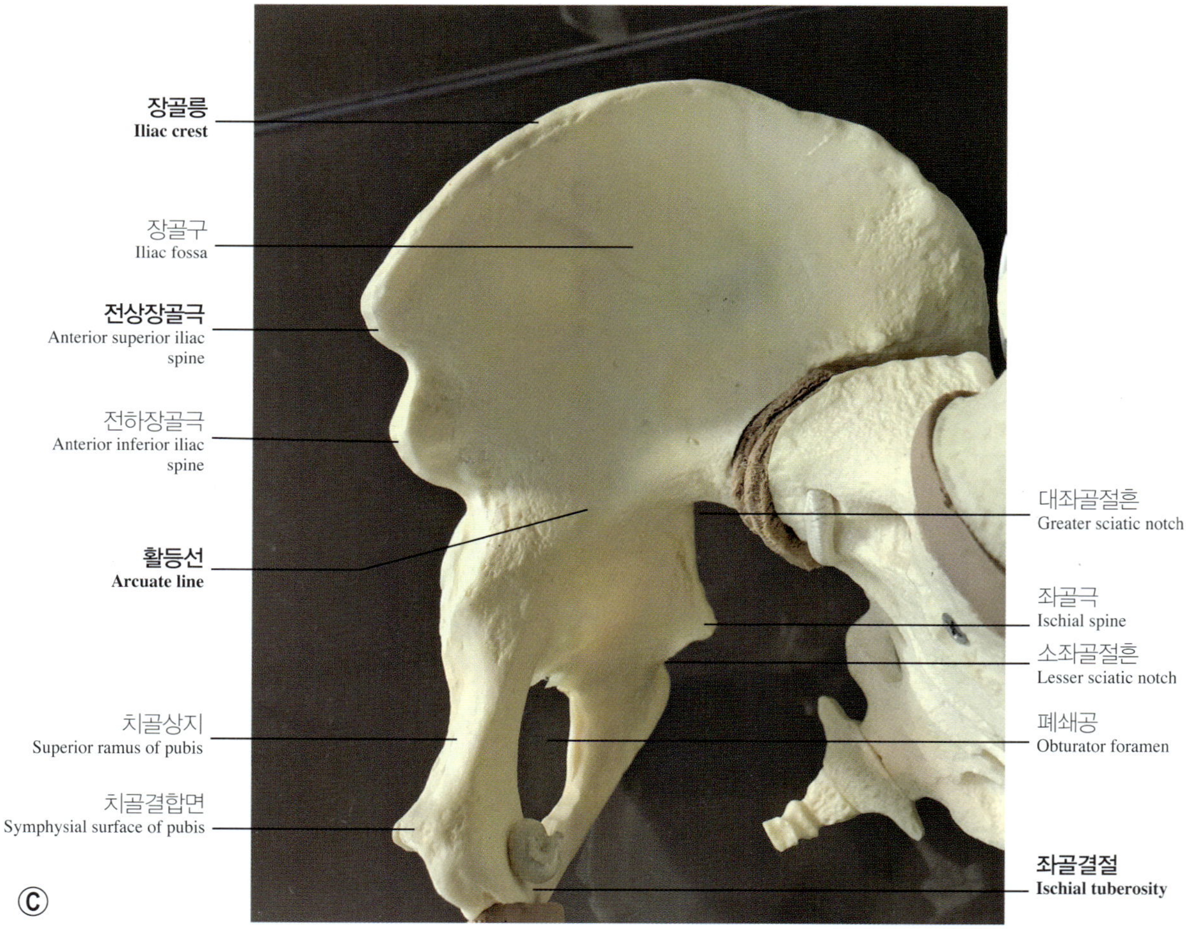

그림 2.11
계속

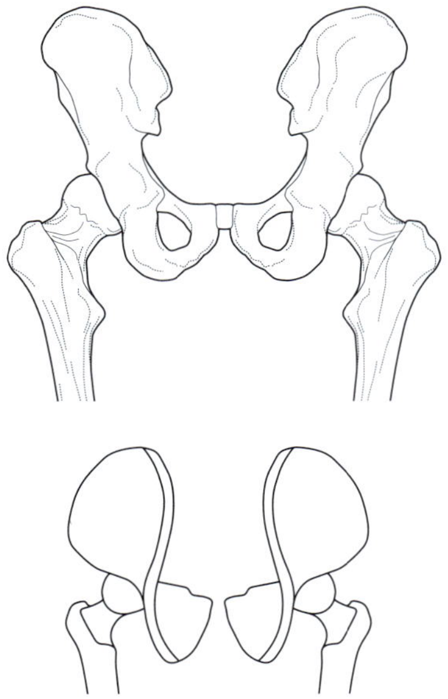

Ⓐ

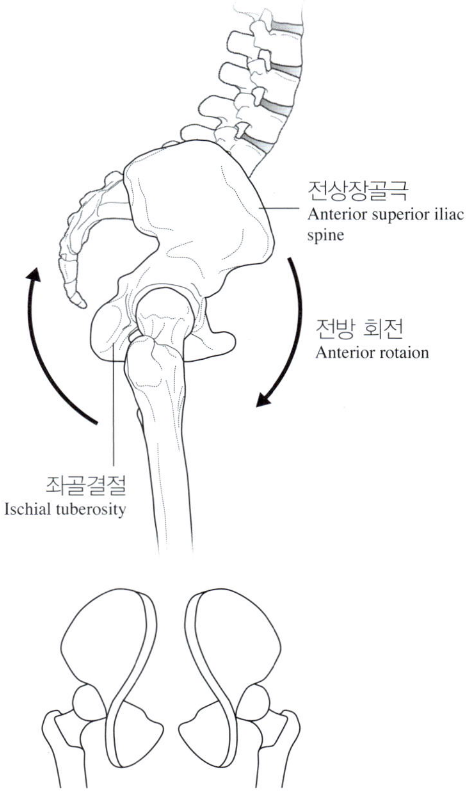

Ⓑ 장골의 인플레어, 좌골의 아웃플레어는 시상면 전방 회전과 연관이 있다.

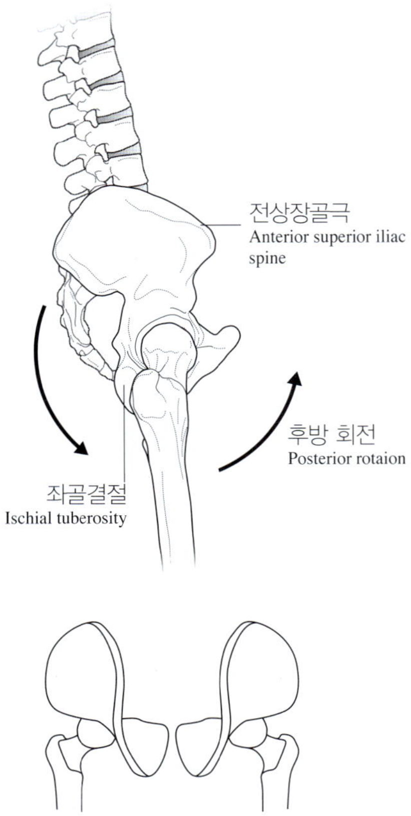

Ⓒ 장골의 아웃플레어, 좌골의 인플레어는 시상면 후방 회전과 연관이 있다.

그림 2.12

a) 골반뼈의 후면 도식(천골은 제외)

b) 뒤틀린 원반모양, 시상면의 움직임은 전두면의 움직임과 함께 한다. 전방 회전은 좌골이 바깥쪽으로 넓어지게 하며 천골은 후방화(nutation)되고 요추는 신전된다.

c) 후방 회전은 좌골이 안쪽으로 좁아지게 되며 천골은 전방화(counternutation)되고 요추는 굴곡된다.

골반 운동 조절의 개요

Overview of pelvic movement control

나는 지금까지 골반 내부의 조절에 대해서 주로 언급하였다. 그중에 조절을 강조하였다.

3가지 주된 골반 조절이 임상적으로 유의하다. 이것은 골반의 움직임을 이해하고 그 기능을 분류하는 데 유용하다.

골반간 조절(Intrapelvic control)

골반이 건강한 장력구조이면 기본적 조절(foundation control)이 필요하다. – 골반뼈와 천골사이, 척추와 고관절 사이의 안정성을 제공한다.

골반간 조절이 별개가 되면 골반은 움직임이 시작되고 움직임을 조절한다. 골반의 기본적 패턴(pelvic 기본 패턴들)에 4가지가 있는데 각 운동면에서 3차원적으로 이루어진다.

- 첫 번째, 두 번째 골반 패턴(골반 기본패턴 1과 기본패턴 2)은 시상면에서 전후 골반 회전(anterior and posterior pelvic rotation)과 골반 경사(pelvic tilt)를 만들며 요추의 신전과 굴곡이 동반된다(**그림 2.12b와 c**).
- 세 번째 골반 패턴(골반 기본패턴 3)는 전두면에서 측면의 골반 회전(lateral pelvic rotation)을 조절한다. 이것은 척추의 측방굴곡(lateral flexion)이 동반된다 (**그림 2.13**).
- 네 번째 골반 패턴(골반 기본패턴 4)는 골반내 회전을 조절한다. 한쪽은 기본패턴 1이고 다른 한쪽은 기본패턴 2이어서 회전, 역회전이 발생한다. 나는 이것을 '뒤틀림(distorsion)'이라 불렀다(Key 2010; **그림 2.14**). 그리고 이것은 수평면에서 발생하며 척추와 고관절의 움직임이 동반된다.

공간조절(Spatial control)

원칙적으로 똑바로 서면 골반은 대퇴골두 위에서 균형을 잡고 척추는 중립위를 유지하며 자세를 잡는다 (**그림 2.1**).

중립위에서, 골반은 전방경사를 이룬다(Herrington 2011). 그리고 척추 신전근과 굴곡근이 균형을 이룬다. 골반이 전방경사가 되면 척추 신전근이 우세하게 긴장하고 후방경사가 되면 척추 굴곡근이 우세하게 작용한다.

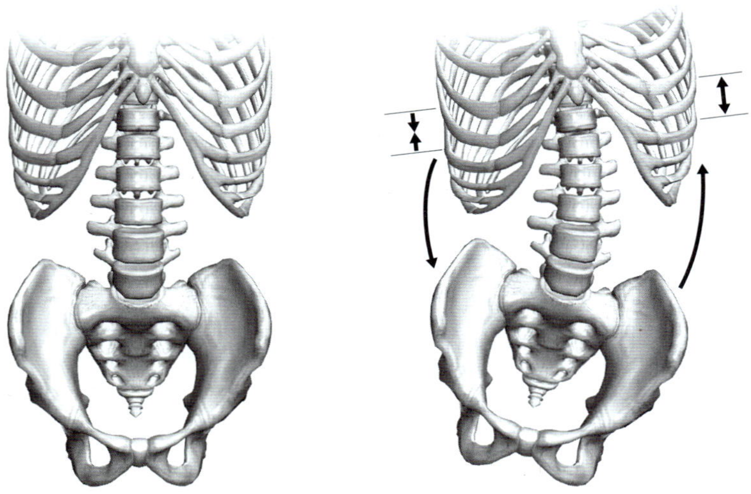

그림 2.13
전두면에서 고관절위에서 골반의 측방굴곡은 닫힌 사슬에 의해 고관절은 외전되고 체간은 동측 굴곡된다.

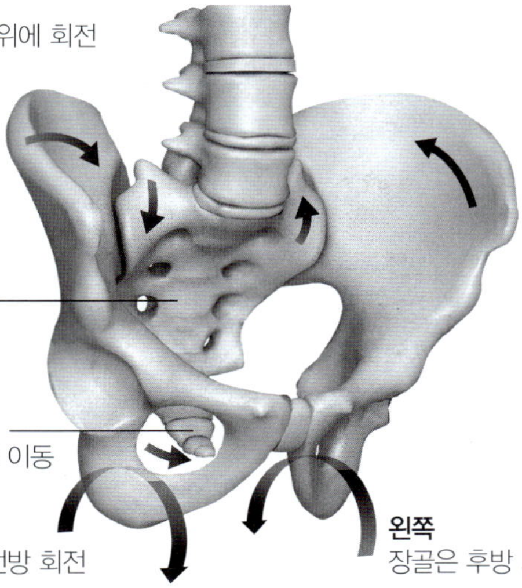

그림 2.14
골반링(pelvic ring)의 뒤틀림은 횡단면에서 회전으로 나타난다 – 골반, 척추, 고관절. 척추는 천골을 따라서 오른쪽으로 회전한다.

중립위를 유지하며 골반은 체간의 자유로운 움직임을 위해 안정성과 가동성을 확보하려한다. 전방굴곡, 후방굴곡, 측방굴곡, 회전, 뒤틀림 등 3차원적으로 조절한다.

대퇴골두 위에서의 골반회전

(Pelvic rotation on the femoral heads)

골반은 인체의 체중을 이동시키는 주된 구조이다. 3차원면에서 움직임을 이룬다. 이것은 골반 기본패턴의 골반내 조절로 가능해진다.

- 전방 골반 회전(경사)는 고관절 굴곡과 요추 신전의 닫힌 사슬을 만든다. 후방 골반 회전(꼬리 말림)은 고관절 신전과 요추 굴곡의 닫힌 사슬을 이룬다.
- 측면 골반 회전이나 경사. 상향 경사(upward tilt)는 닫힌 사슬로 고관절 외전을 체중지지의 반대부분에서 만들어진다. 이것은 한쪽 다리로 체중을 지지할 때 척추가 서있는 다리의 중심을 넘어 측방으로 체중이동이 이루어지게 한다.
  측방 골반 회전 조절이 좋지 않으면 골반은 체중이 실지 않은 다리로 하방경사(downward tilt)된다. 골반을 통해 체중이동이 되지 않아 척추가 보상작용을 하게 된다. 이것이 트렌델렌버그 효과이다.
- 수평면 조절 : 전방 또는 후방 골반 회전. 선 자세에서 전방 골반 회전은 체중부하의 반대측 고관절의 내회전 닫힌 사슬을 만든다. 후방 골반 회전은 고관절의 외회전이 체중부하 반대측 위에서 일어나도록 한다.

공간이동과 골반 회전은 선 자세나 무릎 자세(kneeling)에서 짝으로 나타난다.

- 후방 공간 이동은 전방 골반 회전과 동반된다. 이것은 고관절 굴곡과 요추 전만의 중요한 닫힌 사슬 기능 패턴이다. 당신의 고객이 흔히 놓치는 부분이다(**그림 2.15a**).
- 전방 공간 이동은 후방 골반 회전과 동반된다. 이것은 고관절 신전과 요추 굴곡의 닫힌 사슬이다. 당신의 고객이 종종 과도하게 나타내는 부분이다(**그림 2.15a**).
- 중앙 측면 공간이동은 측면 골반 회전과 척추의 측면 아치만들기와 고관절 외전/내전과 동반된다(**그림 2.15b**).
- 전방 그리고 후방 골반 회전은 척추와 고관절을 회전 시킨다. 이것은 측면 체중이동과 동반된다(**그림 2.15c**).

가장 많은 이동과 회전이 일어나는 것은 시상면이다. 좋은 시상면 조절은 회전과 수평면 조절을 선도하는 전두면에서의 측방 체중이동조절을 선도한다. 당신은 걷기와 같이 척추의 움직임을 통해 골반을 회전시키고 체중을 측방으로 이동시킬 수 있다.

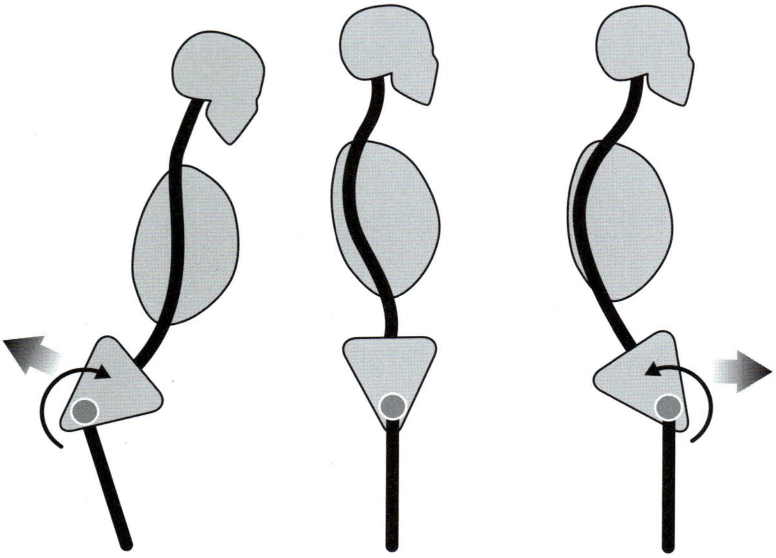

Ⓐ 전방 회전과 함께 후방이동
Posterior shift withanterior rotation

중립
'Neutral'

후방 회전과 함께 전방이동
Anterior shift withposterior rotation

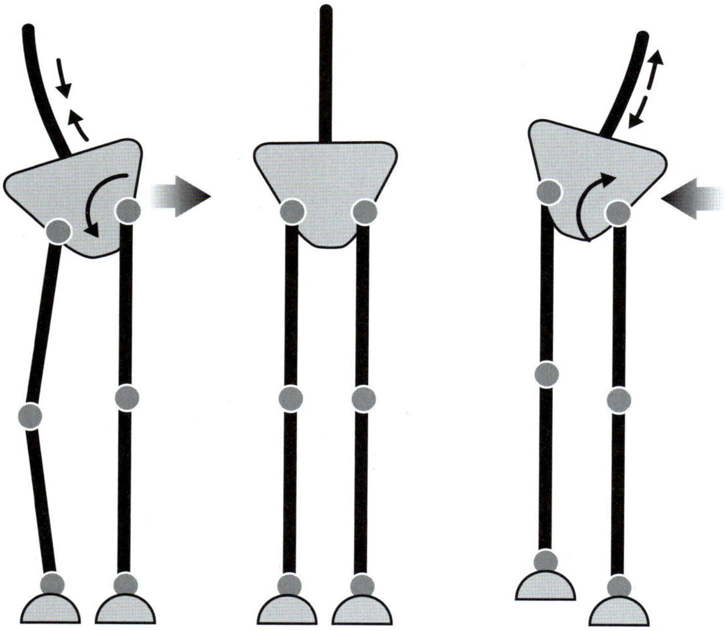

Ⓑ 수동적 '메달림'
Passive 'hang'

중립
'Neutral'

능동적 '들림'
Active 'lift'

그림 2.15
골반 이동과 회전은

시상면(a)과

전두면(b),

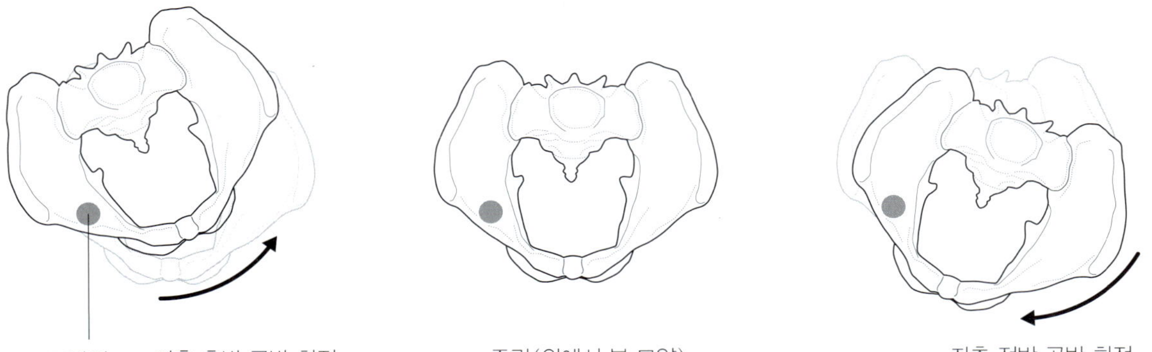

그림 2.15 횡단면(c)에 각각 짝으로 나타난다.

골반 회전은 측방의 체중이동을 일으킨다. 엎드려 누운 자세에서 골반을 후방 회전 시켜보라(제7장 16번 운동 참조).

내부, 외부 골반 근근막 구조들은 둘다 원심성, 구심성 조절의 협력을 필요로 한다. 이것은 골반의 회전력, 체중이동, 그리고 움직임에서 일어나는 여러 가지 힘을 조절하기 위한 것이다.

예를 들어, 이것은 시상면에서 전방굴곡 시 중요하다. 하지의 모든 후방 측면 근근막 사슬은 외측 골반과 천골에 연결된다. 고관절 신전의 기전과 같이 체간의 굴곡이 다시 원위치 되도록 수직적 힘을 제공한다. 원숭이와 달리, 인간은 대둔근이 이러한 목적으로 매우 발달되어 있다(**그림 2.16**).

그러나 첫 번째 골반 패턴(기본패턴 1)과 같은 내부 조절이 잘 안되면 **그림 2.16a**에서처럼 올바른 움직임 패턴이 일어나지 않는다. 대신에 표층의 근근막이 우세하게 작용하여 골반은 전방으로 이동과 동시에 후방으로 회전되는 전략을 취하게 된다. 이것이 골반의 후방경사가 습관적 패턴으로 나타나는 '꼬리뼈 말기(tail tuck)'이며 이곳에 경직이 발생한다. 그리고 이것은 요추가 중립위를 유지할 수 없게 되는 것을 의미한다.

전방굴곡 시 골반이 전방으로 회전하지 않으면(PF1) 싯본과 꼬리뼈가 움직임을 주도할 수 없게 된다(**그림 2.16a** 참조). 따라서 고관절과 대퇴 후방의 능동적인 원심성 신장이 감소되어 요추는 더욱 굴곡 끝범위까지 당겨져서 무리하게 된다.

상부 사분위 : 흉곽, 견갑대, 머리, 목

The upper quadrant: thorax, shoulder girdle, head, and neck

우리는 척추를 우리 몸에서 분리하여 생각하려는 경향이 있다. 당연히 척추는 원통모양의 구조안에 있고 근위 사지대와 흉곽, 머리 등의 밀접한 영향을 받는다.

중립 척추와 흉곽, 근위 사지대의 공간적 위치는 3차원적으로 신장/긴장의 균형을 이루고 있어서 안정성과 가동성을 위한 효과적인 생체장력구조를 형성한다.

척추의 모든 부분은 기능적으로 상호 의존적이다. 특히 상부 척추는 하부척추와 골반의 내적/코어 지지와 조절에 많은 영향을 받는다. 해부학적으로, 기능적으로 코어는 흉추6-7번의 등쪽 경첩힌지(hinge)까지 연계되어 있다. 상부 사분위(upper quadrant)는 이러한 등쪽 힌지에서 머리부분까지를 다룬다.

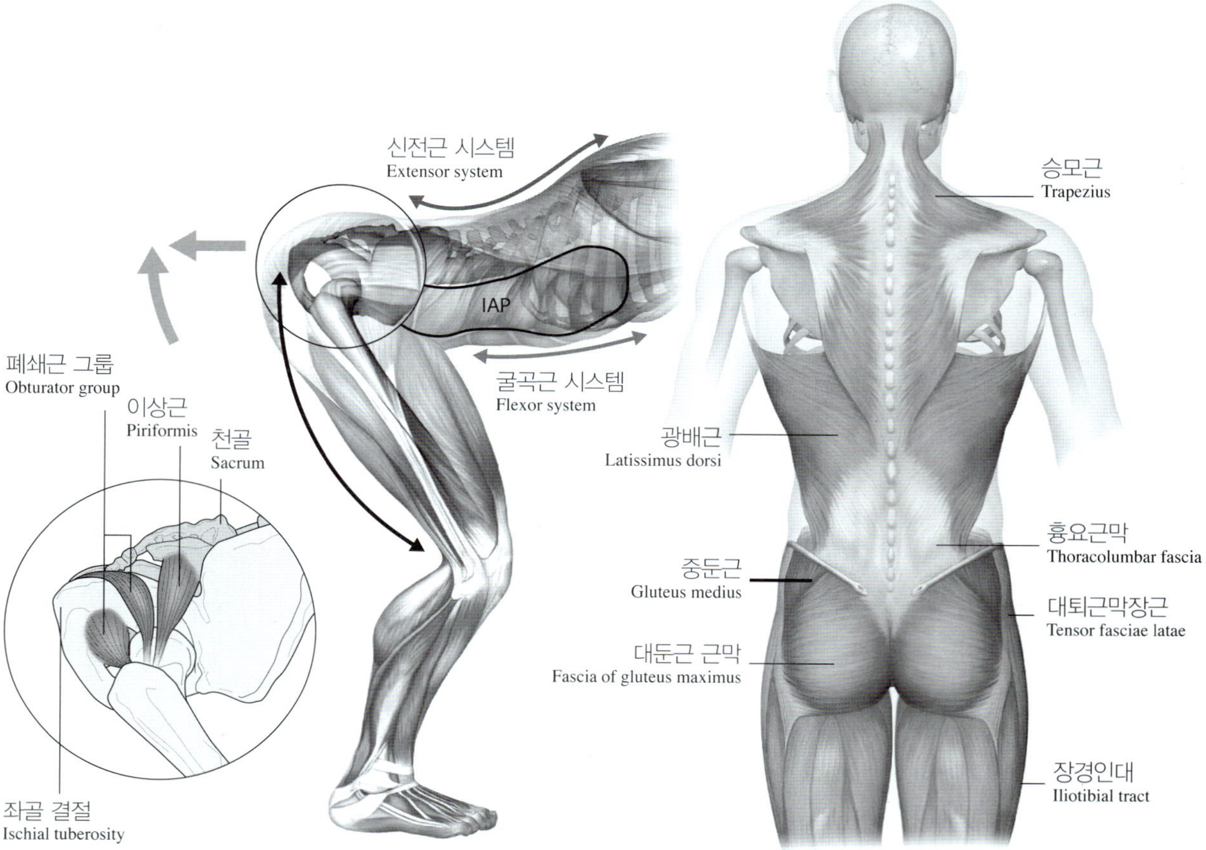

Ⓐ 전방굴곡 패턴
Forward bending pattern

Ⓑ 체간과 대퇴의 천후부 근근막 신전근 모형
The superficial posterior myofascial extensor matrix of the trunk and thigh

그림 2.16

a) 전방굴곡에서 효과적인 신전근의 기전은 체간을 내리거나 올리기에 '효과적인 팔'의 역할을 한다. 이것은 심부의 조절시스템에 의해 상호 의존되며 특히 척추와 시상면에서의 첫 번째 골반 패턴에 의해 좌골이 후상방된다. 후방 골반 대퇴 근막사슬에 의해 원심적으로 활동된다(대둔근, 심부 고관절 외회전근과 슬괵근이 해당된다). 이 동작은 전방굴곡 자체를 제어한다.

b) 후방 골반 대퇴 근막 사슬의 구심성 활동은 좌골을 하방으로 잡아당겨 골반을 제자리로 가게 하고 전방굴곡에서 원위치로 돌아가려는 힘을 만든다.

흉곽 Thorax

기능적으로 등쪽 힌지부분은 상부극(upper pole)과 하부극으로 흉곽을 나눈다. 하부극 늑골의 움직임은 '양동이 손잡이'처럼 이루어져 옆으로 넓어지고 상부극 늑골은 '펌프손잡이'처럼 전후로 확장된다(**그림 2.17**).

흉곽 하부(Lower Pole Thorax, LPT)의 움직임은 상부보다 가동적이다. 이것은 호흡을 유연하게 하고 코어의 기전을 돕는다. – 또한 LPT자체의 안정성도 확보된다. 이러한 LPT의 유연한 안정성과 가동성은 척추가 골반위에서 체중이동을 할 수 있도록 3차원적으로 지원한다. 시상면에서 전후 방향으로 흉곽이 이동할 때 움직임의 60%가 T8과 T12에서 일어난다(Harrison et al 2002). 비슷한 움직임이 전두면에서(약간 횡단면에서) 체중의 측면이동과 더불어 회전이 일어난다.

흉곽의 상부극은 가동적이기 보다 안정적이다. 이는 견갑대를 지지하고 상지대, 머리, 팔의 움직임을 안정적으로 지지하기 위함이다(**그림 2.17a,b**).

견갑대 Shoulder girdle

견갑대는 그 자체가 장력구조를 가진다. 견갑골이 흉곽주위를 움직이며 근육등 연부조직을 통해 팔과 체간 사이의 에너지와 힘을 전달한다. 단단한 압박적 지지는 아니다. 견갑대의 안정성은 균형적 능동 조절과 유연성에 달려있다.

후두에서 골반까지 모든 뼈들은 근근막의 접합부이며 견갑대와 상부 상완 근막의 경우 한 방향이상의 접합이 되어있다. 팔과 손은 다방향의 운동성을 가지고 들어올리기, 던지기, 옮기기, 당기기 등 큰 움직임에서 손과 손가락의 작은 움직임까지 다양한 동작을 수행한다.

견갑대의 근근막의 신장에 불균형이 오면 체간 전체에 그 영향이 미친다.

쇄골 견갑 유닛(Claviscapular unit)

쇄골 견갑 유닛은 상부 사분위 기능의 핵심(key)이다. 견갑대(상완골을 포함한 쇄골, 견갑골 유닛)은 견장이나 어깨 뽕같은 형태로 흉곽위에 걸처져있는 형태를 띈다(**그림 2.17a,b**).

이들이 체간에 부착하는 것은 흉쇄관절을 제외하고는 근근막으로만 이루어 져있다. 쇄골은 쇄골견갑 기전을 통해 상지의 기능을 3차원적으로 보완하고 손이 기능할 수 있는 넓은 공간을 확보해주며 팔을 통해서 적절히 체중을 전달하기도 한다. 쇄골의 흉골쪽(manubrium of the sternum) 중앙 접합부는 상부 늑골의 '고리'로서 상지에서 척추에 힘을 전달하는 구조이다(**그림 2.17b**). 마찬가지로 척추의 힘을 상지로 전달하기도 한다.

쇄골 견갑 유닛의 움직임
(Movements of the claviscapular unit)

쇄골 견갑의 움직임은 3가지 개별적 움직임의 복합이다. – 견갑골의 3차원적 회전과 흉부 벽위에의 2차원적인 움직임(Kibler et at 2008).

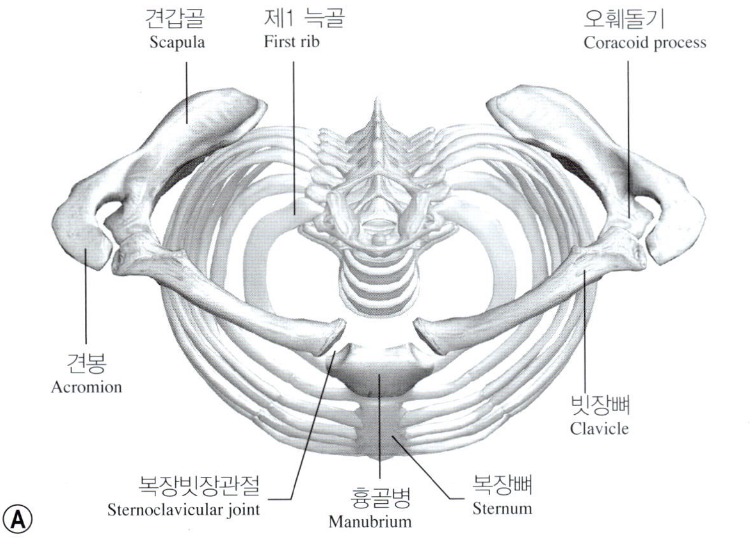

그림 2.17
흉골흉쇄관절은 견갑대가 흉곽에 연결되는 유일한 골성 관절이다. 이런 이유로 견갑대의 길이와 긴장의 균형에 중요하다.

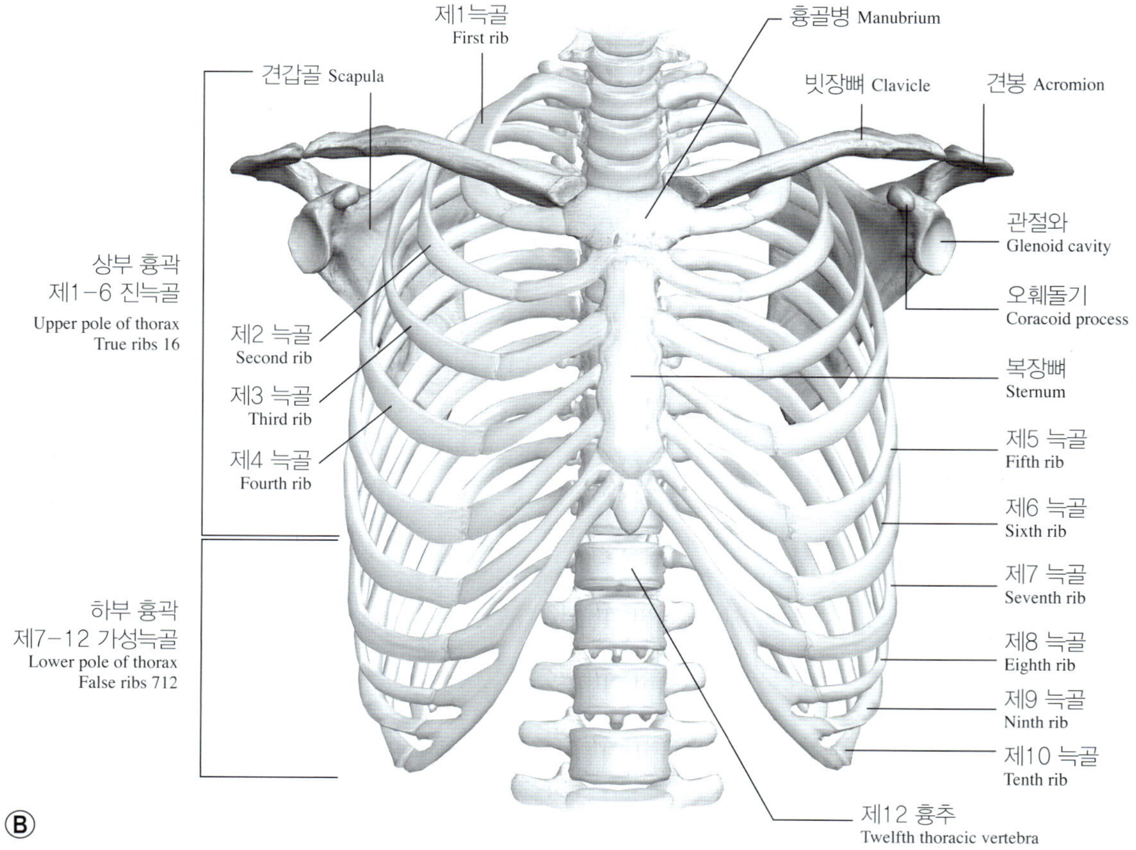

그림 2.17 계속

골반의 움직임과 짝을 이루는데 :

- 견갑골면의 전방, 후방 회전 또는 횡축을 주위로 경사. 이것은 상부 하부 이동(translation), 전인 후인을 이루는데 후방경사는 하방 후인과 동반된다(**그림 2.18a,b**).
- 상방, 하방 회전이 견갑골면의 수직으로 횡축에서 일어난다. 이것은 상부 하부 이동과 짝을 이룬다(**그림 2.18a,b**).
- 견갑면의 수직축으로 내, 외회전이 일어난다. 이것은 전이/후인과 상부/하부 이동이 동반된다(**그림 2.18a,c**)

이러한 모든 운동과 이동은 쇄골 견갑 유닛이 공간에 잘 적응하고 가동성과 안정성을 갖도록 한다. 운동학적으로 상완골이 안정적으로 견관절에 접합할 수 있도록 회전근개가 작용한다. 견봉하의 찝힘 현상을 막기 위해 팔이 올라가면 견갑골은 후방경사되며 외회전, 상향 회전을 일으킨다(Kibler et al 2008).

견갑대의 움직임은 닫힌 사슬이며 다음의 유연한 지지를 위함이다.

- 닫힌 사슬 팔움직임, 관절와(glenoid fossa)와 견갑골이 안정화된 상완골을 중심으로 움직인다. 상부 척추와 늑골, 어깨의 움직임을 만든다 (예, 어깨 기본패턴 **그림 7.25** 참조).

옆으로 앉은 자세에서 한팔로 체중을 지지하여 쇄골견갑유닛(claviscapular unit)에 부하를 전달한다.

또는

- 열린 사슬 팔 움직임. 쇄골 견갑 유닛이 공간에서 상지의 움직임을 지지한다. 어깨 관절의 원형운동으로 팔을 들기가 그 예이다.
  이때 척추와 흉곽의 움직임도 일어난다(Crosbie et al 2008). **그림 7.28** 참조.

골반의 하부 사분위 기능과 비슷하게 쇄골 견갑 유닛은 척추와 상지간의 기능적 사슬의 역할을 한다 (**그림 2.19**).

상부 척추와 흉곽, 그리고 견갑대의 상호 기능적 의존성을 위해 흉골병/흉쇄유돌(manubrium/sternoclavicular), 흉골병의/흉늑골(manubrial/sternocostal(rib)), 그리고 늑골척추 관절(costovertebral articulations)이 (근근막의 접합을 포함하여) 중요하다. 하나의 변화는 다른 부분에 반사적 영향을 준다. 상부 흉추와 경흉추 접합부는 견갑대의 움직임과 함께 한다; 견갑대의 움직임은 상부 흉추와 경흉추 접합부의 움직임으로 이어진다. 상대의 움직임 없이 그부분만 움직일 수 없다(해봐라). 그러므로 상부 척추와 어깨의 운동처방은 함께 이루어진다. 쇄골견갑 유닛의 닫힌 사슬 운동은 상부 척추와 어깨의 움직임과 조절에 중요하다. 나는 이것을 어깨 기본패턴이라 한다(어깨 기본패턴들 4가지). 골반과 마찬가지고 3차원적으로 움직임이 각 운동면에서 일어난다.

- 첫 번째, 두 번째 어깨 기본패턴들은 시상면에서 후방과 전방 회전과 경사를 조절한다 (**그림 2.19a**와 **그림 2.18**). 어깨 기본패턴 1은 경흉추 관절과 상부 흉추의 신전과 관계되고 어깨 기본패턴 2는 경흉추 관절과 상부 흉추의 굴곡과 관계된다.
- 세 번째 어깨 기본패턴은 전두면에서 측방 회전을 조절한다. 견갑골의 상방, 하방 회전이다. 한 쪽의 상방 회전은 다른 한쪽의 하방 회전을 일으킨다. 골반 패턴과 비슷하게 어깨 기본패턴 3은 경흉추 연접부와 상부 흉추와 흉곽을 통해 척추의 측방이동과 측굴을 동반한다(**그림 2.18**과 **그림 2.19b**).
- 네 번째 어깨 기본패턴은 수평면에서의 견갑대의 회전을 조절한다. – 후방, 전방 회전. 골반의 네 번째 패턴과 유사하게 역회전이 일어난다. 한쪽이 후방 회전을 하면 반대쪽은 전방 회전을 한다. 후방 회전은 동측의 경흉추와 상부 흉추와 흉곽의 회전을 동반한다(**그림 2.18**과 **2.19c**).

머리와 목 Head and neck

하부 척추가 골반의 지지와 조절에 기여하듯 머리와 목은 상부 흉곽/견갑대의 지지와 조절에 기여한다. 중립위의 흉추와 견갑대는 중립위의 경추와 머리위치의 전제조건이다.

머리는 상부 경추의 생체 역학에 중요한 역할을 한다. 경추 후두관절(cervicocranial joint complex) 상부와 경추흉추 연접부(cervicothoracic junction) 아래가 손상되었을 때 중부 경추 분절은 '약한 고리'로서 위험에 처하게 된다.

머리는 가장 중요한 감각 통로이며 소통의 역할을 한다. 뇌와 더불어 정보를 통합하는 감각기관들을 가지고 있고, 듣고 냄새맡고 맛보고 말하고 균형잡기 등의 역할을 한다. 척추의 역할은 머리를 신장하고 지지한다. 두개골의 균형과 안정성은 첫 번째 경추에 의한다, C1(**그림 2.20**).

머리는 척추의 맨 꼭대기에서 운동을 시작하는 주동이 되며 눈과 귀의 감각에 반응한다. 우리의 감각은 우리의 혁명적이고 발달적인 운동 패턴과 깊이 관련된다 (Beach 2010).

머리의 움직임은 직접적으로 상부 경추와 연관된다 (C0–C3). 3가지 운동면에서 회전을 조절하고 이동을

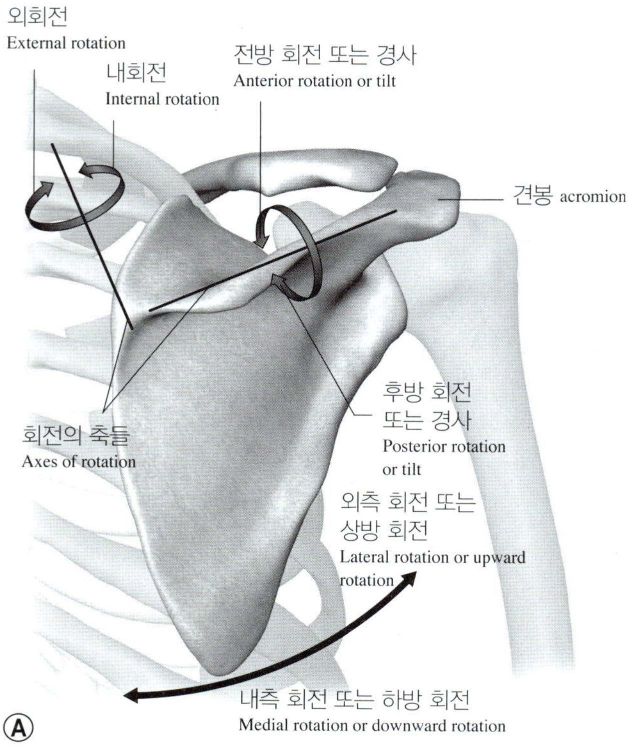

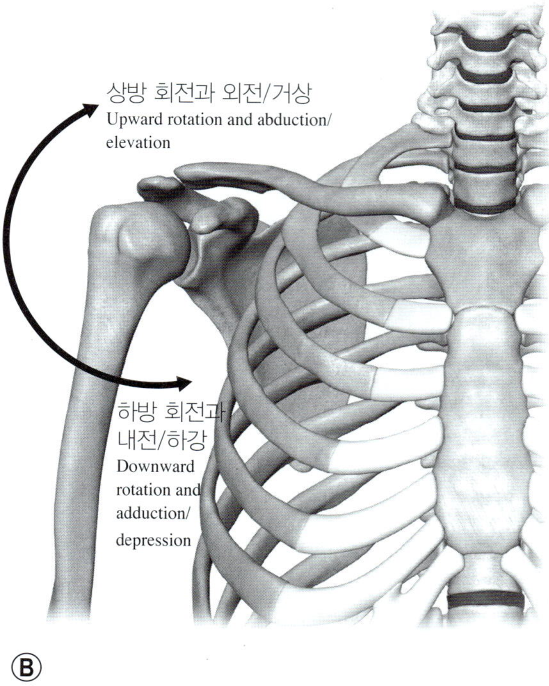

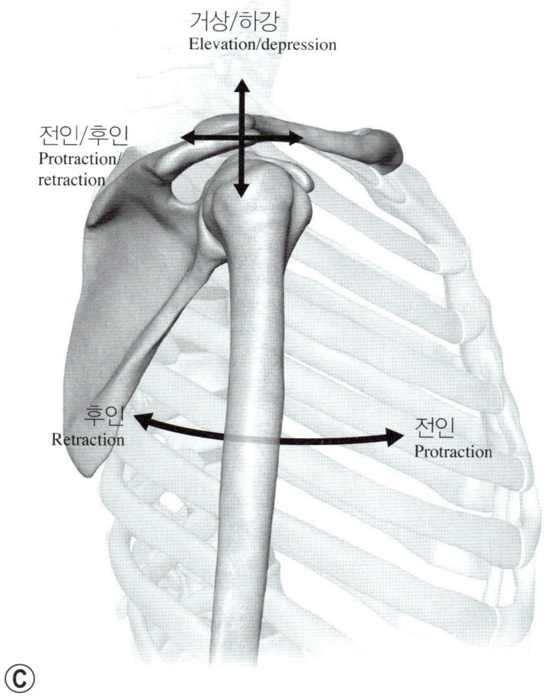

그림 2.18

쇄골견갑골 움직임은 각각의 3가지 움직임으로 되어있다. 견갑골은 몸통 위에서 3가지 운동면에서 회전하고 2차원적으로 이동한다.

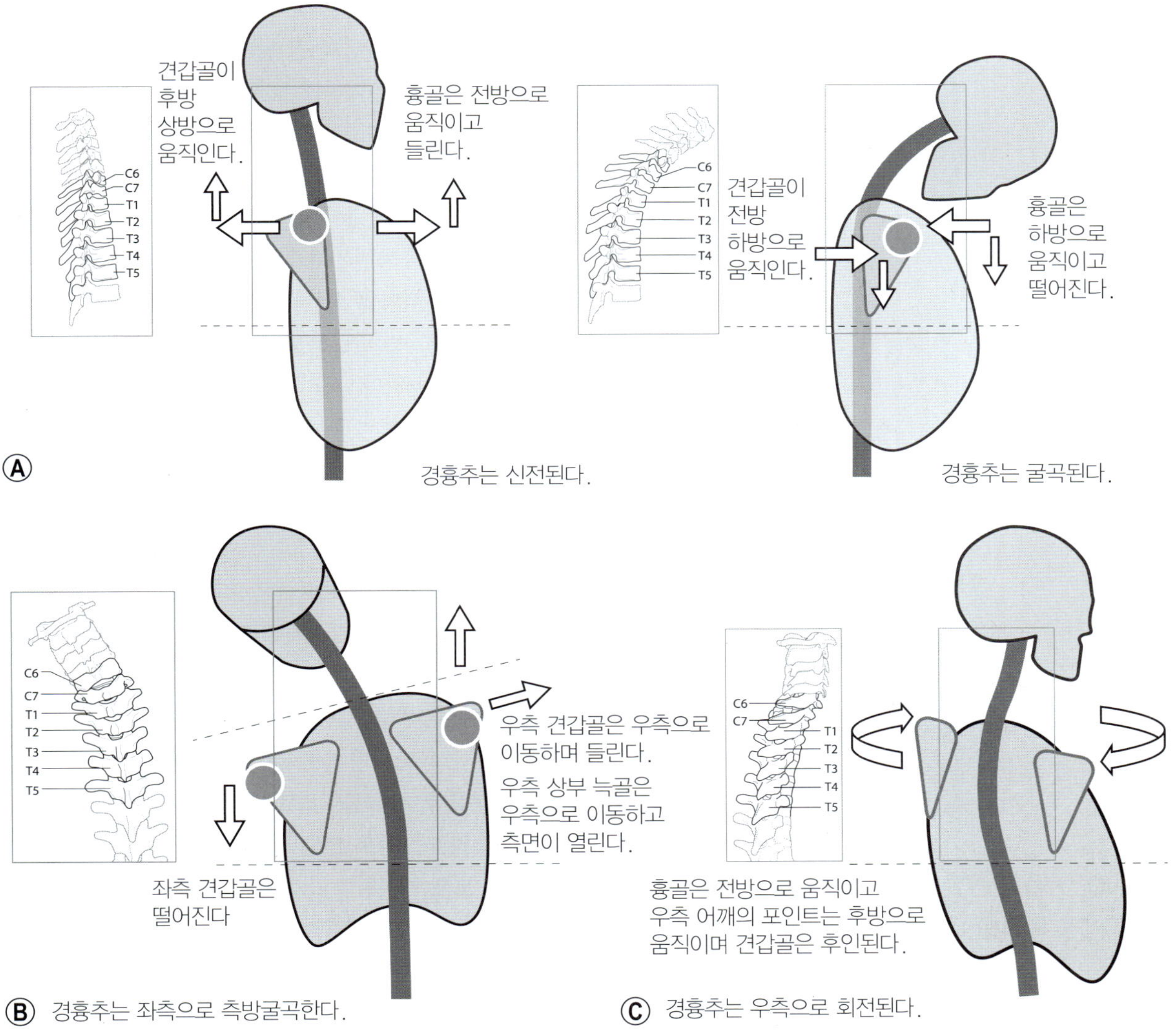

그림 2.19

쇄골견갑골 움직임은 직접적으로 척추와 늑골의 움직임과 함께 한다. 시상면, 전두면, 횡단면에서 분명히 관찰된다.

보조할 4가지 기본패턴이 추출되었다.

- 첫 번째, 두 번째 머리 패턴은 시상면에서 조절된다: 후두골이 1 번 경추위에서 미끄러지며 굴곡과 신전/끄덕임이 일어난다(머리 기본패턴 1), 머리가 후인되고 신전/기댐이되며 전인된다(머리 기본패턴 2).
- 세 번째 머리패턴은 전두면에서 움직임을 조절한다: 약간 측면으로 이동되며 측방 회전과 상하 경사를 만든다.
- 네 번째 머리패턴은 횡단면에서 회전을 조절한다. 경추 회전의 45−50%는 C1과 C2사이에서 일어난다.

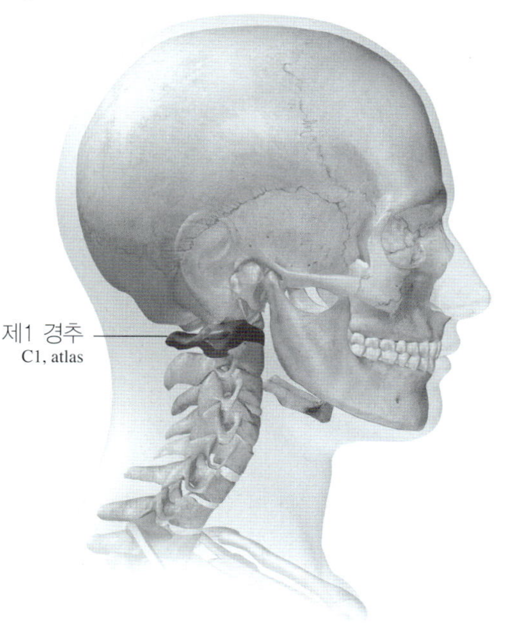

그림 2.20
머리는 척추의 꼭대기에 위치하여 소통, 표현, 섭생을 위한 눈, 귀, 코 등의 감각 기관을 활동에 따라 움직인다.

후두하근육들과 관절들의 조밀한 지역은 전신에 걸쳐 영향을 미친다. 많은 뇌신경들이 C0–C1 앞쪽으로 분포되며 머리의 건강한 정렬이 중요한 이유이다.

머리의 패턴은 눈의 움직임과 같은 운동면에서 이루어진다. 머리와 같이 눈은 다방향으로 움직이며 3가지 운동면을 통해 수행한다. 우리는 눈의 움직임을 통해 머리 패턴을 보조할 수 있다. 우리는 머리를 움직일 때 눈을 안정화시킬 수 있고 반대 방향으로 움직여 변화를 줄 수도 있다.

머리의 패턴은 기능적으로 턱관절과 함께 한다. 첫 번째 패턴은 입을 닫고 삼키는 동작과 함께 하고 두 번째는 입을 열고 한다. 시상축에서의 턱관절과 후두가 가까이 정렬한다. –외이도에 위치(**그림 2.10**).

머리 기본패턴은 기능적으로 어깨 패턴과 연계된다. – 한 쪽이 시작하면 다른 쪽은 따라간다. 예를 들어, 어깨 기본패턴 1과 머리 기본패턴 1.

앉은 자세에서 머리를 길게 빼기(후인/전인)시 60% 정도가 경추에서 일어나고 30% 정도는 C7과 T4(어깨 기본패턴 1과 기본패턴 2)에서 일어나며 10% 정도는 중부 흉추에서 나타난다(Persson et al 2007). 이러한 목의 가동성에 상부 흉추의 역할은 굴곡과 신전을 넘어 측굴과 회전까지 동반된다(Tsang et al 2013).

머리와 꼬리뼈와의 상관관계도 있다. 첫 번째 골반과 머리 패턴으로 척추가 신장될 때 척추 기본패턴(axial FP)조절이 동반된다. 그러나 대부분의 고객은 두 번째 패턴에 갇혀 동작에 어려움을 발견한다.

발 The feet

발바닥의 작은 내재근과 이에 관련된 근근막은 자세를 조절하는 중추신경계에 중요한 체성 감각을 제공한다.

발은 가장 분명한 기저면이다. 많은 뼈로 구성되었고 (**그림 2.21**) 체중지지에 따라 적응하고 변화하며 안정성을 유지한다. 두 개의 장축 아치와 횡아치를 가지고 있어 체중을 부하하고 부하를 전진시키는 안정성과 가동성에 모두 기여한다.

'발의 3점'을 통한 체중지지는 뒤꿈치와 엄지, 새끼발가락쪽 볼로 이루어진다 –거골의 중앙화와 동반된다(**그림 2.21**). 발은 지면을 밀어내며 추진력을 얻는데 이것은 골반과 횡격막등 자세를 유지하는 반사적 근근막 기전과 함께 한다.

중족관절 내재근의 활동과 유연성은, 특히 입방골(cuboid), 뒤꿈치 앞에서 중족골 머리(횡아치를 이루는)에까지 이어지는 장축 아치가 스프링처럼 작용하도록 한다.

풋 프린트를 통해 확인하면서 보행 시 체중이 뒤꿈치에서 외측발을 지나 횡아치 앞의 새끼발가락, 엄지발가락으로 이동됨을 알 수 있다.

'갈퀴발'처럼 구부림 없이 지면에 체중을 잘 지지하려면 삼점(tripod)의 앞쪽이 후방으로 밀리거나 뒤꿈치가 흔들리고 내재근이 긴장하지 말아야 한다. 발바닥 전체가 골고루 지면에 닿아서 쓸 듯이 움직이면 뒤꿈치와 거골은 중앙으로 위치하여 앞발의 내외전/내전/inversion과 외회전/외전/eversion을 적절히 일으켜 그 기능을 잘 수행하도록 한다.

척추의 움직임과 조절 : 머리와 근위 견갑대의 중요성

Spinal movement and control: the importance of the head and proximal shoulder girdles

척추는 운동의 지지자, 적응자, 추종자이지 시작자는 아니다.

건강한 척추의 움직임은 골반, 머리, 견갑대의 움직임이 원활할 때 나타난다. 이것이 기본패턴이 중요한 이유이다. 척추 기본패턴은 운동의 시작전, 운동을 하는 동안, 적절한 자세를 유지하는 등 척추의 움직임을 돕는다.

척추는 작은 분절의 움직임이 모여서 기능적 동작이 구성된다. 기본적으로 3차원적으로 체중이동, 위치이동(translation), 회전 등이 일어난다.

기본적 패턴이 움직임을 시작하면 척추는 기능적 순서에 따라 같은 운동면에서 머리와 사지대의 움직임을 동반하여 운동을 수행한다.

나는 Serge Gracovetsky의 '척추 엔진'(1985)에 대해 관심이 많았었다. 고관절위의 체중심이 걸리며 척추가 굴곡/신전되는 동작을 조절하는 것을 평가하였다. 특히 시상면에서의 만곡 스트레스의 중요성을 말하였다. 또한 측굴도 연구하였다. 보행을 할 때 요추의 전만과 척추의 뒤틀림, 그리고 골반의 회전도 논하였다.

그러나 나는 이 이론에 질문하고 싶다. 척추의 엔진보다 임상에서는 사지대와 머리의 움직임이 더 주도한다는 것이다. 그는 다리가 없는 사람이 좌골로 걸을 수 있음을 예를 들며 설명했었다(Gracovetsky 1997). 이는 척추를 왼쪽으로 볼록하게 굴곡하며 왼쪽 좌골로 보행

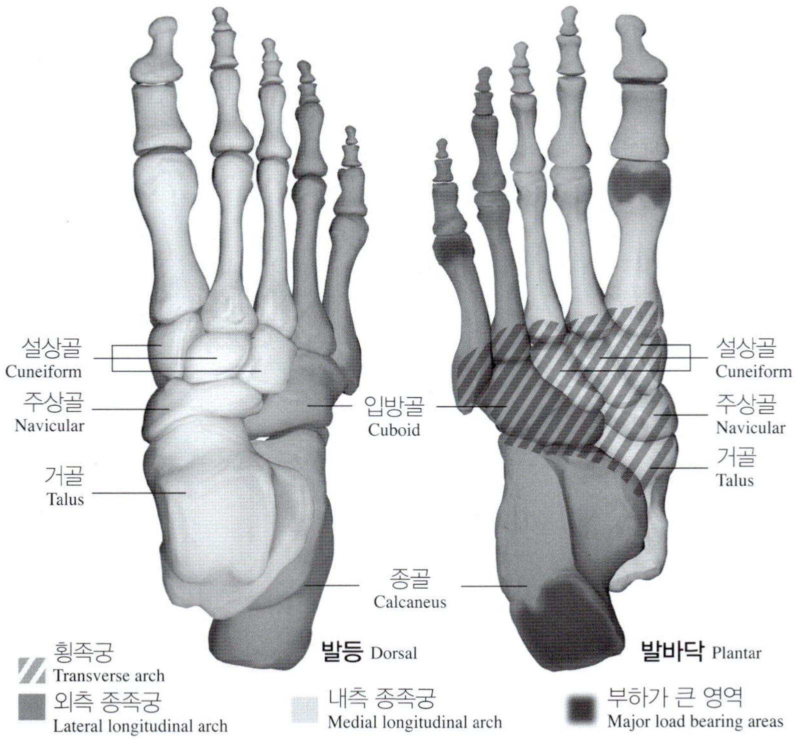

그림 2.21
발의 구조적 기관과 기능

하는 것으로 세 번째 골반 패턴을 통한 것이다(**그림 4.16a**). 이는 체중지지가 되지 않은 쪽이 스윙을 준비하는 동작에서 척추가 균형을 잡아 신장하고 있는 것으로 네 번째 골반 패턴으로 진행하는 것이다. 시상면에서 요추골반의 전만이 조절되면 동작이 잘된다.

1997년 Crosbie 등은 보행 시 골반과 체간의 변위에 대해서 연구 하였다. 골반대와 견갑대는 기능적으로 연결되어있어 상부 척추와 함께 팔이 회전된다.

근위 사지대가 조절이 안되면 움직임은 척추에서 시작되게 되고 척추에 많은 문제를 일으키게 된다. 지속적인 표층의 근근막활동은 척추를 제한하고 압박한다. 효과적인 척추 운동시스템이 작동되지 않는다.

움직임에 있어서의 생체다양성, 포괄성

Biodiversity in movement

많은 경우에, 학교생활에서부터 좌식생활이 보편화되어있다. 이것은 습관적인 진행을 통해 통증에까지 이른다. 그러나 우리는 감사하게도 신경가소성이 있기 때문에 적절한 동기와 주의집중과 도전과 수련을 통해 다른 길을 갈 수 있다.

우리의 자세는 우리의 움직임의 질적 상태를 반영한다. 자연스러운 움직임은 다양하고 밝고 효율적이며 자유롭게 흘러다닌다. 엘리트 선수들은 힘과 스피드를 최대화하고 그들의 동작을 완전하게 한다. 건강한 움직임은 다양하고 이완되며 보기에도 좋다.

잘 조직화된 신경근 운동시스템은 3차원적으로 자유롭다. 댄서들은 공간에서 멋진 굴곡을 만들어낸다. 골반과 하체가 가볍고 자유로운 움직임을 가져갈 때 중력과 척추는 잘 지지되고 상체의 자연스러운 제스쳐가 나타난다.

움직임의 다양성은 기본적인 운동 패턴이 각각의 단계에서 잘 발달되어야 가능하다. 성공적인 패턴은 에너지 효율과 효과적인 체간 조절로 이루어진다. 바로 기본패턴(fundamental pattern)이다.

환자는 통증으로 적절한 운동수행을 하기 어렵다. 이때 동작들은 변질되고 원시적이며 단차원적이다. 이것은 척추의 기능장애 때문이다. 기본패턴을 재정립해야 한다. 이때 척추는 3차원적으로 자유로워지고 통증은 과거로 사라질 것이다(제4장 참조).

추천 자료

Chaitow L, Bradley D, Gilbert C (2014) Recognizing and treating breathing pattern disorders: A multidisciplinary approach, 2nd edn. Edinburgh: Churchill Livingstone Elsevier.

Kobesova A, Kolar P (2014) Developmental kinesiology: Three levels of motor control in the assessment and treatment of the motor system. J Bodyw Mov Ther 18(1):23–33.

Myers T (2014) Anatomy Trains: Myofascial meridians for manual and movement therapists, 3rd edn. Edinburgh: Churchill Livingstone/Elsevier.

Schleip R, Findley T, Chaitow L, Huijing PA (2012) Fascia: The tensional network of the human body. Edinburgh: Churchill Livingstone Elsevier.

Todd ME (1937) The thinking body. A Dance Horizons Book. Princeton.

Wallden M (2017) The diaphragm - More than inspired design. J Bodyw Mov Ther 21(2):342–349.

참고문헌

Beach P (2010) Muscles and meridians: The manipulation of shape. Edinburgh: Churchill Livingstone Elsevier.

Belavy DL, Richardson CA, Wilson SJ et al. (2007) Superficial lumbo-pelvic muscle overactivity and decreased co contraction after 8 weeks of bed rest. Spine 32(1):E23–E29.

Belavy DL, Adams M, Brisby H et al (2015) Disc herniations in astronauts: What causes them, and what does it tell us about herniation on earth? Eur Spine J 25(1):144–154.

Bradley D (2014) Patterns of breathing dysfunction in hyperventilation and breathing patterns disorders. In: Chaitow L, Bradley D, Gilbert C. Recognising and treating breathing pattern disorders: A multidisciplinary approach, 2nd edn. Edinburgh: Churchill Livingstone Elsevier.

Clifton-Smith T (2014) Breathing pattern disorders and the athlete. In: Chaitow L, Bradley D, Gilbert C (eds), Recognising and treating breathing pattern disorders: A multidisciplinary approach, 2nd edn. Edinburgh: Churchill Livingstone Elsevier.

Crosbie J, Vachalathiti R, Smith R (1997) Patterns of spinal motion during walking. Gait Posture 5:6–12.

Crosbie J, Kilbreath SL, Hollman L, York S (2008) Scapulohumeral rhythm and associated spinal motion. Clin Biomech 23(2):184–192.

Courtney R (2009) The functions of breathing and its dysfunctions and their relationship to breathing therapy. Int J Osteopath Med 12(3):73–85.

De Troyer A, Sampson M, Sigrist S, Macklem PT (1981) The diaphragm: Two muscles. Science 213(4504):237–238.

Flemons T (2007) See: www.intensiondesigns.com.

Gracovetsky S (1997) Linking the spinal engine with the legs: A theory of human gait. In: Vleeming et al (eds) Movement, stability and low back pain: The essential role of the pelvis. Edinburgh: Churchill Livingstone.

Harrison DE, Cailliet R, Harrison D, Janik TJ (2002) How do anterior/posterior translations of the thoracic cage affect the sagittal lumbar spine, pelvic tilt and thoracic kyphosis? Eur Spine J 11:287–293.

Hemborg B, Moritz U (1985) Intra-abdominal pressure and trunk muscle activity during lifting II. Chronic low back pain patients. Scand J Rehab Med 17(1):5–13.

Herrington L (2011) Assessment of the degree of pelvic tilt within a normal asymptomatic population. Man Ther 16(6):646–648.

Hodges PW (1999) Is there a role for transversus abdominis in lumbo-pelvic stability? Man Ther 4(2):74–86.

Hodges PW, Gandevia SC (2000) Activation of the human diaphragm during a repetitive postural task. J Physiol 522(1):165 –175.

Hodges PW, Butler JE, McKenzie DK, Gandevia SC (1997) Contraction of the human diaphragm during rapid postural adjustments. J Physiol 505(2):539–548.

Hodges PW, Heijnen I, Gandevia SC (2001) Postural activity of the diaphragm is reduced in humans when respiratory demand increases. J Physiol 537(3):999–1008.

Hodges PW, Eriksson AE, Shirley D, Gandevia SC (2005) Intra-abdominal pressure increases stiffness of the lumbar spine. J Biomech 38: 1873–1880.

Hodges PW, Sapsford R, Pengel LHM (2007) Postural and respiratory functions of the pelvic floor muscles. Neurourol Urodyn 26(3):362–371.

Huijing PA (2012) Myofascial force transmission: An introduction. In: Schleip R et al (eds) Fascia: The tensional network of the human body. Edinburgh: Churchill Livingstone Elsevier, Ch.3.2.

Hung HC, Hsiao SM, Chih SY et al. (2010) An alternative intervention for urinary incontinence: Retraining diaphragmatic, deep abdominal and pelvic floor coordinated function. Man Ther 15(3):273–279.

Ishida H, Watanabe S (2013) Changes in the lateral abdominal muscles' thickness immediately after the abdominal drawing in manoeuvre and maximum expiration. J Bodyw Mov Ther 17(2):254–258.

Janda V (1980) Muscles as a pathogenic factor in back pain. In: Proceedings of the IFOMT Conference, Christchurch, New Zealand, 1980.

Janssens L, Brumagne S, Polspoel K et al (2010) The effect of inspiratory muscle fatigue on postural control in people with and without recurrent low back pain. Spine 35(10):1088–1094.

Jull G, Janda V (1987) Muscles and motor control in low back pain: Assessment and management. In: Twomey L (ed.) Physical therapy of the low back. New York: Churchill Livingstone, pp.253–278.

Key J (2010) Back pain: A movement problem; A clinical approach incorporating relevant research and practice. Edinburgh: Churchill Livingstone Elsevier.

Key J (2013) "The core": Understanding it, and retraining its dysfunction. J Bodyw Mov Ther 17(4):541–559.

Kibler WB, Sciascia AD, Uhl TL et al (2008) Electromyographic analysis of specific exercises for scapular control in early phases of shoulder rehabilitation. Am J Sports Med 36(9):1789–1798.

Kobesova A, Kolar P (2014) Developmental kinesiology: Three levels of motor control in the assessment and treatment of the motor system. J Bodyw Mov Ther 18(1):23–33.

Kolar P, Neuwirth J, Sanda J et al (2009) Analysis of diaphragm movement during tidal breathing and during its activation while breath holding using MRI synchronised with spirometry. Physiol Res 58:383–392.

Kolar P, Sulc J, Kyncl M et al (2010) Stabilising function of the diaphragm: Dynamic MRI and synchronised spirometric assessment. J Appl Physiol 109(4):1064–1071.

Kolar P, Kobesova A, Valouchova P, Bitnar P (2014) Dynamic neuromuscular stabilisation: Developmental kinesiology: breathing stereotypes and postural-locomotion function. In: Chaitow L, Bradley D, Gilbert C Recognising and treating breathing pattern disorders: A multidisciplinary approach, 2nd edn. Edinburgh: Churchill Livingstone Elsevier.

Levin SM, Martin D-C (2012) Biotensegrity: The mechanics of fascia. In: Schleip R, Findley T, Chaitow L, Huijing PA. Fascia: The tensional network of the human body. Edinburgh: Churchill Livingstone Elsevier.

McCook DT, Vicenzino B, Hodges PW (2009) Activity of the deep abdominal muscles increases during submaximal flexion and extension efforts but antagonist co-contraction remains unchanged. J Electromyogr Kinesiol 19(5):754 –762.

Massery M, Hagins M, Stafford R et al (2013) Effect of airway control by glottal structures on postural stability. J Appl Physiol 115:483–490.

O'Sullivan PB, Beales DJ (2007) Changes in pelvic floor and diaphragm kinematics and respiratory patterns in subjects with sacroiliac joint pain following a motor learning intervention: A case series. Man Ther 12(3):209–218.

Persson P, Hirschfield H, Nilsson-Wikmar (2007) Associated sagittal spinal movements in performance of head pro- and retraction in healthy women: A kinematic analysis. Man Ther 12(2):119–125.

Schleip R, Klingler W, Lehmann-Horn F (2005) Active fascial contractility: Fascia may be able to contract in a smooth muscle-like manner and thereby influence musculoskeletal dynamics. Medical Hypotheses 65(2): 273–277.

Schleip R, Jäger H, Klingler W (2012) Fascia is alive: How cells modulate the tonicity and architecture of fascial tissues. In: Schleip R, Findley TW, Chaitow L, Huijing P (eds) Fascia: The tensional network of the human body. Edinburgh: Churchill Livingstone Elsevier pp. 157–164.

Tsang S, Szeto GPY, Lee RYW (2013) Normal kinematics of the neck: The interplay between the cervical and thoracic spines. Man Ther 18(5):431–437.

Tsao H, Galea MP, Hodges PW (2010) Driving plasticity in the motor cortex in recurrent low back pain. Eur J Pain 14(8):832–839.

Turinna A, Martinez-González, Stecco C (2013) The muscular force transmission system: Role of the intramuscular connective tissue. J Bodyw Mov Ther 17(1):95–102.

Urquhart DM, Hodges PW, Story IH (2005) Postural activity of the abdominal muscles varies between regions of these muscles and between body positions. Gait Posture 22(4):295–301.

문제를 분명히 하기 : 통증이 발생하는 척추에 어떤 문제가 있을까? 3

Defining the problem: What goes wrong in the spine that leads to pain?

척추 통증과 일반적인 자세–운동장애의 관계를 이해하는 것은 적절한 운동치료를 적용하는데 중요하다. 그러므로 운동처방시 문제의 원인이 무엇인지에 대해 분명하게 알 필요가 있다.

조사에 의하면, 운동조절에 문제가 생기면 심부시스템 조절은 둔해지고 대신에 표층의 근육들이 지속적으로 작용한다(제2장 운동조절의 핵심 참조).

근근막 패턴의 변화는 신체의 생체장력구조를 방해하고 시상면의 자세정렬과 체간조절을 변화시켜 여러 가지 임상증상을 발현시킨다. 척추가 중력에 대항하여 곧바로 서는데 힘들게 되고 호흡도 쉽지 않게 된다. 이것은 앉은 자세에서 잘 나타나는데 척추는 무너지고 지속적인 긴장을 '유지'하는 상태가 된다.

임상적 증후군 Clinical syndromes

예전에 언급했던(Key 2010), 임상 증후군을 설명하겠다. 대부분 심부시스템의 문제와 표층근육군의 병적인 과활동에 의한 것이다.

층 또는 계층화 증후군

얀다(1980)는 근근막의 불균형을 지적했다. 앞 · 뒤의 체간을 관찰하며 과운동성과 저운동성의 문제를 제시했다. 그는 이것을 층증후군(stratification syndrome)이라고 했다(**그림 3.1**과 **그림 3.2**).

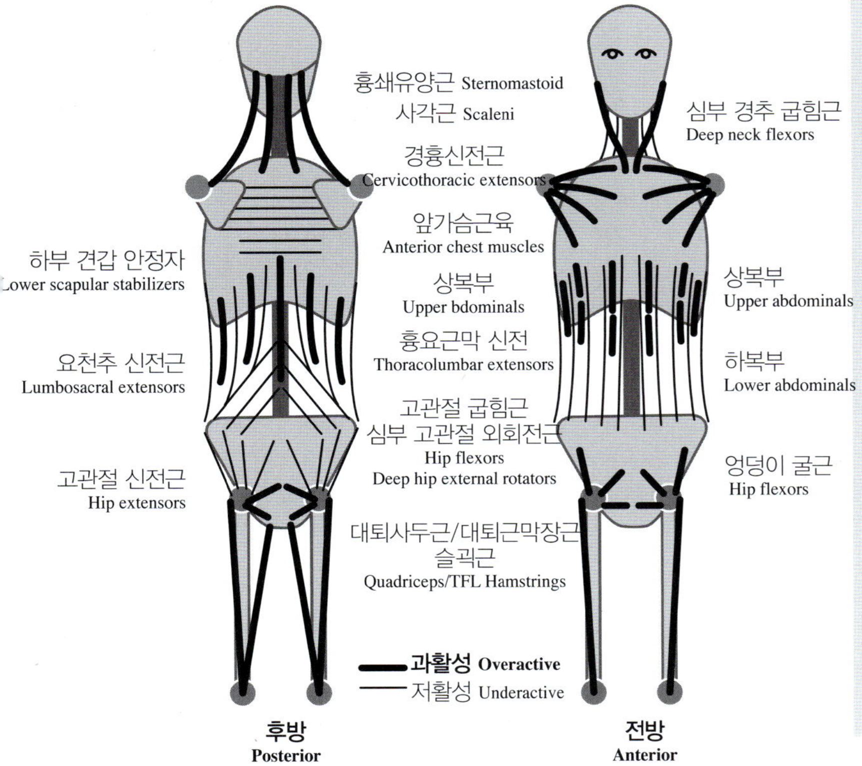

그림 3.1
Janda에 의한 계층화 증후군의 근육 층 모식도

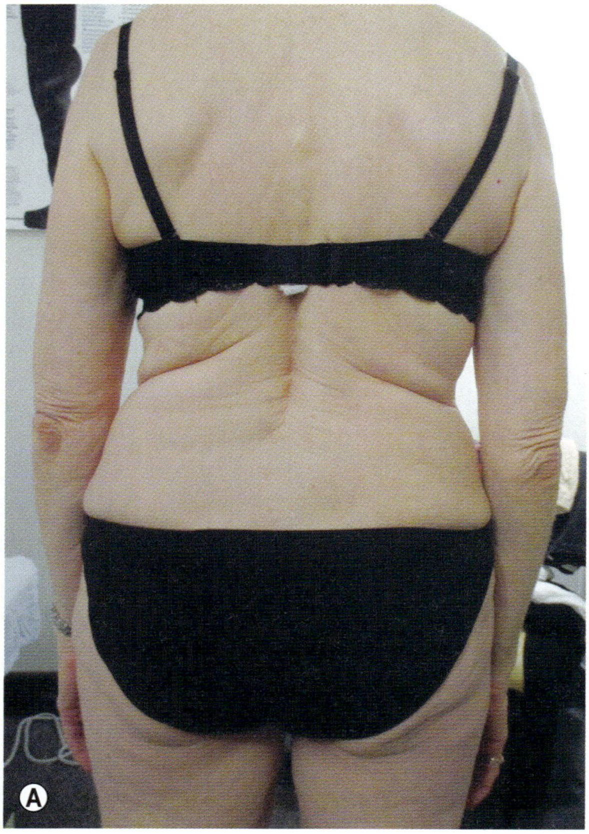

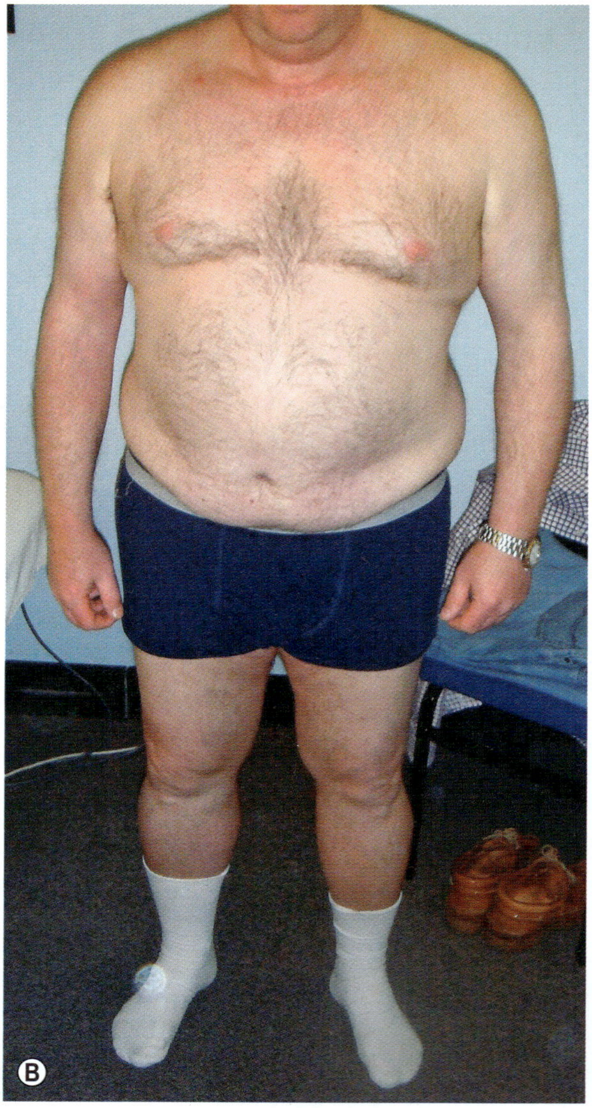

그림 3.2

a)층 증후군의 후면. 견갑골각과 요천추 부위 사이의 근막이 비어있다. 이것은 흉요추 활동을 증가시켜 분명한'키사인(Key sign)'을 만든다.

b)층 증후군의 전면 모습. 전체 복벽의 비활성화가 보인다.

이 증후군은 흔히 나타나며 근근막의 활동 변화가 원인이다.

체간의 후면의 경우 신전근의 병적인 활동과 근위 사지대의 저활동성과 목/상부어깨, 흉요추부위의 과활동성, 그리고 하지의 후방 하방 근근막 사슬이상이 주된 원인이다.

체간의 전면의 경우 구부리는 활동을 주로 하게 되는데 굴곡 시스템이 문제이다. 목의 경우 심부굴곡근은 약증이 나타나고 흉쇄유돌근이나 사각근은 과운동성이 나타나면 이는 전방 견갑부위에서 뚜렷하게 볼수 있다. 고관절 전방과 대퇴의 과활동은 전방 측방의 복벽이 저활동하거나 상복부의 과활동성, 하복부의 저활동성과 더불어 관찰된다.

근근막의 불균형은 자세에서 뿐만아니라 모든 움직임에서 다양하게 나타난다. 단순히 강화를 시키는 운동보다 근근막의 불균형을 살피며 운동처방을 하여야 한다. 심부시스템에 집중된 활동을 수행하고 표층근의 활동을

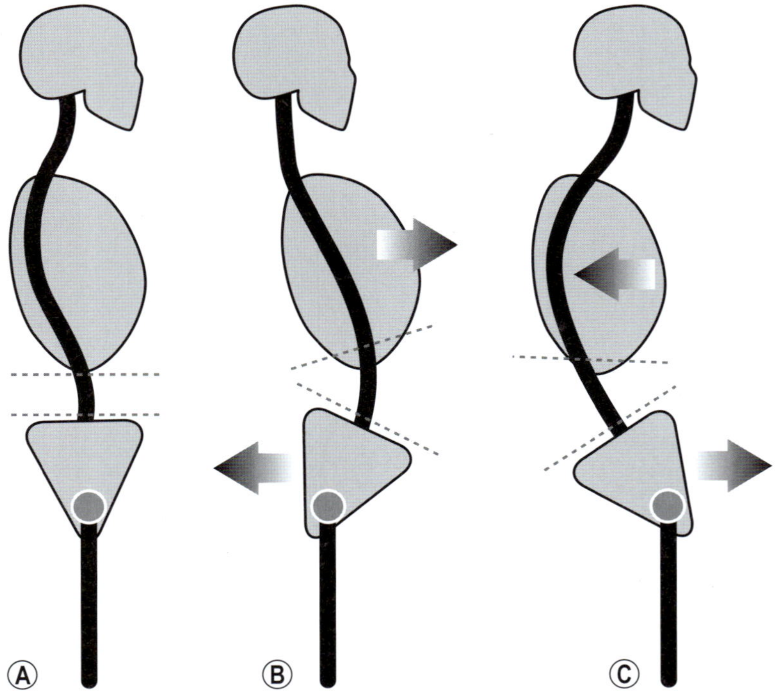

그림 3.3
골반의 위치는 척추의 근육과 만곡의 패턴에 영향을 미친다. 골반이 '끝범위'에 위치하면 골반경사는 증가한다. 흉곽과 골반의 엇갈린 관계를 주목하자. 흉곽과 골반의 부정렬은 코어 조절 기전을 지연시킨다.

억제하고 '자연스럽게(letting go)' 운동처방 해야 한다.

복벽 활동의 다양성은 골반교차증후군을 인지하는게 중요하다.

골반교차증후군

건강한 시상면 조절은 골반을 역동적으로 활동 시키면서 '중립'을 유지한다. –약간 전방경사. 그러나 흔히 전방 또는 후방으로 자세적 끝범위에 가 있는 것이 보통이다. 그리고 이것은 직접적으로 척추에 영향을 미친다(**그림** 3.3).

두 종류로 나타난다. 후방 골반교차증후군(PPXS, **그림** 3.3b)와 전방 골반교차증후군(APXS, **그림** 3.3c)이다.

이러한 증후군은 **그림** 3.4와 3.5, 그리고 **표** 3.1에 잘 정리되어 있다. 이것은 얀다의 골반교차증후군 모델(1980, 2007)을 사용하였고, 나는 여기에 전방, 후방이라는 골반 위치를 분류하였다.

그러나 복합된 PXS도 있다. 복합된 PXS는 APXS와 PPXS 둘 다 나타나는데 여기에 더 우세한 경향을 보이는 것이 있을 것이다. 이런 현상은 여러 가지 이유로 발생할 수 있지만 종종 잘못된 운동과 건광관리 요법으로 인한 경우가 많다. 각각의 증후군을 따로 검사하는 것이 전체 증후군을 알아내는데 도움이 된다.

전측방 복벽(ALAW)을 대상으로 연구해 보면 전체적인 ALAW의 저활동성은 PPXS 그룹에서 잘 나타난다(**그림** 3.2b, 3.4a, 3.5a, 그리고 4.6). 이 그룹은 신경근 시스템이 과활동하고 '패턴을 고정, 버티기 패턴(holding patterns)'하는 특성이 있다.

APXS나 복합PXS 그룹은 상부 ALAW가 과활동성

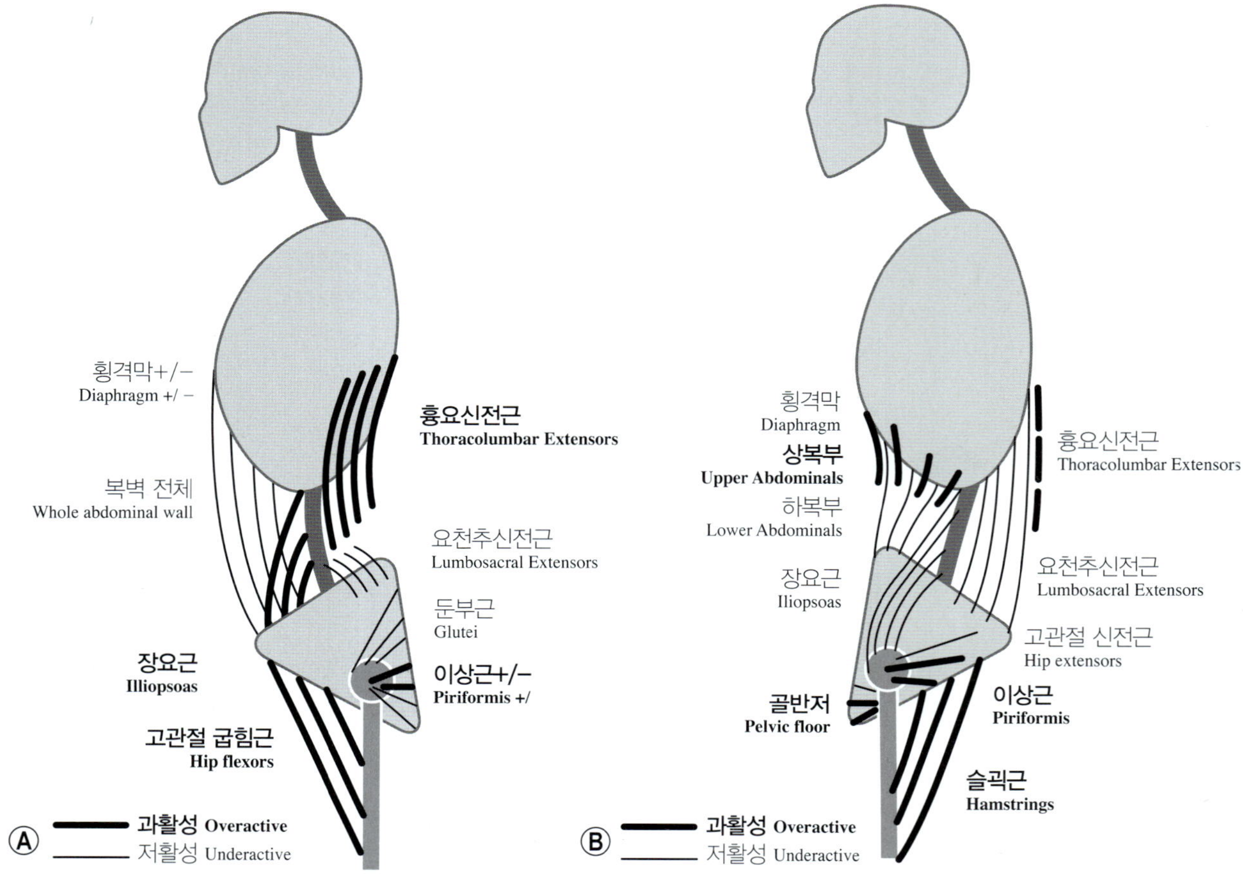

그림 3.4

a)후방 골반교차증후군(PPXS)의 근막 불균형,

b)전방 골반교차증후군(APXS). 증가되거나 감소된 근막활동은 흉추골반과 고관절의 정렬을 방해하여 '교차 패턴'을 형성한다.

이고 하부 ALAW가 저활동성이다(**그림 3.4b, 3.5b, 3.6**). 이 그룹은 근육의 긴장도가 낮고 자세가 무너짐을 보여준다. '버티는 패턴(holding pattern)'은 흔히 나타난다.

AAPX와 PPXS 두 그룹간의 코어의 형성과 조절은 서로 다르게 이루어진다. Kolar et al(2013)은 흉곽과 골반이 사선으로 상호관계한다고 지적했다(**그림 3.3** 참조). Kolar의 관점은 흉곽의 횡격막과 골반저근 사이의 정상적인 반사적 기능을 억제시킨다는 의미이다. 이로 인하여 몸통의 형태는 변화되고 효과적인 IAP패턴이 척추지지를 조절하기 위해 보상작용이 일어난다(**그림 3.7**). 척추 기본패턴은 각각의 패턴의 재교육을 통해 이루어진다.

골반교차증후군의 소집단화(subgrouping)는 고관절/골반의 통증 패턴과 제한 패턴을 예측하기에 유용하다(**표 3.1** 참조). 예를 들어, PPXS는 고관절 굴곡은 좋지만 닫힌 사슬 고관절 신전과 전방늑골 움직임조절을 수행하기가 어려워진다. 이것은 요통과 요근(Psoas)은

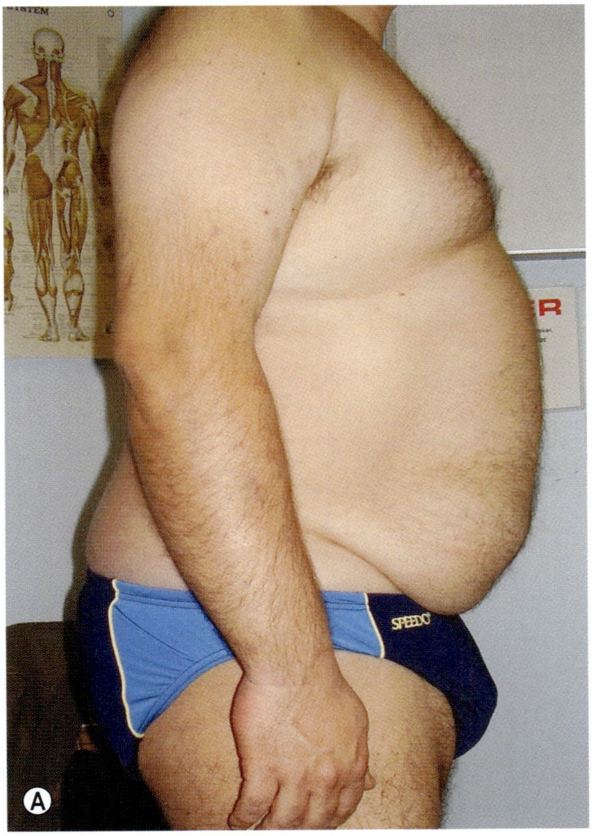

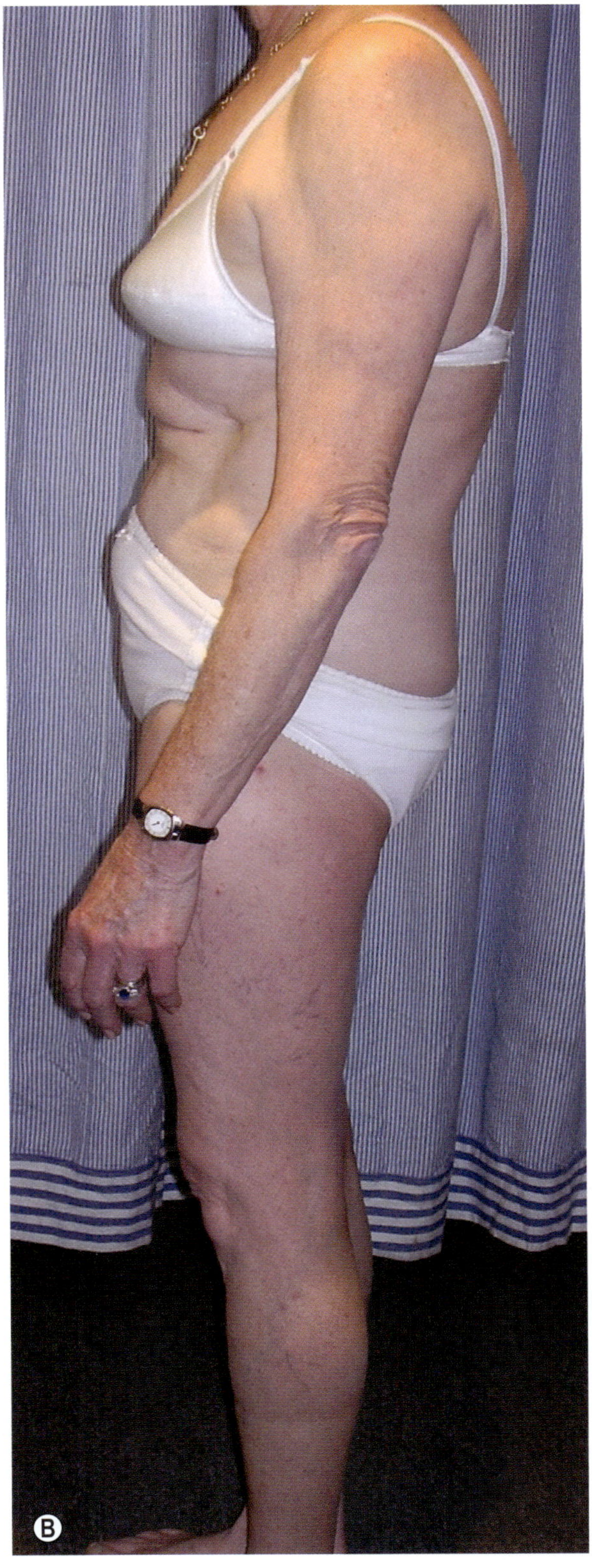

그림 3.5
a) 후방 PXS의 시상면 모습으로 골반이 뒤로 복벽이 앞으로 열렸다.
b) 전방 PXS 의 시상면 모습으로 상복부의 과도한 활동과 둔부의 약증, 그리고 '꼬리 밀어넣기(tail tuck)'가 보인다. 두 경우 모두 골반과 흉곽이 서로 엇갈려 작용하는 문제가 있다.

서혜부 통증과 관련 있으며 적절한 IAP의 지지를 척추 전방에 해주고 요근의 근위 접합부의 안정성을 확보하여야 한다. APXS 소집단은 닫힌 사슬 고관절 신전을 쉽게 하고 후방 골반 회전을 수행한다.

그러나 첫 번째 골반 패턴이 중립 골반 회전을 조절하지 못하면 열린 사슬 고관절 신전과 굴곡, 닫힌사슬 고관절 굴곡이 어려워지게 된다. 고관절 굴곡은 골반을

표 3.1
골반교차증후군의 주된 양상

시상면 선 자세와 관련 근막활동	후방 골반교차증후군(PPXS)	전방 골반교차증후군(APXS)
골반 위치 중립	전방굴곡/회전 상태에서 후진	후방굴곡/회전 상태에서 전진
흉곽 위치 중립	앞쪽으로-증가된 신전 시스템활동	뒤쪽으로 -증가된 굴곡 시스템 활동
전측 복벽(ALAW)	전체 ALAW의 비활성	상부 ALAW의 항진과 하부 ALAW의 비활성
고관절 자세	'순수한' 굴곡운동은 '엉덩이꽉물기(butt clench)'에 의해 보상된다.	신전, 외전, 외회전
체형 묘사	큰 복부, 잘 발달된 바닥과 종아리	납작해진 하복부, 꼬리 말림 그리고 바닥없음, 심한 종아리 약증
비활성 근막 아래 골반 유닛이 비활성이고 불균형이다.	복횡근 ↓++, 횡격막, 장(요)근, 요추부 다열근, 골반저 근육↓	횡격막↓++, 복횡근, 장(요)근, 요추부 다열근↓, 골반저 근육↑/↓
체간에 과활동 및 긴장	흉요추 기립근, 측면 요방형근, 후거근 하부?,종아리 횡격막?	상부 복사근과 복직근, 골반저근육, 약간의 흉요추 기립근의 개입
골반대와 하지의 과활동과 긴장	(장)요근, 대퇴직근, 대퇴근막장근, 여섯가지 심부 고관절 회전근들? 둔근들? 비복근들?	슬괵근, 이상근을 포함한'심부6' 고관절 외회전근들, 둔근

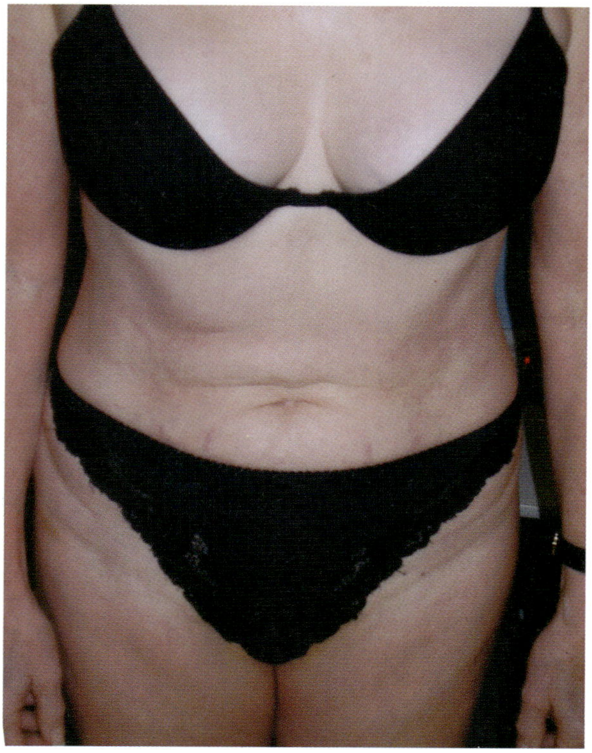

그림 3.6
상복벽의 과활동성이 나타나는 중앙전방신치(cinch)는 하부 전방 늑골을 잡아당기고 상부 배꼽 주름을 형성한다. 또한 하복벽의 저활동성이 동반된다.

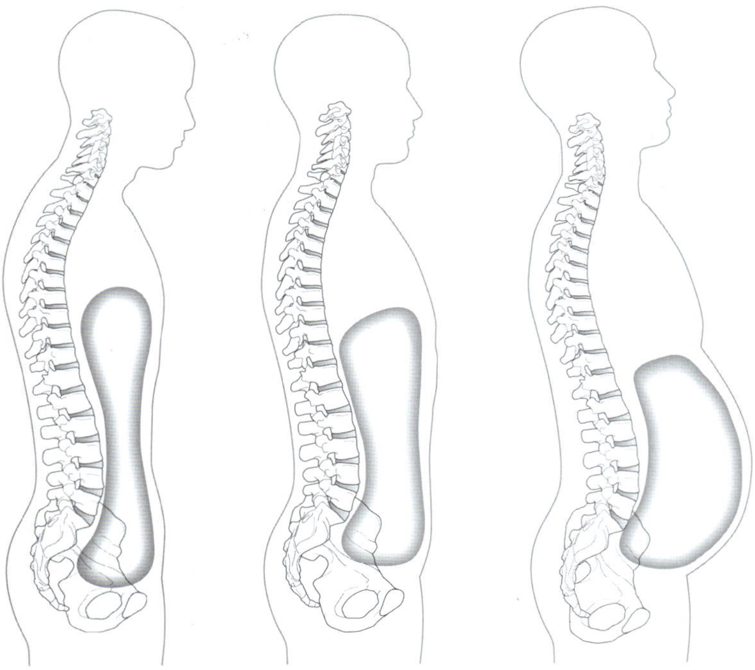

그림 3.7
근근막의 불균형과 자세 정렬이상은 몸속의 공간벽의 모양을 변화시키고 복압의 변화를 주어 '코어'조절을 위한 효과적인 기전을 요구하게 된다. 상복부 활동이 증가한 전방PXS의 경우, 횡격막이 내려오기 어렵게 되고 복근의 활동이 저조한 후방 PXS의 경우 횡격막이 과도하게 하강하게 된다.

후방경사시키고 요추를 굴곡 시키며 척추와 골반의 기능에 해롭다. 이때 요통, 천장관절통, 둔부 건질환, 햄스트링 문제가 발생한다.

어깨(상부) 교차증후군

Shoulder(or upper) crossed syndrome

얀다(1980, 2007)에 의하면, 이 증후군은 모든 환자의 상부 사분위 통증 장애에서 나타난다. 골반과 하부 척추의 조절은 머리를 숙이고 손을 앞으로 갖는 자세에서 중요해진다. 현대인들은 머리위로 손을 잘 들지 않는다. 기술의 발전과 함께 나타나는 현상이다.

상부 사분위 근육의 불균형은 시상면의 정렬을 변화시키고 상부 척추와 견갑대의 조절 패턴을 해친다. **그림 3.8**과 **그림 3.9**를 보고 **표 3.2**를 참조.

어깨교차증후군(SXS)은 상부 흉곽의 호흡 패턴과 좋지 않은 요추골반 기저면을 가진다. 근육의 과운동성과 변화된 호흡 패턴은 모든 움직임에서 나타나고 통증이나 피로로 연결된다.

척추 자체의 임상 증후군의 효과

(Effects of the clinical syndromes on the spine itself)

교차증후군은 머리, 흉곽, 어깨, 그리고 골반대의 시상면에서의 정렬의 변화이다. 척추는 외측으로 벗어나는 분절적 패턴이 나타나고 중립적 만곡을 상실한다. 시상면 척추 모습은 원시적인 영아의 것을 닮아간다(**그림 2.1**).

척추의 신전이 감소된다. 골반, 견갑대, 특히 흉추부위가 경직되어 굴곡이 안되고 중부 요추와 경추는 보상작용을 보이며(Sahrmann 2011) 여러 증상이 발현된다.

환자는 '시상면 움직임에 제한(sagittally stuck)'을 나타내며 머리, 흉곽 골반이 서로 만나는 부위(junctional regions)가 덩어리지며 척추는 아파지는데 특히 중부 경추와 요추부위에 스트레스가 집중된다.

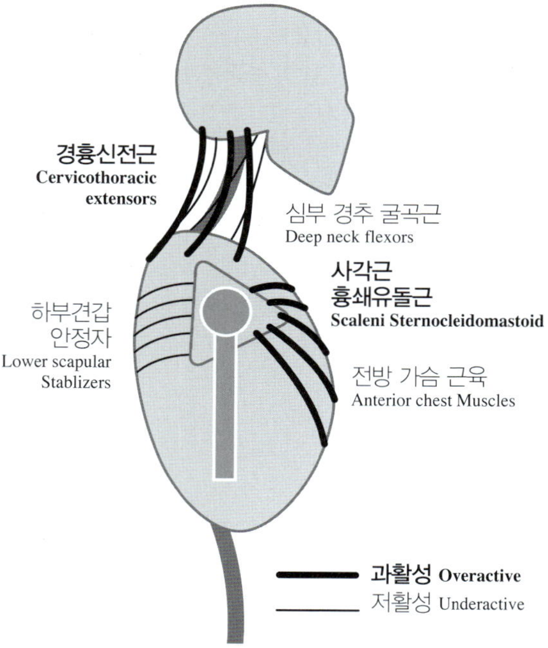

그림 3.8
어깨교차증후군의 도해 : Janda에 따르면, 근근막의 과활동과 저활동은 머리, 목, 흉곽, 견갑대의 정렬을 변화시키는 '교차 패턴'을 형성한다.

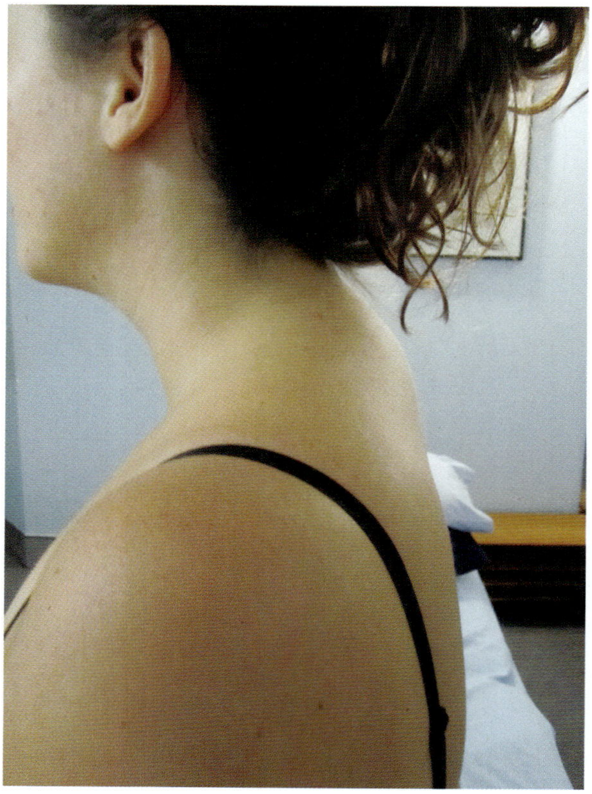

그림 3.9
어깨교차증후군 : 전방된 머리와 경흉추 연접부의 '볼록함'을 보인다.

표 3.2
어깨교차증후군의 주된 양상

시상면 정렬	과활동/긴장된 근근막	저활동/신장된 근근막
흉추의 후만이 경추흉추연접부의 '볼록함'발생	앞쪽 흉부 근육-대흉근과 소흉근+, 쇄골하근, 전거근	척추 신전근 C7-T7, 하부 견갑 안정근, 중하승모근+, 능형근
후두부의 기울임과 동반된 전방 머리 자세	흉쇄유돌근, 견갑거근, 경후신전근, 사각근, 승모근?	심부 두개경추 목 굴곡근
'돔(dome)과 같은 둥근 어깨, 쇄골어깨 유닛의 전방 회전	대흉근과 소흉근, S/H 이두근, 견갑거근? 능형근과 전거근	상중하 승모근이 전후거근이 협력하여 견갑골 후방운동(retraction)에 안정성을 제공
견갑상완관절의 근기전의 분포	대원근, 소원근, 그리고 극하근	견갑하근과 극상근

변조된 척추자세는 운동의 잠재능력에 직접적인 영향을 준다.

(Altered spinal postures directly affect movement potentia)

시상면의 고정은 머리의 두 번째 패턴과 근위 사지대 움직임에 영향을 준다. 이것은 척추 기본패턴 기능장애와 동반되어 척추정렬이 무너지거나 중심에서 고정(holding)된다(제4장 참조).

모든 첫 번째 기본패턴들 조절은 척추의 기본패턴(axial FP)과 통합되어 나타난다. 이러한 효과적인 시상면에서의 척추지지와 안정성은 세 번째, 네 번째 척추와 근위 사지대 기본패턴들을 제한하는데 이는 척추의 건강과 기능적 수행을 위한 측방, 회전 움직임을 만든다.

하부 테더 The inferior tethers

이것은 일상생활 기능에서 간단한 동작을 안정적으로 지지하기 위한 효과적인 안정화 심부시스템의 부재로 나타나는 표층 근육들이 우세하게 작용하며 '잠그는 현상(lock in)'이다. 힘이 필요할수록 더욱 강제적으로 형성된다.

하부 테더는 LPT와 근위 사지대에 나타난다. 반사와 양측성 반응으로 자동적으로 자세를 지지하는 시스템이다. 시상면 고정을 통해 비정상적인 축을 만들어버린다. 경직을 통해 흉곽, 어깨, 고관절의 기능을 저하시킨다. 경추와 요추가 통증이 발현되는 주된 피해자가 된다. 그리고 전두면에 중심적으로 붙잡고 있기 때문에 측방으로 체중이동을 방해하고 비정상적인 축에 의한 회전이 발생한다.

이러한 테더는 운동 클래스에서 자주 발견된다. 필라테스나 요가 등에서 자기가 가진 힘을 넘어서는 기능을 위한 자세나 동작을 하면서 타는 듯한 느낌을 느낀 후 발생한다.

이 책의 목적중의 하나는 이러한 강제적 버티는 패턴을 깨고 적절한지지 패턴을 학습하기 위함이다.

척추 하부 테더 : 중앙신치(cinch)패턴

Axial inferior tethers: the central cinch patterns

LPT주변의 근근막 활동의 증가는 테더나 움직임 제한, 보상적 정렬, LPT의 조절을 가져온다. LPT가 공간적으로 불안정하면 늑골이 '전방으로 튀어나와 들린다(pop forward and lift)'.

중앙을 중심으로 척추 하부 테더는 '외부를 꽉잡는 효과'를 통해 코어를 조절하고 척추의 단계적 움직임을 만든다.

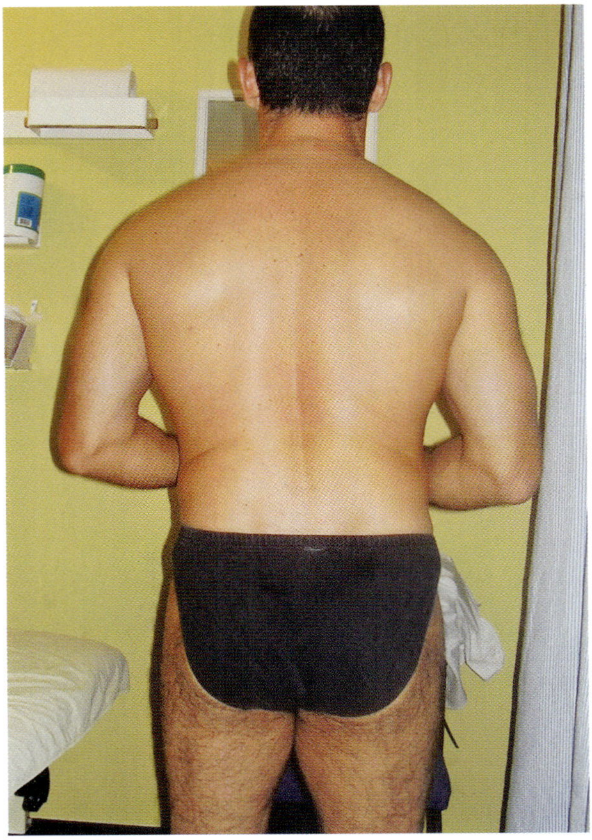

그림 3.10
중앙후방신치는 분명한 흉요추 기립근의 라미소세지와 같은 측면모습을 보여주고 있다. 이것은 근근막 활동이 약할 때 나타나며 요천추 레벨에서 '엉덩이 악물기'나 다리'버팀목'현상등을 유발한다.

이는 여러 가지 골반교차증후군의 양상을 보인다.

- 중앙후방신치(CPC)는 PPXS의 하부그룹으로 나타난다. 흉요추 기립근, 후하거근(serratux posterior inferior), 다리 횡격막(Crural diaphragm), 요근(Psoas)의 과도한 활동으로 나타난다(**그림 3.10**). T7–L3사이의 과운동성이 있다. 동시에 복벽의 저활동성이 있다.
- CAC는 APXS하부그룹에 나타난다. 상복부의 지속적인 긴장을 볼 수 있고(**그림 3.11; 그림 3.6**), 간헐적으로 활동하는 경우도 있다.
- 중앙원뿔신치: PXS와 복합되어 나타난다. 이것은 CPC와 CAC의 활동이 동반된다. LPT는 원뿔 모양을 이룬다(**그림 3.12**).

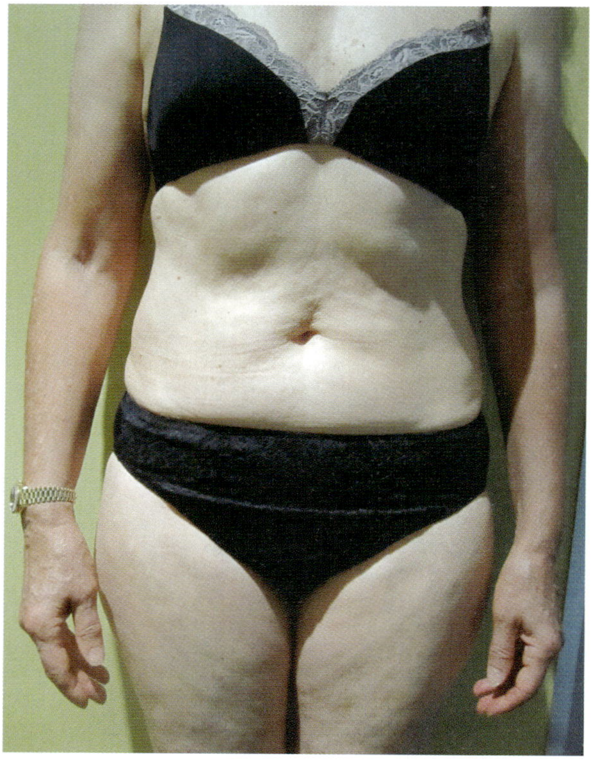

그림 3.11
중앙전방신치. 좁은 흉골하각과 하복벽에 배해 증가된 상복부 긴장도를 보자.

중앙 척추 지지와 안정성을 방해하는 패턴은 하지 거상검사(ASLR)와 같은 사지 부하 검사로 나타난다. 이것은 표층의 상복부를 고정하고(CAC), 골반저를 내리며 호흡을 멈추는 동작으로 보조한다.(O'Sullivan

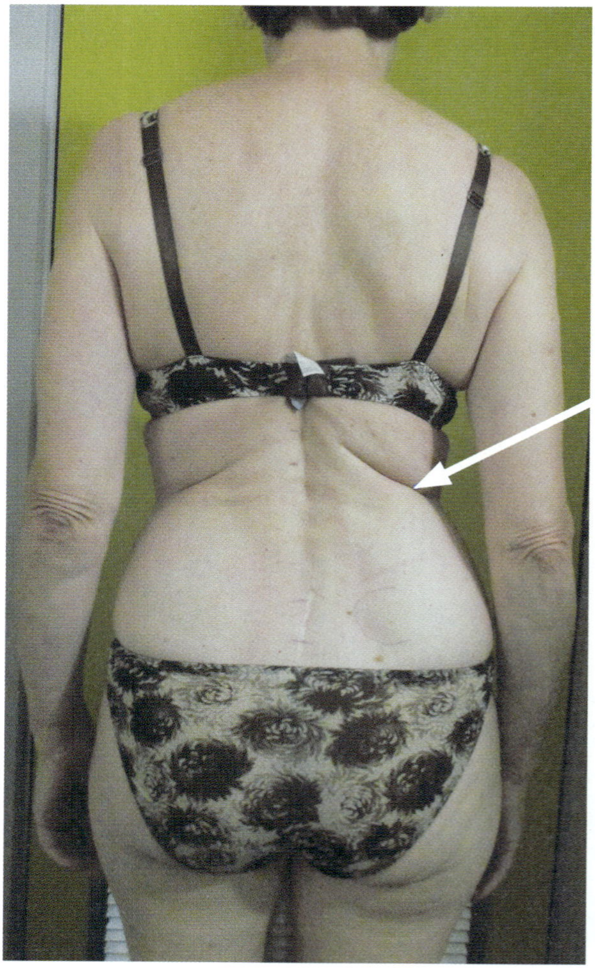

그림 3.12
중앙원뿔신치. 중앙후방신치를 포함한 층 증후군이 보인다. 이것은 활동적 중앙전방신치와 함께 흉곽의 하부가 원뿔모양을 이루게 된다. 분명한 키사인(Key sign)이 나타난다(화살표). 사진의 대상은 수술을 받았으나 신경근 기능이 향상될 때 까지 계속적인 척추 증상이 있었다.

et al 2002) 이 사람은 전방 PXS가 우세하다.

중앙신치패턴(CCPs)은 심부시스템의 내적 지지저하를 보상한다. 앞서 언급했듯이 이들은 외부를 꽉잡는 형태를 띤다. 이것은 내부의 척추 기본패턴들을 억제하기 위함이다. 따라서 척추 기본패턴을 재확립하기 위해서는 이러한 중앙신치 활동을 고려해야 한다.

키사인은 CCP활동과 내적 LPU코어조절의 약화를 의미한다(**그림 3.13, 그림 3.12**). 이것은 증상이 나타나는 쪽에 우세하게 보인다. 자신의 몸을 지지하고 척추를 안정화 하기 위한 과정에서 척추에 압박력이 가해지고 중립을 유지하려는 시스템이 작동되지만 여러 가지 증상이 동반된다. 이것은 횡적인 약증이 있기 때문이다

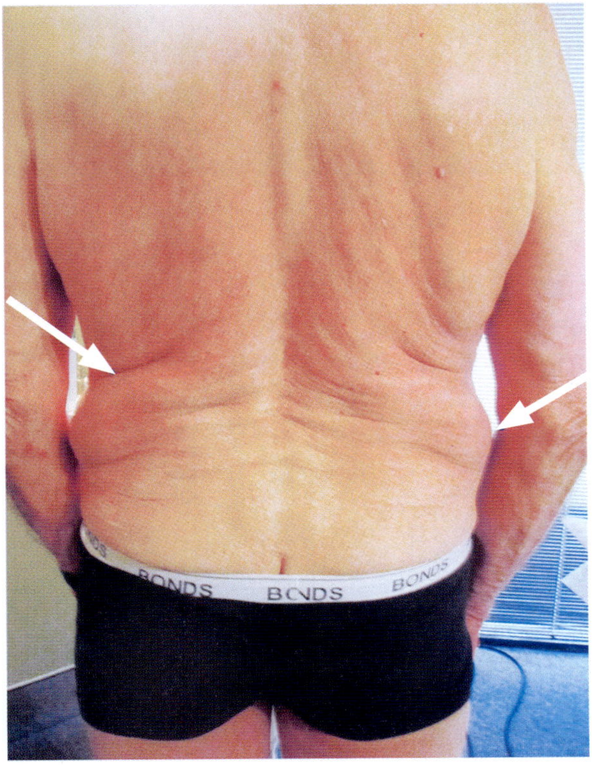

그림 3.13
양측성 '키사인(Key sign)'이 나타난다. 왼쪽이 좀 더 크다(왼쪽 화살표). 측면으로 돌출된 허리라인이 복횡근과 '코어'의 약증을 보여준다.(오른쪽 화살표)

(**그림 3.13**). 나는 이것을 편측으로 우세한 키사인이라 하고 이는 척추측만 가능성을 보여준다.

CCPs의 기능적인 결과
(Functional consequences of the CCPs)

다음은 이러한 패턴들의 효과들이다.

- 척추를 경직시킨다. 척추를 중심쪽으로 '고정'시키고 척추 기본패턴들을 막고 체중이동과 분절의 정렬을 척추와 흉곽의 균형으로 조절한다 (Smith et al 2008)(**그림 3.14; 그림 3.10, 3.12, 3.13**).
- '분절적 제재(lock down)를 만들어 '신경방해(neural bother)'를 동반하여 척추의 근육기전과 관절 기능을 방해한다. 하지에 전달되는 교감신경계는 T10–L2레벨이다 (Willians and Warwick 1980). 그리고 교감신경은 중심쪽으로 작용하고 말초적 통증 양상이 나타난다(Jewson et al 2015).
- 만성적으로 부하가 걸렸던 조직은 흉요추 부위의 근육과 주위 근막들에 보상적 변화를 만들어 두꺼워지고 자연스런 움직임을 방해한다 (Langevin et al 2009).
- 이들은 흉추와 늑곽의 경직을 가져온다 –대부분의 고객이 이를 가지고 있다!
- 흉곽의 형태와 기능이 변화한다. 흉곽의 움직임을 만들기는 어렵다(특히, 상부에 돔(dome)이 있는 경우). 왜냐하면 저조한 내부 조절력으로 인해 LPT가 공간적 안정성과 적응력을 가질 수 없기 때문이다. 따라서 흉추의 가동성을 위한 운동을 창안해야 한다. 그렇지 않으면 목과 허리가 아프다.
- 흉곽 골반 자세가 변화하면 흉곽과 골반횡격막 사이의 기능적 관계가 방해받는다. 코어조절기전이 나빠지는데 엘리트 운동선수의 경우 더욱 분명하다(Hides et al 2010).
- 결과적으로 나타나는 압박은 호흡 패턴을

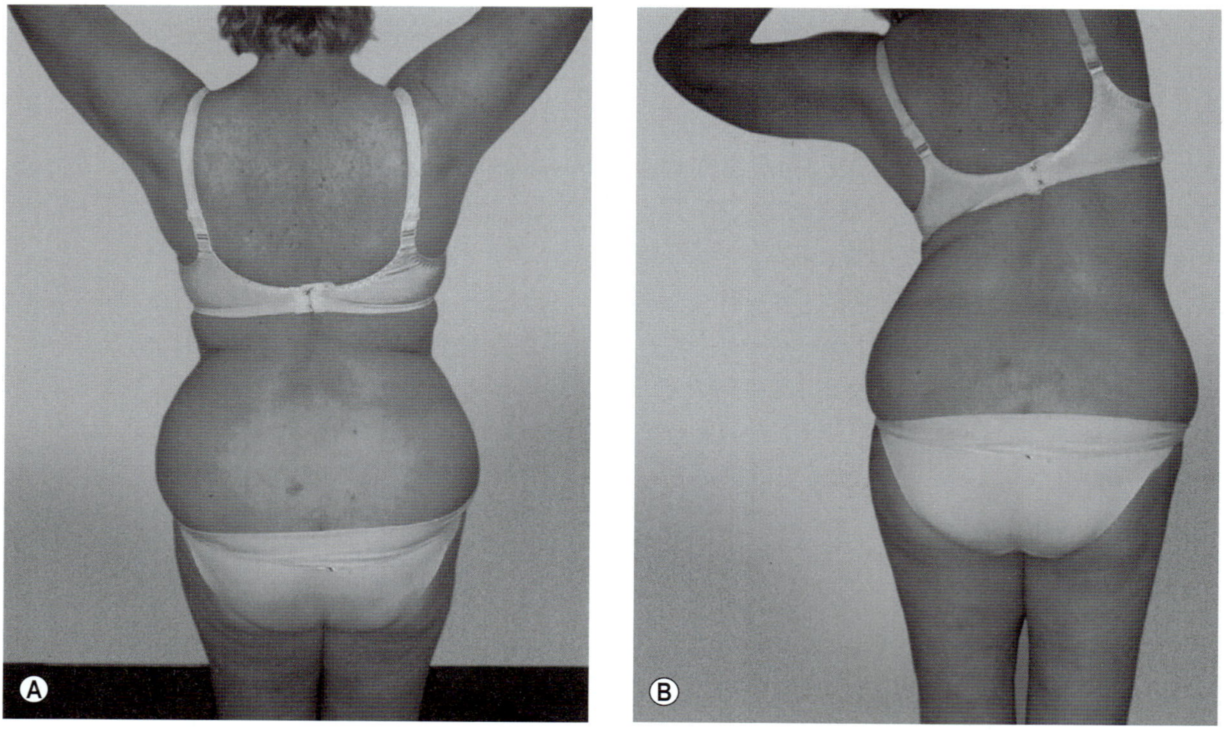

그림 3.14

a) 손을 머리에 두며 중립 서기 자세에서 중앙후방신치(cinch)와 골반의 하부 테더(tether)가 나타난다. 능동 '엉덩이 물림(clench)'과 좁은 하부골반현상도 나타난다.

b) 이러한 골반의 측면회전의 시작제한과 조절은 측면 체중이동 패턴에서 나타나고 중앙후방신치에서도 보인다. 골반의 측방 체중이동이 최소화 된다.

방해하고(Roussel et al 2009), 자세적 횡격막 기능이 동반된다(Kolar et al 2012).

- 호흡의 변화는 골반저 근육기전을 방해하고 요실금 등의 증상을 만든다(Smith et al 2007a).
- 근위 사지대 간의 운동이 중앙에서 분리되면 척추와 흉곽을 통해 분절적으로 이루어지는 동작이 제한된다.
- 흉곽을 통한 회전이 감소되고 요추와 경추가 보상작용을 하게 된다. 이는 요통과 경추통의 원인이 된다.

CCPs를 해결하는 방법은 척추조절을 재확립하는 것이다(제4장 중앙의 조절). 재교육 훈련은 각각의 특징에 맞게 적용한다.

기저면을 통한 체중이동을 요하는 자세와 움직임은 전두면에서 척추가 '중심을 벗어남(off-center)'은 중심 지지 패턴을 만든다.(예를 들어, 측면 앉기 자세의 주위를 움직이기; 측방 체중이동 패턴).

확인하지 않더라도 CCPs는 모든 자세에서 자동적으로 시작된다. -스쿼트같은 동작은 중추신경계를 더 자주한다(**그림 3.15**).

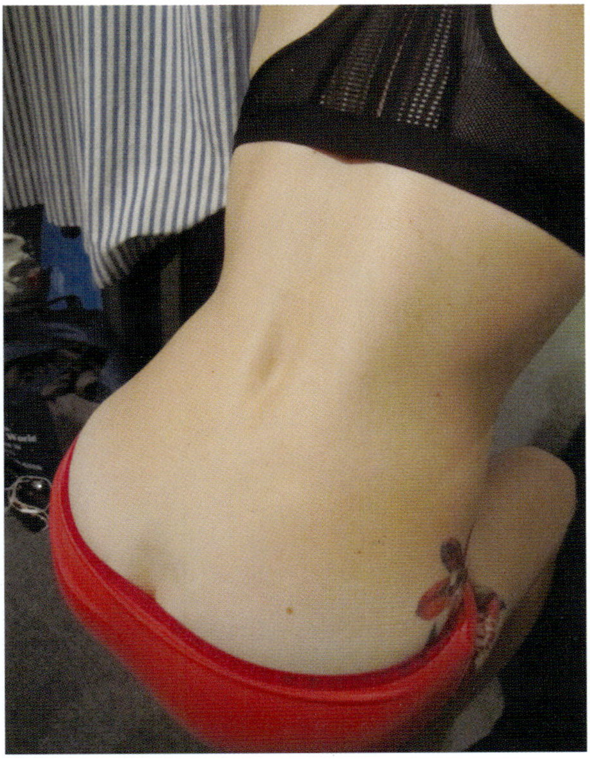

그림 3.15
부적절한 골반내부와 코어 조절로 인해 중앙후방신치가 스쿼트에서 나타난다. 이것은 지속적인 척추압박을 가져오며 흉요추 분절의 움직임을 방해한다. 그녀는 만성적으로 서혜부 통증을 가지고 있다– '이 분절의 통증 우편번호'. 또한 대퇴–관골부 찝힘과 장(요)근 건염이 있다.

골반 하부 테더 pelvic inferior tethers

부적절한 LPU 때문에 골반의 동적인 3차원적 회전(특히, 시상면)이 표층의 후방/하부 골반대퇴 근육에 의해 보상된다.

습관적인 골반조절의 문제는 원시적인 복합 패턴을 형성한다. 즉, 고관절의 신전, 외전, 외회전, 슬관절의 과신전, 족관절의 회내(pronation) 등이다. 나는 이것을 부목(popping) 현상이라 부른다(**그림 3.16**). 고객은 수동적으로 장골 대퇴인대(iliofemoral ligament)를 당기게 되어 후방골반 경사와 꼬리뼈말기(tail tuck)을 만든다. –특히 APXS 고객에게서 많다.

골반과 고관절의 후방 외측이 우세하게 사용되고 긴장된다. '심부의 6개 외회전근'(폐쇄근, 이상근, 쌍자근, 대퇴사두근),과 후방 PFM, 햄스트링, 대둔근 등은 휴식기에도 긴장이 되어있고 압통과 경직이 있으며 동작시 과도하게 작용하여 근육 TP나 근막 'band'를 형성한다. 고객은 이곳을 스트레칭하거나 이완하고 싶은 느낌을 호소한다.

고객은 장경인대를 통해 한다리로 서는 전략을 취하는데 이는 하지의 역학적 기전이 제역할을 못하기 때문이다.

엉덩이를 클랜칭(꽉물기, clenching)하고 무릎을 과신전 상태로 잠그는 것은 '좌골스윙을 고정(locks the ischial swing)'하는 현상으로 골반의 두 번째 패턴(PF2,제4장)의 발현이다. 이것은 후방 하방의 테더를 만들고 후방 골반/고관절/다리의 근근막의 유연성이 감소하고 좌골의 자연스러운 스윙을 제한하며 골반 PF1으로 진행된다. 체간의 전방굴곡 시 좋은 닫힌 사슬 고관절 굴곡을 상실한다. 이때 척추의 정렬도 깨지는데 요추 전만이 특히 소실된다(**그림 3.17**).

이것은 APXS 그룹에서 많이 발생한다.

PPXS그룹의 psoas와 대퇴 직근의 과도한 사용은 골반의 전방 하방 테더링을 형성한다. 이것은 후방 하방 테더 보다는 흔하지 않다. –무릎을 꿇고 있는 자세에서 잘 보인다.

이것은 CPC활동과 시상면 척추 부정렬이 동반된다(**그림 3.18**). 바로 골반 기본패턴 2 조절이 필요한 경우이다.

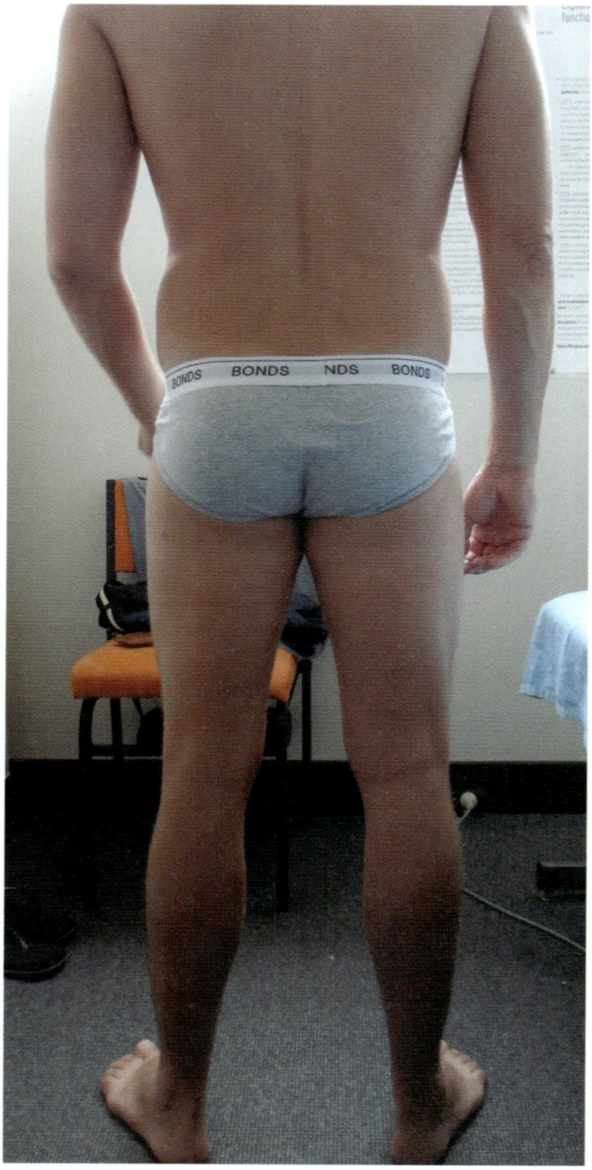

그림 3.16
후측방 하부 근근막 사슬에 '버팀목' 현상이 신전, 외전, 외회전의 '종합 패턴'으로 나타난다. 이것은 증상이 있는 쪽에 우세하게 나타나곤 한다. 이 남자는 왼쪽 슬괵근과 아킬레스 건염이 만성적으로 있다.(제5장의 사례연구 참조). 체육관에 다녔음에도 불구하고 '키사인(Key sign)'과 약해진 복횡근에 돌출이 있다.

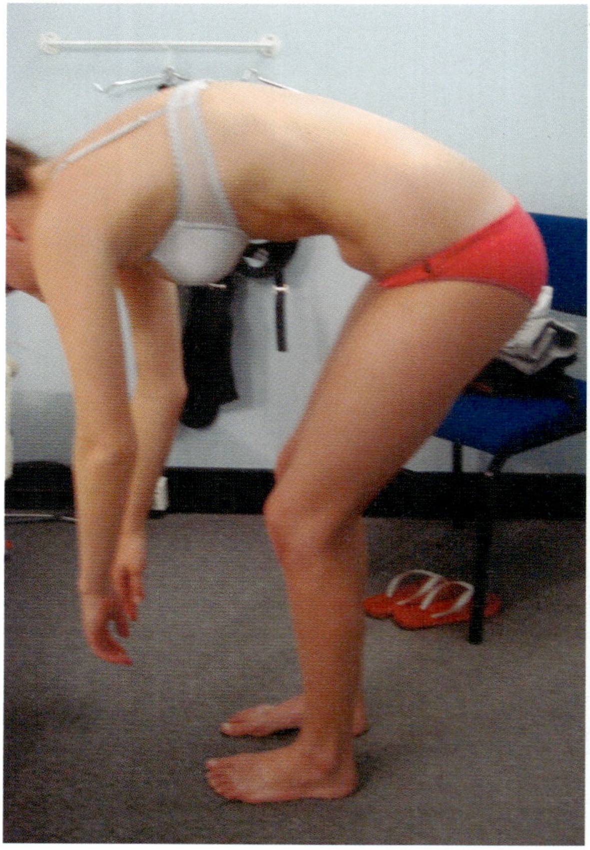

그림 3.17
전방굴곡 패턴의 기능장애. 골반의 '아래 테더'가 긴장된 슬괵근의 골반후방경사, 전방 회전 방해와 함께 나타난다. 이것은 전체 척추의 굴곡을 통해 보상되어진다. 중앙전방신치와 중앙 체간의 '접힘'을 보라. 이 여성은 만성 천장관절과 허리 통증을 가지고 있었다.

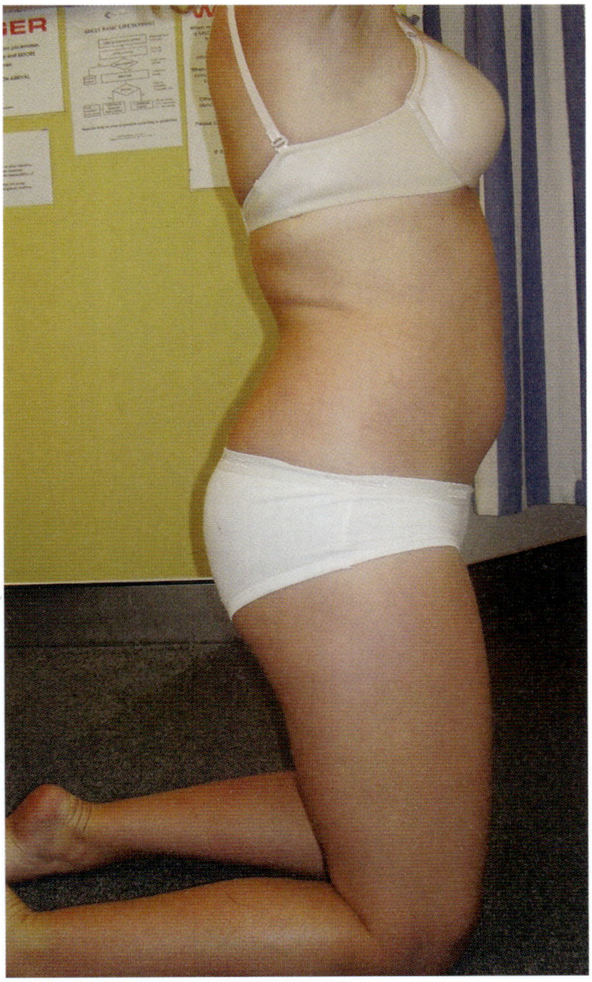

그림 3.18
무릎앉기 자세에서 전하방 골반 '하부 테더'.
골반과 고관절은 중립위를 유지할 수 없고 척추는 보상 패턴이 나타난다. 전체 복벽의 비활성과 우세한 후방신치 활동을 보라-이것은 '키사인(Key sign)'과 관련된다(PPXS에서 잘 나타남).

골반대 하부 테더의 기능적 결과

(The functional consequences of the pelvic girdle inferior tethers)

테더의 영향은 광범위하다. 요추가 가장 고통받고 골반과 정렬과 조절이 상실되어 전체 척추에 영향을 미친다.

골반 하부 테더는 많은 요통 증후군과 같이 모든 종류의 요통과 골반 장애에 영향을 미친다. 예를 들어, 좌골신경통, 건염(tendinopathies), shin splint, 발 문제 등이다.

내부와 외부의 골반 대퇴 근근막사이의 불균형적인 길이/긴장은 기본패턴 1의 조절을 제한하고 기본패턴 3,4에도 영향을 미친다. 골반은 기본패턴 2를 제외하고 3차원적인 움직임을 잃는다. 골반간 움직임과 안정성은 상실되고 대퇴골두위의 움직임이 둔해진다. 이것은 다음의 과정을 밟는다.

- 꼬리뼈의 움직임이 감소되거나 상실된다.
- 골반 기본패턴 1조절의 상실은 자세와 움직임에 있어 요추전만의 상실과 비등하다. 그러므로 하부 요추와 천장관절은 끝범위 굴곡과 카운터뉴테이션(counternutation)의 부하가 걸릴 때 손상되기 쉽다. Solomonow et al(2003)은 요추관절에 염증과 신경근 spasm을 유발하는 실험에서 20분만에 만들어 24시간동안 지속되는 결과를 보고했다.
- 고관절 운동과 조절의 감소가 나타났다-특히 닫힌 사슬 고관절 굴곡. 구심성 관골구 마모(wear)과 고관절 치환술의 발생이 예측된다. 대퇴관골구 찝힘은 골반이 후방 회전 되어 있을 때 누운 자세에서 능동적 고관절 굴곡과 동반된다 (Van Houcke et al 2014).
- 하부 요추는 과도하게 굴곡되는 보상작용을 하고 닫힌 사슬에서 고관절 굴곡은 감소한다. 스쿼트와 차기(kicking)에서 중요하다. 이것은 운동학적 사슬에서 약한 고리(weak link)를 형성한다.

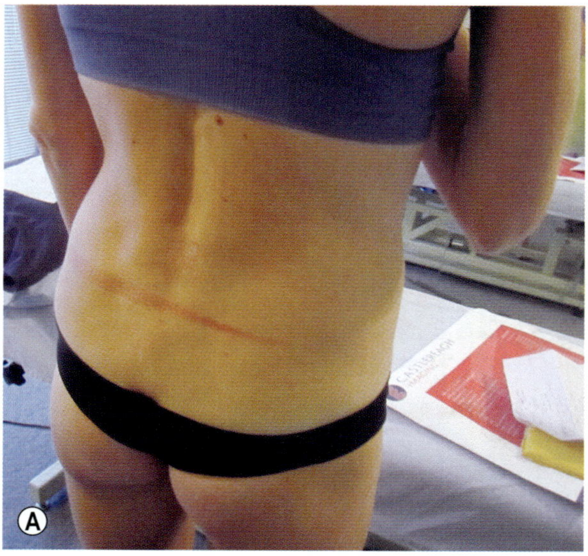

그림 3.19

a)중앙후방신치의 과활동성은 L3주위에서 시작된다. (위쪽에 등쪽 접히는 부분). '과도한 요추 전만'도 관찰된다. L4/5에서 S1/2사이가 아닌 상부요추라는 점이다. 일명 '가성 요추전만'. 흉요추부위의 도수촉진이 체간 신전에 있어 분절운동을 감소시키고 하부요추가 심하게 굴곡된다. 좋지 못한 요천추 전만과 다열근 약증이 나타난다.

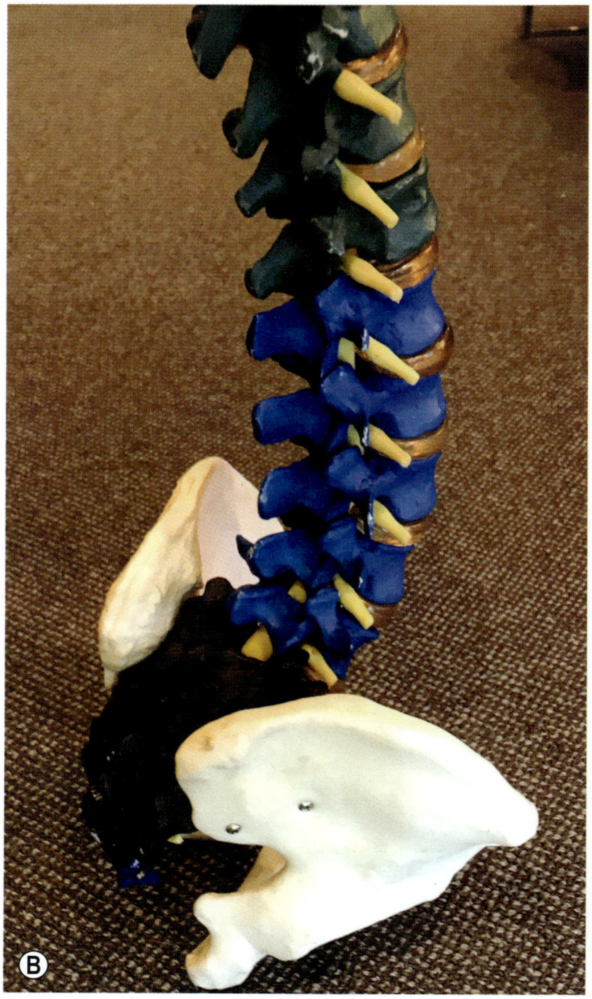

그림 3.19 계속

b)척추/골반 모형. 천골(검은색)과 요추(회색)사이에 요천추각의 관계를 보라.

하지의 대부분 신경지배가 후방 근근막 사슬에 집중되어 있기 때문에 요천추 부위와 각 분절의 활동에 방해를 받으면 신경이 자극되고 근근막이 긴장되는 결과를 낳는다. 악순환이 발생한다 (제1장 손상 참조). 이것은 흔히 나타나는 햄스트링 문제에 의한 기능장애와 후방 근근막 사슬의 건염들에서 볼 수 있다.

- 비대칭적인 골반 후방 테더링은 골반의 '뒤틀림'을 만든다(**그림 2.14**). 이것은 요통과 천장관절통, 많은 하지 통증 증후군을 만든다(Adhia et al 2016). 임상적으로 증상이 있는 골반의 후방 회전과 외전의 증가는 좌골의 내전을 동반한다.
- 요추 골반 중립자세와 신전 조절의 감소는 지속적인 CCP 수행과 관계있다. 요천추 움직임과 흉요추 움직임에 문제가 동반된다(Elgueta-Cancino et al 2014) -꼬리뼈는 뒤로 움직일 수 없고 늑골은 전방으로 이동된다(**그림 3.15, 3.19, 4.13b**).
- 앉은 자세에서 습관적인 골반의 후방경사 (골반 기본패턴 2)는 척추가 굴곡의 끝범위에서

지속적으로 부하를 받게 된다(**그림 3.32**).
골반 기본패턴 1을 통한 좋은 고관절 굴곡의 감소는 '중립 척추'대신 CPC전략을 취하게 되어 척추는 무너진다(앉기 참조와 **그림 4.13b**).

- 요천추가 굴곡된다. 이것은 골반 후방 테더와 CPC와 관련되어 나타난다. 이에 요추전만이 생기므로 요추를 편평하게 하는 운동을 처방한다. 그러나 이것은 가짜 요추전만으로서 흉요추의 기립근의 활동을 항진한다(**그림 3.19a**).
요천추의 정상 정렬을 잘 살펴보자(**그림 3.19b**).
- 선 자세에서 신전/외전/외회전은 흔히 우세하게 나타난다(**그림 3.16**). 후방 측방 근근막 사슬은 긴장되고 발은 회내(pronate)된다. 이것은 적절하게 지면에 체중을 분산하고 이동시키는 역할을 한다. 이때 스쿼트같은 자세를 바로잡는 운동이 필요하다. 요가의 선 자세도 도움이 된다. 그렇지 않으면 고객은 골반 기본패턴들을 통해 척추정렬을 상실하고(**그림 3.15**), 상체 하부 테더와 중앙신치로 올바른 척추정렬을 잃는다(**그림 3.20a**). '버티는 활동을 부수기'는 운동치료의 목표 중 하나이다. 다리를 굴곡시키는 여러 가지 골반 조절패턴은 하지의 운동 조절뿐만 아니라, 근근막의 가동성도 향상이 된다.
발을 지면에 잘 안착시키고 뒤꿈치/싯본 연계를 잘하면(제8장 참조), 골반은 척추를 바로 펴게 한다(**그림 3.20b**).
- 골반 하방 테더는 한 다리로 서 있을 때 3차원적으로 회전을 조절한다. 골반은 한쪽으로 떨어지는 것이 아니라 후방경사로 당겨지고 회전이 일어난다. 많은 임상가들이 실수하는 것은 이것이 둔부근육의 약증 때문이라고 생각하는 것이다. 후방 골반통은 선 자세에서 고관절 굴곡 시 내적인 골반의 불안정성에 기인한다. 골반의 후방 회전이 커지는 것은 햄스트링의 과사용이 원인이고 외복사근이 골반의 안정성을 위해 과도하게 수축하기 때문이다(Bussey and Milosavljevic 2015). 심부 고관절 외회전근육의 수축이 동반된다.
- 이러한 '토탈 패턴' 시너지는 다음과 같이 나타난다. 선 자세에서 고관절을 신전 시키거나 네 발기기자세를 취할 때 고관절은 외회전되어 고정되고 한 다리로 서있는 쪽 골반은 후방으로 회전된다. 그 결과 척추는 회전되고 굴곡된다(**그림 3.21**).
- 골반 하방 테더의 우세(**그림 3.14a**)와 골반 기본패턴 1의 조절 감소은 골반 기본패턴 3을 자극하여 골반을 측방으로 체중부하시키는 패턴을 유도하여 척추 기본패턴 3이 활동되도록 한다(**그림 3.14b**).

나는 하지 사분위 통증과 장애를 해결하기 위해 둔부만의 선별된 운동을 시도해왔다. 그러나 많은 운동들이 골반 하부 테더 패턴을 우세하게 하는 결과를 낳는다(예를 들어, Clam 운동의 경우 심각하다!).

3차원적인 골반회전력이 조절되지 않으면 – 특히 골반 기본패턴 1– 스쿼트와 같은 일반적인 운동은 척추에 우세한 하부 테더 시너지를 가져온다(**그림 3.15**).

둔부나 햄스트링 건염, 그 외 다른 운동손상에 있어 목표가 되는 하나의 근육을 찾아 강화하는 치료를 선호해 왔을 것이다. 고관절 외전근의 약증은 둔부의 건염을 일으킨다(Allison, Vicenzino, Wrigley et al 2006).
이것을 누운 자세에서 전두면에서 골반 기본패턴 3과 같이 회전을 검사해본다. 이 검사를 한다리로 선 자세에서 실시하거나(Allison, Bennell, Grimaldi et al 2016), 걷기에서 실시하면(Allison, Vicenzino, Bennell et al 2016), 전두면에서 골반 짝힘의 약증과 운동학적 변화가 나타나 대측의 골반이 떨어지고 동측의 골반은 이동되어 고관절이 내전된다(**그림 4.18a**). 중둔근은 요통이 있는 환자에게 과활동성이 나타난다(Bussey et al 2016). 이때 햄스트링 손상이 동반되면 좋은 LPU의 협력 없이 골반을 안정화시키려 애를 쓰게 된다(Franettovich Smith et al 2017).

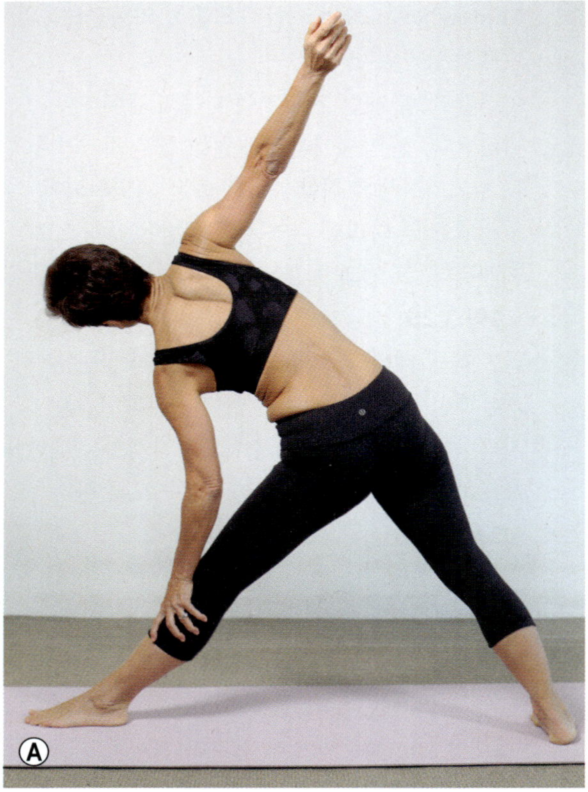

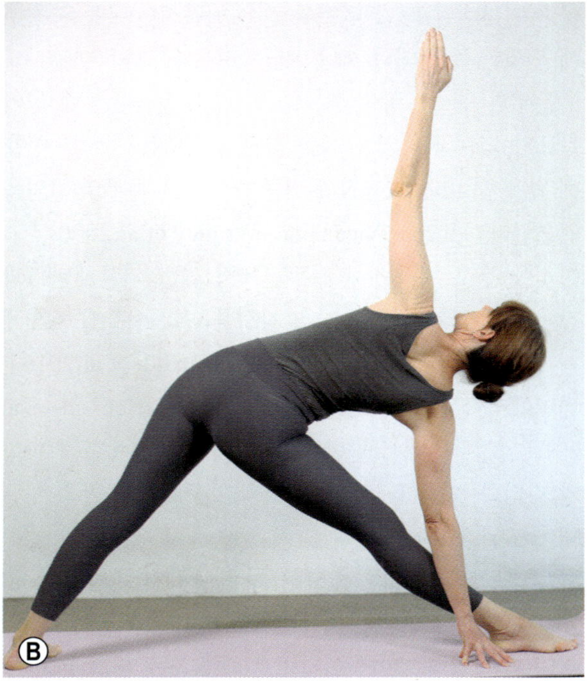

그림 3.20

a) 골반내부 조절이 좋지 않을 때 골반의 '하부 테더'가 생기며 트리코나사나(Trikonasana)자세에서 골반의 움직임과 척추안정성을 잃어버린다.

b) 좋은 골반 조절은 척추가 자유롭게 신장되도록 돕는다.

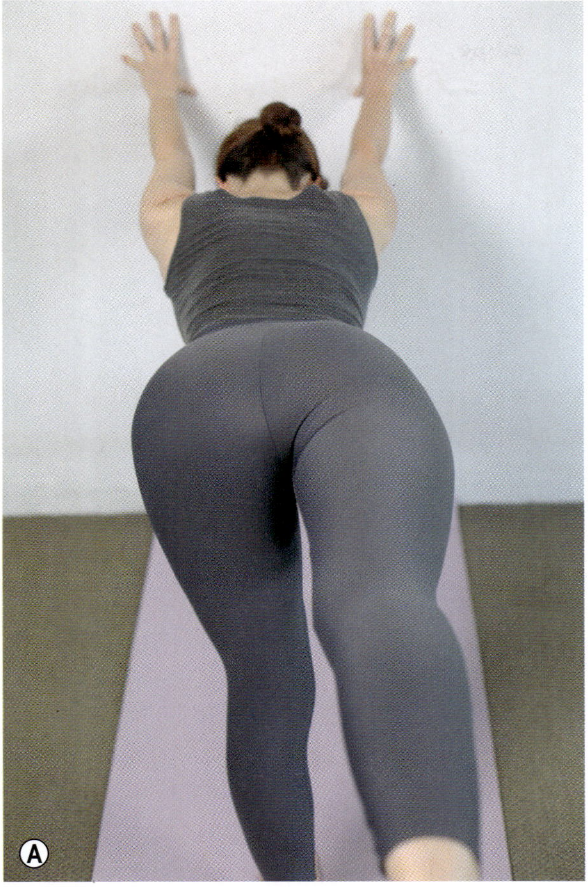

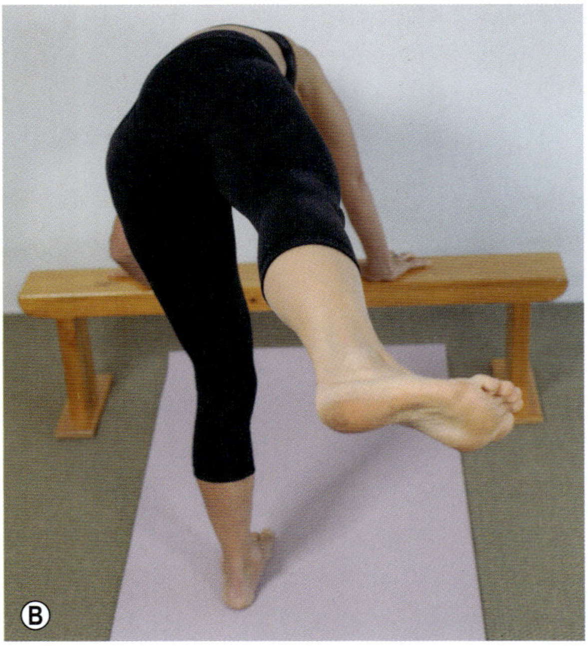

그림 3.21

a)골반 회전의 짝으로 잘 조절될 때 고관절 신전 시 안정적으로 수평을 유지 한다.

b)골반의 '하부 테더'로 인해 불균형 골반 조절이 되면 고관절은 신전/외회전/외전의 '복합 패턴'이 나타나게 된다.

나는 여러 가지 다양한 움직임속에서 골반 기본패턴 1과 기본패턴 3조절의 회복이 측면 골반조절의 회복과 건강한 요추/골반/고관절 기능, 증상의 빠른 제거에 효과적이라고 제안했다(**그림 4.19a,b**).

척추의 골반 하부 테더를 회복하는 방법은 올바른 움직임을 통해 기본적 골반 패턴을 찾는 것이다.

어깨 하부 테더 : 어깨교차증후군과 동의어

The shoulder inferior tethers: synonymous with the shoulder crossed syndrome

어깨 테더는 상부 사분위의 중립위와 기능을 저하시키는 주된 원인이다. 이것은 특히 흉곽과 견갑대에 영향을 미친다. 경추는 중립위를 상실하게 되고 올바른 조절을 할 수 없게 된다(Helgadottir et al 2011).

어깨 하부 테더는 모든 목, 어깨, 상지 통증과 장애에 관여한다. 그리고 상부 흉추에 기능이상 호흡패턴이 발생한다.

상부 흉추 신전근과 후하방 견갑골 안정근의 약화는 3차원적으로, 견갑골의 정상적 회전운동을 방해한다.

이것은 전방 견갑대 근육이 상지를 움직이는데 과활동하기 때문이다. 전방 견갑근육(depreessors and protractors), 그리고 상지 굴곡근의 과활동이 원인이다.

이때 견갑대의 안정성을 보상하기 위해 상지가 굴곡, 내전, 내회전 되는 원시적 패턴이 발생한다. 강한쪽으로 변형이 생기듯이 일상생활에서 팔을 머리 위로 들어올리는 동작이 드물기 때문에 신전, 외전, 외회전등은 가동범위와 조절력이 떨어지게 된다.

이러한 상지의 우세한 패턴은 자세를 무너뜨리고 대흉근(또는 소흉근, 쇄골하근, 전거근, 이두근 단두)과 같은 근육의 긴장을 가져오고 쇄골견갑 유닛에 전방하방으로 테더를 형성하여 3차원적으로 움직임을 방해한다.

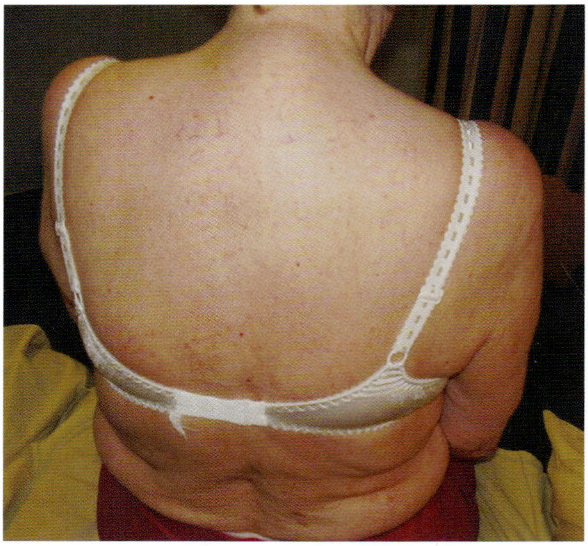

그림 3.22
흉추 '돔(dome)'. 척추분절의 굴곡이 지속된 경흉추 연접부에 나타난다. 상부흉추와 견갑대는 머리와 목을 지지하기 위해 좋지 않은 자세를 만들게 된다.

- 시상면에서는 쇄골이 아래로 내려가거나 전방 회전이 일어나고 견갑골이 전방으로 회전된다. 쇄골의 상방 회전과 견갑골의 후방 회전이나 경사는 감소된다.
- 전두면에서는 쇄골이 하강하고 견갑골이 하방 회전화며 쇄골은 거상되고 견갑골의 상방 회전이 감소한다.
- 횡단면에서는 쇄골견갑 유닛이 전인되고 내회전되며 후인과 외회전은 감소한다.

견갑대 하방 테더의 기능적 결과

(The functional consequences of the shoulder girdle inferior tethers)

이것은 견갑대의 기능과 상부 척추와 밀접한 관계를 가진다.

쇄골견갑유닛이 어깨 기본패턴 2를 이루면 머리는 기본패턴 2를 형성한다. 스스로 해보라. 상부 사분위 자세와 활동 패턴은 두 번째 패턴이되고 척추는 아파진다.

견갑대의 전방이동은 상부 흉추를 잡아당기게 되고

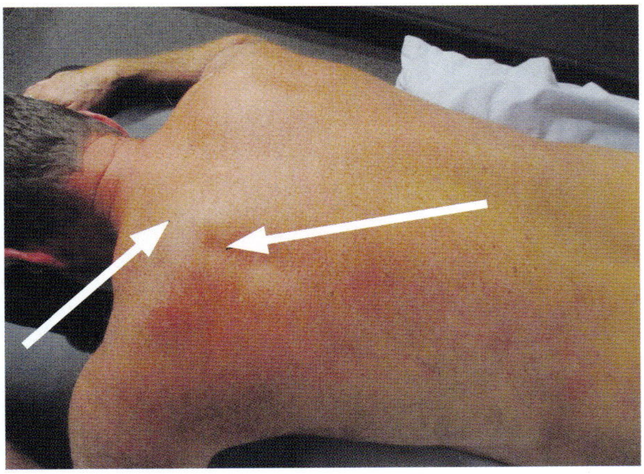

그림 3.23
'상부 키사인(Key sign)'. 견갑골의 상부내측면의 과도한 근근막활동(왼쪽 화살표)와 견갑골 내측면과 척추사이의 연관반응(오른쪽 화살표)가 보인다.
이 남성은 왼쪽이 좀 더 심한 양쪽 어깨 통증을 가지고 있었다.

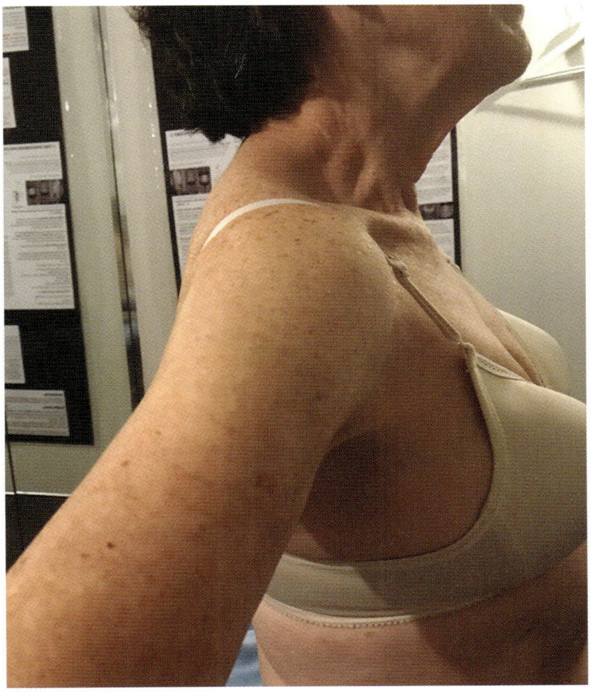

그림 3.24
흉쇄부위의 하강(drop)은 어깨 기본패턴 1과 동반되어 목의 긴장과 팔꿈치가 어깨선 뒤로 당겨지는 보상작용을 나타낸다.

경흉추 접합부는 굴곡이 일어난다. 분절적 경직이 나타나는데 두가지 결과를 보인다.

- '돔(dome)'이 생긴다. 이것은 흉추후만의 증가와 신전, 측굴, 회전 시 척부 분절의 경직을 뜻한다. T1과 T6-7사이의 등쪽 접힘(dorsal hinge)에서 나타난다. 목을 지지하는 상부 흉추와 어깨 가동성과 조절을 제한한다(**그림 3.22**).
- C1과 T7사이의 지속적인 부하가 걸리면 만성적인 염증반응과 신경을 자극하여 근근막의 내적 긴장과 질감이 변화한다. 이러한 변화는 전후의 흉벽과 견갑대를 자극한다(제1장 손상 참조). 예를 들어, 흉근의 신경지배는 C5-T1이고 원근의 신경지배는 C5-7이다(Kendall et al 1993). 흉벽의 근근막은 흉추의 분절 신경지배를 받는다. 근근막의 과활동성은 분절적 장애를 만들어 자세성 중추신경계 신경근 패턴을 만든다.

좋지 않은 후방하방 견갑골 안정성과 쇄골 견갑 근기전은 전거근 근막의 상부섬유를 두껍게 만들고 상부 내측 견갑골을 상부 늑골에 묶어 버린다(특히, 늑골 2-5번). 이로써 견갑골과 흉벽사이의 3차원적인 슬라이딩 움직임에 제한이 온다.

상부 키사인이 이를 설명한다(**그림 3.23**). 척추와 늑골관절을 촉진하면 무해자극통증(allodynia)과 제한이 나타난다. 그리고 이것은 종종 어깨와 팔의 통증을 만든다. 흉추관절에서는 교감신경계에 영향을 받는다. 근막이 부어있고 유리같은 느낌이 나타나며 덩어리진 섬유가 촉진된다. 교감신경계 자극이 T1-5레벨의 원위통증 증후군에 나타나면(Jewson et al 2015), 머리와 목, T2-5가 지배하는 사지에도 영향을 미친다(Williams and Warwick 1980).

- 상부 흉추신전과 흉골의 들어올림과 전인은 쇄골 견갑의 활동이 필요하며 이것은 어깨 기본패턴 1의 활동을 어렵게 한다. 어깨 기본패턴 3과 기본패턴 4가 손상된다. 고객은 목과 어깨의 긴장으로 보상하려 한다(**그림 3.24, 그림 4.23c, 4.26c**). 이것이 해결되지 않으면 기능장애가 남고 목과 어깨의 문제가 재현된다.

견갑대와 상부 흉곽의 중력중심의 변화는 머리전방자세(forward head posture)와 후두골의 기울어짐, 신전(머리 기본패턴 2)를 만든다. 머리는 경사지거나 회전된다. 이때 흉쇄유돌근, 사각근의 과활동과 심부 경부근육의 저활동이 나타난다. 경추의 정렬과 안정성 그리고 조절능력은 감소된다(**그림 3.25**).

- 머리 기본패턴 2의 우세는 머리 기본패턴 1을 어렵게 하며 3,4 패턴과 동반된다.
- 경추후두 관절 복합의 3차원적 움직임의 감소는 중부 경추의 보상작용을 만들며 과도한 스트레스를 주어 퇴행성 변화를 만든다.
- 경추와 머리의 통증과 장애는 상지의 문제를 유발한다. 신경을 자극하면 상지대 근근막이 억제되고 관절조절을 어렵게 만든다(예를 들어, 회전근개는 C5-6의 신경지배를 받는다).
- 임상적으로, 머리 기본패턴 2 우세는 C0/1/2기능장애와 관계되어 턱관절(귀)문제와 뇌신경들의 기능에 영향을 미치는데 이는 두개골저에 많은 구멍들이 C0-1의 전측방에 위치해 있기 때문이다.

쇄골견갑 하부 근근막 테더링은 견갑골의 운동장애와 팔을 지지하고 조절하는 기능을 방해한다. 견갑골 운동장애는 어깨 손상환자에게 자주 발생하며 상향회전, 후방경사, 외회전 등 3차원적 운동이 제한된다

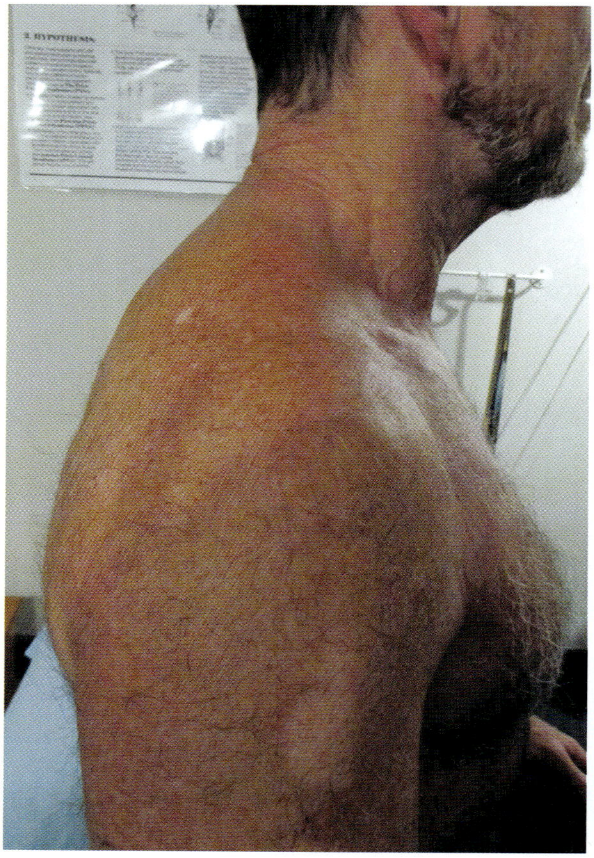

그림 3.25
어깨교차증후군. 증가된 대흉근 긴장으로 견갑골은 전방으로 당겨지고 상부흉추와 경흉추 만곡이 증가하며 머리가 앞으로 나간다. 흉쇄유돌근, 사각근, 승모근의 과긴장이 동반된다. 중부 경추의 피부 주름은 후방움직임에서 이 부위 척추의 압박을 예측한다.

(Struyf et al 2011; Kibler et al 2013)(**그림 3.26**).

이상적으로 움직인다면, 상부 · 중부 · 하부 승모근은 톱니근(serratus)와 힘짝을 이루며 팔을 들기 위해서 전두면에서 견갑골을 상방 회전 시킬 것이다. 이때 중부 · 하부 승모근은 외측으로 톱니근을 당기고 견갑골이 후인되며 흉벽에 안정할 수 있도록 돕는다. Mottram(1997)은 상부 · 중부 승모근이 쇄골과 견갑골을 후방으로 당겨

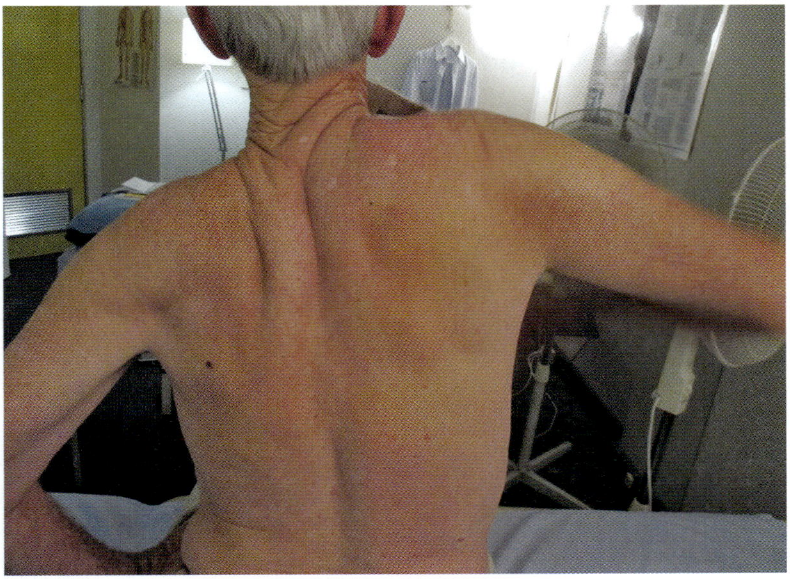

그림 3.26
전후거근과 중하부 승모근에 의한 견갑골의 비정상적인 거상은 능형근/견갑거근, 상부 승모근에 의한 견갑골의 끌려올려감이 나타난다. 상부 회전과 후방경사와 후인(retraction), 목이 과도하게 활동하고 후방 견관절 회전근개/극하근이 상완골을 조절하기 어렵게 된다.

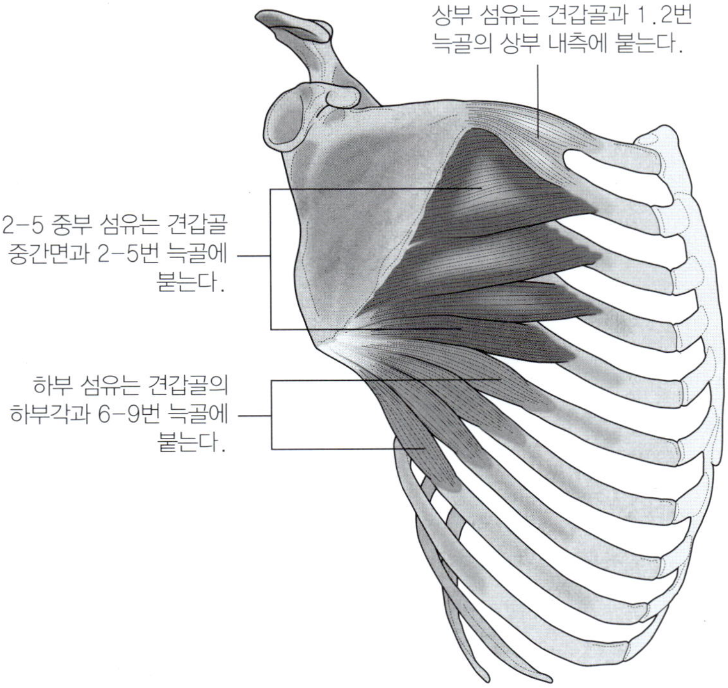

그림 3.27
전거근은 세 부분으로 구분되어있는데 견갑골을 흉부에서 벗겨낼 때 잘 드러난다. 상부중부와 중부 견갑골면은 위에서 세 번째까지의 늑골에 부착한다 – 특히 2번째에. 늑골의 기능장애는 종종 어깨 통증 증후군을 유발한다 – 2번째 늑골이 항상 관여된다(가끔 3번째도).

쇄골의 외측단을 올리므로 견갑골의 상방 회전이 발생한다고 하였다.

중부 · 하부 승모근이 활동적이지 않으면 견갑골의 안정성은 떨어진다. 보상적인 비정상적 거상이 견갑거근의 과활동으로 발생한다. 이것은 견갑골을 하방 회전시키고 목에 긴장을 주게 된다.

상부승모근의 수축 타이밍에 변화가 생가면(하부승모근 수축이 지연되기도 함), 팔을 올릴 때 견갑대의

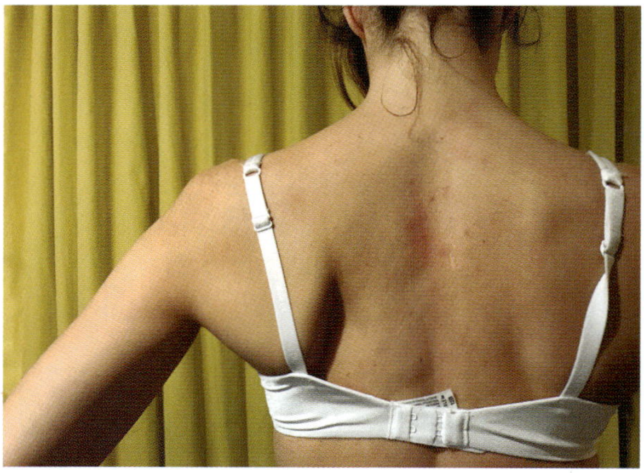

그림 3.28
'거짓 날개들림(Pseudo winging)'은 앞쪽 쇄골견갑 데더링과 후방 하부 견갑골 안정성 약화로 나타난다. 능형근, 상승모근, 견갑거근의 활동이 증가된다.

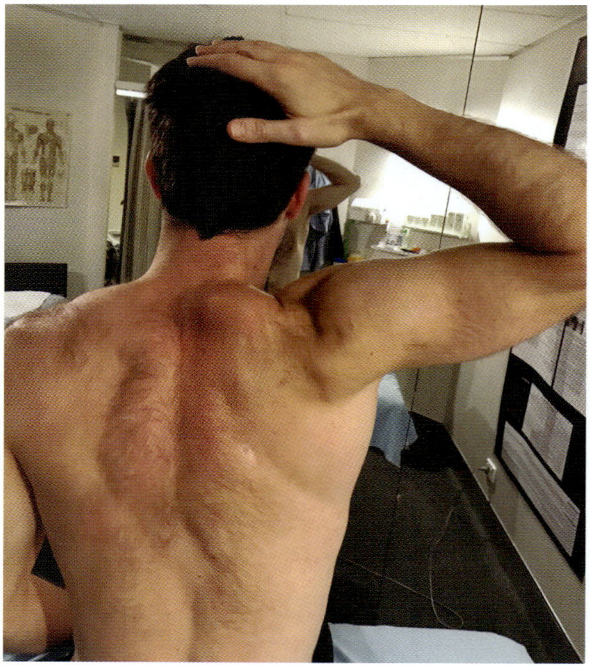

그림 3.29
견갑골 후인(retraction)이 상지 거상과 함께 동반된다. 과도한 견갑거근, 능형근, 후방 회전근개의 활동에 의한다. 이 동작의 운동치료적 수행은 뒤쪽 회전근개를 신장시키고 하부 견갑 안정성을 향상시킨다.

과도한 거상이 유발된다(Cools et al 2013).

견갑골 윙잉(winging)은 전거근의 약증으로 나타난다. 그러나 임상적으로 강한 전인이 나타난다. – 전거근 근근막이 짧아지고 견갑골의 흉벽위에서의 가동성이 줄어든다. 특히 후방 상방쪽의 움직임이 감소한다. 전거근은 동종의 교육 근육(homogenous muscle)이 아니다. 세 부분으로 나누어져 두 부분은 2번째 늑골의 상하에 동시 접합된다(Webb et al 2016)(**그림 3.27**).

임상적으로 상부섬유들은 1–3번 늑골(가끔5번까지)에 접합되어 분명한 인대결합(syndesmosis)을 이루고 견갑골의 흉벽위에서의 적절한 후하방 안정성에 기여한다. 소흉근과 함께 이러한 상부 섬유들은 견갑골은 전방경사, 내회전, 하강(depression)시킨다. 하강된 견갑골은 상지의 신경섬유를 기계적으로 자극하게 된다(Martinez Merinero et al 2017).

전방하방 테더링은 쇄골견갑골 후방경사와 외회전이 조합되는 거상과 후인을 제약한다. 거근이 견갑골의 후인을 조절하지 못한다. 이때 중부 하부승모근의 작용도 협력하지 못한다.

전방하방 쇄골 견갑 테더링은 견갑골 하각을 두드러지게 하여 거짓날개들림(pseudo winging)을 만든다(Mottram 1997)(**그림 3.28**). 이것은 쇄골 견갑의 전방경사와 하강을 증가시키고 첫 번째, 세 번째, 네 번째 어깨 패턴을 만든다. 능형근과 견갑거근을 사용하여 견갑골 후인이 나타나는데 이는 견갑골을 거상(하방 회전)시킨다(**그림 3.29**). 후방 회전근개도 과활동 한다.

상완견겹근육과 팔의 근육을 긴장시키거나 고정시켜 후인을 만든다 –특히 후방 회전근개와 원근–견갑골을 좀더 외전, 전인시킨다(**그림 4.23c와 4.26c**).

쇄골견갑 조절의 이상은 상완골의 중심화를 방해하고 상완관절와 근기전을 변화시킨다(Ludewig and Reynolds 2009). 이것은 상부척추와 쇄골견갑골 조절을

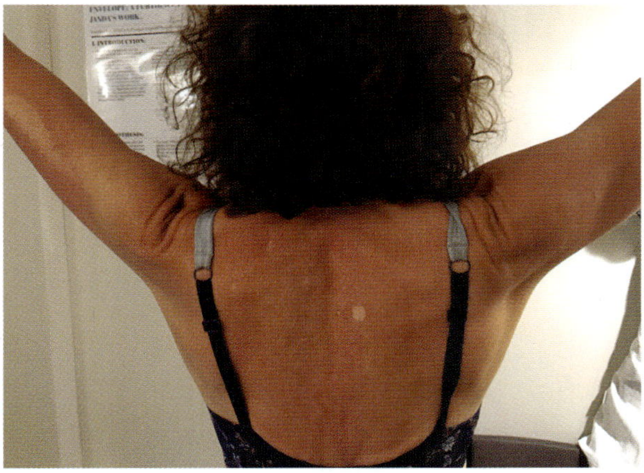

그림 3.30
후방 견관절 회전대(cuff)의 과활동은 GIRD를 만든다. 이것은 견갑상완관절의 외전과 수평 굴곡, 내회전을 일으킨다. 거상(elevation)을 살펴보자. (R)후방, 하부 겨드랑이 근근막은 열려있지 않고 견갑골은 외측으로 잡아당겨져 상부승보근의 과활동성과 하부승모근의 저활동성이 동반된다. 이 여성은 오른쪽에 만성 어깨 통증을 가지고 있었다.

감소시키는 결과를 가져온다.

견관절 내회전 장애(Glenohumeral internal rotation defit GIRD)는 흔한 어깨 질환이다. 쇄골견갑 테더링과 관련된 전인은 상완골두를 전방으로 이동시키고 관절와의 중심에서 벗어나게 한다. 이는 회전근개의 균형을 방해하고 극하근, 원근, 극상근등의 과도한 활동을 야기한다. 근근막의 단축은 팔을 외전하고 거상할 때, 견관절의 외전, 수평굴곡, 특히 내회전 등을 제한한다.

중간 견갑골 안정화근육들은 팔을 외전하거나 거상할 때, 견갑골을 잡아당겨 외전, 전인, 전방경사시킨다. 견봉하 찝힘 현상이 여기 관련된다(**그림 3.30**).

치료사들은 척추와 어깨를 독립적으로 보는 경향이 있다. 그러나 이 둘은 기능적으로 상호 연관되어 있다.

여러 가지 자세에서 어깨 기본패턴을 훈련시키는 것은 상지의 동작을 위한 적절한 경흉추 움직임을 깨울 수 있다. 이것은 어깨 하부 테더를 신장시키고 승모근을 재활시킨다. 중부 하부 승모근과 거근사이의 협력 활동(coactivity)을 강화하여 3차원적으로 견갑골을 조절할 수 있도록 한다.

어깨 기본패턴 1의 시상면에서의 조절이 확립되면 어깨 기본패턴 3과 기본패턴 4가 보상패턴으로 나타나지 않는다. 척추와 어깨 조절 모두 이상적이 된다.

어깨 기본패턴 1과 기본패턴 3 모두 경흉추 연접부를 가동화시키고 상부흉추의 신전과 측굴을 원활하게 한다. 또한 전두면에서의 견갑골 상방 회전을 향상시키고 후인/후방경사를 돕는다. 이 동작을 머리위에서 한손으로 실시하면 보너스로 후방 회전근개가 신장되어 후인이 향상된다(**그림 7.27a,b**).

견갑 기본패턴 1과 기본패턴 4 역시 경흉추 연접부를 가동화시키고 상부 흉추의 신전과 회전을 원활하게 한다. 이것은 견갑골의 후방경사와 외회전(후인)을 향상시킨다(**그림 7.25c**).

어깨 기본패턴 1의 재확립은 흉추의 정렬을 향상시키고 경추의 이상적인 정렬을 제공한다. 자동적으로 목과 머리의 조절이 향상된다(**그림 3.31a**).

후두경추 굴곡 검사(머리 기본패턴 1)은 만성 통증을 감소시켜왔다(Falla et al 2012). 고객은 머리의 자세를 독립적으로 조심스럽게 교육받는다. 왜냐하면 목의 통증이 있는 경우 흉쇄유돌근과 전사각근 등의 동반수축이 일어날 수 있기 때문이다(O'Leary et al 2011).

머리 기본패턴 1은 누운 자세에서 숙련하고 똑바로 세운자세에서 머리 기본패턴 1을 머리 후인과 함께 교육한다. 이때 어깨 기본패턴 1의 전-수축(**그림 3.31**)이 유발되어 중부 경추 분절을 과활동하게 해서는 안된다. 그러나 머리 기본패턴 1과 어깨 기본패턴 1이 협력 활동을 하면, 심부 목 굴곡근과 하부 견갑 안정화근육들이 느슨해져 머리와 목이 함께 들리며 건강한 상부척추 조절을 할 수 있게 된다.

컴퓨터에 앉아 있는 사람들은 앉아있다는 사실을 크게 인식하지 않는다(앉기 참조). 그래서 어깨와 머리 기본패턴들은 '동작 그만(pause gymnastic)'과 같은 상태가 된다.

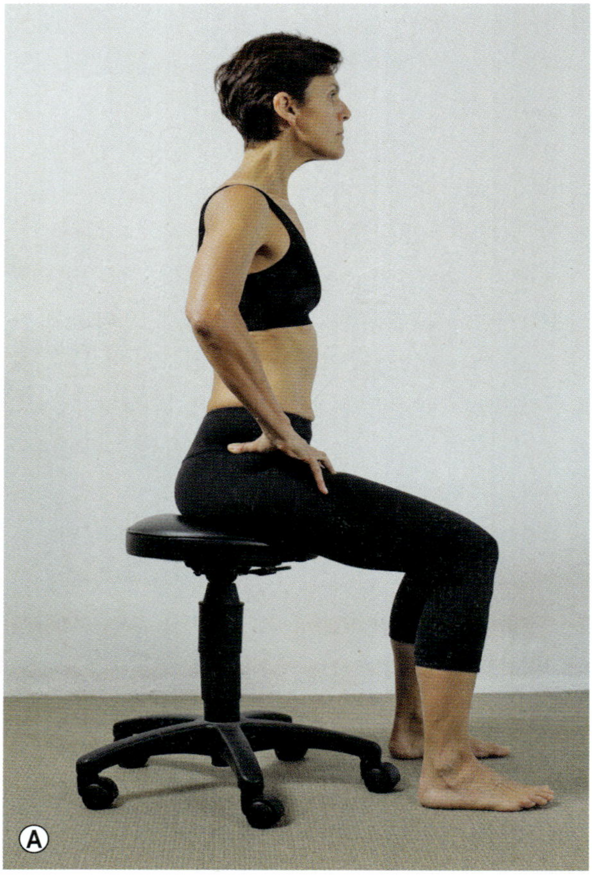

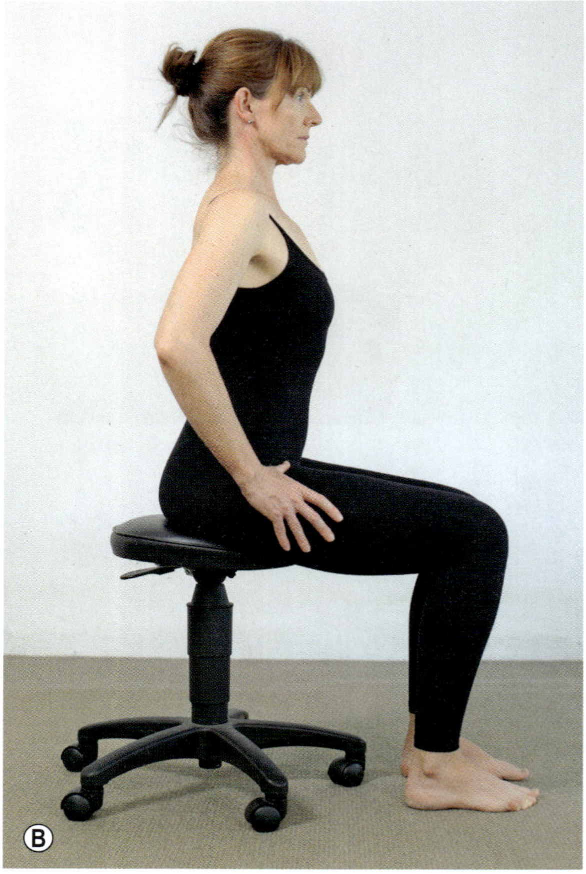

그림 3.31
a)어깨 기본패턴 1은 목의 위치를 중립으로 가져가지 못하고 후두골을 후방이동과 전방경사시키며 목이 신장된다.
b)에서는 중립 경추와 머리 자세가 보인다.

어깨 기본패턴들에서 치료사는 여러 가지 보상작용을 관찰할 수 있다(제4장 참조). 어깨 기본패턴 1에서 많이 나타나는 오류는 부적절한 전인과 흉골병의 들림, 쇄골의 후방 회전, 후인이며 견갑골을 지지하기 위해서 어깨 기본패턴 3, 기본패턴 4등을 유지하는 것이다.

그리고 견갑골을 후인할 때 비정상적인 전방 하강이 나타난다(**그림 3.24, 4.23c**, 그리고 **4.26c**). 후방경사와 외회전이 동반된다.

어깨 기본패턴을 손을 허리에 두고 실시하면 쇄골을 상부늑골로부터 부하없이 하여 흉골을 올릴 수 있고 쇄골의 하강없이 전진시킬 수 있다. 어깨 기본패턴이 정확하다면 팔은 이완되고 팔꿈치는 넓어진다. 쇄골견갑골보다 팔이 움직일 때 흉골은 움직이지 않고 팔꿈치를 뒤로 당기며 어깨는 전방, 하방 되므로 원하지 않는 하방 테더 패턴이 발생한다(**그림 3.24**). 어깨 기본패턴을 정확히 수행하면 '게으른(lazy)'상부 흉추 신전근과 후방 하방 견갑골 안정근을 활성화시킨다.

어깨 기본패턴이 활동할 때 '중심을 조절한다'는 생각을 가지고 있어야 한다. 중심이 무너지는 것, 그리고 그것을 지키기 위해 흔히 CCP가 작동한다.

고객은 근위 사지대의 활동에 대해 중심을 유지하기 위한 조절을 배워야 한다.

척추와 관련 통증을 가진 사람의 바뀐 움직임의 흔한 양상들

Other common features of altered movement in people with spinal and related pains

움직임의 변화는 파악하기 어렵다. 움직임의 변화가 눈에 보이든 보이지 않든 부수적인 요소들이 척추 조절에 영향을 미친다.

움직임이 거칠어지면 긴장과 노력이 요구된다. 촉감이 둔해지거나(Luomajoki and Moseley 2011), 고유수용기, 그 외 감각이 저하되면 체중에 대한 감각도 줄어 움직임이 정교하지 못하게 된다(O'Sullivan et al 2003). 감각이 둔해지면 독립적인 동작을 이루기가 어려워진다(예를 들어, CPC 활동없이 골반 기본패턴 1을 수행하기 어렵다)(Elsig et al 2014).

기본패턴들 간의 기능적인 비결합이 존재하는 경우 골반의 통증이 동반되며 이때 체중이 전방으로 이동하면 머리와 견갑대의 두 번째 패턴이 골반의 첫 번째 패턴보다 우세하게 된다.

골반 조절이 좋지 않으면 어깨 하부 테더는 안정성을 위해 보상하기 시작하여 마치 일어설 때 팔로 다리를 누르면서 일어난다(하부테더 고정을 위해서). 사지대에서 기본패턴들이 활성화할 때 척추 기본패턴 는 중심을 조절할 수 있는 능력은 감소된다.

첨가적으로 신전의 감소는 흉곽의 경직과 머리와 골반/꼬리뼈간의 기능적 활동을 방해하며 자동적인 신경 시스템의 조절을 방해한다. 이것은 흉곽의 교감신경계를 자극하여 머리와 골반의 부교감신경계가 과활동하도록 한다.

자세가 무너지고 표면의 신경근활동이 지속되면 시상면에서의 정렬이 좋지 않게 된다. 측굴과 회전도 감소한다. 척추는 경직되고(Hodges et al 2009), 척추분절은 유연성과 탄력성을 잃는다. 정위반응과 평형반응과 균형은 손상된다(Mok et al 2001).

결론적으로, 중력을 대항하기 위한 안정성을 위해 '잠그기' 작용이 생겨 사지와 척추은 경직되어 간다. – 사지와 경직된 다리의 형태를 띰.

지속적인 자세와 움직임은 '지면에 저항하기위해 버티는 형상'의 작용을 한다. 기저면 안에서 움직임을 만들기 위해 자연스러운 자세를 찾게 된다. 근위부의 안정성의 패턴이 좋지 않으면 기본패턴들을 통해 원위부가 근위부보다 먼저 움직이므로 문제가 생긴다.

체간과 근위 사지대의 움직임에 있어 공중에 '되돌아가기(going back)'는 흔하지 않다.(예를 들어, 꼬리뼈는 전방굴곡 패턴에서 뒤로 이동한다 : 열린 사슬 고관절 신전, 머리 후인).

척추분절의 일정하지 않는 움직임은 부분적인 블록을 형성하고(예를 들어, 흉추), 힌지(hinge)같은 움직임도 만든다(예를 들어, L4–5); 방향의 조절과 가동범위를 상실하기도 한다(예를 들어, 요천추 신전).

척추는 내적 압력 기전의 변화에 자주 손상된다. 호흡문제와 요실금은 주된 증상으로 보고된다(Smith et al 2014). 호흡 패턴 장애는 흔하다 : 상부 흉곽 호흡, 과호흡 증후군, 움직일 때 호흡 멈춤 등은 흔하다 (제2장 호흡 참조).

여성 고객들은 요실금에 대해 자주 문의한다.– 이는 생각보다 흔하다. 그러나 안타깝게도 대부분 '코어 기능장애'를 해결한다는 이유로 독립된 PFM운동을 해왔다 (제2장 '중심을 열기'참조).

Smith와 colleagues(2007a)에 의하면 요실금은 골반저의 기능과 관계된다. 요실금이 있는 여성의 경우 골반저와 상부복근의 활동이 자세변화와 관계됨을 연구 했다. 관련된 연구(2007b)에서 골반저 자세 활동의 지연은 수축을 증가시킨다. 횡격막의 기능을 조절하는 훈련이 RCT와 함께 동반되면 심부 복근, 요실금 대상자의 PFM이 90%치유되거나 회복된다(Hung et al 2010). 그러나 요실금 치료의 코크레인 시스템 연구(Hay–Smith at al 2012)는 골반저 근육 훈련의 효과를 증명하지 못했다.

앉기 Sitting

앉기 자세의 기능장애는 척추 기능장애의 주된 원인이다. 믿거나 말거나, 대부분의 사람은 어떻게 앉는 것이 적절한 것인지 잘 모른다(지지 없이 앉는 것은 더욱 그렇다). 이런 이유로 지속적인 생리학적 앉기 자세는

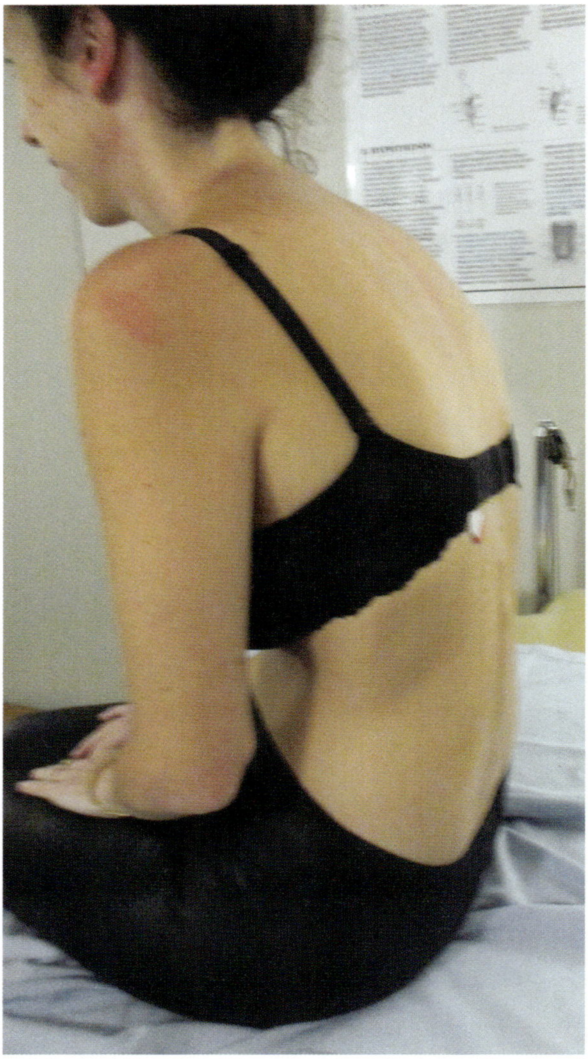

그림 3.32
슬럼프 앉기는 일반적이다. 척추는 원심성으로 부하가 걸려있고 코어 기전은 방해 받는다.

어렵고 흔하지 않다 – 이것은 요기들도 마찬가지다!

앉아서 하는 놀이의 발달은 일터에서 오래 앉아 있는 것과 더불어 상황을 심각하게 한다. 오래 앉아 있는 것은 '담배와 같은 새로운 전염병'이다

최근에 등장하는 앉는 가구들은 앉은 자세에서 뒤로 눕는 등 편안하게 이완시키면서 자세를 무너뜨린다. 슬럼핑 자세는 일반적이다(**그림 3.32, 그림 7.23a**).

서있는 책상이 유행이 되고 있다. 앉은 자세에서 척추를 적절히 지지할 수 없는 사람은 선 자세에서도 할 수 없다. 잘 앉기를 배우는 것은 건강한 척추의 기본이다. 그 중에 골반 조절은 핵심이다.

골반과 척추의 중립위로 앉기는 LPU와 코어를 활성화시킨다(Anderson E et al 1995; O'Sullivan et al 2002a; Park et al 2013). 이것은 상부 척추를 중립화하는 것이다(Caneiro et al 2010). 바른 자세를 상기하고 골반 기본패턴을 형성하는 것이 훌륭한 코어 활동이다.

습관적인 '슬럼프 앉기'는 환자들 대부분 가지고 있다

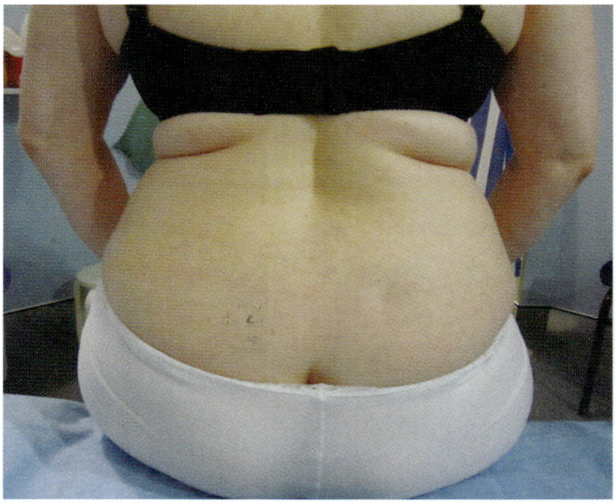

그림 3.33
코어지지 없이 '바로 앉기(sitting up)'는 중앙후방신치를 가져온다. 골반의 기저면이 좋지 않고 근근막 톤이 요추와 천추보다 강하다. '키사인(Key sign)'의 증거이다.

(O'Sullivan, Mitchell et al 2006). 이것은 LPU나 코어 안정화 시스템의 소실이다(O'Sullivan, Dankaerts, Burnett, Chen et al 2006). 코어 근육은 약해지고 자기 역할을 잃어버리고 골반조절이 감소하고 보상적인 중앙 신치가 표층근육에 형성된다(O'Sullivan, Dankaerts, Burnett, Farrell et al 2006) – 상체의 긴장이 높아진다 (**그림 3.33**).

다리를 꼬고 앉거나 발을 올리고 앉는 것은 후방골반 경사와 척추 끝범위 굴곡을 만든다. 텔레비전을 보거나 침대에서 책을 볼 때, 또는 병원에 입원해서 하는, 높은 사냥꾼(Fowler's) 자세를 취한다. 불행하게도 반 앉기/눕기는 흔하다. 통증은 앉기 자세가 무너지고 표층의 근육이 긴장으로 '꽉잡기'시 나타난다.

코어 조절의 효과적인 패턴을 재훈련하는 것은 항중력을 적절히 지지하며 기능을 수행하는 것이다. 이런 이유로 초기 에 정확한 앉기를 재훈련시킨다. 이것은 척추를 중립화하고 고관절과 무릎을 직각화시키며 지지한다. 베개를 척추에 지지하는 것도 도움이 된다(**그림 3.34a**). 이것은 표층 근육이 잡는 패턴을 감소시킨다 (Curran et al 2015). 고객은 골반 기본패턴 1과 척추 기본패턴의 협동을 배우고 같은 동작을 등받이 없이 유지해보는 연습을 한다. 키무브 코어 재교육 벨트 (제8장 참조)는 매우 유용하게 책상에 앉아 았을 때 자세를 지지할 수 있다(**그림 3.34b**).

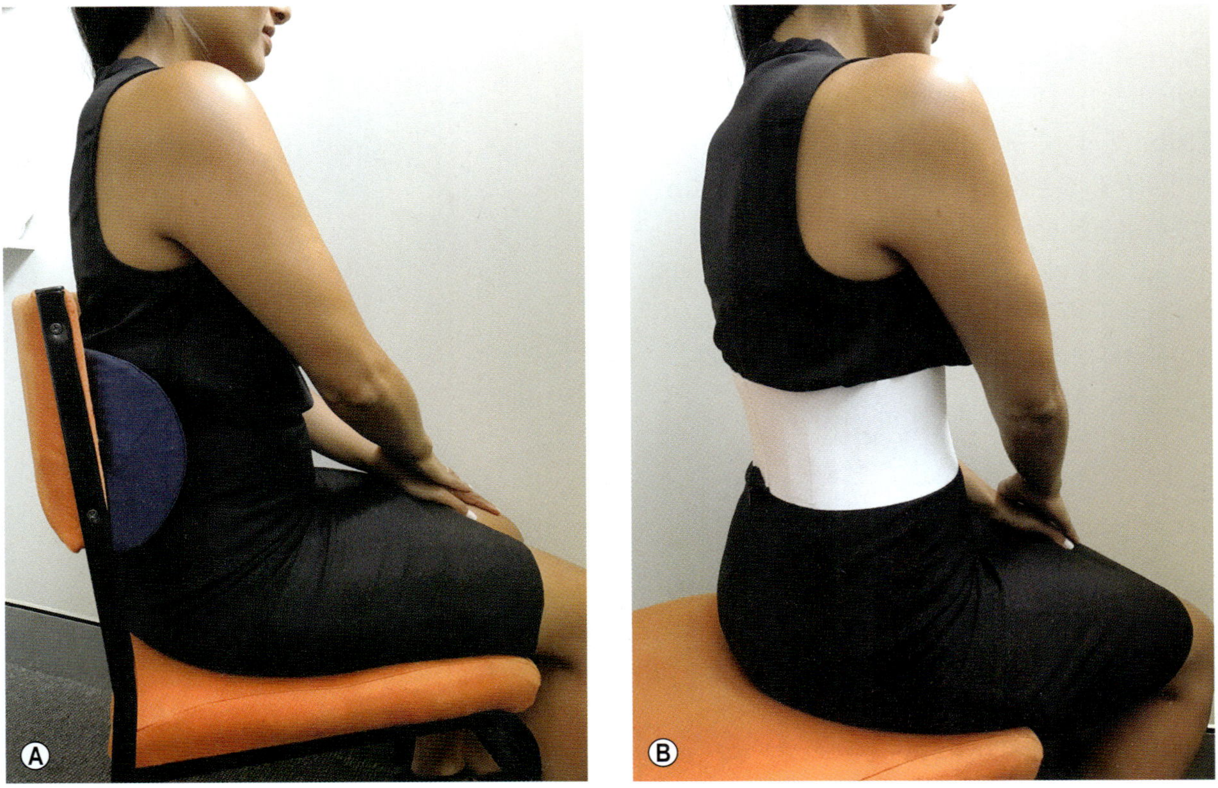

그림 3.34
a)'D'요추 roll과 함께 한 납작한 의자(flat–top chair)에 앉기 b)'키무브 코어 재교육 벨트'를 사용한 자가 지지 앉기.

발 또한 문제이다

The feet are also a problem

발은 골반에서 무슨 일이 벌어지고 있는지 알려주는 창문과 같다. 하지 하부 테더 전략은 다리를 경직시켜 '부목'화하고 습관적으로 외전, 외회전 시키는 패턴을 만든다. 고객의 외회전된 발을 잘 보자. 오리발(duck feet) 은 골반 하부 테더를 짐작하게 한다. 여기에 체중은 안쪽 발에 실리는데 횡아치와 종아치가 무너지는데 이것은 내재근 활동의 감소를 나타낸다(**그림 3.35a**). 무지 외반이 흔히 나타난다. 발은 유연성, 적응력, 탄성을 잃고 무너진다. 바닥에 대한 감각도 줄고 발목의 배굴 가동범위가 감소하며 종골위의 거골의 중심화도 상실한다.

발 바닥이 골고루 지면에 접촉되지 않으면 다리의 탄성은 감소하고 골반 패턴의 이상이 생긴다(특히, 골반 기본패턴 1). 잘 접촉되고 중심화된 발은(**그림 3.35b**), 반사사슬를 촉진하고 골반 기본패턴들과 횡격막이 뒤꿈치/싯본을 통해 함께 작용한다(**그림 3.20b**). 이것은 유연한 발목과 체중의 고른 분포가 발의 '삼점(tripod)' 확보가 뒤꿈치와 엄지, 새끼발의 볼에 적절히 이루어져야 한다. 작은 블랙롤은 발과 발목의 가동성 뿐만아니라 발바닥의 감각과 기민성도 향상시킨다 (제2장 발, 제7장 58번 운동 참조).

손

손을 통한 체중부하 시 전방 어깨와 팔꿈치는 고정되는데 상지의 근근막이 긴장되어있으면 손바닥이 지면에 적절히 접촉하는데 방해가 된다. –체중이 외측면에 집중되면 두 번째 중수골관절이 들린다(**그림 3.36a,b**). 이것은 견갑골의 반사적 연결을 어렵게 하여– 특히 요가에서 체중부하에 중요한 어깨 기본패턴 1이 그렇다 (예를 들어, 개 자세).

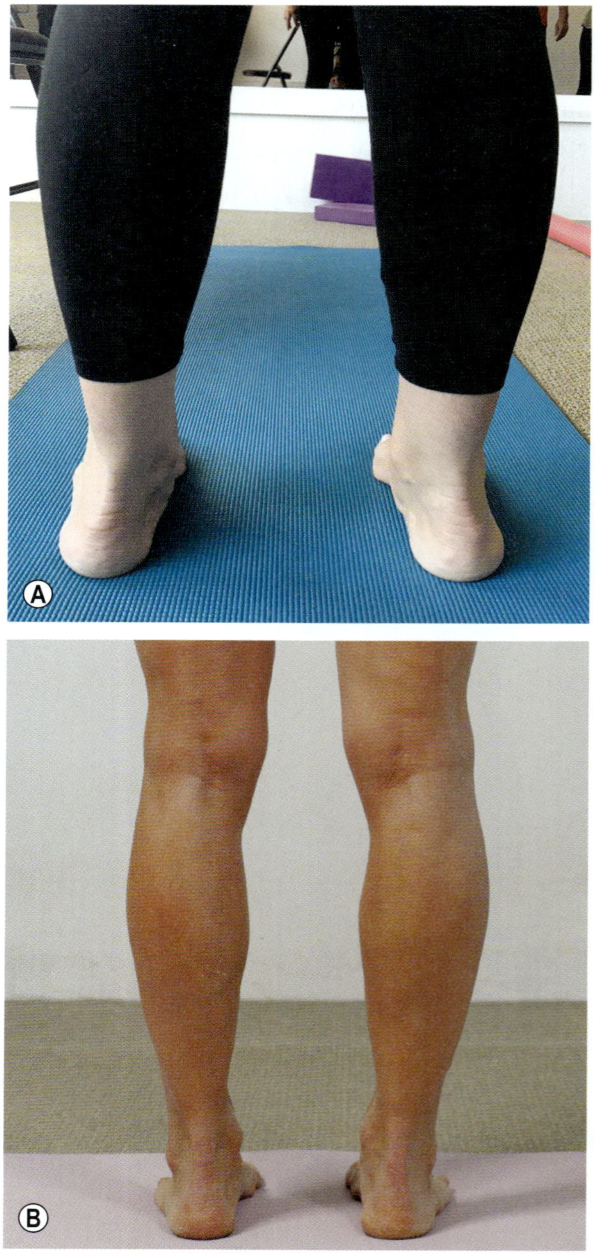

그림 3.35
a) 발의 중간부위가 무너지고 회외된 발의 중심화와 정렬 문제

b) 좋은 발의 정렬은 무릎이 발중심선에 있도록 한다.

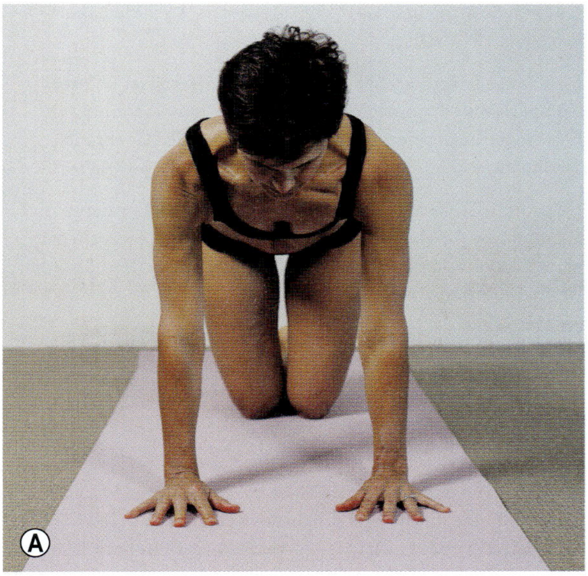

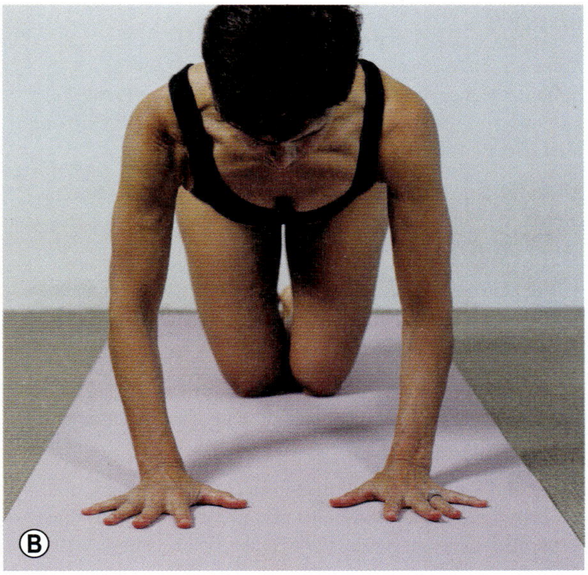

그림 3.36

a) 앞쪽 어깨를 잠그고 팔을 단단하게 하면 손이 중심화하여 바닥에 닿기 어렵다. 두 번째 중수골이 들림과 체중이 손의 바깥쪽으로 지지됨을 보라.

b) 견갑대가 중립위를 취하고 팔이 부드러워지면 손의 중심화가 잘 이루어진다. 체중은 중수골 전체에 고루 지지된다.

걷기 Walking

심부 시스템에 문제가 생기면 척추는 경직되고 신전이 감소되며 보행이 어려워진다. 부적절한 골반/고관절 유연성과 조절의 기본이 무너지면 무겁게 걷은 경직된 형태의 보행이 나타난다.

하부 테더를 통한 골반과 척추의 중앙 고정은 체중이 동과 골반을 통한 부하 전달을 감소시킨다. 이것은 체간을 측방이동시키는 보상작용과 흉요추의 경직을 가져오고 서있는 다리에 과도한 부하가 걸리게 한다(트렌델렌버그 효과). 한 다리로 서기와 앞으로 전진이 어렵게 된다. 골반과 척추를 통한 회전은 감소하고 사지의 대측성(contralateral) 회전 동반이 감소된다(Muller et al 2015). 근막 매트릭스의 탄성 시스템의 효과는 상실하고 쉽고 탄력적이고 에너지 효율적인 걷기가 어렵게 된다. 보폭은 감소한다. 발에 의해서 추진되어 걷기 보다 팔에 의해서 몸이 당겨지는 보행을 하게 된다
(제8장 잘 걷기 참조).

참고문헌

Adhia DB, Milosavljevic S, Tumilty S, Bussey M (2016) Innominate movement patterns, rotation trends and range of motion in individuals with low back pain of sacroiliac joint origin. Man Ther 21:100–108.

Allison K, Bennell KL, Grimaldi A et al (2016) Single leg stance control in individuals with symptomatic gluteal tendinopathy. Gait Posture 49:108–113.

Allison K, Vicenzino B, Wrigley TV et al (2016) Hip abductor muscle weakness in individuals with gluteal tendinopathy. Med Sci Sports Exerc 48(3):346–352.

Allison K, Vicenzino B, Bennell KL et al (2016) Kinematics and kinetics during walking in individuals with gluteal tendinopathy. Clin Biomech 32:56–63.

Andersson E, Oddsson L, Grundström H, Thorstesson A (1995) The role of psoas and iliacus muscles for stability and movement of the lumbar spine, pelvis and hip. Scand J Med Sci Sports 5:10–16.

Bussey MD, Milosavljevic S (2015) Asymmetric pelvic bracing and altered kinematics in patients with posterior pelvic pain who present with postural muscle delay. Clin Biomech (Bristol, Avon) 30(1):71–77.

Bussey MD, Kennedy JE, Kennedy G (2016) Gluteus medius coactivation response in field hockey players with and without low back pain. Phys Ther Sport 17:24–29.

Caneiro JP, O'Sullivan P, Burnett A et al (2010) The influence of different sitting postures on head/neck posture and muscle activity. Man Ther 15:54–60.

Cools AMJ, Struyf F, De Mey K et al (2013) Rehabilitation of scapular dyskinesis: From the office worker to the elite overhead athlete. Br J Sports Med. doi: 10.1136/bjsports-2013-092148.

Curran M, O'Sullivan L, O'Sullivan P et al (2015) Does using a chair backrest or reducing seated hip flexion influence trunk muscle activity and discomfort? A systematic review. Hum Factors 57(7):1115–1148.

Elgueta-Cancino E, Schabrun S, Danneels L, Hodges P (2014) A clinical test of lumbopelvic control: Development and reliability of a clinical test of dissociation of lumbo-pelvic and thoracolumbar motion. Man Ther 19(5):418–424.

Elsig S, Luomajoki H, Sattelmayer M et al (2014) Sensori-motor tests, such as movement control and laterality judgement accuracy in persons with recurrent neck pain and controls. A case control study. Man Ther 19(6):555–561.

Falla D, O'Leary S, Farina D, Jull G (2012) The change in deep cervical flexor activity after training is associated with the degree of pain reduction in patients with chronic neck pain. Clin J Pain 28(7):628–634.

Franettovich Smith MM, Bonacci J, Mendis MD et al (2017) Gluteus medius activation during running is a risk factor for season hamstring injuries in elite footballers. J Sci Med Sport Feb 20(2):159–163.

Hay-Smith J, Herderschee R, Dumoulin C, Herbison P (2012) Comparisons of approaches to pelvic floor muscle training for urinary incontinence in women: An abridged Cochrane Systematic review. Eur J Physiol Rehabil Med 2012 48:689–705.

Helgadottir H, Kristjansson, Mottram S et al (2011) Altered alignment of the shoulder girdle and cervical spine in patients with insidious onset neck pain and whiplash associated disorder. J Appl Biomech 27:181–191.

Hides JA, Boughen CL, Stanton W (2010) A magnetic resonance imaging investigation of the transversus abdominis muscle during drawing in of the abdominal wall in elite Australian Football League players with and without low back pain. J Orthop Sports Phys Ther 40 (1):4–10.

Hodges P, van den Hoorn W, Dawson A, Cholewicki J (2009) Changes in the mechanical properties of the trunk in low back pain may be associated with recurrence. J Biomech 42:61–66.

Hung H-C, Hsiao SM, Chih SY et al (2010) An alternative intervention for urinary incontinence: Retraining diaphragmatic, deep abdominal and pelvic floor co-ordinated function. Man Ther 15(3):273–279.

Janda V (1980) Muscles as a pathogenic factor in back pain. In: International Federation of Orthopaedic Manipulative Therapists. Fourth conference, New Zealand, pp.17–18.

Janda V, Frank C, Liebenson C (2007) Evaluation of muscular imbalance. In: Liebenson C (ed.) Rehabilitation of the spine: A practitioner's manual, 2nd edn. Philadelphia: Lippincott Williams and Wilkins.

Jewson JL, Lambert GW, Storr M, Gaida JE (2015) The sympathetic nervous system and tendinopathy: A systematic review. Sports Med 45:727–743.

Kendall FP, McCreary EK, Provance PG (1993) Muscles: Testing and function with posture and pain, 4th edn. Baltimore: Williams and Wilkins.

Key J (2010) Back pain: A movement problem. A clinical approach incorporating relevant research and practice. Edinburgh: Churchill Livingstone Elsevier.

Kibler WB, Sciascia AD, Uhl TL et al (2008) Electromyographic analysis of specific exercises for scapular control in early phases of shoulder rehabilitation. Am J Sports Med 36(9):1789–1798.

Kibler WB, Ludewig PM, McClure P et al (2013) Clinical implications of scapular dyskinesis in shoulder injury: The 2013 consensus statement from the "scapular summit". Br J Sports Med10.1136/bjsports-2013-092425.

Kolar P, Sulc J, Kyncl M et al (2012) Postural function of the diaphragm in persons with and without chronic low back pain. J Orthop Sports Phys Ther 42(4):352–362.

Kolar P, Lewit K, Dyrhonová O (2013) Assessment approaches focused on the function of the movement system. In: Pavel Kolar et al Clinical rehabilitation. Prague: Rehabilitation Prague School.

Langevin HM, Stevens-Tuttle D, Fox JR et al (2009) Ultrasound evidence of altered lumbar connective tissue structure in human subjects with chronic low back pain. BMC Musculoskelet Disord 10:151.

Ludewig PM, Reynolds JF (2009) The association of scapular kinematics and glenohumeral joint pathologies. J Orthop Sports Phys Ther 39(2):90–104.

Luomajoki H, Moseley GL (2011) Tactile acuity and lumbopelvic motor control in patients with back pain and healthy controls. Br J Sports Med 45:437–440.

Martínez-Merinero P, Lluch E, Gallezo-Izquierdo T et al (2017) The influence of depressed scapular alignment on upper limb neural tissue mechanosensitivity and local pressure pain sensitivity. Musculoskelet Sci Prac 29:60–65.

Mok NW, Brauer S, Hodges PW (2011) Changes in lumbar movement in people with low back pain are related to compromised balance. Spine 36(1):E45–E52.

Mottram SL (1997) Dynamic stability of the scapula. Man Ther 2(3):123–131.

Müller R, Ertelt T, Blickhan R (2015) Low back pain affects trunk as well as lower limb movements during walking and running. J Biomech 48(6):1009–1014.

O'Leary S, Falla D, Jull G (2011) The relationship between superficial muscle activity during the cranio-cervical flexion test and clinical features in patients with chronic neck pain. Man Ther Oct 16(5):452–455.

O'Sullivan PB, Grahamslaw KM, Kendell M et al (2000) The effect of different standing and sitting postures on trunk muscle activity in a pain free population. Spine 27(11):1238–1244.

O'Sullivan PB, Beales DJ, Beetham JA et al (2002) Altered motor control strategies in subjects with sacroiliac pain during active straight leg raise test. Spine 27(1):E1–E8.

O'Sullivan PB, Burnett A, Floyd AN et al (2003) Lumbar repositioning defect in a specific low back pain population. Spine 28(10): 1074–1079.

O'Sullivan PB, Dankaerts W, Burnett A, Chen et al (2006) Evaluation of the flexion relaxation phenomenon of the trunk muscles in sitting. Spine 31(17):2009–2016.

O'Sullivan PB, Dankaerts W, Burnett A, Farrell et al (2006) Effect of different upright sitting postures on spinal-pelvic curvature and trunk muscle activation in a pain-free population. Spine 31(19):E707– E712.

O'Sullivan PB, Mitchell T, Bulich P et al (2006) The relationship between posture and back muscle endurance in industrial workers with flexion related back pain. Man Ther 11:264–271.

Park RJ, Tsao H, Claus A et al (2013) Changes in the regional activity of the psoas major and quadratus lumborum with voluntary trunk and hip tasks and different spinal curvatures in sitting. J Orthop and Sports Phys Ther 43(2):74–82.

Roussel N, Nijs J, Truijen S et al (2009) Altered breathing patterns during lumbopelvic motor control tests in chronic low back pain: A case control study. Eur Spine J 18(7): 1066–1073.

Sahrmann S and Associates (2011) Movement system impairment syndromes of the extremities, cervical and thoracic spines – considerations for acute and long-term management. St Louis, MO: Elsevier Mosby.

Smith MD, Coppieters MW, Hodges PW (2007a) Postural response of the pelvic floor and abdominal muscles in women with and without incontinence. Neurourol Urodyn 26(3):377–385.

Smith MD, Coppieters MW, Hodges PW (2007b) Postural activity of the pelvic floor muscles is delayed during rapid arm movements in women with stress urinary incontinence. Int Urogynecol J Pelvic Floor Dysfunction 18(8):901–911.

Smith MD, Coppieters MW, Hodges PW (2008) Is balance different in women with and without stress urinary incontinence? Neurourol Urodyn 27(1):71–78.

Smith MD, Russell A, Hodges PW (2014) The relationship between incontinence, breathing disorders, gastrointestinal symptoms and back pain in women – a longitudinal cohort study. Clin J Pain 30(2):162–167.

Solomonow M, Hatipkarasulu S, Zhou BH et al (2003) Biomechanics and electromyography of a common idiopathic low back disorder. Spine 28(12):1235–1248.

Struyf F, Nijs J, Baeyens JP et al (2011) Scapular positioning and movement in unimpaired shoulders, shoulder impingement syndrome, and glenohumeral instability. Scand J Med Sci Sports 21(3):352–358.

Van Houke J, Pattyn C, Vanden Bossche L et al (2014) The pelvifemoral rhythm in cam-type femoroacetabular impingement. Clin Biomech 29(1):63–67.

Webb AL, O'Sullivan E, Stokes M, Mottram S (2016) A novel cadaveric study of the morphometry of serratus anterior muscle: One part, two parts, three parts, four? Anat Sci Int doi: 10.1007/s12565-016-0379-1.

Williams and Warwick (1980) Gray's Anatomy, 36th edn. Edinburgh: Churchill Livingstone, p.1138.

체간에 대한 Key 기본패턴: 건강한 척추 조절을 지지하는 기본적 움직임 4

The Key fundamental patterns of the torso: The basic movements supporting healthy spinal control

'깊은' 감각 운동 시스템의 움직임

Moving from the 'deep' sensorimotor system

'심부'와 '표층'의 구별에도 불구하고 근근막 시스템은 움직임에 있어 그 내적 역할을 달리하기 어렵다.
비록 심부와 표층 근막조직 사이의 구별이 뚜렷하기는 어렵지만, 움직임의 고유한 특징의 차이를 알 때 구분이 용이하다.

연구나 임상적 근거들은 척추통증은 심부 시스템 조절의 비활동성과 관계 있다고 나타내고 있다. 움직임을 생각할 때 어떤 근육이 사용되지 않는지는 잘 고려되지 않는다. 표층 체간근육의 활동에 의존되는 운동 패턴이 많다. 그래서 습관적인 자세-운동 조절이 정상인 것 같은 느낌이 든다.

임상적으로, 척추 통증 증후군과 움직임의 변화는 함께 발견된다. 운동 기능장애는 통증을 일으킨다. 또한 통증은 운동 조절을 변화시킨다(Hodges et al 2015). 이런 이유로 통증의 변화는 움직임의 변화를 만든다.

운동 치료가 효과적으로 적용되면 고객의 기능은 회복된다. 이를 위해 고객은 중요한 심부 시스템의 조절 패턴을 재확립해야 한다. '게을러진(lazy)' 심부 시스템의 특별한 훈련은 대뇌의 긍정적인 신경가소성에 의해 활성화 된다(Tsao et al 2010).

그러면 이러한 심부 시스템을 우세하게 할 수 있는 이상적인 움직임은 무엇일까?

건강한 움직임의 중요한 면들

(Important features of healthy movement)

많은 움직임과 동작을 하는 신생아나 아이들을 보자. 새로운 동작을 효과적으로 학습한다, 연습, 반복(될 때까지!)하며 자유롭고 쉽게 된다. 큰 운동 스킬이 먼저 그리고 복잡하고 세부적인 것이 학습된다.

성숙된 운동 활동은 의미있는 동작들이 쌓이면서 형성된다. 그러나 많은 환자들은 체간의 정교한 질적 운동 조절을 상실하고 있다. 다음은 건강한 움직임에 대한 내용들이다.

- 자세는 호흡과 동반될 때 쉽게 조절되고 유지된다. 이때 척추의 중립자세를 유지하는 것이 중요하다. 심부 시스템은 긴장없이 유연한 자세 지지를 제공한다.
- 적응을 잘하는 신체 조절, 즉 변화에 대응하는 능력이다. 이는 외부힘에 따른 중력선의 변화에 신체 장력구조가 효과적으로 반응하는 것이다. 움직이는 부분과 지지하는 부분간의 안정성과 가동성의 유연한 조화가 이루어진다(예를 들어, 골반과 고관절).
- 균형과 안정은 내재적, 분별된 미세한 움직임과 정위에 의해 확립된다(반대적 개념은 크고 외적이고 거친 움직임).
- 척추를 지지하는 효과적인 코어는 상체와 하체간의 움직임을 연결한다.
- 척추운동은 근위 견갑대나 머리의 움직임과 같이 동작의 시작부터 작용하고 원하는 동작은 척추의 적절한 유지상태(rest)에서 자유롭게 진행된다.
- 움직임은 항상 기저면 안에서 체중의 이동과 더불어 이루어 지며 어느 방향이든 골반이 관여한다.
- 시상면에서의 지지와 측면 체중이동의 효과적인 조절은 회전을 전제한다. 회전은 걷기와 같은 일상동작과 스킬이 필요한 스포츠 활동까지 그 레벨에 따라 적용된다.
- 한 동작을 다른 동작과 분리해서 활동한다 (요추로부터 고관절).

- 운동이 이루어지는 공간(kinesphere-신체주위의 공간)을 관찰한다.
- 동작은 자유롭고 가볍게, 최소한의 노력과 긴장없이 한다.
- 동작은 폭발적, 스타카토(staccato), 저키(jerky) 스러운 것보다 부드럽고 물 흐르듯 한다.
- 운동의 속도는 적절하게. 빠르게 움직이는 것이 느리게 움직이는 것보다 쉽다. 그래서 우리는 숙련된 동작을 지속적이고 느리게 가져갈 필요가 있다. 이것이 정교한 운동 스킬의 비결이다.
- 고유수용성이 중요한 역할을 한다. 건강한 운동은 여기에 달려있다. 이것은 4가지 주된 감각으로 운동감각(위치감각 또는 운동센스), 긴장이나 힘의 감각, 균형감각, 노력과 힘듦의 감각 등이다(Brumagne et al 2013, p219).

우리 몸의 체중을 느끼고 중력을 이기고, 따라가고 하는 것은 지면에 닿아있는 구조가 담당하나 이는 심부시스템의 조절을 받는다.

운동은 다차원적이다; 3가지 주된 운동면이 있으나 이것이 전체적인 움직임을 모두 설명하지는 않지만 운동이 해석되어지는 지표이다. 건강하고 성숙된 항중력 움직임은 효과적인 시상면에서의 조절을 요하고 전두면의 조절을 동반한다. 이것은 효과적인 수평면 조절을 위한 선도자이다(**그림 4.1**).

횡격막 호흡 : 기본적 패턴

Diaphragmatic breathing: the fundamental pattern

호흡은 감정과 움직임사이에 연결되어 있다. 스트레스와 불안은 긴장을 조장하고 호흡 패턴을 바꾼다. 그리고 이것은 몸의 변화로 연결된다. 자세의 변화도 호흡에 영향을 준다. 당신의 고객이 어떻게 호흡하는지 알지 못하면 생물심리사회학적 접근을 시도할 수 없다(제2장 호흡 참조).

횡격막 호흡은 자연스러운 방법이다. 횡격막은 호흡근이면서 자세유지근이다. 신생아는 횡격막으로 호흡을 하지만 자세를 조절하지는 못한다. 횡격막 호흡은 자세시스템과 통합되는데 이때 IAP가 기여하게 된다. 즉, 심부시스템의 시작이 된다(제2장 '중심을 열기(opening the center)' 참조).

횡격막 호흡은 자세조절의 전초병이다. 따라서 모든 기본 운동패턴의 기초이다.

기본적 패턴: 조절의 '키'가 되는 특별한 운동의 표현

Fundamental patterns: specific movement phrases providing 'key' points of control

기본적 패턴은 척추의 지지와 조절의 기본을 제공한다. 그것은 척추운동의 자유를 회복시킬 뿐아니라 유연성과 기능을 향상시키기 위한 근막과 관절시스템의 제한을 제거하는 핵심이다. 나는 기본패턴에 대한 임상적이고 실증적인 정보를 연구해왔다.

나는 척추와 관련질환을 가진 환자의 관절 패턴과 연부조직 기능장애를 연구하였다. 이것은 중심 축에서의 움직임의 패턴에 관한 것이었다. 기본패턴들은 항상 그들의 움직임속에서 간과되고 있던 부분들이었다.

임상적으로 기본패턴들은 모든 자연스러운 동작의 바탕이 된다.

이것은 적절한 심부 근근막 시스템 활동에 중요하다. 정확한 동작에는 심부시스템의 정확성이 자연스럽게 작용한다. 움직임에 있어 척추는 항상 관여된다. 3가지 주된 운동면에서의 시작과 조절이 중요하다.

- 항중력 '들기', 척추의 중립유지, 시상면에서 머리 흉곽 골반의 정렬유지.
- 척추를 통한 기저면위의 체중이동.
- 회전(모든 기능적 운동에 깔림, 특히 스포츠 기량).

이러한 조절의 키포인트는 3차원적 축성 장력구조와

형태변화를 조절하는 것, 그리고 척추 안정성과 가동성에 기여하는 것 등이다.

신체를 열고(open) 척추와 관련된 근근막의 제한을 제거해야 한다. 이것을 통해 근위 사지대의 근막 제한을 해소하고 척추의 건강을 보호할 수 있다.

기본패턴들의 운동치료에의 활용은 고객의 통증을 해결하고 움직임이 나아지도록 한다. 이를 통해 우리는 신경학적 개념으로 대뇌를 자극하여 '통증조절을 위해 뇌를 재교육함(we train the brain to ease the pain')을 이룬다.

척추움직임의 기본적 패턴들을(FPs) 이해한다면 과학적으로 움직임을 단순화시키고 움직임을 평가하는데 도움이 된다. 임상적으로 치료적 운동을 하는 수업(즉, 요가, 필라테스) 또는 피트니스 센터도 마찬가지이다. 치료적 가치와 더 건강한 움직임의 재확립을 가능하게 한다.

기본적 패턴의 일반적 모습

General features of the fundamental patterns

기본패턴들은 독립적이고 특별한 운동과정으로 기본적인 조절 패턴의 핵심이다. 고객들의 습관적인 운동패턴과 비교해 볼 때 신경운동 조절적인 세부적인 운동으로 지각과 감각운동을 활용하는 영역이다.

정확한 동작은 세심한 주의를 요한다. 표층근육의 긴장은 운동 감각을 둔하게 한다.

편안하게 부드러운 움직임을 찾도록 인도한다. 구두지시로 머릿속에서 먼저 그려보게 하고 촉감으로 감각을 피드백하는 것이 중요하다.

기본패턴들은 네가지 그룹으로 나뉜다. 척추, 골반대, 견갑대, 머리 등이다.(제2장의 중심열기, 골반 지렛대 축, 상지 사분위 등 참조). 기본패턴들의 종합적인 기능 균형은 머리, 흉곽, 골반을 통한 척추의 정열, 그리고 자세와 움직임에 중요하다. 척추의 운동에의 자유를 주는 4가지 그룹은 다음과 같다.

각각의 기본적인 조절 운동은 3차원 운동면에서

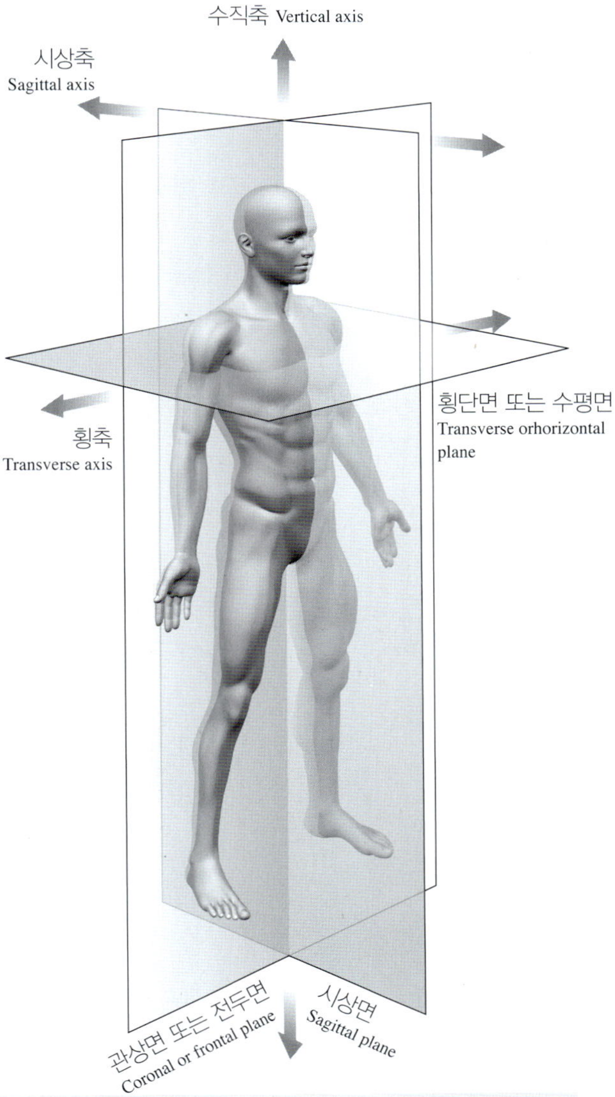

그림 4.1

3가지 운동의 중심이 되는 축들과 면들. 수직축은 중력선과 일치한다. 신체의 분절은 서로 이 선에 가깝게 중심화하며 정렬한다–'중립위'를 만듦.

이루어진다(**그림 4,1**):

- 패턴 1과 2는 각 그룹에서 다음을 조절한다.
  - 시상면에서 굴곡과 신전의 정렬.

- 근위 사지대와 머리의 전방, 후방 회전.
- 패턴 3은 각 그룹에서 다음을 조절한다.
  - 정중면에서의 움직임–측면 체중이동, 측굴, 측면 몸통의 신장.
  - 근위 사지대와 머리의 측방 회전.
- 패턴 4는 각 그룹에서 다음을 조절한다.
  - 근위 사지대/머리 그리고 몸통의 수평면에서의 회전.

각각의 기본적인 패턴은 약자로 표현된다. 예를 들어, 골반 기본패턴 1은 PFP 1이다.

머리의 움직임을 제외하면 기본패턴은 척추와 근위 사지대의 닫힌 사슬운동이다. 이것은 공간에서 자세를 잡고 지지하고 척추와 사지의 안정성과 가동성을 제공하는 두 가지 역할을 한다.

사지대에서 일어나는 근위(부) 움직임이 제한되면 사지의 긴장을 높임으로써 보상하게 된다. 그들의 체중을 지지면으로 옮기게 하여 의식적으로 사지를 이완시키는 것은 동작의 정확성을 높이는데 도움을 준다.

한 운동면에서 기본적인 패턴을 조절하는 것을 원칙으로 하는 것이 중요하다. 이것이 3차원적인 운동으로 연결되기 때문이다. 각 패턴의 바탕이 되는 것이다.

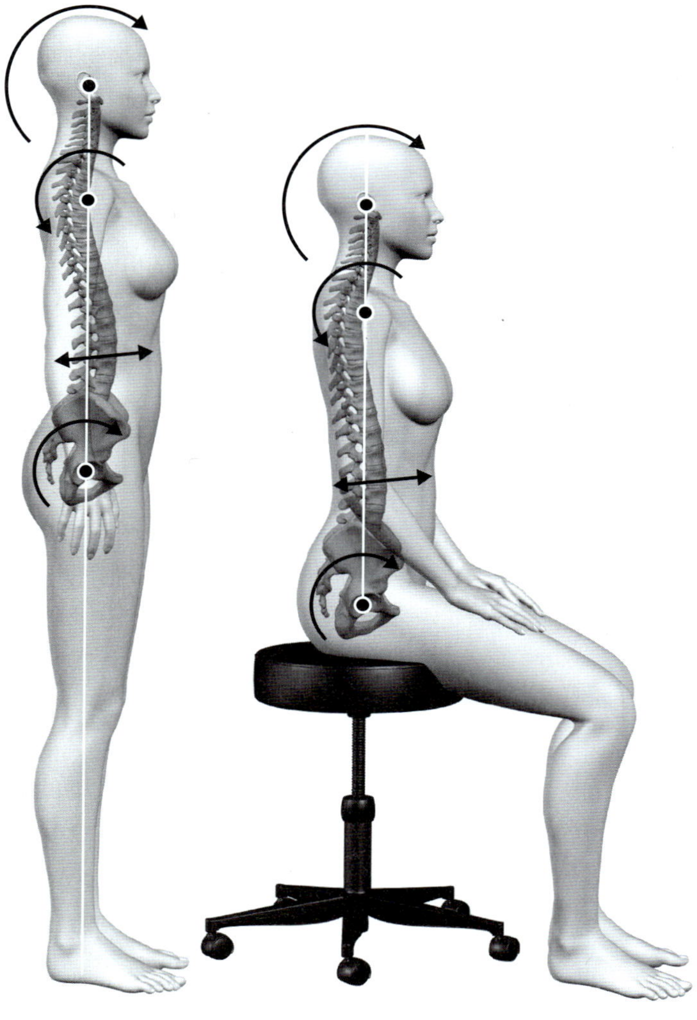

그림 4.2
'중립' 척추는 시상면에서 축 기본패턴과 머리와 근위 사지에 대한 첫 번째 패턴사이의 통합적인 균형에 의해 근육의 긴장을 최소화한다. 중력선은 후두경추관절, 어깨관절, 고관절을 지나간다.

머리와 사지대의 패턴의 경우: 시너지를 형성한다. 움직임은 하나에서 시작되어 다른 것으로 진행된다. 척추는 축에 따라 순서대로 움직여진다. 운동의 시작 타이밍과 순서는 미묘하지만 분명하다.

모든 기본패턴들은 서로 기능적으로 연결되어 있다. 자세와 움직임에 있어서 같은 운동면을 가진다. 예를 들어, 척추의 중립 자세는 척추 기본패턴과 골반, 견갑대, 머리 등 모든 첫 번째 패턴들과 협력 작용을 한다(**그림 4.2**).

기능적 운동은 여러 운동면에서 기본패턴의 조합으로 나타날 수 있다. 예를 들어, 중립위의 유지는 골반 기본패턴 3에서 한쪽 싯본으로 체중을 이동해서 어깨와 머리의 세 번째 패턴으로 연결한다.

기본적 패턴의 네 가지 그룹

The four groups of fundamental movement patterns

기본패턴들(FPs)은 습관적인 신경근 반응을 감소시키기 위해서 누운 자세나 옆으로 누운 자세에서 시작한다. 이것은 낯선 움직임에 대해 쉽게 적응하도록 한다.

시작할 때 고객은 지각운동 인지가 좋지 않아 움직임을 감지하기가 어려울 수 있다. 기본패턴들이 미세한 움직임과 조절임을 설명하고 표층근육의 활동이 좋지 않음을 인식시킨다. 수동적으로 움직임을 가르치며 그 느낌을 파악하도록 한다. 연습, 반복, 그리고 피드백은 배우는데 중요하다 그러므로 소그룹운동이 이상적이다.

척추 기본패턴은 머리와 근위 사지대 패턴을 조절할 때 척추의 정렬과 안정성, 그리고 중심열기를 유지하여야 한다.

머리와 근위 사지대의 첫 번째 패턴은 대부분의 고객들이 손상되어 있다. 그래서 세 번째, 네 번째 패턴을 조절하기 위해서도 시상면에서 잘 재확립되어야 한다.

이것이 확립되면 모든 패턴은 복합되고 중력에 대항하는 것 뿐만 아니라 복잡한 동작에서도 자세와 운동을 적절히 조절할 수 있게 된다.

능동적 빠른 검사가 앉은 자세에서 시행된다.

척추 기본패턴, 골반 기본패턴, 머리 기본패턴 등의 일반적 검사는 누워서 시행한다.

조절 중추 : 축 기본적 패턴

Controlling the center: the axial fundamental pattern

중심 체간은 실린더 모양으로 척추와 사지 둘다 움직임에서 생기는 스트레스를 견디고 지지할 수 있는 장력구조를 가진다. 이를 위해 흉곽, 골반 등이 중립척추와 코어의 지지를 받아야 한다(**그림 4.3**; **그림 2.1, 2.5, 2.7**).

나는 이것을 중심이라 부른다. 이는 흉추와 골반의 관제와 내적 지지를 조절한다(**그림 4.3**).

호흡과 IAP는 LPU와 흉곽 하부각의 3차원적 안정화를 제공한다. 그리고 이것은 체간 외부의 근근막활동에 생길 수 있는 제한을 막고 중력과 사지의 움직임을 원활하게 한다(**그림 4.3**).

이것은 척추 기본패턴이다. Paul Hodges 교수의 연구와 Pael Kolar 박사의 도움으로 패턴을 분명하게 하였다(제2장 호흡의 '중심 열기' 참조).

척추의 하부 절반, 상지, 하지의 심부 전방 지지는 중심을 조절하므로 기능적으로 연결된다.

축 기본패턴의 빠른 검사 운동

Controlling the center: the axial fundamental pattern

a) 전상장골극(ASIS)의 안쪽의 서혜부위를 탄력 있게 부풀리는 능력(**그림 4.4**).
b) 후방 측방 복벽을 형성하는 능력 그리고 측면으로 확장하고 하부 늑골을 넓히고 앉거나 선 자세에서 이를 자연스러운 호흡으로 안정시킨다 (**그림 4.5**).

어떤 고객은 a)는 하나 b)는 못한다.

이것이 가능하면(흔하지 않다), 사지를 움직이며 안정화를 시도해 본다.

이것은 쉽고 간단한 검사처럼 보이나 아마도 당신의

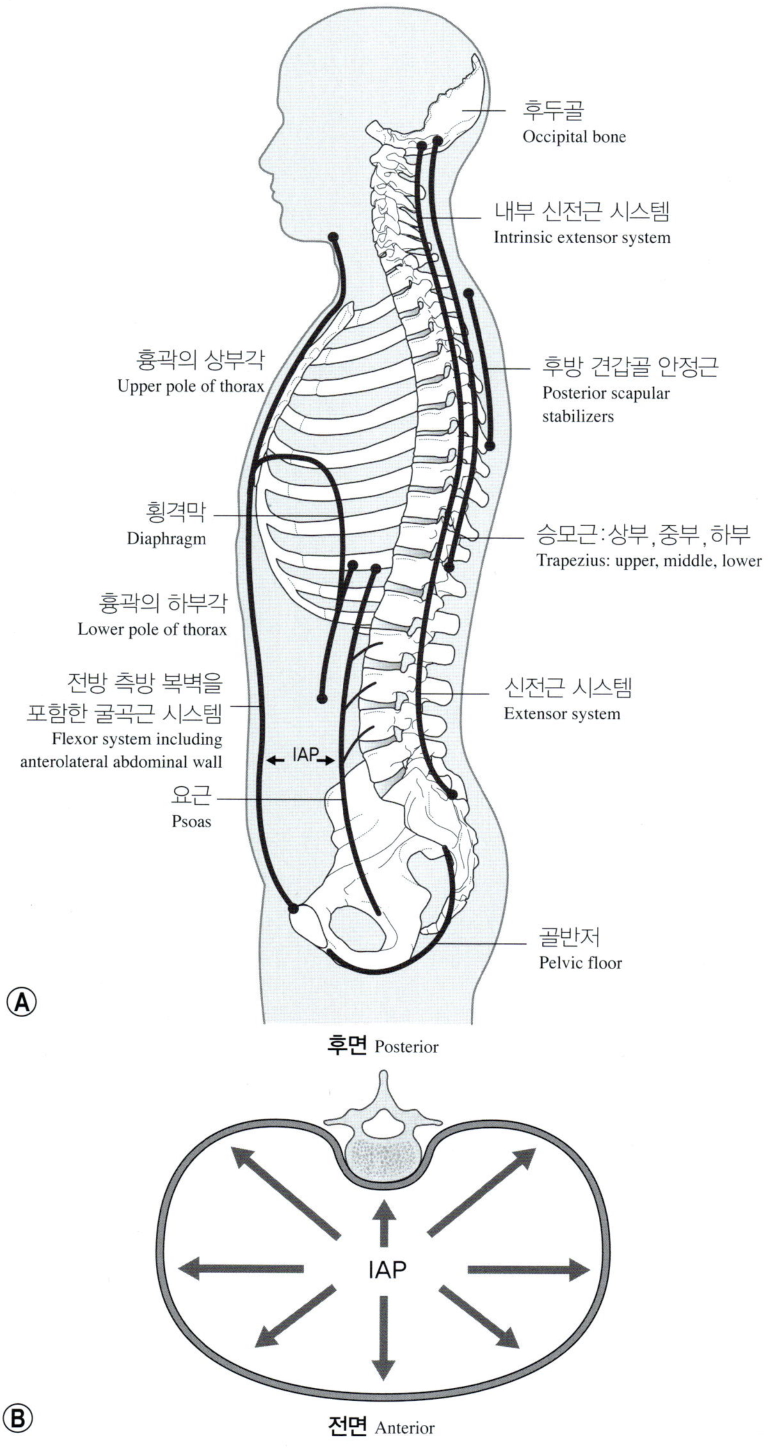

그림 4.3

a) 잘 정렬된 척추 '코어'조절 기전. 굴곡근과 신전근 시스템이 균형을 이루고 복부내압(IAP)이 앞쪽 척추를 지지한다. 하부 늑골과 중심 체간이 3차원적으로 팽창한다 – 특히 측면으로.

b) 이것은 '몸통을 열고 흉곽과 골반을 상하로 신장시켜 이상적인 정렬을 이룬다. 또한 몸통안의 공간을 확장시켜 자세 운동적으로 좋은 몸의 형태를 만든다.

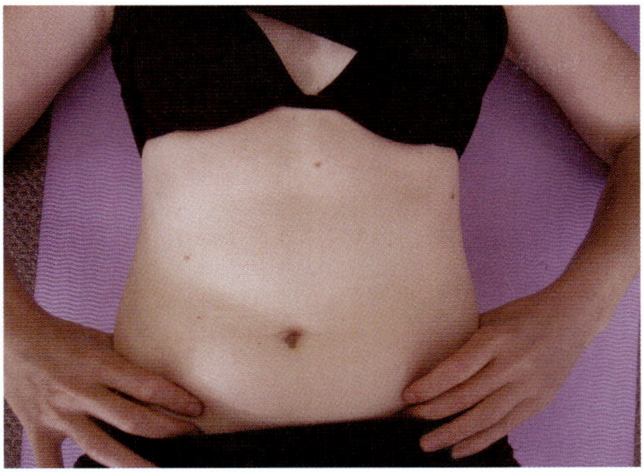

그림 4.4
이 여성은 중간 손가락으로 하부 골반 유닛의 내측 전상장골극을 촉진하고 있다. 중심을 열고 복부의 긴장이 있고 하흉골각이 90°정도 된다.

고객은 하기 어려울 것이다(그러므로 점진적으로 접근한다).

이 동작은 수의적인 IAP지속력을 측정한다. – 특히 복횡근과 PFM이 동반된 횡격막의 자세적 활동(Kolar et al 2009)은 정상적인 호흡 패턴과 더불어 '코어 반응'을 협응한다(Gandevia 2000).

이를 통해 우리는 자연스럽고 이완된 적절한 중립 척추 자세를 유지할 수 있다.

정확한 동작이 될 때, ASIS의 안쪽과 복직근 외측에서 촉진되는 하부 전방측방 복벽을 눈으로 확인할 수 있다. 배꼽은 아래로 움직인다. 이 동작이 일반적인 횡격막 호흡 패턴으로 이루어 질 때 횡격막, 골반저, 복횡근은 자연스럽게 함께 작용한다. 이것이 우리가 원하는 것이다.

더욱이 하부 흉곽의 측면확장은 만질 수 있고 잘 보인다. PPXS(**표 3.1**)의 경우, 후하방의 더 많은 확장이 필요하다. 척추는 유연한 중립자세를 취한다.

흉요추지점에서 굴곡이 일어나면 신전근은 자연스럽게 균형을 잡기 위해서 수축이 일어나게 된다. 이것이 CPC 활동의 억제를 하게 되니 척추 FP(axial FP)이 무엇보다 중요하다.

이상적으로 중심이 호기에 열려있고 고객과 치료사가 LPU(특히, 복횡근과 골반저)의 활동증가를 인지해야 한다(Hodges et al 2007; Ishida and Watanabe 2013). 흡기에서 횡격막은 내려가고 IAP는 중심열기를 유지하기 위해 정점을 찍어야 한다.

이런 이유로 우리는 자세조절을 위해 IAP를 활용하고 LPU는 호흡패턴을 조절하며 유연하게 유지한다. 중심열기가 잘 되면 '부력'을 제공하고 자세와 움직임에 도움이 된다.

보상패턴들 : 흉곽이나 어깨를 들면 LPU주위의(후방, 전방, 또는 둘다) 표층 근근막의 활동이 증가한다; LPU에 긴장을 유지하거나 중심을 여는 것이 어렵다; 숨참기; 숨을 들이쉬고 내쉴 때 지속이 어렵다; 늑골을 뒤로 가져가기 보다 골반을 후방경사시킨다.

누운 자세에서 무릎을 굽히고 적용하는 형식적 축 기본패턴 검사

Formal axial FP test in supine, knees bent

당신의 손을 환자의 ASIA내측의 장골와(fossa)에 두고 말한다. '내 손가락 아래 부위를 탄력있게 부풀려보라'이것이 잘 되면 배꼽은 아래로 정렬된다. 상부보다 하부 복벽이 활동적이 된다. 호흡은 일반적이 된다. 골반은 약간 후방경사된다 그러나 엉덩이는 수축되지 않고 발바닥을 민다.

이것을 할 수 있으면 두 번째 단계에서 '늑골을 넓게 하기'와 횡격막 호흡을 지속적으로 유지한다.

그리고 검사 전에 흉곽 등의 자세를 확인한다(제3장 임상 증후군 참조).

- 고객이 APXS이면 흉골하각은 내려가서 상부 배꼽주름이 상복벽의 과도한 활동을 알려주게 된다(**그림 3.5b, 3.6, 3.11**). 그렇다면 이것을 척추 기본패턴 활동으로 억제할 수 있을

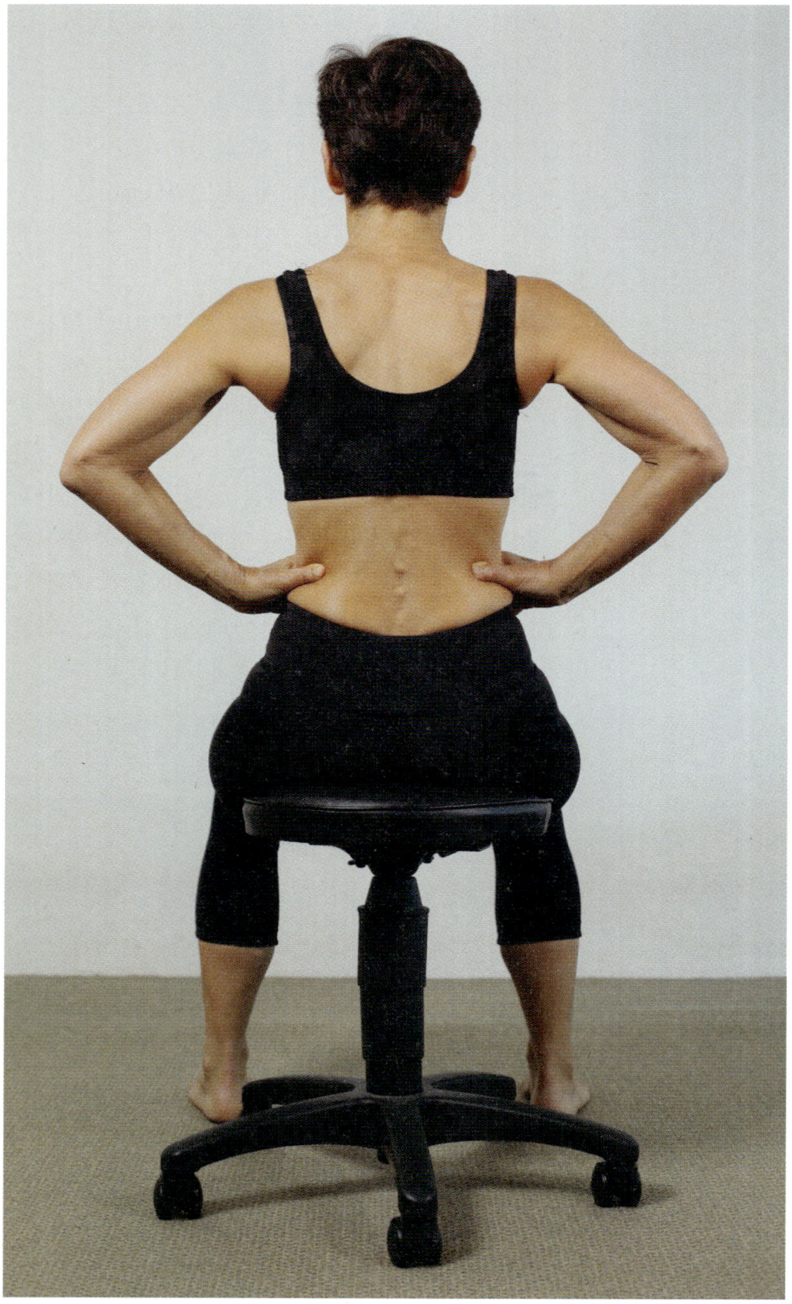

그림 4.5
엄지 손가락이 12번 째 늑골의 끝에 위치하여 하부3개 늑골을 감싸고 있다. 이로써 늑골이 후측 복벽에 고정되고 하부 늑골이 측면으로 확장되는 것을 돕는다.

것인가?

- 고객이 PPXS이면 흉곽은 들리고 흉골하각은 열린다(**그림 4.6**). 이 경우에 흉곽의 위치를 다시 잡아주어야 한다(**그림 4.7**). 이 자극은 복근을 통해 LPT를 안정화시키고 흉곽과 골반이 정렬하고 횡격막과 골반저간의 반사적 활동을 촉진하여 IAP가 활성화된다. 환자는 새로운 흉곽위치를 '유지'하는 것을 배운다.

척추 기본패턴을 평가하고 교육하는 것은 89페이지

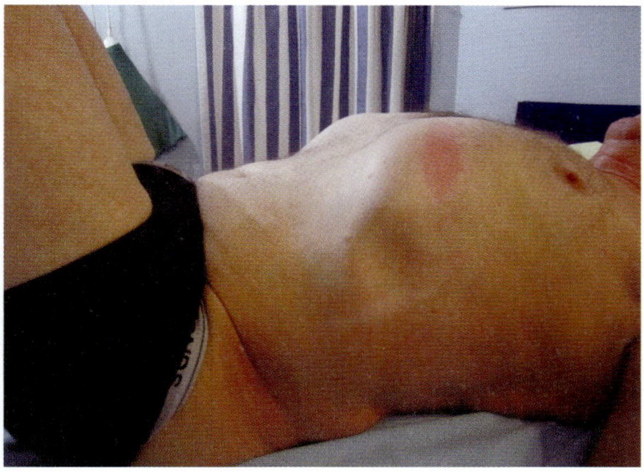

그림 4.6
누운 자세에서 전측면 늑골쪽 복벽이 들려 흉골하각이 넓어져있다.

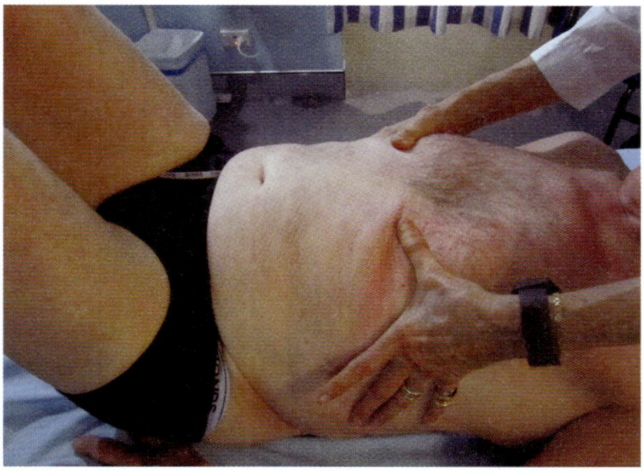

그림 4.7
손으로 흉곽의 재위치 조정을 하여 복벽을 활성화 하고 '코어'기전을 돕는다. 고객은 '새로운' 자세의 유지를 배운다.

참조.

척추 기본패턴의 기능적 중요성

Functional importance of the axial FP

척추 기본패턴은 동작의 방향과 상관없이 사지를 움직이기 전에 척추를 중립위에서 지지하고 정렬하며 안정화시키는 전단계의 움직임이다(Crommert et al 2011). 이것을 통해 척추 기본패턴은 움직임 보다 준비단계의 조절에 중요하다.

일반적으로, 척추 자체는 운동에 참여하기 보다 근위 사지대와 머리의 운동을 조절하기 위해 작용한다. 그러므로 중심유지는 항상 포함되고 열려있고 척추를 통한 자유로운 움직임이 가능하도록 변화하는데 이것은 **그림 4.8**에 횡단면 그림으로 잘 표현된다.

자세 정렬과 중립위는 4가지 분류로 규정되는데 이것은 척추의 움직임이 중립에서 멀어지고 가까워지는 것으로 척추 기본패턴 1–기본패턴 4로 나타난다.

- 척추 기본패턴 1은 다음에 기여한다 : 유연한, 곧게 선 중립척추, 척추의 신전, 굴곡에서 원위치로 돌아오기(**그림 4.8a,b**).
- 척추 기본패턴 2는 다음에 기여한다 : 유연한, 곧게 선 중립척추, 척추의 굴곡, 신전에서 원위치로 돌아오기(**그림 4.8a,c**).

시상면에 유연한 중립자세를 유지하는 것은 척추 기본패턴 1과 기본패턴 2의 협력수축으로 균형을 잡는다. 이것은 척추를 지지하고 움직임의 자유를 확보하기 위함이다.

이것은 첫 번째와 두 번째 골반 패턴의 안정된 조절을 요한다.

- 척추 기본패턴 3 : 측면의 체중이동과 측굴, 그리고 한쪽 측면의 신장을 조절한다. 시상면의 정렬이 유연하게 유지된다(**그림 4.8a,d**).
- 척추 기본패턴 4 : 골반과 견갑대/상부 흉곽의 회전과 관계되는데 이는 골반이나 견갑대와

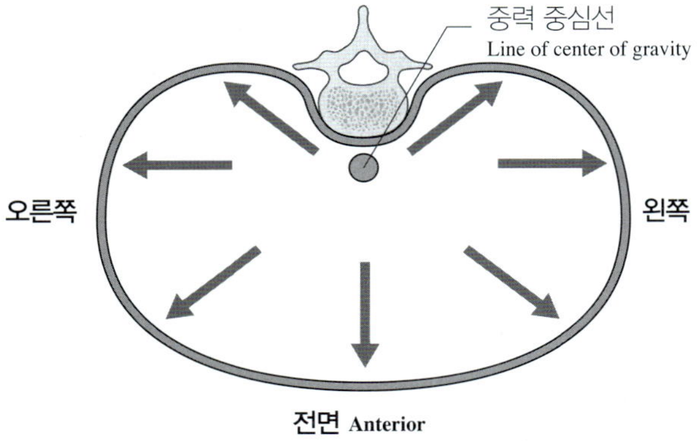

Ⓐ **중립** 흉곽의 하부각에서 자른 몸통 중심 단면

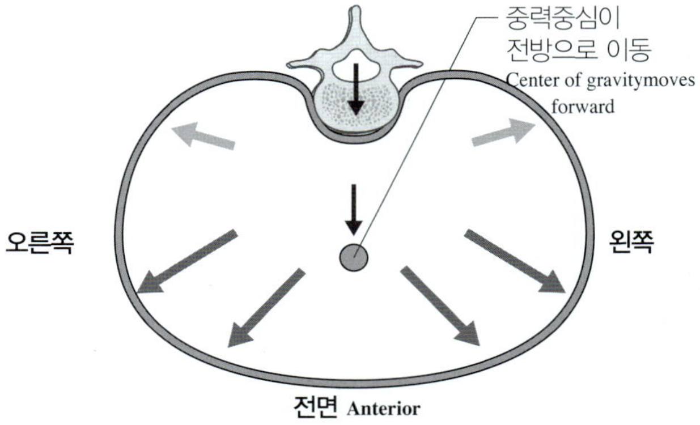

Ⓑ **신전** 흉곽의 전방하부각이 넓게 열리고 전방으로 움직인다.

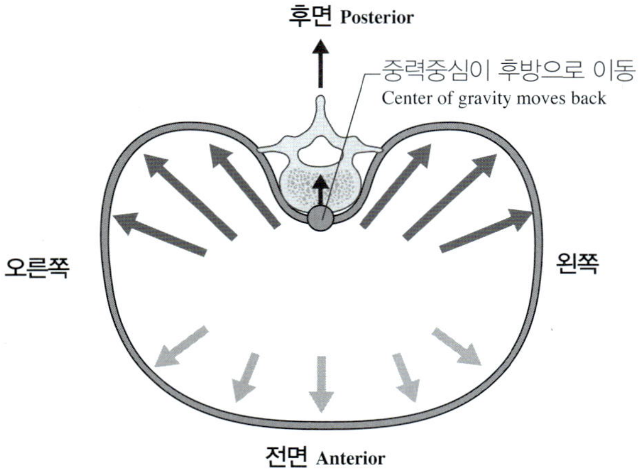

Ⓒ **굴곡** 흉곽의 하부각이 후방으로 움직이고 후방 측방으로 넓어진다.

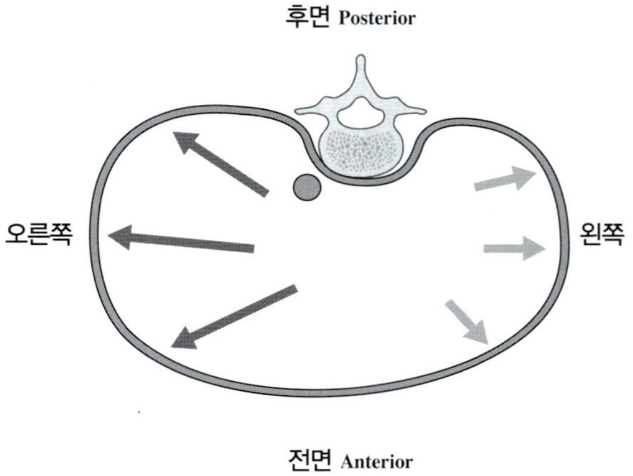

Ⓓ **좌측으로 측굴할 때 우측이 넓어진다.** 흉곽의 우측 하부각(LPT)은 우측으로 이동하고 신장되며 넓어진다. 좌측은 짧아지고 압박된다.

그림 4.8
이 그림은 공간의 이동과 축 기본패턴 1-3 동안의 흉곽의 아래각(Pole)에 의한 내부 형태 변화를 보여준다.
a)중립 b)신전 시(A 기본패턴 1) c)굴곡 시(A 기본패턴 2) d)오른쪽 측굴시(A 기본패턴 3)

머리의 움직임이 시작될 때 나타난다(**그림 4.8**). 중심이 열려있고 정렬되면 흉곽과 골반은 '연결'된다.

- 근위 사지대의 전방 또는 후방 회전.
- 걸을 때 반대 또는 대측(contralateral) 근위 사지대 회전.
- 같은 방향에서 근위 사지대의 동측(ipsilateral) 전방 또는 후방 회전(몸 전체가 회전할 때를 생각한다. 예를 들어, 골프 스윙같은 척추 뒤틀림).

우리는 또한 호흡을 사용하여 중심을 조절할 수 있다. 이것은 흉곽의 모양을 잡아주고 흉추와 늑곽의 가동성과 깔끔한 조절을 가능하게 한다(**그림 8.3**).

척추 기본패턴은 코어 회복 운동이라고 나는 강조한다. 정확하게 실시되면 하부 전방 측방 복벽이 상부보다 활성화되어 복횡근과 내복사근이 조절되어 횡격막과 PFM이 적적한 IAP를 만들어 자세와 움직임을 지지하게 된다. 이것이 흉곽과 골반의 정렬을 만든다.

복부의 브레이싱(bracing)은 3가지의 층(표층 복사근과 복횡근)이 척추의 안정성을 확보한다(McGill 2002). 문제는 많은 고객들이 너무 많은 표층근육군 사용에 길들여져 있다는 사실이다. 이것은 척추의 압박과 경직과 가동성의 제한을 가져온다. 브레이싱이 되지 않아 움직임의 자유가 제한된다.

PPXS 환자는 척추 기본패턴의 활성화를 위해서 복벽이 깨어있어야 한다. 5,6,33번 운동은 이에 효과적이다(제7장 참조). 36번 운동은 흉곽을 내리고 등을 움직일 때 다리가 신전되고 발끝을 사용하여 골반을 더욱 중립위로 가져간다.

클런치와 싯업은 코어운동이 아니다. 복근을 사용할지라도 긴장과 압박의 스트레스만 요추와 천장관절에 가중된다. 이것은 앞서 언급한대로 적절한 변조가 필요하다.

복부를 당기는 것은 코어를 훈련시키지 못한다. APXS그룹의 경우 이것은 우세한 CAC활동을 강화시켜 횡격막과 PFM의 움직임을 방해한다. 복횡근 훈련과 복근 당기기(abdominal drawing in maneuver ADIM)의 비교연구에서 알 수 있다(Richardson et al 2004, p186). 이것은 척추 기본패턴을 훈련하는데 고려해야 한다.

척추 기본패턴은 모든 자세와 운동의 바탕이 된다. 모든 운동 클래스와 가정지도에도 유효하다.

기본적 척추 기본패턴의 평가와 교육

- 이것은 중력이 감소되는 누워있는 자세와 무릎구부린 자세에서 시작한다. 정확한 자세를 확립하고 유지하기 위해 환자와 치료사 모두 기술적인 부분을 요한다. 구체적인 분류는 원칙에 입각하여 구성된다(제3장 참조).

대부분의 고객은 경직된 흉곽과 제한된 전방 견갑대 근근막을 가지고 있다. 이것은 하부 늑골이 어깨로 돌아기기 위해 전방으로 이동하는 것이다. 이런 이유로 중립위에서 머리의 위치는 중요하고 척추 기본패턴을 위한 어깨의 이완이 강조된다(**그림 4.9**).

활동의 순서는 다음과 같다.

1. 먼저 필요한 것은 느린 횡격막 호흡 패턴을 흉곽의 들림없이 시행하는 것이다(**그림 7.1**). 그리고 횡격막 호흡 패턴을 확립시키기 위해 흉곽의 위치를 손으로 재훈련시켜야 한다(**그림 4.7**). 해보면 생각보다 쉽지 않다.
2. 흡기 시 상부 흉곽을 들지 않고, 호기 시 하부 복벽을 촉진하여 LPU를 활성화한다(**그림 4.4**). PPXS그룹은 이것이 어렵다. 그들은 흡기 시 늑골을 들어올린다.
3. 능동적 호기를 끝범위까지 가져가기 위해서 하부 흉곽은 후하방으로 움직인다. 그리고 다음 흡기를 준비한다(누운 자세에서 전형적인 척추 기본패턴의 중요항목 참조). 골반은 약간 흉곽의 움직임을 따른다. 이때 발을 밀어 엉덩이 클렌치를 형성한다. 하부 등쪽 늑골 아래에서 벌레를 짓누르듯 자세를 잡는다. PPXS 그룹은 복근의 움직임이 어렵다. APXS그룹의 CAC활동도 주시하자. 호기는 하부복부와 골반저가 상복부 보다 더 작용해야 한다.
4. 흉곽의 새로운 자세를 유지할 수 있도록 호흡을 천천히 가져간다.
5. '호흡을 위한 공간을 확보한다' : 고객이 LPT를 넓힐 수 있도록 지도 한다. 횡격막 호흡 시 중심을 열도록한다. 초점은 흡기와 호기 시 흉곽의 위치와 자세에 둔다. APXS는 횡격막의 약증이 나타나기 쉽다. 자세와 호흡 모두 힘들어진다. 그들의 상복부의 과도한 수축은 호기를 위한 것이다. '횡격막을 아래로 밀고 늑곽을 확장시키고 넓힌다'는 동작을 인지시킨다. 정확하게 시행되면

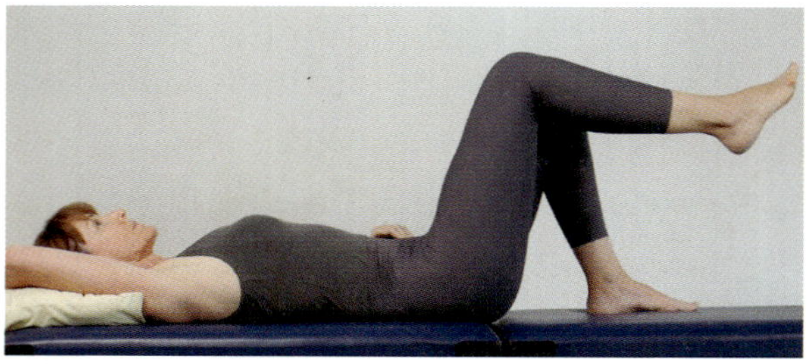

그림 4.9
이 여성은 아래골반유닛의 활동을 왼손으로 촉진하고 있다. 흉곽의 하부끝이 팔을 위로 올리고 있지만 바닥에 닿아있다. 한쪽 다리에 체중이 실리도록 하고 있다. 많은 고객이 머리를 높게 해주어야 할 것이다. 등쪽 늑골이 바닥에 닿기 어렵기 때문이다. 팔을 더 올리거나 다리를 올리면 더욱 진전된 동작을 얻을 수 있다.

흉골하각은 넓어진다(**그림 2.9, 4.4**).
이 움직임은 세심하게 지도한다.
PPXS그룹은 호흡을 후하방으로 가져감으로 호기를 증가시킨다. 시간과 양을 함께 늘린다.
6. 위의 것들이 숙련되면 여러 가지 사지의 부하동작에서 안정성이 증가된다(**그림 4.9**).
그리고 적절한 척추 기본패턴 1–4가 확립된다.

척추 기본패턴의 누워서 시행하는 훈련은 중추신경계의 운동패턴 형성에 도움이 된다. 고객이 정확하게 숙련할 수 있다. 이것은 똑바로 선 자세에서 다시 시행되기 위해 반복과 연습이 이루어져야 한다.

추가적인 동작은 똑바로 서서 4가지 척추 기본패턴을 시행한다.

키무브 코어 재훈련 밸트가 이 자세를 돕는다 (제8장 참조).

서투른 척추 기본패턴과 근위 사지대 조절 감소는 상체와 하체간의 중심적 연결을 방해하여 '중앙신치'나 '허리 비틀림'이 나타나 척추가 고통받는다.

골반 기본패턴

Pelvic fundamental patterns

자유롭고 건강한 척추의 움직임은 골반의 유연함과 적절한 조절로 이루어진다. 이러한 기능적 움직임의 조절은 복잡하고 다차원적이다(제2장 골반 지렛대축 참조).

3차원 운동면에서 기본적인 골반 활동이 분석된다. 심부 시스템 LPU는 척추 기본패턴을 조절할 뿐만 아니라 골반 기본패턴을 통해서 골반 근기전을 조율한다.

이러한 패턴은 골반과 척추의 기저면 위에서 이루어진다. 골반을 움직이고 내적 지지와 안정성을 제공하며

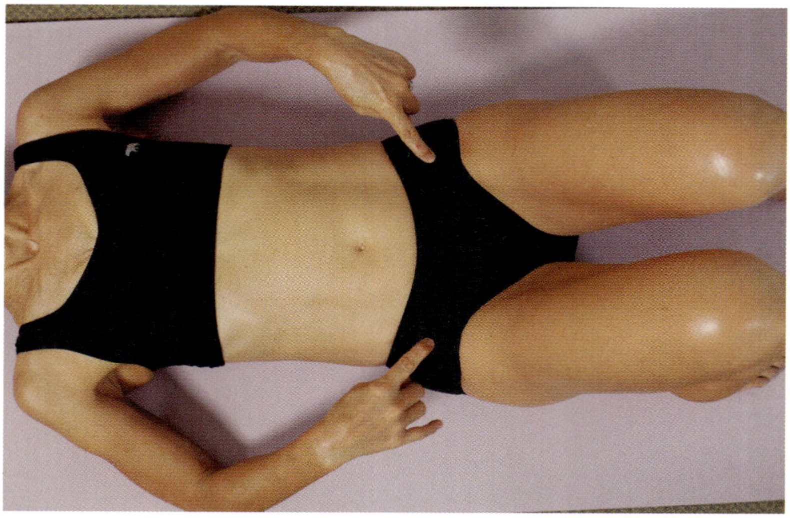

그림 4.10
이 여성이 손가락이 전상장골극에 있다. 전상장골극은 싯본(sit bone)과 길항적으로 작용한다. 예를 들어, 싯본이 뒤로가면 전상장골극은 앞으로 간다.

척추와 다리의 움직임에 따라 형태를 변화시킨다.

중요한 것은 골반 기본패턴들은 각 운동면에서 골반의 회전을 조절한다는 것이다. 고관절의 닫힌 사슬운동으로 다리보다 골반이 움직이기 시작한다.

참고 : 움직임은 누워서 다리를 구부린 자세(crook lying)에서 시행된다.

골반 기본패턴들을 움직이는 주된 힘은 좌골결절이나 싯본, 꼬리뼈를 움직인다. 그 위치와 움직임은 잘 촉진된다.

ASIS를 촉진하여 좌골의 움직임을 잘 파악한다. 이것은 3차원적으로 나타난다(**그림 4.10**). 다리는 이완되고 발은 약간 민다. 골반이 먼저 움직여야 됨을 기억하라.

골반 기본패턴들은 중력이나 부하가 적은 누운 자세나 옆으로 누운 자세에서 훈련하기 시작한다. 중립위를 유지하면서 적절한 자세와 움직임을 만든다. 척추와 다리의 자세와 상관없이 중립위를 정확히 유지하는 것이 관건이다. 이것을 위해 클래스를 계획하고 시행한다.

첫 번째 골반 기본패턴

골반 기본패턴 1은 내적 골반 경사/회전과 좌골의 외향(outflare)을 동반한다. ASIS는 전방으로 회전하고 약간 서로 가까워 진다(**그림 4.11**). 다음과 같이 작용한다.

- 골반뼈의 전방 회전.
- 천골의 뉴테이션(nutation).
- 하부 척추의 전만과 신전(항중력으로 들어 올려 바로섬).
- '상부 골반 그릇(bowl)'을 닫고 ASIS사이를 좁힌다.
- '하부 골반 그릇'을 열고 골반저를 연다, 이때 싯본을 넓히고 후방으로 가져가고 꼬리뼈도 후방으로 움직인다(**그림 4.12 a,b**).
- 골반을 대퇴골두 위에서 전방으로 회전 시켜 닫힌 사슬 고관절 굴곡을 만든다. 서혜부를 깊게 만든다.

잘 보라 : 싯본으로부터 골반을 먼저 움직이고 척추의 움직임을 가져간다. 정확하게 서혜부가 깊게 되면 골반에서 시작하여 머리의 턱을 당기는 동작으로 마무리한다(머리 기본패턴 1; **그림 4.13a**, **그림 4.11**).

보상작용 : 중심 분리의 CPC전략을 통해 골반의 시작과 전방 늑골의 추진 감소는 흉곽의 충분한 움직임을 확보할 수 없다. 이것은 앉기에서 분명하다(**그림 4.13b**). 자연스런 척추 기본패턴들이 이것을 방지한다.

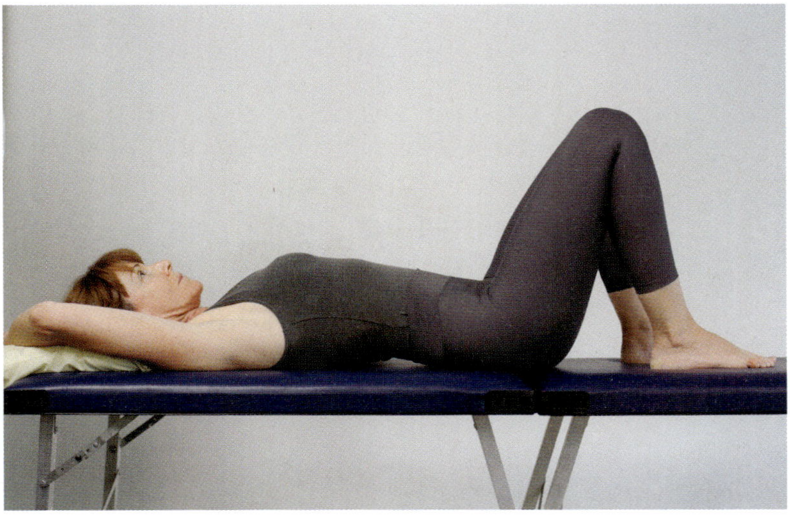

그림 4.11
누운 자세에서 골반 기본패턴 1.
이 여성의 손이 하부 골반유닛을 잡고 있지 않다. 서혜부쪽이 깊어지고 (deepening), 전방 골반회전이 있고 요추의 아치(arch)가 생기며 늑골은 앞쪽으로 밀리지 않고 턱이 말린다. 척추는 신장된다.

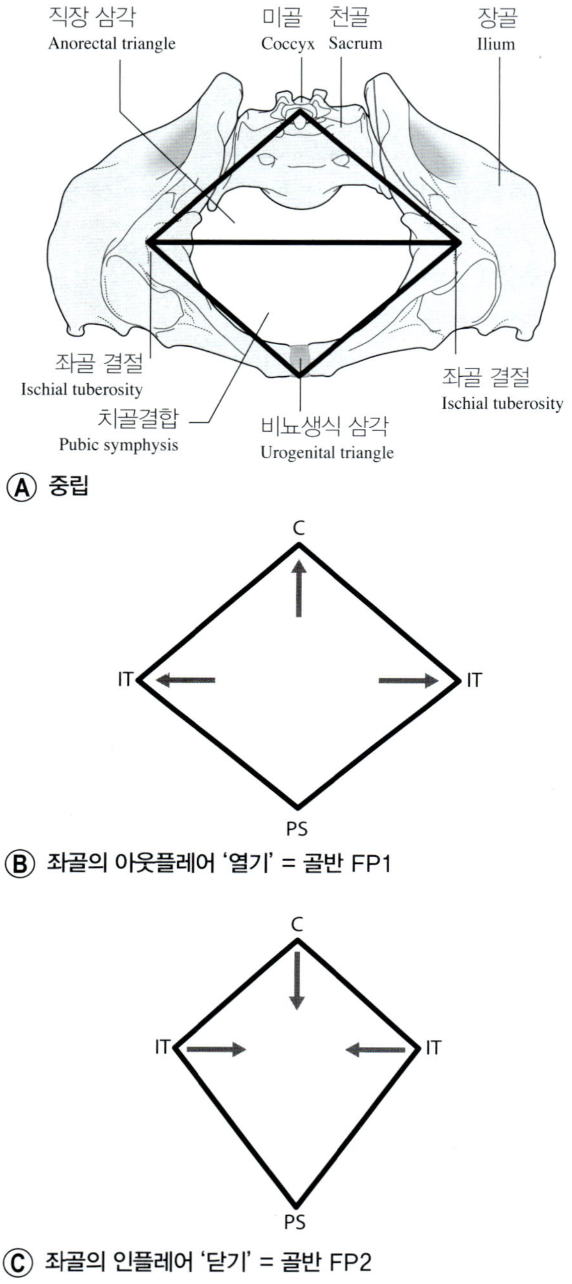

그림 4.12
하부 골반 열림 모습. '마름모' 형태가 좌골과 꼬리뼈의 가까워지고 멀어짐에 따라 변한다.
a)휴식기 '중립' b)골반 기본패턴 1 을 통한 열림
c)골반 기본패턴 2 를 통한 닫힘. Key2000에서 인용.

골반 기본패턴 1의 기능적 중요성

골반 패턴은

- 시상면에 골반 회전력 커플을 조절한다.
- 골반 중립자세의 기초이다. – 중립요추 전만. 중립 요추골반 자세는 복횡근을 활성화하고 (Reeve and Dilley 2009), 요근, 장골근, 요방형근 등의 LPU의 다른 요소들이 작용한다 (Andersson et al 1995; Park et al 2013).
- 닫힌 사슬 고관절 굴곡을 요하는 모든 시상면 움직임의 기본이 된다. 중립 앉기, 서기 위해서 앉은 자세에서 전방으로 체중 이동하기, 서서 전방 굴곡하기, 스쿼트 등이다. 이것들은 요추 전만과 더불어 고관절이 굴곡되는 일상 동작들이다.
- 모든 자세에서 '열린 사슬 '고관절 신전을 지지한다.
- 모든 자세에서 열린 사슬 고관절 굴곡의 안정성을 제공.
- 골반 기본패턴 1은 고관절 굴곡, 내전, 내회전 시너지를 동반한다.

또한 참고 하기를,

- 패턴운동의 근근막 시너지에 주동근은 복횡근과 내복사근, 장근, 요근, 다열근 등이다.
- 원심성 수축을 하는 길항근은 PFM, 패쇄근 그룹(외회전근 6), 그리고 대둔근이다.

주동근과 길항근 사이의 균형은 시상면에서 골반회전을 조절하는데 중요하다. 전방 골반 회전의 조절은 골반 기본패턴 1에 달려있고 골반의 중립위를 찾아 유지하는 것이 관건이다.

골반 기본패턴 1은 앉은 자세와 선 자세에서 골반 기본패턴 3과 기본패턴 4를 적절히 적용하기 위해서 필요하다.

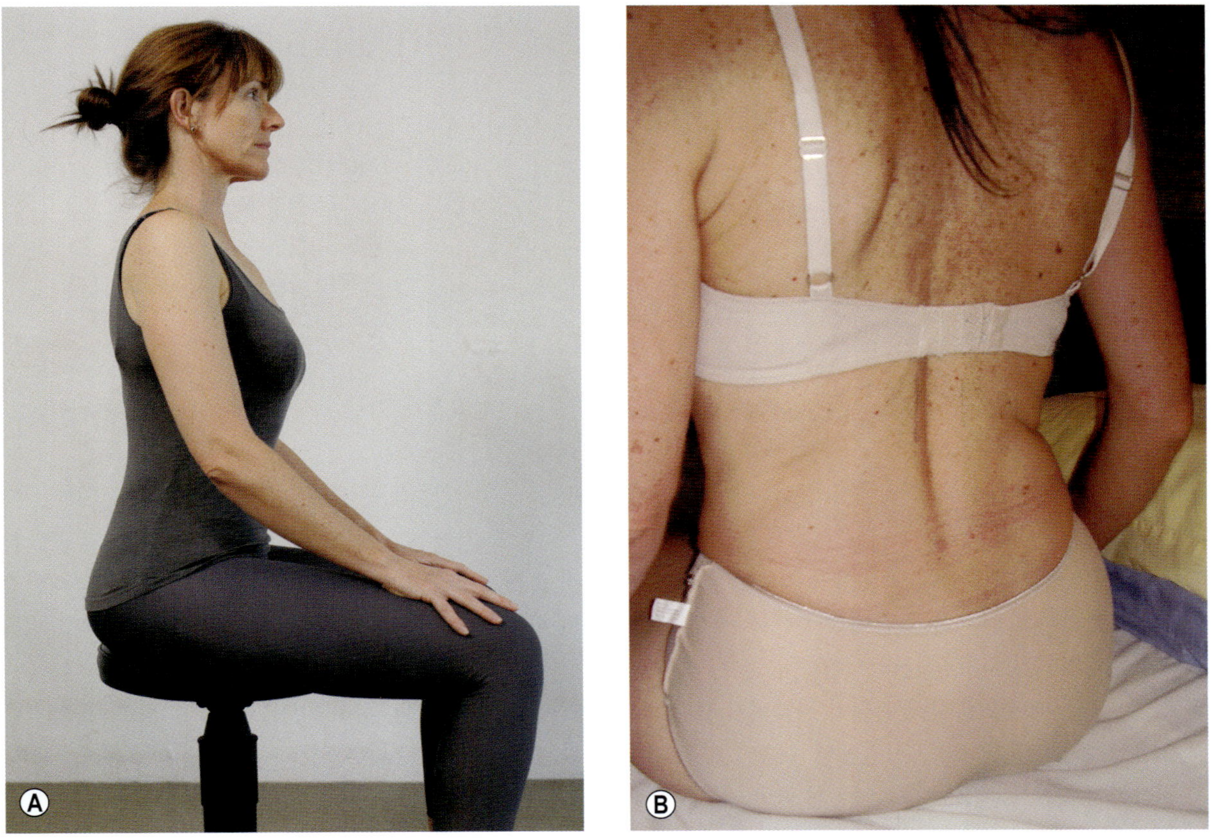

그림 4.13

a)앉은 자세에서 골반 기본패턴 1은 중립 척추 유지하기. 하부골반이 하부쪽 넓은 기저면 확보를 위해 '열림' (**그림 4.12** 참조).

b)부적절한 골반 기본패턴 1조절에 따라 좋지 않은 전방 골반회전이 나타나고 표면의 중앙후방신치 또는 척추의 '잡기 패턴'에 의해 보상작용이 생긴다. 양측성 '키사인(Key sign)'을 보라.

두 번째 골반 기본패턴

골반 기본패턴 2는 후방 골반 경사/회전과 좌골 내향, 인플레어(inflare)가 있다: 싯본은 전방으로 움직이고 서로 가까워지며 올라간다. ASIS는 후방으로 회전하고 약간 넓어지며 '꼬리말기'를 한다(**그림 4.14**).

이것은 다음과 같은 것을 시행한다.

- 골반뼈의 후방 회전
- 천골의 카운터뉴테이션(counternutation)
- 요추 전만의 감소와 요추의 굴곡
- 상부 골반 그릇의 열림– ASIS는 서로 멀어짐
- 하부 골반 그릇과 골반저는 닫힘– 싯본과 꼬리뼈는 서로 가까워짐(**그림 4.12c**).
- 닫힌 사슬 고관절 신전은 대퇴골두 위에서 골반을 후방 회전 시켜서 서혜부를 연다.

잘 보라 : 골반은 척추의 순서에 따라 움직인다. 동작이 정확하면 움직임은 골반에서 시작하여 턱이 돌출

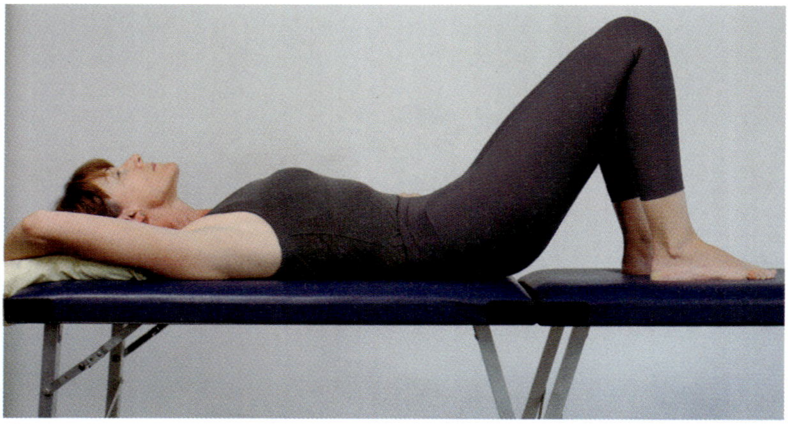

그림 4.14
누운 자세에서 골반 기본패턴 2.

서혜부가 좁은 접시처럼 되고 요추는 편평해지며 골반은 후방 회전된다.
– 목은 돌출되고 척추는 짧아진다.

(protrude)되는 머리의 움직임에서 끝난다(머리 기본패턴 2).

보상작용 : 많은 환자들이 지속적인 엉덩이 클런치와 내부의 협력없이 발을 미는 동작에 의존한다. 후방 골반 회전과 하지의 후방하방 근근막 사슬를 잠근다. 습관적으로 골반 기본패턴 2에 갇혀 관절이 경직되기 쉽다. 이런 이유로 가동성은 감소하고 원심성 수축이 발생되며 이 원심성 수축은 고관절이 움직이는데 골반 기본패턴 1을 어렵게 한다.

골반 기본패턴 2의 기능적 중요성

이러한 골반 패턴은 다음을 제공한다.

- 시상면에서 회전힘의 커플에 기여.
- 닫힌 사슬 고관절 신전에 필요한 시상면에서의 움직임의 기초가 됨(예를 들어, 앉은 자세에서 서기, 체간굴곡후 되돌아오기, 뒤로 젖히기 등). 이것은 골반 회전과 무릎자세에서 고관절 신전 등을 조절 할 때 특히 중요하다.
- 이것은 고관절 신전, 외전, 외회전의 시너지를 동반한다(Bussey et al 2009).

또한 참고하기를

- 움직임의 패턴을 주도하는 주동근은 PFM, 패쇄근 그룹(고관절 외회전근 6), 그리고 대둔근이다.
- 길항근적 근근막의 시너지는 LPU를 통한 운동패턴의 원심성 조절을 제공한다(복횡근, 내복사근, 장근, 요근, 다열근 등).

후방골반 회전과 경사를 동반한 시상면에서의 골반회전 조절의 불균형이 흔히 발견된다 – 골반 기본패턴 2의 하방골반 아울렛이 제한된다(**그림 4.12c**). 꼬리뼈와 싯본에 테더링이 새겨 골반 기본패턴 1을 제한한다(골반의 일반적 근기전). 하부골반은 잘 열지 않고 중립을 잃는다 (**그림 4.12a,b**).

일반적으로 나는 고객이 흔히 잘하는 골반 기본패턴 2는 특별히 가르치지 않는다.

대신 고관절과 대퇴 전면을 열고 무릎을 구부리거나 무릎서기를 한다. PPXS그룹은 척추 기본패턴이 어렵다. 무릎서기에서 골반 기본패턴 2를 적절히 조절하면 무릎서기에서 골반 기본패턴 3과 4를 효과적으로 조절할 수 있다.

세 번째 골반 기본패턴

골반 기본패턴 3은 전두면에서 측방 골반회전을 형성한다. [왼쪽에서 묘사된 패턴은 똑같은 움직임이 오른쪽에서도 적용된다] : 동측(ipsilateral) 왼쪽 싯본이 수직자세에서 가라앉거나(sink) 꼬리쪽으로 내려간다. 누운 자세에서 동측(왼쪽) ASIS는 아래로 움직이고 대측(contralateral) 오른쪽 ASIS는 위로 움직인다. 두 ASIS 모두 수평면에 유지된다.

이것은 다음과 같은 것을 제공한다(**그림 4.15**).

- 대퇴골두 위에서 골반의 측방 회전.
- 동측(왼쪽) 좌골과 왼쪽 측면 허리의 신장 – 다른쪽은 짧아짐.
- 대측(오른쪽)위에서 상방측방 골반 회전–동측은 하방측방 골반회전(왼쪽).
- 동측 LPU 근근막(왼쪽)의 원심성 신장과 대측(오른쪽)의 구심성 수축(**그림 2.13**).
- 똑바로 선 자세에서 왼쪽으로 골반을 동측 측방 체중이동 한다; 모든 자세에서 동측의 측면 체간을 신장한다. 누운 자세에서 체중은 천골의 중앙에 오고 좌골을 반대방향으로 돌린다.
- 동측(왼쪽)으로 닫힌 사슬 고관절 외전.

잘 보라 : 한 쪽 싯본으로 동측 체중이 실리면 척추도 따라 움직인다. 이것은 직립자세에 중요하다. 하부 늑곽은 움직임이 자유롭게 측면으로 이동하여 측면 체간이 신장되도록 한다(척추 기본패턴 3).

골반 기본패턴 3과 척추 기본패턴 3은 CCP를 깨는데 효과적이다(그림 확인). 견갑대와 머리의 상호 3번째 변화가 있다(**그림 4.16, 그림 7.29a,c**). 골반이 시상면 중립위에 있도록 골반 기본패턴 3을 시행한다.

골반 기본패턴 3이 '힙 하이킹(hip hiking)'하지 않는 것이 중요하다. 싯본이 하방으로 골반 회전과 함께 일어난다. 척추와 신체 중심이 서있는 다리로 측방이동할 수 있도록 골반이 전두면에서 회전한다.

선 자세에서 시행하라. 골반 기본패턴 3이 LPU의 중둔근과 소둔근에 어떻게 작용하는지 보라.

서 있을 때 한쪽 다리로 체중이 가고 고관절 들어올리기(hitch)가 측와위에서 중둔근과 소둔근으로 고관절 외전을 할 때 보다효과적으로 작동한다(Dieterich et al 2015). 내부 유닛은 골반 기본패턴 3에 의해 가장 활성화된다.

보상작용 : 골반보다 중앙에서 움직임이 시작된다. 고관절 hiking은 요방형근 패턴으로 골반을 통해 체중을 측방으로 이동 시킨다. 요방형근의 과활동은 CCP의 잘못된 적용이며 이는 척추건강에 관계된다(제3장 참조). 척추 기본패턴 3의 협력 활동은 CCP전략을 억제한다(**그림 4.16b**). 또 다른 보상은 시상면에서 중립을 잃었을 때 골반 기본패턴 2를 우세하게 사용하는 것이다.

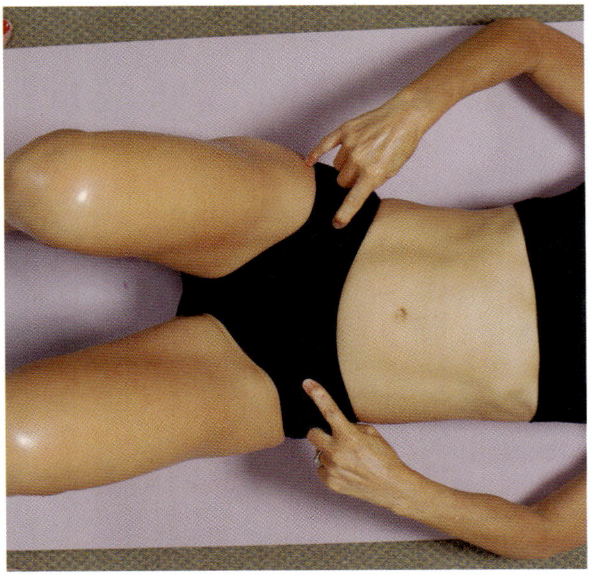

그림 4.15
골반 기본패턴 3. 왼쪽 싯본이 왼쪽으로, 좌전상장골극이 왼쪽으로, 왼쪽 측면허리가 신장되어있다.
체중은 이동되지 않고 천골 중앙에 유지되고 있다.
회전고리와 같다. 무릎길이가 비슷한 것을 보라.

골반 기본패턴 3의 기능적 중요성

이 골반 패턴은 다음을 제공한다.

- 전두면에서 골반 회전 힘 커플을 조절한다 – 특히 골반 내 안정성과 모든 둔근과 장경인대의 외적 근근막 역효과를 만든다.
- 동측의 골반 이동 없이/대측의 골반 떨어짐 없이 한다리로 설 때 골반을 통한 측면 체중이동이 기초가 된다.
- 앉은 자세, 선 자세, 무릎앉기 자세에서 골반의 측방 체중이동을 제공한다.
- 앉은 자세, 선 자세에서 골반 기본패턴 1을

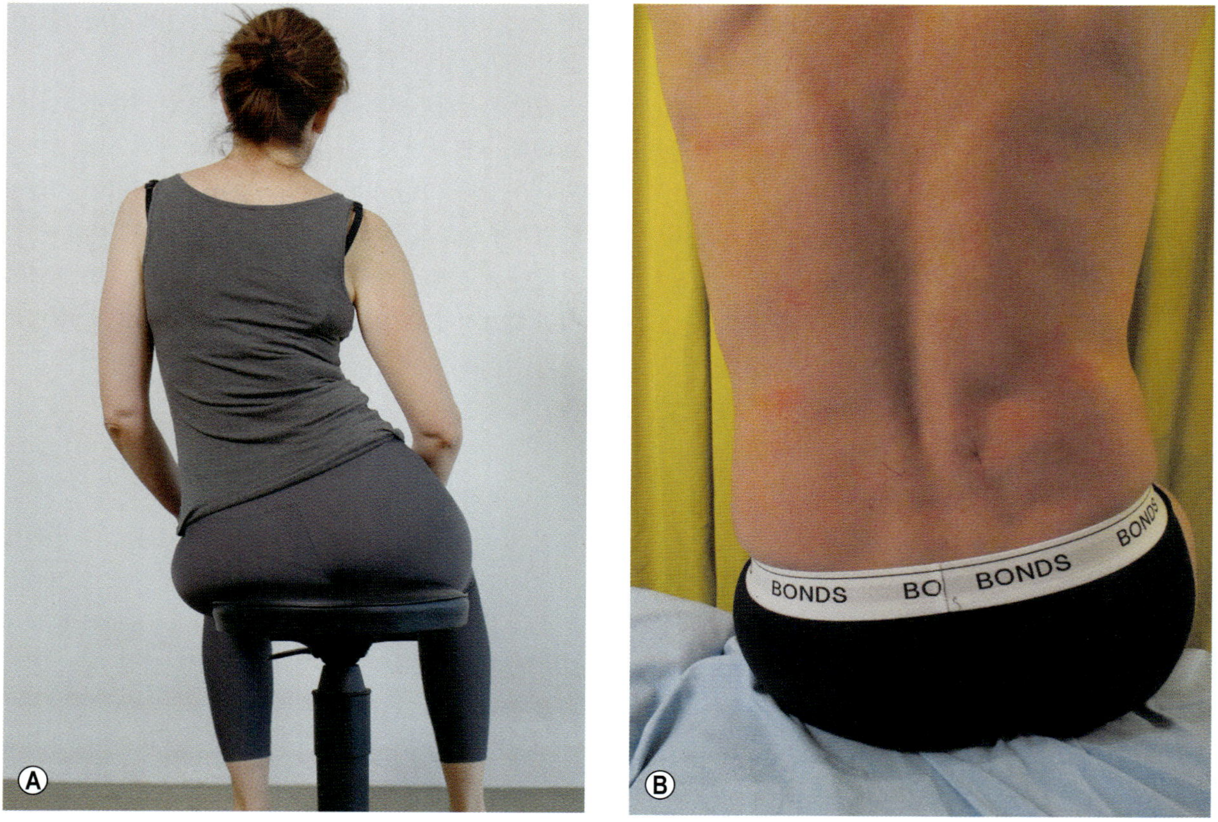

그림 4.16

a)앉은 자세에서 골반 기본패턴 3. 왼쪽 싯본이 가라앉고 체중이 왼쪽에 실림. 척추와 흉곽은 움직임에 자유럽고 상호의존성 세 번째 패턴이 견갑대와 머리에 나타난다.

b)골반 내 조절이 좋지 않고 요추 골반부위에 경직이 있다. 골반 기본패턴 3의 시작이 좋지 않고 '신칭(cinching)이 높게 나타나며 오른쪽 요방형근의 물림(hitching)도 나타난다. – 디봇(뜻겨진 잔디divot). 체중이 측면으로 이동되고 척추는 움직임이 자유스럽지 않다.

제공하고 무릎앉기 자세에서 골반 기본패턴 2를 제공한다.

또한 참고하기를

- 운동 패턴의 주동근은 동측의 중둔근과 소둔근, 그리고 LPU시너지이다 – 특히 장골근, 요근은 골발과 척추를 안정화시키고 복횡근, 다열근, 요방형근이 함께 한다(**그림 2.13**).
- 운동 패턴에 원심성 길항근은 동측의 다열근, 장골근, 요근, 그리고 복횡근, 요방형근, PFM, 내전근 등이다.

키 골반 측방 체중이동 검사는 앉은 자세, 선 자세에서 골반 기본패턴 3의 능력을 측정한다(**그림 4.17**). 골반을 움직여 기울이고 척추와 상지가 따라오는 움직임을 본다. 추가적인 검사는 전두면에서 골반의 회전을 보는데 발을 붙이고 있을 때나 다리에 체중을 싣지 않은 쪽 등 여러 가지 경우를 살핀다.

한 쪽 다리에 체중을 싣는 경우 대부분 장경인대를 활용하고 반대쪽 골반은 떨어뜨리며 무릎은 구부린다. 이것은 한쪽 다리로 서있을 때 전두면에서 골반수평을 유지하기 어렵게 된다. 한쪽 다리서기 검사는 stork 검사(학이 한 다리로 서 있는 자세), 곧 Gillet or kinetic 검사로서 골반 기본패턴 3이 적절하지 않은 경우 양성으로 나타난다(**그림 4.18a,b**).

하나의 근육을 훈련하는 것은(예를 들어, 중둔근), 대측성 측방 골반 떨어짐을 고려한 처방인데 이것은 내적인 골반 조절에 중요하다. 또한 골반회전 힘커플을 조절하는데도 유용하다. 나의 경험에 의하면 중둔근 같은 근육을 다른 3차원적인 근육들을 고려하지 않고 독립적으로 과도하게 훈련하면 둔근, 햄스트링, 또는 다른 건염 등이 발생할 수 있다.

'골반 떨어짐' 운동(디딤판위에 서서 양쪽 무릎을 신전한 채로 한 발은 바닥에 놓았다가 디딤판위치로 되돌아 오기)은 내적 둔부(O'Sullivan at al 2010)를 강화시키고 전두면에서 골반 기본패턴 3의 짝힘 조절을 시행한다. 그러나 이때 동작은 골반이 수평면을 이루는 위치까지만 한다.

키 골반 전두면 검사(골반 기본패턴 3)는 골반과 척추로 체중을 이동시키기 위하여 비체중부하 쪽 골반을 수평면으로부터 상방경사로 회전한다.

선 자세에서, 골반 기본패턴 3은 골반 떨어짐 운동을 기본패턴 3으로 가져가기 위한 것으로 전두면에서 완전한 가동범위의 골반 힘짝 움직임을 형성한다 (**그림 4.19a,b**).

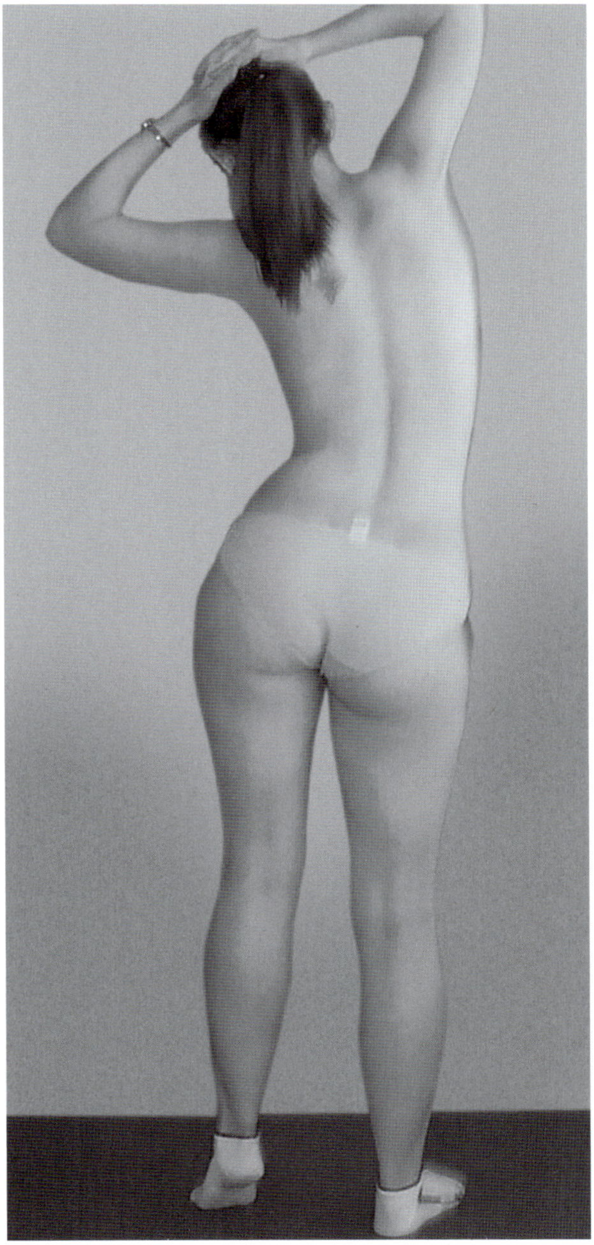

그림 4.17
키(Key) 측만 골반 체중이동 검사–측면 골반 회전과 척추의 적절한 측부 구부림을 본다. 오른쪽 뒤꿈치는 '바닥'에 두어 오른쪽 싯본을 돕고 왼쪽 뒤꿈치는 들어올린다.

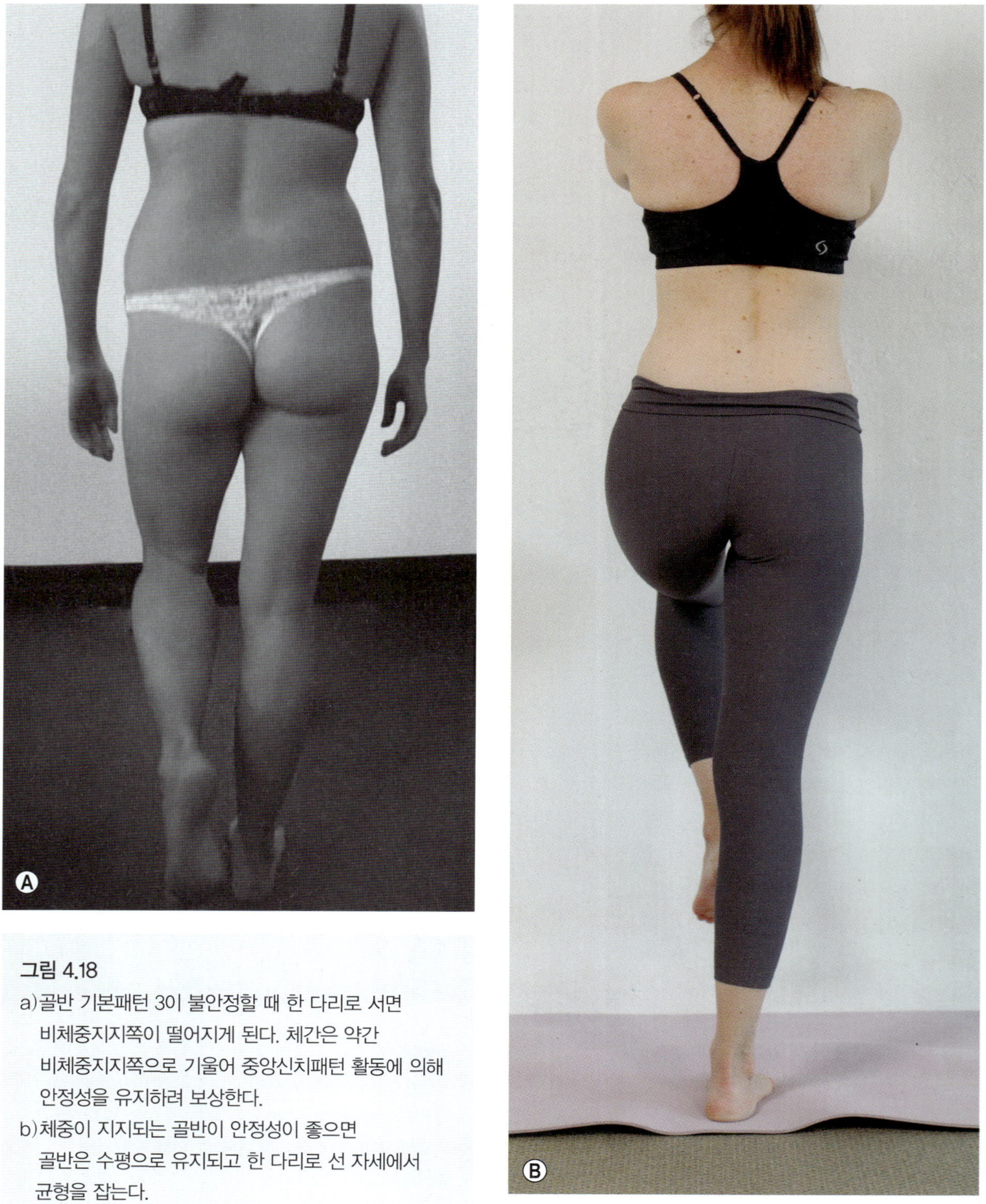

그림 4.18

a)골반 기본패턴 3이 불안정할 때 한 다리로 서면 비체중지지쪽이 떨어지게 된다. 체간은 약간 비체중지지쪽으로 기울어 중앙신치패턴 활동에 의해 안정성을 유지하려 보상한다.

b)체중이 지지되는 골반이 안정성이 좋으면 골반은 수평으로 유지되고 한 다리로 선 자세에서 균형을 잡는다.

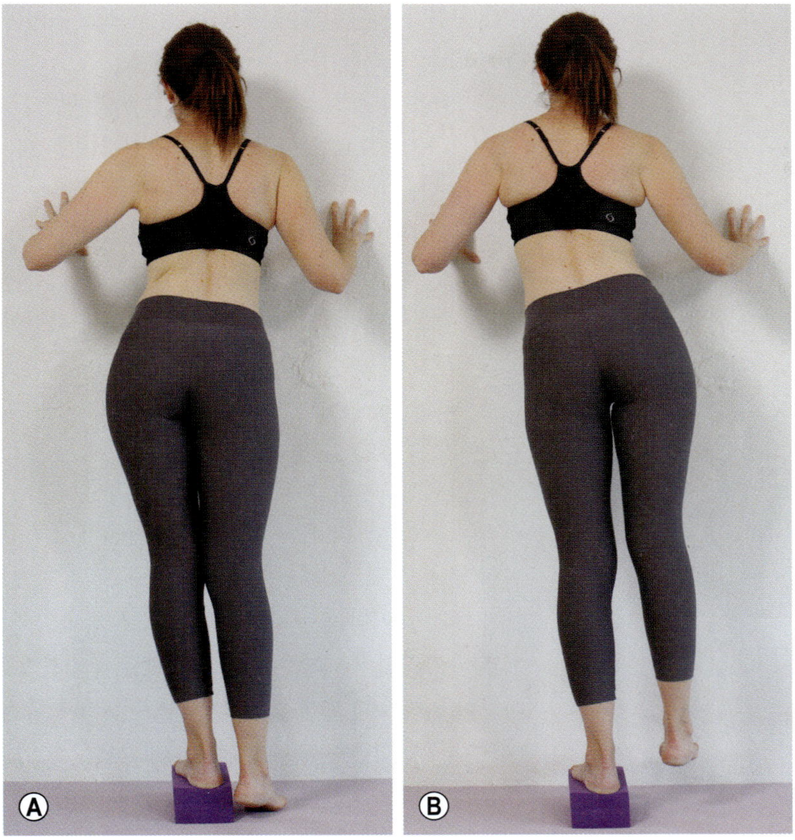

그림 4.19
a)반 드롭(drop) 검사. 한쪽 발을 반대발 높이까지 들어 올렸다가 바닥에 내린다.

b)골반 기본패턴 3의 끝범위까지 움직여서 골반의 측방 회전 조절을 극대화한다.

네 번째 골반 기본패턴

골반 기본패턴 4는 뒤틀림(distorsion)과 관계된다.(골반내부의 회전과 천골의 뒤틀림) : 동측(오른쪽)의 싯본이 길어지고 뒤로가며 넓어진다(수평면에서 떨어진다). 대측(왼쪽) 싯본은 올라가고 약간 내측으로 이동한다.

동측(오른쪽) ASIS는 전방으로 회전하고 수평면에서 올라간다; 대측(왼쪽) ASIS는 뒤로 회전하고 수평면에서 떨어진다. 기본패턴 3과는 달리 체중은 약간 골반을 교차하여 내측 왼쪽 엉덩이와 천장관절로 이동하다. 또한 좌측 견갑골쪽으로 약간 체중이 이동되며 머리는 오른쪽으로 회전이 일어난다.(반대의 경우 왼쪽으로).

이것은 동측(오른쪽) 골반 기본패턴 1과 대측(왼쪽) 골반 기본패턴 2의 조합이다.- 이런 이유로 이 패턴을 권할만하다.

이것은 다음을 제공한다(**그림 4.20**).

- 시상면에서 골반링을 뒤트는 길항적인 골반뼈의 회전.
- 천골을 뒤틀림으로 당긴다.
- 결과적인 골반내적 회전(내가 뒤틀림이라 말했던).
- 척추를 아래에서부터 회전시키고 골반의 회전이 발생 – 오른쪽 회전.
- 요천추 연접부의 오른쪽이 닫힘(신전, 오른쪽 회전), 왼쪽은 열림.
- 고관절의 길항성 회전 – 오른쪽 내회전, 왼쪽 외회전.

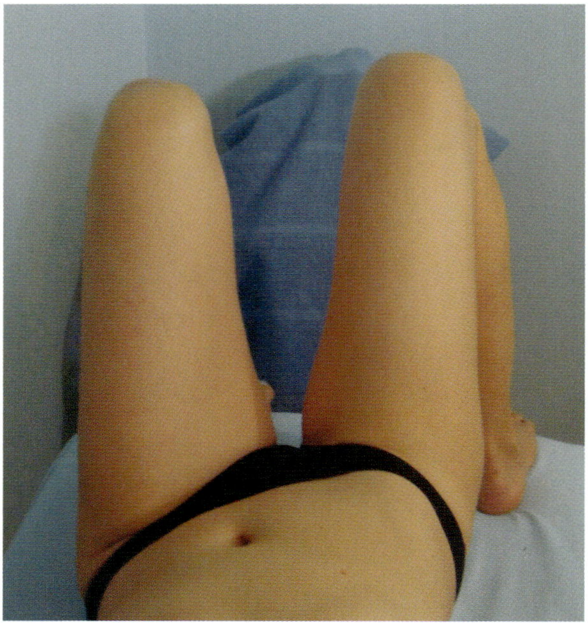

그림 4.20
골반 기본패턴 4는 오른쪽 싯본에서 시작한다.
체중이 왼쪽에 실린다.

잘 보라 : 싯본에서 움직임이 시작하여 척추에서 머리로 회전이 전개된다. 흉곽을 잘 봐야 한다. 왜냐하면 움직임이 진행되는 경로이다. 고객은 오른쪽 어깨가 뒤로 떨어지는 동안에 동측(오른쪽) 견갑골이 체중부하가 서서히 제거된다. 척추 기본패턴 4의 자연스러운 동원이 흉추 골반 정렬을 조절한다(**그림 4.21a**).

이것은 어려운 패턴이기도 하다. 좋은 반응을 이끌어내기 위해서 골반뼈를 바퀴라고 생각하고 시행하라(Franklin 2002). −동측(오른쪽) 바퀴는 전방으로 회전하고 대측(왼쪽) 바퀴는 후방으로 회전한다. 동측(오른쪽) 무릎은 멀어지고 대측(왼쪽) 무릎은 짧아진다. 이것은 지각운동 반응으로 잘 형성한다.

보상작용 : 고객은 엉덩이 클런지를 원하고 발을 밀고 고관절을 외회전, 신전의 끝범위까지 가지고 가며 모든 내적골반움직임보다 더 골반을 심하게 회전하려 한다. 이것은 CCP전략을 동원하여 '늑골을 전방'으로 튀어나오게 한다. 또는 허리를 돌리고 중심적 연결을 끊고 흉곽의 움직임을 막고 척추 분절적 움직임을 방해한다(**그림 4.21b**). 고객으로 하여금 체중을 발가락에 두고 다리를 밀어내려 한다.

똑바로 섯을 때 항중력의 증가는 시상면에서의 골반 기본패턴 3 조절과 골반 기본패턴 4의 활동을 촉진하는 측방 체중이동을 지지한다(**그림 7.29d**). 이러한 과정이 없으면 중앙신치 활동이 증가한다(**그림 4.22**).

골반 기본패턴 4의 기능적 중요성

이러한 골반 패턴은 :

- 수평면에서 골반의 회전 힘 짝을 조절(전방/후방 골반 회전).
- 골반 내적 회전과 골반전체의 회전을 조절. 이것은 척추와 고관절의 회전을 유도하고 모든 축회전의 바탕이 된다(예, 걷기).
- 한 자세에서 다른 자세로 전환 시 중요하다. 체중을 이동하며 골반/척추 회전과 높이 등이 변화한다(예, 바닥에서 일어나기).
- 모든 스포츠의 생리학적 회전 동작을 주관한다.
- 뒤틀림을 위한 유연성을 제공하고 반대방향의 고관절의 완전한 가동범위의 열린 사슬움직임을 얻는다(예, 댄서의 하이킥 – 한 골반뼈의 전방 회전은 고관절의 완전한 신전을 만들고 다른 쪽은 후방 회전으로 고관절의 완전한 굴곡을 얻는다) .

골반 기본패턴의 개요

골반 기본패턴들은 움직임의 기능적인 패턴으로 골반과 고관절, 그리고 이와 연관된 하부 척추의 통합으로 이루어진다. 고객은 골반을 고정하기 위한 다리전략에 표층근육을 주로 사용하는 습관적이 패턴이 있기 때문에 학습이 어려울 수 있다. 과제는 고관절/대퇴가 어떤 자세로 있든지 골반부터 움직임을 가져가는 것이다.

옆으로 누운 자세에서 골반 기본패턴들을 부드럽게

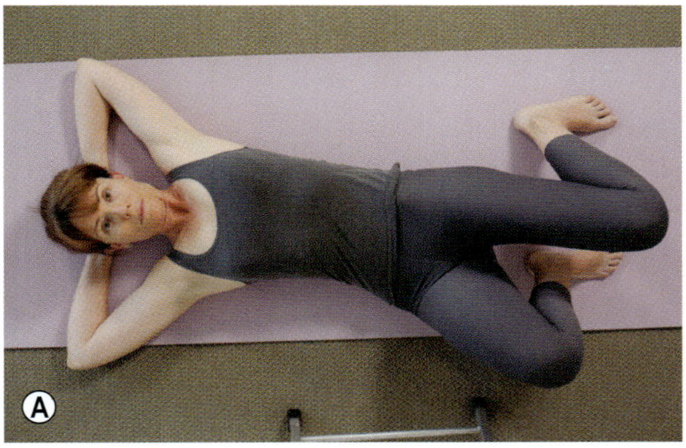

그림 4.21

a)골반 기본패턴 4는 왼쪽 싯본에 의해 시작된다. 왼쪽 무릎이 신장되는지 보고 체간을 돌릴 때 오른쪽으로 체중이 이동되는가 관찰한다.

b)부정확한 운동 : 한쪽 다리가 신전되어있으면 안된다. 체중이 골반을 따라서 이동되면 발 뒤꿈치를 사용하는 비기능성 패턴이 발생하고 엉덩이 클런치(clench)가 중앙후방신치와 함께 생긴다. 이것은 '중심 비연결–골반으로 체간이 보상되며 척추의 움직임에 영향을 준다.

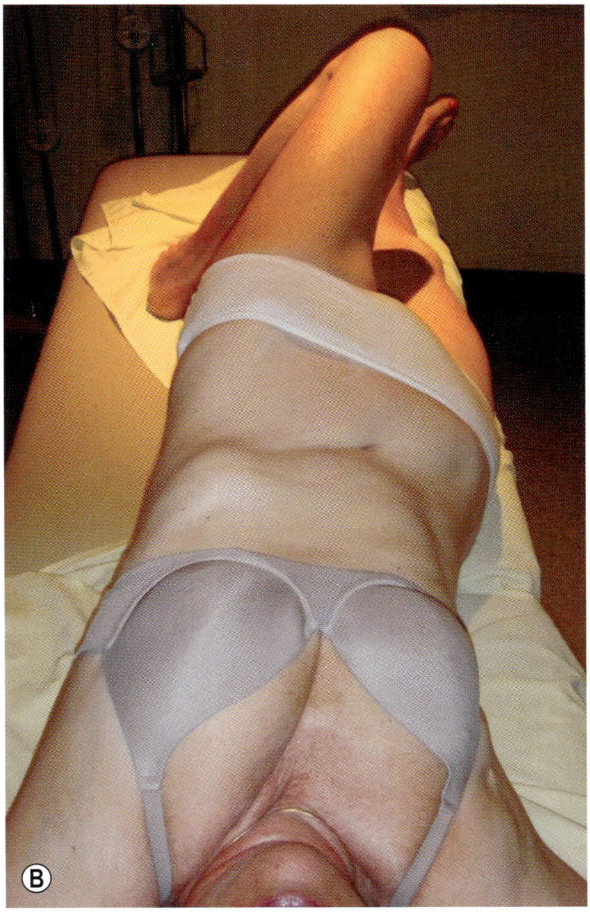

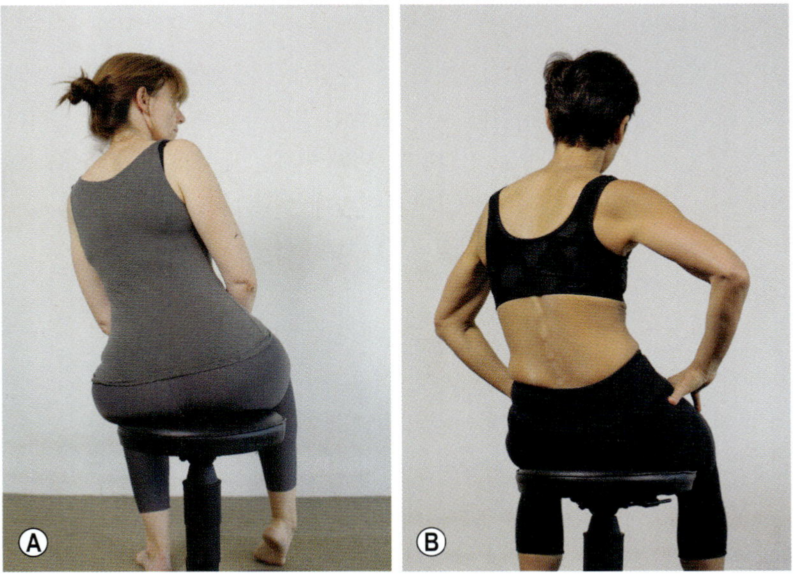

그림 4.22

골반 기본패턴 4 앉기.

a)체중이 왼쪽으로 실리고 오른쪽 싯본은 비체중상태가 되며 오른쪽 골반이 후방 회전된다.

b)비정상적 동작– 골반은 움직이지 않고 척추만 무너진다. 중앙 신치 활동이 종종 최소화 된다. 따라서 견갑대의 움직임이 커진다.

움직이며 척추의 통증에 도움이 된다. 왜냐하면 척추의 압박을 줄일 수 있기 때문이다. 골반 기본패턴 4는 여기에 유용하다. 작고 조용히 움직인다.[1](유튜브 참조)

참고 : 골반 기본패턴은 앞서 언급하였듯이 누운 자세에서 싯본의 움직임을 기본으로 진행한다. 기본패턴 1의 경우, 싯본을 길게 뻗고 넓히고 뒤로 가져가서 떨어뜨린다. 엎드린 자세에서 역시 늘리고 넓히고 뒤로하고 이번엔 든다. 이것은 모든 다른 자세에서 적용된다.

골반 패턴은 척추와 다른 패턴들과 함께 동반하여 여러 자세와 운동면에서 시행한다. 이를 통해 생리적, 기능적 운동 순서를 마련한다.

골반패턴은 운동조절의 핵심이다. 하지 사분위 운동에 있어서 언제나 움직임의 시작이 되어야 한다.
특히 하지의 근근막과 관절의 '스트레칭'시 중요하다.

요통이나 골반 통증, 하지 통증이 있는 사람은 누구나 골반 기본패턴들이 좋지 않다. 이를 회복하여 기능을 향상시키고 통증을 제어한다.

어깨 기본패턴

Shoulder fundamental patterns

어깨 기본패턴은 상부 척추, 흉곽 어깨(제2장 상부 사분위 참조)등이 관여한다. 이것은 척추와 상지의 자세와 움직임을 조절하는 쇄골견갑 유닛의 역할이 중요하다.

어깨 기본패턴들은 팔이 아닌 3차원적으로 닫힌 사슬 운동으로 쇄골견갑유닛에서 시작한다. 이것은 모든 열린 사슬와 닫힌 사슬 팔운동의 바탕이 된다.

이것은 자세를 조절하고 움직임을 시작하고 바꾸는 등 상부 체간활동의 기본이다 또한 각각의 운동면에서 견갑대의 회전짝힘의 조절을 돕는다.

어깨 기본패턴들은 유연성을 통해 근육의 수행 능력을 향상시킨다. 이것은 체간 상부 사분위와 팔의 근근막과 관절의 경직을 해결한다. 그리고 기능적으로 머리 기본패턴과 연계되어 있다.

주된 초점은 흉골을 부드럽게 올리고 전인시키는 것과 견봉에서 어깨가 전상방으로 움직임이 시작되도록 하는 것이다. 나는 종종 스티커 점으로 상부 흉골과 어깨의 전방에 표시를 하여(어깨 포인트) 고객이 이부분의 움직임에 신경을 쓰도록 하여왔다(**그림 4.23**). 또한 척추/쇄골 움직임 시 정확한 움직임을 감지할 수 있도록 유두(nipples)의 움직임도 함께 하게 하였다.

어깨 기본패턴들은 앉은 자세에서 손을 장골릉에 두고 가르치기 시작한다(**그림 4.23**). 어깨의 가동성이 좋지 않을 경우 팔을 옆으로 늘어뜨려 놓고 할 수도 있다. 어떤 자세이든 고객은 팔을 이완하고 쇄골견갑골의 움직임을 시작한다. 이때 골반과 하부 척추의 중립위가 상부 사분위의 움직임을 위해 중요하다(Caneiro et al 2010).

급성 통증이 있는 환자의 경우 옆으로 누운 자세에서 한쪽 측면만 움직일 수도 있다.

손을 머리에 두는 자세 등 어떤 자세든지 어깨 기본패턴들을 활성화 시킬 수 있어야 한다. 이점을 고려하여 클래스를 계획한다.

첫 번째 어깨 기본패턴

어깨 기본패턴 1은 견갑대를 시상면에서 후방 회전과 경사시킨다. 흉골은 약간 올라가고 어깨가 살짝 들리며 전방으로 전인된다. 이때 어깨는 넓어지고 후방으로 당겨지며 가볍게 떨어진다. 이는 다음과 같은 것을 제공한다(**그림 4.23a,b**).

- 견갑골의 후방경사와 후인과 하방이동.
- 쇄골의 상방 회전.
- 후방 늑골의 떨어질 때 흉골위에서 전상방 늑골링의 들림.
- 경흉추 연접부위의 척추의 움직임과 상부 흉곽의 신전과 중립위 유지하기.
- 경추와 목의 중립위를 유지하면서 들기

[1] If you search on YouTube for 'Side Lying Pelvic Patterns' you can find an accomplished performance by Maria Kirsten, yoga teacher, at: https://www.youtube.com/watch?v=DiHWrPgohx4&t=21s [Accessed 20 March 2018].

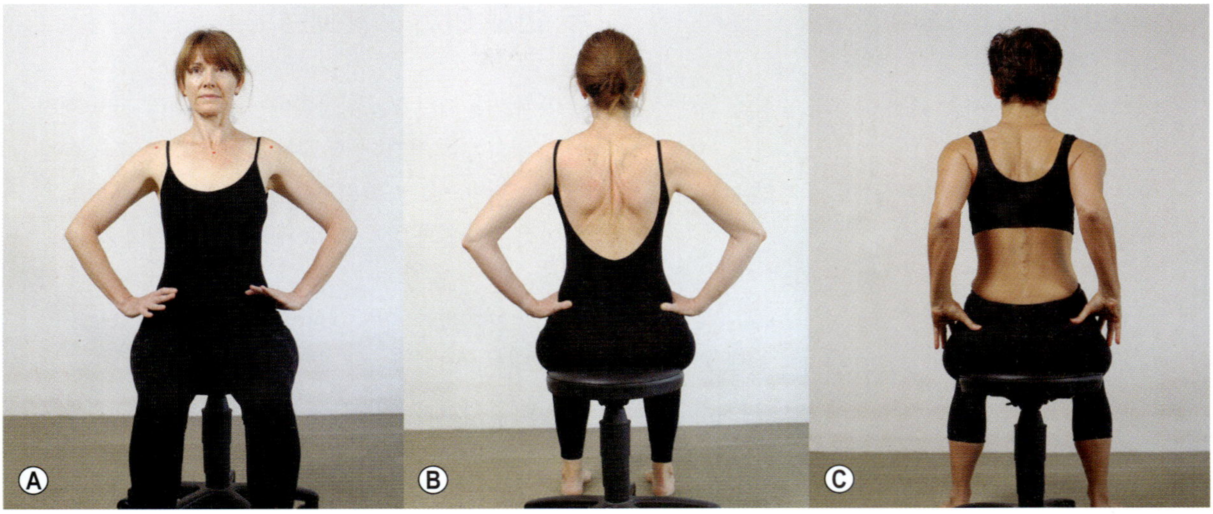

그림 4.23
어깨 기본패턴 1 a)정확한 전면모습 : 흉골병이 앞쪽을 움직이고 약간 위로 되어있고 어깨는 약간 뒤에 위치한다.
b)정확한 후면 모습 : 팔꿈치가 넓게 있고 좋은 긴장도로 하부 견갑부의 안정성을 보여준다. 중앙후방신치의 활동은 없다.
c)부정확한 모습. 팔꿈치가 뒤로 되어있고 후방 회전근개가 과활동중이다. 이 여성은 후하방 견갑골의 활동이 과도하다. 임상적으로 흔한 경우보다 하부 흉곽이 적게 활동한다.

–후방 목 신장.

- 젖꼭지의 들림과 넓어짐.
- 상지의 기능을 지지하기 위한 견갑대의 중립위 유지.
- 회전근개의 협동작용 – 상완골두가 약간 뒤로 이동하여 어깨 관절의 약간 닫힌 사슬 굴곡을 만든다.

잘 보라 :

- 흉골병과 어깨가 움직이기 시작하는가 –아래로 살짝 미끄러지며 위로, 넓게, 후방으로 움직이는가.
- 팔꿈치는 넓게 그러나 뒤로 가지는 않고 후방 하방 견갑골의 안정근을 활성화시키고 전방 회전근개를 관절와의 중앙에 위치시킨다.
- 팔은 가능하면 손과 함께 장골능 위에 이완된 채 둔다. 이것은 쇄골이 자유롭도록 돕고 상부 늑골에서 살짝 띄워지게 한다. 이것은 견갑대가 과도하게 내려간 경우에 도움이 된다.
- 이것은 흉골병과 경흉추/상부 흉추의 자연스러운 움직임이다. 경추는 이완되고 적절히 신장되어야 한다.

보상작용 : 흉골의 움직임이 좋지 않으면 고객은 견봉대신 팔꿈치를 뒤로 가져가려고 한다. 이때 팔은 긴장하고 소흉근과 후방 회전근개, 원근등은 어깨를 전방으로 돌출시키고 견갑골을 대신 하방, 전인시킨다. 척추의 움직임도 제한된다(**그림 4.23c**, **그림 3.24**).
목은 긴장되고 짧아진다.

하부 견갑골 안정근이 작용하지 않고 척추 기본패턴 조절이 좋지 않으면 고객은 흉요추 신전으로 보상작용을 하고 하부 늑골을 전방으로 돌출시킨다(제3장 CCP 참조). 흉골병은 전방으로, 하부늑골은 후방으로 IAP에 의해 이동된다.

어깨 기본패턴 1의 기능적 중요성

이러한 어깨 패턴은

- 어깨의 사상면에서서의 회전 힘짝의 균형을 위해 후방으로 움직인다.
- 상부 사분위의 중립 척추조절로 좋지않은 자세를 교정한다.
- 하부 경추와 상부 흉추를 신전 시킨다.
  경흉추 연접부의 관절은 '과부의 등(dowager's hymp)'이라고 불리는 경직된 굴곡돌출이다.
- 머리위로 처다볼 때 머리와 목을 뒤로 가져가도록 자세적 도움을 준다.
- 효과적인 어깨 재활을 위해 견갑골의 후방경사(외회전)시 정적인, 동적인 조절을 하는 것은 중요하다.–견갑골 후인의 주된 요소(Kibler et al 2008). 전거근과 중,하 승모근은 견갑골의 안정성을 위해 일한다.
- 몸을 잡아당겨 상지의 움직임을 지지한다.
- 상지의 거상, 외전, 외회전, 신전을 동반한다.

두 번째 어깨 기본패턴

어깨 기본패턴 2는 시상면에서 견갑대의 전방 회전이나 경사를 책임진다. 흉골이 떨어지고 후인 되듯이 어깨는 전방으로 가까워지고 떨어진다.

이것은 다음과 같은 것을 제공한다(**그림 4.24a,b**).

- 견갑골의 움직임은 전방경사, 전인, 상부로 이동한다.
- 쇄골의 하방 회전을 동반.
- 전상방 늑골링은 흉골병이 들려 후방으로 움직일 때 떨어진다.
- 경추흉추 연접부의 움직임과 상부흉추의 굴곡
- 젖꼭지의 가까워짐과 떨어짐.
- 머리의 전방이동과 후경부의 단축.
- 견관절의 닫힌 사슬 신전에서 상완골두의 전방이동.

잘 보라 : 대부분의 고객이 가지고 있는 패턴으로 쉽게 발견된다. 그러나 팔꿈치가 넓어지고 팔이 이완될 때 어깨의 움직임을 잘 보라. 경추의 긴장이 생기지 않도록 주의한다.

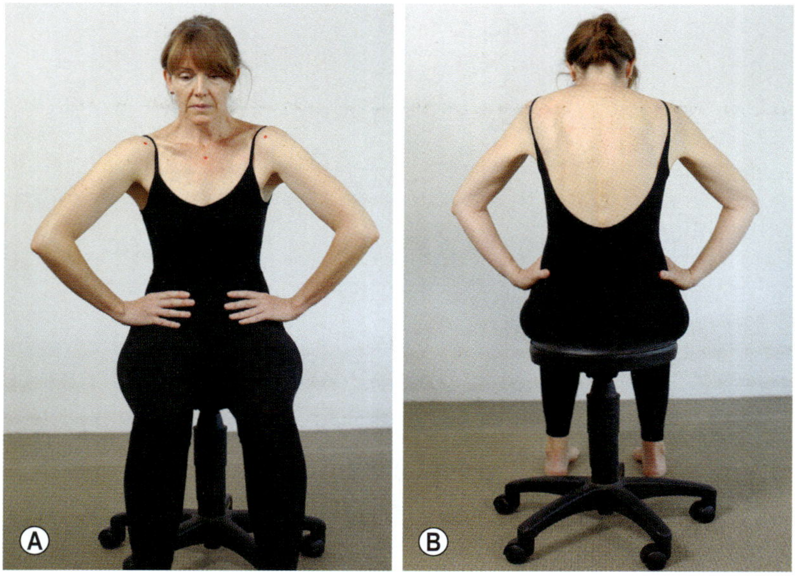

그림 4.24
어깨 기본패턴 2

a)전면

b)후면

어깨 기본패턴 2의 기능적 중요성

이 어깨 패턴은

- 시상면에서 어깨 회전 힘 짝의 균형을 위해 전방으로 기여함.
- 머리와 팔을 아래, 전방으로 가져감.
- 상지를 전방으로 뻗고 체간으로부터 멀어지게 함.
- 이때 상지의 depression, 내전, 내회전이 동반됨.

거상 시 상지가 움직이기 좋도록 견갑대가 위치를 잡는다.

첫 번째와 두 번째 어깨 패턴사이의 불균형은 흔하고 기본패턴 1조절이 더 어렵다. 머리와 팔을 전방, 하방으로 두고 하는 일상생활 동작은 상부 사분위 기능을 약화시켜 어깨 기본패턴 2의 역할을 어렵게 한다.

결과적으로 나타나는 근근막의 제한과 관절경직은 어깨 기본패턴 1을 어렵게 한다. 그래서 나는 자세가 많이 않좋지 않으면 어깨 기본패턴 2를 처방하지 않았다. 두 패턴을 함께사용할 때도 기본패턴 1에 좀더 비중을 두었다. 어깨 기본패턴 1을 너무 강조하면 척추와 어깨 재활에 놓치는 부분이 생길 수 있다. 첫 번째와 두 번째 사이의 균형이 견갑대와 상부 척추의 중립적 시상면 정렬에 도움이 된다. 이어서 기본패턴 3과 기본패턴 4로 진행시킨다. –적절한 목의 기능과 함께.

세 번째 어깨 기본패턴

어깨 기본패턴 3은 전두면에서 견갑대의 측면 회전에 관여한다. 시상면 중립 견갑대 자세(고객은 이 자세를 위해 기본패턴 1을 먼저 할 수 있어야 함)를 취한다. 동측(오른쪽) 어깨는 들어 올려 오른쪽으로 이동시키고 흉골병은 오른쪽으로 이동하고 대측(왼쪽)은 어깨를 떨어 뜨린다. 어깨의 양쪽 점들은 최소 전방으로 이동한다[오른쪽 견갑골이 주도하지만 왼쪽에도 적용된다].

이것은 다음을 제공한다(**그림 4.25a,b**).

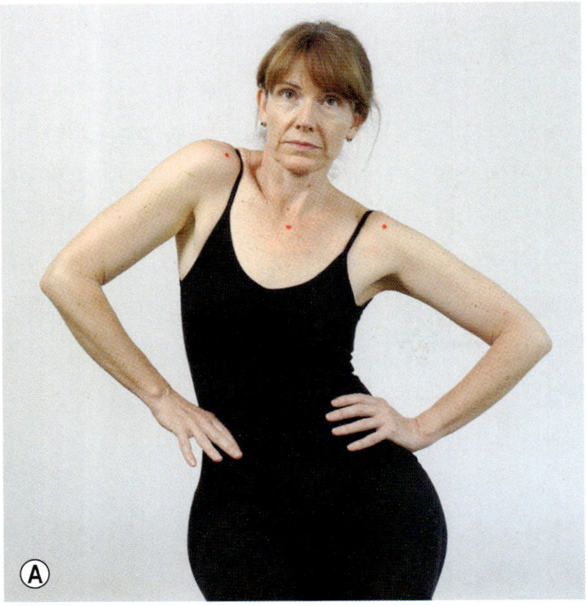

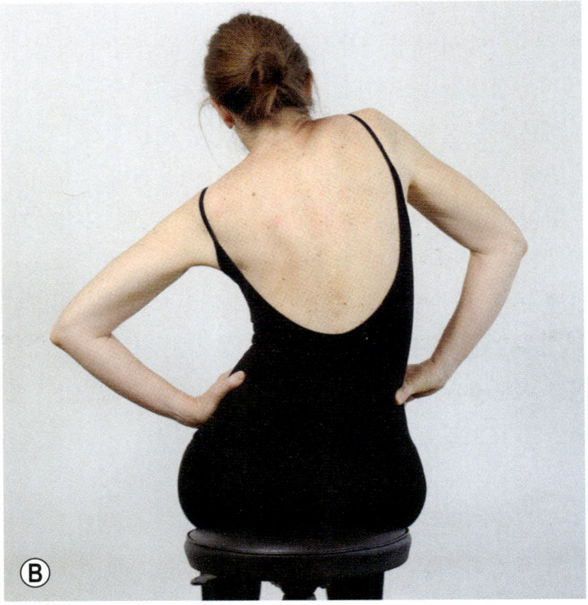

그림 4.25

어깨 기본패턴 3 a)정확한 전면 모습. 오른쪽 어깨 점에서 움직임을 시작된다.

b)정확한 후면 모습. 오른쪽 체간과 팔허리 잡은 쪽(armpit chest)의 측면이 열린다.

- 오른쪽 쇄골 측면 끝의 후방 회전과 거상, 그리고 견갑골의 상방 회전과 상방이동.
- 견갑골의 하방 회전과 왼쪽으로의 하방이동과 쇄골의 하강(depression).
- 흉골병의 측면이동과 상부 늑골링의 오른쪽 이동. 측면 늑골의 확장(fanning)과 측면 옆구리(armpit chest)의 신장.
- 오른쪽 젖꼭지의 오른쪽으로 들려 이동.
- 경추흉추 척추 분절의 측방이동과 왼쪽 늑골의 가까워짐, 왼쪽 겨드랑이의 단축.
- 머리와 목의 약간 측굴.
- 견갑골의 상방 회전과 어깨관절의 닫힌 사슬 내전(손은 엉덩이에).
- 견갑골의 하방 회전과 어깨 관절의 닫힌 사슬 외전.

잘 보라 : 어깨가 움직임을 주도하고 있는지, 팔꿈치가 넓게 팔의 이완과 함께 있는지 보라. 어깨를 뒤로두면 시상면에서의 중립자세가 유지되어 견갑골이 이상적인 후인상태를 유지한다. 상부 흉추의 측면운동을 보라.

다른 견갑골을 떨어뜨리기 보다 상부 흉추를 측면으로 이동 시켜서 쇄골 견갑을 들어올린다.

보상작용 : 흉곽의 하부각은 CCPs를 통해 움직이기 시작한다. 시상면에서 척추이 중립위는 깨지고 어깨 기본패턴 2가 우세하게 나타난다. 어깨를 내리고 견갑골을 내려 어깨를 전방으로 가져가려 한다. 즉, 견갑골 하강은 '부드럽게' –견갑골은 전인되지 않고 후인된다(**그림 4.25**).

어깨 기본패턴 3의 기능적 중요성

이 어깨 패턴은

- 측면 견갑골 회전을 조절하고 쇄골견갑유닛의 상방 회전을 통해 팔의 거상을 지지한다.
- 상부 사분위를 통해 측면 체중 이동을 한다.
- 상부 흉추와 흉곽의 가동성을 확보한다.

측면 진동운동은 하부 경추와 상부 흉추 사이의 가동성을 높이고 상부 흉곽의 측면 이동과 대측 측면 굴곡을 돕는다. 경추흉추 연접부와 흔히 경직되어 있는 상부 흉곽의 신전, 측굴, 회전을 돕는다.

견관절을 30° 정도 외전한 상태에서 어깨의 상방 회전(손을 엉덩이에 두고 어깨 기본패턴 3하기)이 나타나 팔을 옆에 두고 어깨를 으쓱하는 동작보다 상하 승모근의 움직임과 견갑골의 회전이 동반된다(Pizzari et al 2014).

팔을 90°에 두고 하는 어깨 으쓱 운동과 150° 외전은 하부 승보근과 전거근, 견갑거근등이 쇄골견갑유닛의 하강과 하방 회전을 감소시킨다(Choi et al 2015)(**그림 7.27a**).

팔을 머리위에 두고 견갑골의 후인(어깨 기본패턴들 1,3,4와 함께)은 중하부 견갑골 안정성에 좋다(Castelein et al 2016) – 후방 회전근개와 원근 근근막의 원심성 신장에 도움이 된다.

네 번째 어깨 기본패턴

어깨 기본패턴 4는 수평면에서 어깨를 후방, 전방 회전 시키는 역할을 한다. 시상면의 중립 견갑대 자세(이 자세를 취하기 위해 어깨 기본패턴 1을 실시)에서 흉골을 전방으로 하고 어깨의 동측(오른쪽)지점을 넓게 뒤로 빼고 흉골을 오른쪽으로 회전 시킨다. 어깨의 반대편(왼쪽)은 전방으로 움직인다 [오른쪽 위의 어깨의 후방 회전].

이것은 다음을 제공한다(**그림 4.26a,b**).

- 오른쪽 견갑골의 외회전, 후방 회전,경사, 그리고 후인 –오른쪽 쇄골의 상방 회전과 후인.
- 왼쪽 견갑골의 내회전, 전방 회전, 경사, 전인을 동반한 어깨의 왼쪽 전방 회전 – 왼쪽 쇄골의 상방 회전, 전인.
- 흉골병, 상부늑골, 경추흉추의 오른쪽 회전.
- 오른쪽 젖꼭지가 왼쪽에서 오른쪽으로 회전.

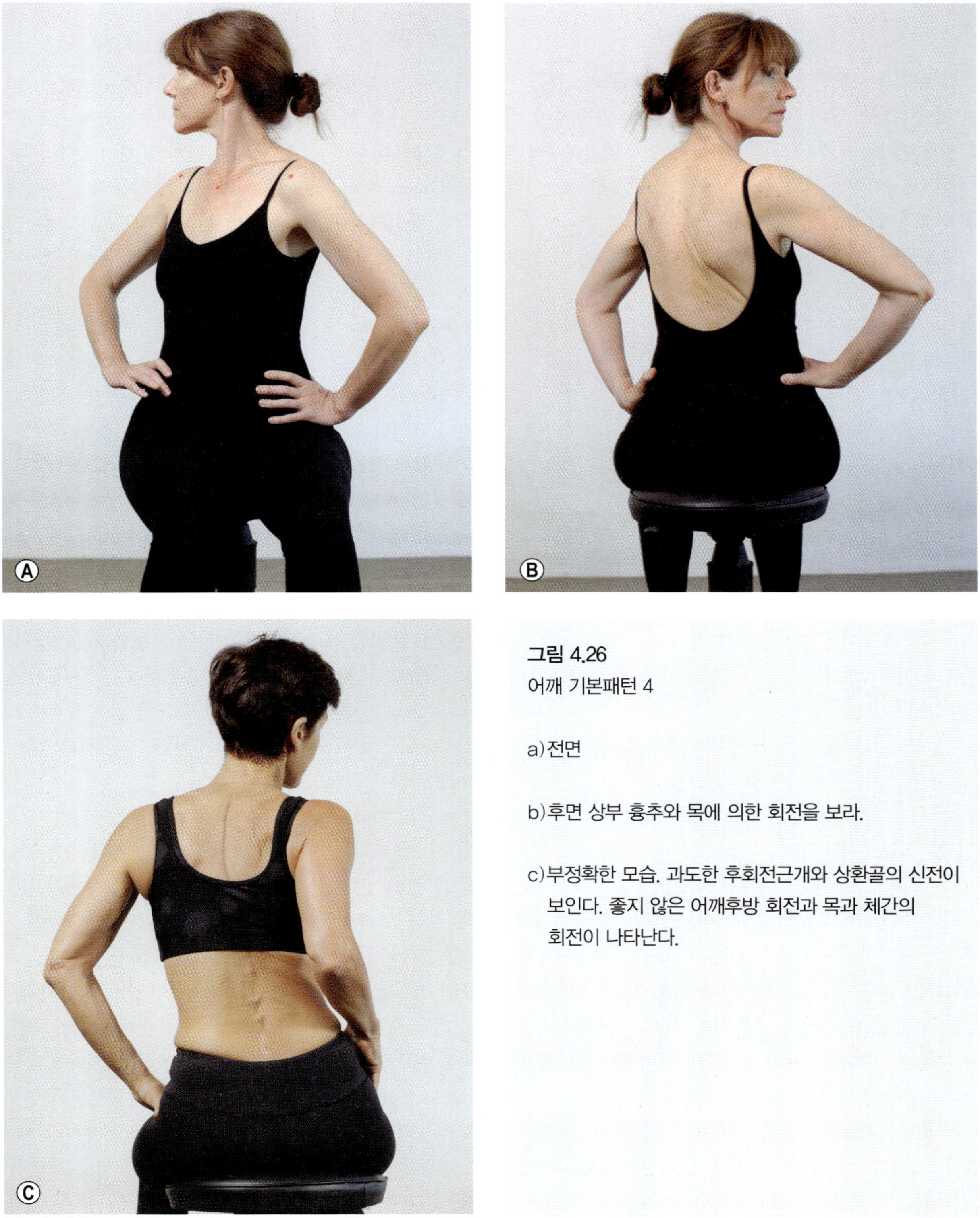

그림 4.26
어깨 기본패턴 4

a)전면

b)후면 상부 흉추와 목에 의한 회전을 보라.

c)부정확한 모습. 과도한 후회전근개와 상환골의 신전이 보인다. 좋지 않은 어깨후방 회전과 목과 체간의 회전이 나타난다.

• 머리는 오른쪽으로 회전–강제적이지는 않다.

잘 보라 : 시상면에서 중립을 잘 유지하는가. 팔꿈치가 아닌 어깨의 점이 후방으로 이동하는가. 어깨 후방 회전과 견가골의 후인 그리고 상부 척추와 머리의 회전.

골반의 4번째 패턴과 유사하게 어깨 기본패턴 4는 첫 번째와 두 번째의 조합이다.

보상작용 : 후방 회전근개의 참여–소흉근이 움직임을 방해하고 어깨의 후방 회전보다 전방 회전을 강조; 움직임이 흉곽의 하부각 주위에서 CCP에 의해 시작; 척추의 움직임은 적고 목과 팔의 긴장이 증가한다 (**그림 4.26**).

어깨 기본패턴 4의 기능적 중요성

이러한 어깨 패턴은

- 상지대의 움직임에서 회전운동을지지(예, 테니스 서브를 위해 팔을 찍어 올리고 뒤로 가져간다).
- 머리와 목의 움직임 지지.
- 경추흉추의 회전 가동성에 기여.
- 상체의 회전을 시작(예, 테니스에서 포핸드와 백핸드).
- 기능적 움직임을 위한 에너지 효율에 기여 (예, 걸을 때 대측성 팔 스윙).

어깨 기본패턴 개요

이러한 기능적 운동은 상부흉곽을 움직이고 후방상부 흉추와 쇄골견갑 근근막의 신경근 조절 능력을 깨우며 견갑대와 척추사이의 통합기능을 돕는다. 하부 경추와 상부 흉추, 흉곽은 신전, 측방이동, 대측 측굴을 일으킨다. 이들이 어깨의 기본적 움직임이 되며 일반적인 상부 사분위 통증 환자의 회복에 중요하다.

어깨 기본패턴들은 앉은 자세에서 설명된다. 똑 같은 방법이 모든 자세에서 적용될 수 있다. 어깨 기본패턴들은 항상 상부 사분위운동에 초점을 둔다. 이것은 근근막과 관절의 긴장을 스트레칭할 때 중요하다.

견갑골 안정성 운동은 일반적으로 재활에 초점을 두어왔다. '견갑골 셋팅','견갑골 오리엔테이션 운동'등은 환자가 이해하고 배우기 쉽지 않다(Mottram et al 2007). 내측 하부 견갑골 안정근(중하승모근, 전거근)과 3차원적 어깨 회전 힘짝의 약화가 흔히 발견된다. McQuade와 colleagues(2016)는 견갑골의 안정성에 대한 패러다임을 전환하기를 견갑골이 왕성한 에너지 전달자로서 역할을 함을 강조했다(정적인 안정뿐만 아니라 더욱 강력한 역할).

어깨 기능의 재활에서, 견갑골의 3차원적 조절을 위해 후방 회전, 경사, 외회전, 상방 회전 등이 강조된다(Kibler et al 2013). 하부 견갑 안정근은 독립적이기보다 특별한 기능적 패턴으로서 전거근과 함께 견갑골 후인 등에 협력 수축한다. 첫 번째, 세 번째, 그리고 네 번째 어깨 패턴이 이 움직임을 수행한다.

여러 가지 다른 팔 자세에서 기본패턴들을 수행하는 것은 조절력 적응을 향상시킨다. 팔을 머리위에 두고 어깨으쓱함(shrugging)은(**그림 7.27a**), 승모근의 상부회전 힘 짝(권장desirable)과 능형근과 견갑거근(비권장 undesirable)의 움직임에 좋다. 후인은 중앙 견갑근(Castelein et al 2016)과 하부 승모근을 많이 사용하고 상부승모근의 적게 사용함으로 촉진할 수 있다(De Mey et al 2013)(**그림 7.27b**).

고급의 어깨 후인운동의 준비로 체간과 하지의 기능적 사슬를 고려한다. 이를 위해 적절한 어깨 기본패턴 1, 기본패턴 3, 기본패턴 4 적용과 어깨와 상부체간사이의 '잠김' 보상 작용이 일어나지 않도록 해야 한다.

흔한 실수는 적절하지 못한 부하를 가하는 것이다. 또한 적절한 어깨 기본패턴들의 조절이 중요하다. 예를 들어, 푸시업을 할 때 표층의 상부승모근의 활동이 증가하고 견관절 근육(대흉근 등)의 활동이 감소되어 있다(DeMey et al 2014). 기능적 조절없이 부하를 가하면 일탈된 패턴만 가중된다. –운동시작 시의 문제처럼.

견갑대의 기능장애는 척추에 직접적인 영향을 미친다. 상부 흉추와 경추의 분절적 기능은 거의 모든 어깨와 상지 통증장애와 연관되어있다(제1장 손상 참조).

어깨 조절의 향상이 재활의 초기에 이루어지면 흉골을 통한 쇄골과 척추의 움직임이 좋아진다.

어깨 기본패턴들조절이 정확히 수행되면 상부 사분위의 기능을 향상시키고 치료와 회복에 도움이 된다(예, 척추, 어깨, 상지).

머리 기본패턴
Head fundamental patterns

독립된 움직임이 목의 꼭대기 척추에서 이루어진다. 귀볼을 생각하라. 정확한 동작이 시행되면 상부척추의 가동성이 회복된다(제2장 상부 사분위).

다른 기본패턴들처럼 3차원면에서 회전이 동반된다. 다른 기본패턴들과 달리 운동의 시작점은 다르다.

머리 기본패턴 1은 누워서 시작 하는 것이 가장 좋다. 나중에 잘 조절되면 머리 기본패턴 1을 시상면에서 중립조절 하면서 머리 기본패턴 3과 기본패턴 4를 앉은 자세에서 가르치면 좋다. 거울을 통한 시각적 피드백이 효과적이다. 목대신 머리를 조절하게 된다.

첫 번째 머리 기본패턴

머리 기본패턴 1은 상부 목에서 후두골을 시상면에서 전방 회전하는 것이다. 누워서 무릎구부린 자세(crook lying)으로 골반은 중립을 유지하면서 시행한다. 턱은 완전히 떨어뜨리고 후인한다. 머리 뒤부분은 위로 움직인다. 이것은 다음을 제공한다(**그림 4.27a**).

- 상부 목위에서 머리의 굴곡; '예'라고 끄덕임.
- (앉아서 할 때는) 머리의 후방이동과 후인이 동반된다. 이것은 어깨 기본패턴 1과 함께 동반되면 좋다. 목이 신장된다(**그림 3.31b**).

잘 보라 : 움직임은 상부 척추에 집중되어야 한다. 턱의 주름이 4개생긴다고 생각하고 움직이게 한다. 턱아래 근육이 수축됨을 느낀다. 아래를 쳐다보면서 움직이

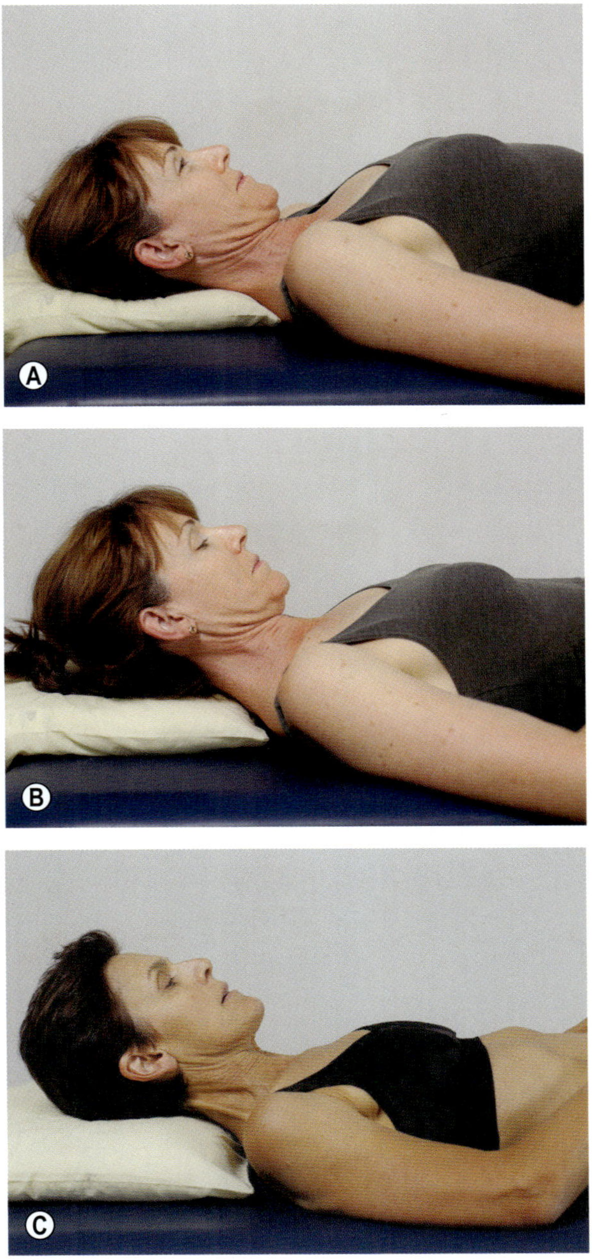

그림 4.27
머리 기본패턴 1. 정확한 두개경추 굴곡
a)머리 무게를 들고 유지
b)목 전방운동 잘못된 비무게(unweight)
c)두개경추 굴곡은 유지되지 않고 목의 표층 근육만 수축

면 좋다. 호흡하면서 서서히 움직임을 증가시킨다. 머리 기본패턴 1은 심부 목근육을 수축시키는 것이 목적이다. 이런 이유로 흉쇄유돌근의 움직임은 최소화 되어야 한다. 머리 기본패턴 1을 누운 자세에서 실시하면 후두경추 굴곡검사의 자세와 비슷하다(Jull et al 2008).

난이도 진행 : 머리를 지지하다가 들어 올리면서 머리무게를 버티도록 점진적으로 진행한다(O'Leary et al 2007). 이마 부분(**그림 4.27b**)이 턱(**그림 4.27c**)보다 움직임을 주도한다.

보상작용 : 상부 경추의 움직임 감소와 중하부 경추의 과도한 굴곡; 흉쇄유돌근의 과수축, 머리무게를 지지하거나 아니거나(턱이 들리고 전인되며 후두는 후방으로 회전된다.) 골반이 습관적으로 후방경사되는 것을 막는다. 왜냐하면 머리와 꼬리뼈는 기능적으로 연결되어 있어서 머리 기본패턴 1을 어렵게 한다. 해보라(골반 기본패턴 1과 함께 하면 쉬워진다).

머리 기본패턴 1의 기능적 중요성

이 머리 패턴은 :

- 척추의 상부위에서 머리의 전방 힘짝의 균형조절을 제공하고 적절한 자세 지지를 만든다.
- 누운 자세에서 상부 척추와 체간의 굴곡이 시작됨.
- 아래를 쳐다볼 때, 얼굴 표정짓기, 삼키기, 발음할 때 지지하는 운동 패턴에 기여.
- 전방으로 체중을 지지하는 패턴.

머리 기본패턴 1은 자동적이지 않고 바로서고 움직일 때 찾기 어렵다. 앉았다 일어설 때 쉽게 발견된다. 척추의 신장은 머리 기본패턴 1과 골반 기본패턴 1의 협력작용으로 이루어진다(**그림 4.2**). Falla et al(2007)은 앉은 자세에서 자세 재교육은 척추의 중립위를 만들고 후두경추 심부 굴곡근의 활동을 자동화한다.

목의 후인이나 후방 미끄러짐 운동은 머리 기본패턴 1과 어깨 기본패턴 1없이 하면 중부 경추의 과활동을 유발한다. 그러나 머리 기본패턴 1과 어깨 기본패턴 1이 함께하면 게으른 심부 경추 굴곡근과 하부 견갑골 안정근을 재훈련시켜 건강한 척추 자세조절이 가능하게 한다(**그림 3.31b**와 **그림 7.26b**).

두 번째 머리 기본패턴

머리 기본패턴 2는 머리와 목의 시상면에서 후방 회전을 조절한다. 턱은 전인되고 들린다. 두개골의 후면은 아래로 미끌어진다.

이것은 다음을 제공한다.

- 머리와 목의 신전.
- 똑 바로 설 때 머리를 전인시키고 전방으로 이동 시킴(**그림 4.28**).

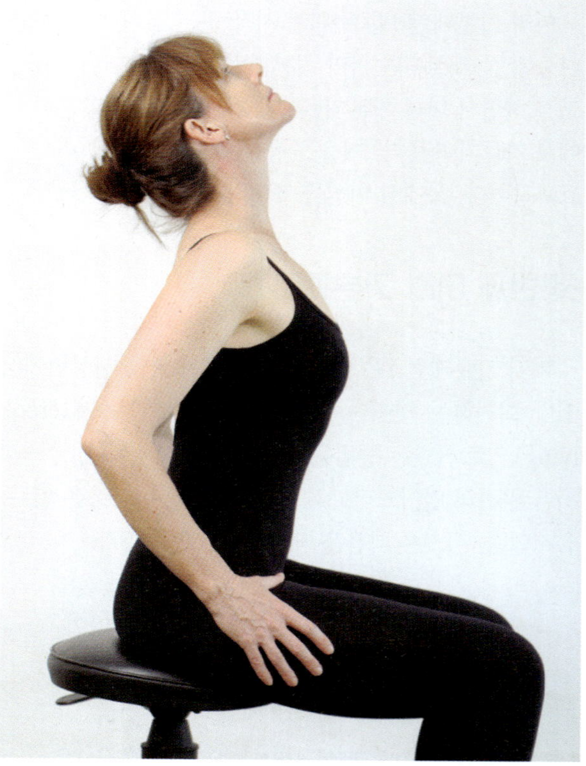

그림 4.28
머리 기본패턴 2 앉기.
상부 경추에 의하여 후두부가 후방으로 회전한다.

잘 보라 : 움직임은 상부 경추에 한정된다–위를 쳐다보면 도움이 됨.

보상작용 : 대부분의 환자는 이 패턴이 강하나 상부 분절에 국한되어 일어나는 경우가 많다.

머리 기본패턴 2의 기능적 중요성

이 머리 패턴은

- 시상면에서 힘짝 조절을 후방으로 기여 – 비록 흔히 우세하더라도.
- 위를 쳐다보기/머리위, 얼굴 표정짓기, 턱 벌리기 등을 지지하는 운동 패턴에 기여.

세 번째 머리 기본패턴 (앉은 자세나 선 자세)

머리 기본패턴 3은 전두면에서 후두골의 측면 회전을 책임진다. 시상면에서 자연스러운 중립머리 자세에서 (골반과 견갑대의 첫 번째 패턴을 먼저 주지시키면 좋다), 왼쪽 귀를 약간 왼쪽으로 들어올리고 오른쪽 귀는 어깨로 가져간다.

이것은 다음을 제공한다(**그림 7.26b**).

- 머리와 상부 경추를 오른쪽 측방경사함.

잘 보라 : 목위에서 머리의 측방 회전.

보상작용 : 시상면에서 머리의 중립위치와 자세를 상실하면 중부 경추가 대신 측굴을 하게 된다 (**그림 4.29**).

머리 기본패턴 3의 기능적 중요성

이 머리 패턴은 :

- 소리를 잘 듣고 표정을 짓기 위해서 머리를 움직인다.
- 척추와 근위 사지대를 통하여 측면으로 체중을 이동시키기 위해서 적절히 머리의 위치를 조절한다.
- 자세적 정위 반응을 사용.

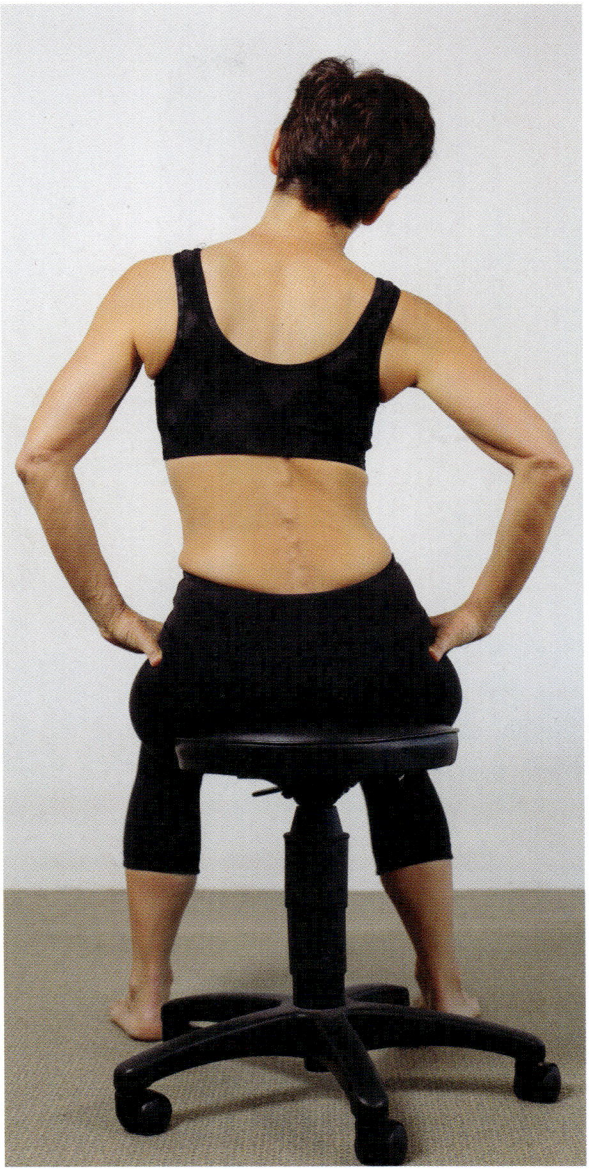

그림 4.29
머리 기본패턴 3.
머리의 측면 운동이 국소적으로 일어난다. – 중부 경추 부위에 무리가 간다.

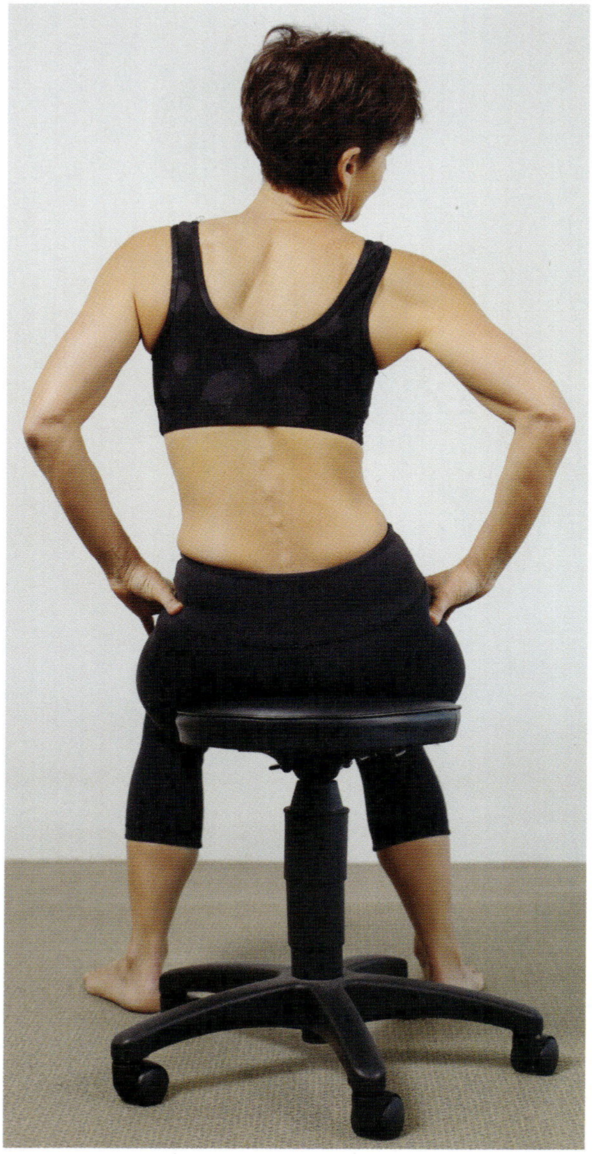

그림 4.30
머리 기본패턴 4. 머리의 회전은 특히 C1–2에서 일어나는데 국소적 움직임으로 나타난다. 중부 경추에서 주로 나타나며 측굴이 동반된다.

네 번째 머리 기본패턴

머리 기본패턴 4는 수평면에서 머리의 회전을 조절한다. 시상면의 머리 중립위에서 시작함(고객에게 미리 설명(cue)을 준다) : 눈은 머리의 움직임을 리드한다. – 45° 정도.

이것은 다음을 제공한다(**그림 7.26c**).

- 상부 목위에서 머리 회전.

잘 보라 : 움직이는 동안 머리 기본패턴 1을 통해 머리/상위 경추회전을 독립적으로 수행하고 정렬을 유지하는가?

보상작용 : 대부분 움직임은 중부 경추에서 일어남; 시상면 정렬은 상실하고 회전은 측굴과 동반된다 (**그림 4.30**).

머리 기본패턴 4의 기능적 중요성

이런 머리 패턴은 :

- 상부 척추의 회전 시작.
- 상체의 체중이동 시작.
- 감각을 정확히 하기 위해 머리의 위치잡기.

눈의 움직임 : 눈의 움직임과 머리 기본패턴 1, 기본패턴 2, 기본패턴 4 간의 밀접한 짝이 있다. 눈은 수평면과 시상면에서 머리는 가만히 있는 채로 독립적으로 회전하고 복합되기도 한다. 머리가 안정적이든 아니든 눈의 동기화, 비동기화는 후방 후두하근육의 긴장을 완화시키고 심부 경추 굴곡근의 활동을 촉진시킨다.

턱의 움직임 : 턱관절과 후두경추관절간에 밀접한 기능관계가 있다. 턱관절문제는 상부 경추관절과 머리 기본패턴 조절과 관련이 있다 – 특히, 머리 기본패턴 1.

머리 기본패턴 개요

움직임에 있어 머리의 역할은 흔히 간과된다. 머리는 척추의 최상부에서 균형을 이루며 의사소통과 정보수집의 주체로서 신경근 시스템의 역할을 수행한다. 후두하의 수용기들은 몸 전체에 근육의 톤에 영향을 준다. 머리는 많은 상부 척추운동을 시작시킨다–특별히 시상면과 횡단면에서. 현대의 생활양식은 머리를 전방으로 두고 많은 시간을 스크린을 보며 팔과 손을 전방 하방에 놓고 생활하는 동작을 하게 한다. 이 동작에 척추가 따라간다. 시상면에서 몸을 바로세우고 지속하는 능력이 점차 감소된다. 사무실에 사는 사람은 일반적인 움직임에 턱이 주도하는 것이 많고 보상작용을 일으키며 감각이 둔해진다. 척추의 움직임은 타격을 입는다.

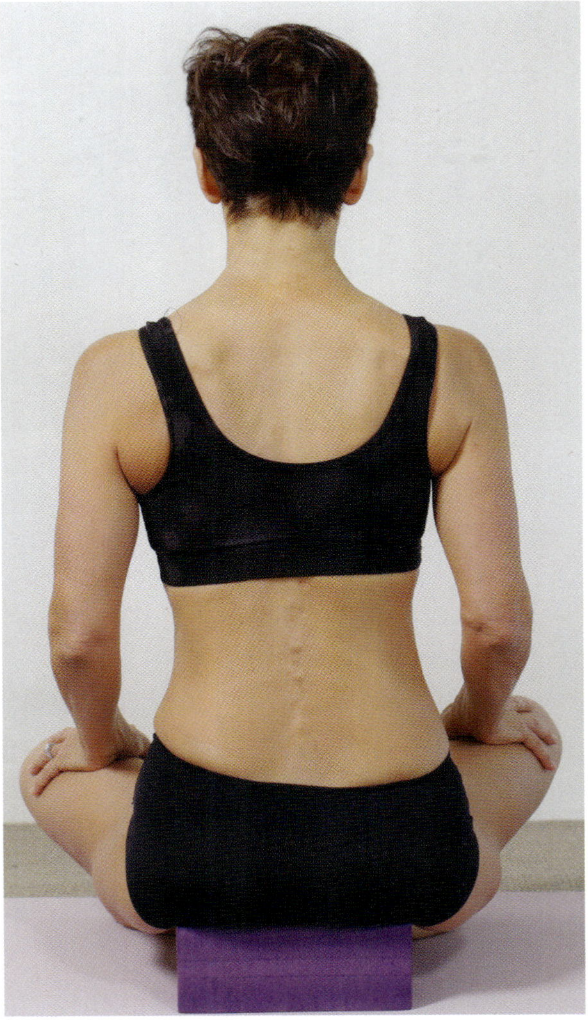

그림 4.31
골반을 지지하는 것은 양반다리 자세에서 중립자세를 유지할 수 있도록 한다.

8가지 기본 자세와 각각의 변형들 : 움직임을 시작하는 플렛폼

기본적인 패턴은 앞에서 언급하였듯이 모든 움직임을 조절하는 기본이 되며 기본패턴들은 그 움직임을 시작하고 안내하는 역할을 한다.

훈련은 3차원적으로 진행된다. 고객의 동작을 통합해야 한다. 각각의 자세에서 여러 가지 사지의 위치는 효과적으로 적용되어야 한다. 사지와 체간 제한이 다양하므로 적용도 다르게 접근해야 한다.

기본적인 자세는 다음과 같다.

- 누운 자세
- 옆으로 눕기 – 팔로 옆으로 눕는 자세를 지지.
- 엎드리기
- 네 발기기 –다양한 경우가 있음.
- 앉은 자세는 다양함.
  - 고관절과 무릎을 90° 유지하며 의자에 바로 앉기
  - 길게 다리 신전
  - 무릎앉기
  - 옆
  - 다리 교차 앉기
- 똑바로 무릎앉기와 반 무릎앉기
- 서기
- 내반 자세 : 머리, 어깨, 손으로 서기(상급자들용!)

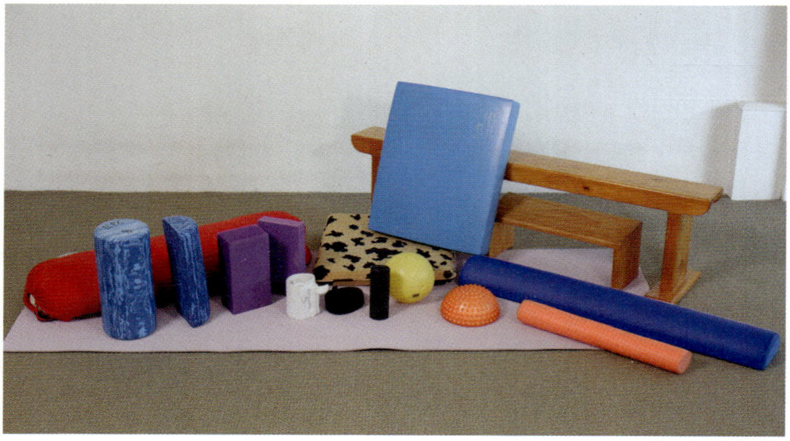

그림 4.32
좌 · 우로 펼쳐진 여러 가지 형태의 버팀목(props) 도구들. Bolster, Rolla, 작은 D롤, 긴 폼블럭, 작은 폼블럭, 키무브 코어 재교육 밸트, 납작 쿠션, 단단한 스트렙, 작은 블랙롤, 3인치 딱딱한 폼 쿠션, 작은 볼(spiky pod, 성게모양의 소도구), 긴 D롤, 작은 누들(noodle) – 뒤쪽에 무릎 앉기 도구와 벤치가 있다.

참고 : 첫 번째를 제외한 앉은 자세에서 시행하는 것은 골반의 경직과 후방 근근막 사슬의 제한을 고려하여 적절한 지지와 조절이 제공되어야 한다. 시상면에서 중립 골반과 척추를 유지한다(**그림 4.31**).

가동범위의 제한을 유도하는 것, 제한된 부분을 이완시키는 것, 기본패턴들을 시행하기 위해 유용한 도구들이 있다(**그림 4.32**).

예를 들어, 누운 자세는 바닥에 편평하게 누워서, 볼스터(bolster) 위에 눕기, D롤이나 다양한 스파이키(성게 모양) 소도구(spiky pod); 벤치에 눕기; 공 위에 눕기 등이다.

근위 사지대를 여는 자세에서 사지를 지지하고 고객을 이완시키고 스트레칭한다
(제7장 2,4,39,41,56,57 운동 참조).

추천 자료

Franklin E (2002) Pelvic power for men and women – Mind/body exercise for strength, flexibility posture and balance. Hightstown, NJ: Elysian Editions, Princeton Book Company.

Key J (2010) Back pain: A movement problem. A clinical approach incorporating relevant research and practice. Edinburgh: Churchill Livingstone Elsevier.

Kolar P, Kobesova A, Valouchova P, Bitnar P (2014) Dynamic neuromuscular stabilisation: Developmental kinesiology: breathing stereotypes and postural locomotor function. In: Chaitow L, Bradley D, and Gilbert C (eds) Recognising and treating breathing pattern disorders. Edinburgh: Churchill Livingstone Elsevier.

Kyndall l, Boyle PT, Lewis C (2010) The value of blowing up a balloon. Am J Sports Phys Ther 5(3):179–188.

Myers T (2014) Anatomy Trains: Myofascial meridians for manual and movement therapists, 3rd edn. Edinburgh: Churchill Livingstone/Elsevier.

참고문헌

Andersson E, Oddsson L, Grundström, Thorstensson A (1995) The role of psoas and iliacus muscles for stability and movement of the lumbar, pelvis and hip. Scand J Med Sci Sports 5:10–16.

Brumagne S, Dolan P, Pickar JG (2013) What is the relation between proprioception and low back pain? In: Hodges PW, Cholewicki J, Van Dieën JH (eds) Spinal control: The rehabilitation of back pain. State of the art and science, Edinburgh: Churchill Livingstone Elsevier.

Bussey MD, Bell ML Milosavljevic S (2009) The influence of hip abduction and external rotation on sacroiliac motion. Man Ther 14(5):520–525.

Caneiro JP, O'Sullivan P, Burnett A et al (2010) The influence of different sitting postures on head/neck posture and muscle activity. Man Therapy 15:54–60.

Castelein B, Cools A, Parlevliet T, Cagnie B (2016) Modifying the shoulder joint position during shrugging and retraction exercises alters the activation of the medial scapular muscles. Man Ther 21:250–255.

Choi W-J, Cynn HS, Lee CH et al (2015) Shrug exercises combined with shoulder abduction improve scapular upward rotator activity and scapular alignment in subjects with scapular downward rotation impairment. J Electromyogr Kinesiol 25(2):363–370.

Crommert ME, Ekblom MM, Thorstensson A (2011) Activation of transversus abdominis varies with postural demand in standing. Gait Posture 33(3):473–477.

De Mey K, Danneels L, Cagnie B et al (2013) Kinetic chain influences on upper and lower trapezius muscle activation during eight variations of a scapular retraction exercise in overhead athletes. J Sci Med Sport 16:65–70.

De Mey K, Danneels L, Cagnie B et al (2014) Shoulder muscle activation levels during four closed kinetic chain exercises with and without Redcord slings. J Strength Cond Res 28(6):1626–1635.

Dieterich A, Petzke F, Pickard C et al (2015) Differentiation of gluteus medius and minimus activity in weight bearing and non-weight bearing exercises by M-mode ultrasound imaging. Man Ther 20(5):715–722.

Falla D, O'Leary S, Fagan A, Jull G (2007) Recruitment of the deep cervical flexor muscles during a postural correction exercise performed in sitting. Man Ther 12:139–143.

Franklin E (2002) Pelvic Power for men and women – Mind/body exercise for strength, flexibility posture and balance. Hightstown, NJ: Elysian Editions, Princeton Book Company.

Hodges PW, Gandevia SC (2000) Changes in intra-abdominal pressure during postural and respiratory activation of the human diaphragm. J Appl Physiol 89:967–976.

Hodges PW, Sapsford R, Pengel LHM (2007) Postural and respiratory functions of the pelvic floor muscles. Neurourol and Urodyn 26:362–371.

Hodges PW, Tsao H, Sims K (2015) Gain of postural responses increases in response to real and anticipated pain. Exp Brain Res 233:2745–2752.

Ishida H, Watanabe S (2013) Changes in lateral abdominal muscles' thickness immediately after the abdominal drawing-in maneuver and maximum expiration. J Bodyw Mov Ther 17(2):254–258.

Jull GA, O'Leary SP, Falla DL (2008) Clinical assessment of the deep cervical flexor muscles: The craniocervical flexion test. J Manipulative Physiol Therap 31(7):525–533.

Kibler WB, Sciascia AD, Uhl TL et al (2008) Electromyographic analysis of specific exercises for scapular control in early phases of shoulder rehabilitation. Am J Sports Med 36(9):1789–1798.

Kibler WB, Ludewig PM, McClure PW et al (2013) Clinical implications of scapular dyskinesis in shoulder injury: The 2013 consensus statement from the "scapular summit". Br J Sports Med 10.1136/bjsports-2013-092425.

Kolar P, Neuwirth J Sanda J et al (2009) Analysis of diaphragm movement during tidal breathing and during its activation while breath holding using MRI synchronized with spirometry. Physiol Res 58:383–392.

McGill S (2002) Low back disorders: Evidence based prevention and rehabilitation. Champaign, IL: Human Kinetics, p.210.

McQuade KJ, Borstad J, de Oliveira AS (2016) Critical and theoretical perspective on scapular stabilisation: What does it really mean, and are we on the right track? Phys Ther 96(8)1162–1169.

Mottram SL, Woledge RC, Morrissey D (2007) Motion analysis study of a scapular orientation exercise and subjects' ability to learn the exercise. Man Ther 2009 14(1):13–18. Epub 2007 Oct 1.

O'Leary S, Jull G, Kim M, Vicenzino B (2007) Specificity in retraining craniocervical flexor muscle performance. J Orthop Sports Phys Ther 37(1):3–9.

O'Sullivan K, Smith SM, Sainsbury D (2010) Electromyographic analysis of three subdivisions of gluteus medius during weight bearing exercises. Sports Med Arthrosc Rehabil Ther Technol 2:17.

Park RJ, Tsao H, Claus A et al (2013) Changes in the regional activity of psoas major and quadratus lumborum with voluntary trunk and hip tasks and different spinal curvatures in sitting. J Orthop Sports Phys Ther 43(2):74–82.

Pizzari T, Wickham J, Balster S et al (2014) Modifying a shrug exercise can facilitate the upward rotator muscles of the scapula. Clin Biomech 29:201–205.

Reeve A, Dilley A (2009) Effects of posture on the thickness of transversus abdominis in pain-free subjects. Man Ther 14(6):679–684.

Richardson C, Hodges P, Hides J (2004) Therapeutic exercise for lumbopelvic stabilization. A motor control approach for the treatment and prevention of low back pain, 2nd edn. Edinburgh: Churchill Livingstone.

Tsao H, Galea M, Hodges PW (2010) Driving plasticity in the motor cortex in recurrent low back pain. Eur J Pain 14(8):832–839.

B

향상된 척추 운동 조절을 재구축하기

Getting to work rebuilding enhanced spinal movement control

평가 : 변조된 움직임이 평면적 모습 뒤에 종종 숨어있다. 5

Assessment: Altered movement behavior is often hiding in plain sight

자세는 척추건강의 핵심적 모습이다. 깔끔한 운동 치료 전문가는 신체의 자세와 움직임를 보면서 그 상태를 읽을 수 있다. '나무를 통해 숲을 보는 것'은 프랙틱컬한 기술이다.

앉기와 서기 모두 운동의 질적 조절이 중요하다. 신체의 선이 중요하다. 이것은 어떻게 주요부분이 정렬하고 운동학적 의미(움직임의 형태)는 어떠한가를 보는 것이다. 내적 지지와 조절기전을 위한 근육의 상태를 살핀다.

움직임의 질은 어떻게 나타나고, 언제 시작하고, 어떤 과정을 거치고 또한 호흡과의 통합은 어떠한지 알아야 한다.

이것은 전시적인 접근이다. 신체와 환경과의 상호작용 속에서 장애/증상이 어떻게 연결되는지 파악한다.

그러나 임상에서 흔히 당신은 부분적 문제를 주로 다루게 될 것이다. 예를 들어, 목이 통증은 어깨교차증후군이나 머리와 어깨 기본패턴들, 중심의 조절, 호흡 등을 고려하여 평가 할 것이다. 물론 골반의 위치는 당연히 살핀다.

지엽적 부분과 중심과의 상호작용에 관한 전신적 접근이 교실에서는 중요하다.

다음은 임상 평가 자료이다 : 무엇이 필요하고, 무엇이 가능한지 살핀다. 고객으로 부터의 정보가 전부라고 생각하지 말고 하나의 자료로서 접근한다.

임상적 증상 파악에 있어 하부테더나 움직임의 변화된 모습들은 제3장에서 언급하였듯이 전략을 세우는 단서가 된다.

'실패한 움직임 검사'가 운동치료에 적용되기도 한다. 이것은 흔하다!

움직임을 관찰하는 것은 검사나 치료에 있어서 핵심을 파악하는 열쇠가 된다.

연습을 통해 당신은 기본적인 패턴의 확립을 가져올 수 있다. 또한 기능을 향상시킬 운동 패턴들에 숙련될 수 있다.

평가 알고리즘 Assessment algorithm

초기 평가

관찰

먼저 고객을 앉은 자세에서 옷을 입은 채로 이야기를 듣는다. 이것은 당신이 무엇을 할 것인지 설명하고 유용한 정보를 나누는데 중요하다.

참조 :

- 습관적인 앉기 자세, 운동에 준비가 되어있는가, 각성의 정도 등.
- 호흡의 패턴 – 기능장애가 있는 경우 어깨와 상부 흉부는 흡기 시 올라가고 대화할 때 분명한 헐떡거림이 보인다.
- 특별한 검사로 호흡이 멈추는 것을 본다.

선 자세 평가

관찰

환자의 속옷 차림에서 관찰하는 것이 유용하다. 진단은 자세 정렬에서 시작하고 체형, 근육의 모습, 간단한 움직임 검사를 통한 척추의 움직임과 안정성 등을 본다.

검사에서 통증이 유발되지 않는다면 정상이 아닐 수도 있다. 일탈적인 움직임이 통증을 곧 유발할 수 있다. 통증이 생기면 인체 시스템은 복잡하게 움직이기 시작한다. 중요한 것은 운동조절의 질이다.

골반교차증후군 환자들은 운동병리학적으로 분명한 척추의 문제를 보인다.

가장 흔히 관찰하고 발견할 수 있는 평가와 검사

측면 : 시상면에서 정렬(제3장 참조)

- 골반교차증후군의 근거는? 어떤 운동을 처방할 것인가.
- 어깨교차증후군의 근거는?

후면 : 체형, 근육의 모양, 사지의 위치를 관찰한다. 활동적인 근육은 잘 돌출된다.

- 척추와 근근막 톤의 균형이 좋은가? 전만은 있는가? 있다면 어디인가? 중앙후방신치 활동은 과도한 거짓 전만을 가져올 수 있다(**그림 3.19**).
- 척추와 골반은 대칭인가? 보상적인 골반 측방이동과 측만을 통한 회전은 있는가? (급성 요근의 경직으로 구조에 문제가 올 수 있다).
- 층 증후군은 있는가? 척추의 습관적 움직임 문제로 나타나는 근근막의 과활동과 저활동의 띠가 나타나는가(**그림 5.1**, **그림 3.2a**).
- 키사인의 근거는 있는가? 코어지지와 조절의 감소(**그림 5.1**, **그림 3.12**, **3.13**).

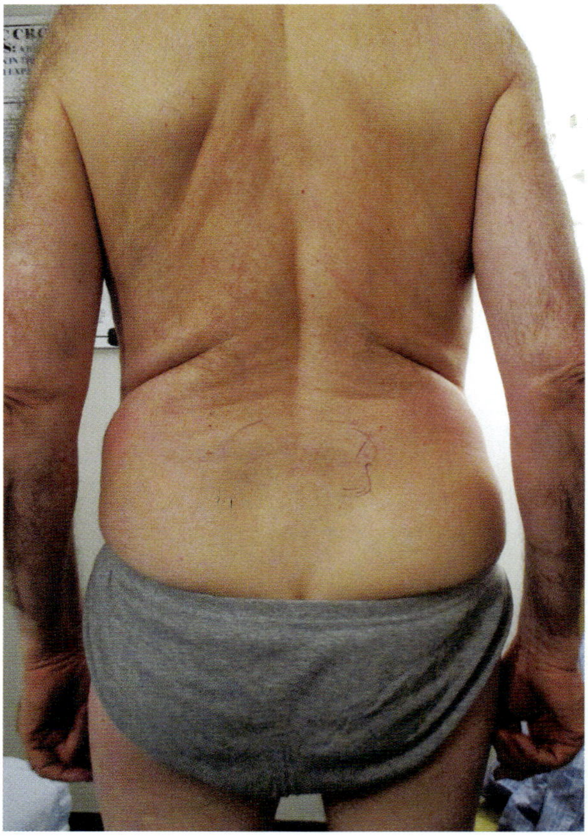

그림 5.1
층 증후군. 근근막이 띠를 이루어 중앙후방신치를 이루고 키사인을 만든다. 견갑골 사이와 요천추 부위에 근근막의 톤이 좋지 않다.

하부 사분위에서는 골반 하부 테더를 살핀다.

- 선 자세 – 두 다리에 고르게 체중이 실리는가? 한쪽이 슬관절 과신전으로 부목(Popping)처럼 작용하는가?(**그림 3.16**). 한 쪽 장경인대에 부하가 걸리는가?
- 발의 위치 – 중심화하고 회내되고, 외회전되었나? 외회전의 증가는 하부 사분위 통증과 장애로서 나타나며 천장관절의 문제와 비대칭 골반 하부 테더를 가져온다(**그림 3.35a**).
- 꼬리 말기? 만약 있다면 '엉덩이 클런치'나 둔근의 약화로 장골대퇴 인대의 수동적 긴장이 나타난다(**그림 5.2 a,b**).

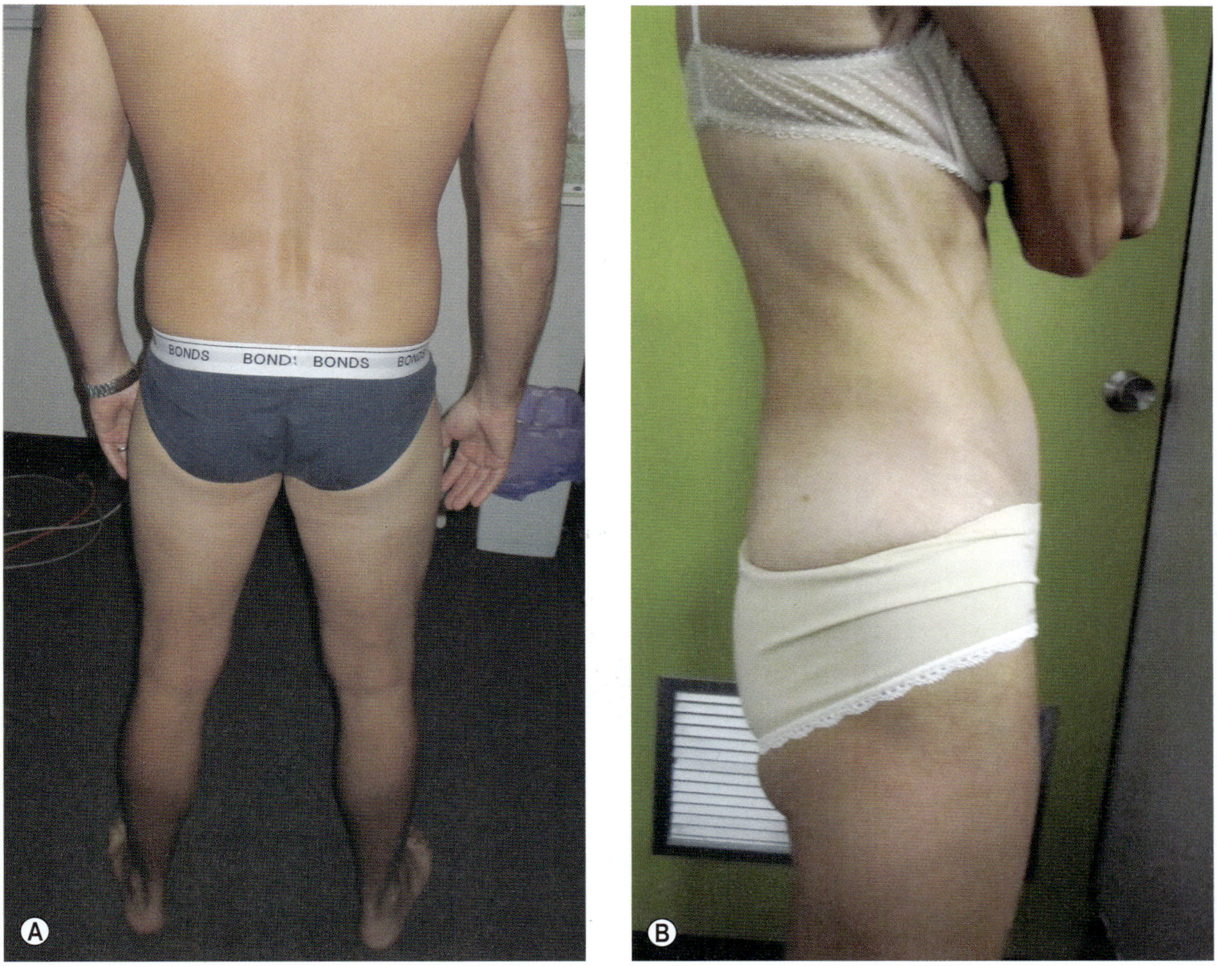

그림 5.2

a)팬티의 주름이 엉덩이의 클린칭을 알려준다. 하지의 외회전/외전/신전의 패턴이 동반된다. 하부골반은 '안으로 당겨졌다(drawn in)' 이것은 후방 골반교차증후군(PPXS) 이거나 복합된 증상에 나타난다.

b)좋지 못한 둔부의 긴장도에 의해 장골대퇴 인대는 끝범위까지 가게 된다. 이것은 골반교차증후군(APXS)을 의미한다. 둘 다 골반의 '하부 테더'로 진행된다.

상부 사분위에서는 어깨교차증후군을 확인한다(**그림 5.3**).

- 한쪽 또는 양쪽 팔의 내회전 증가
- 견갑골의 외전/전인, 전방경사, 내회전?
- 흉추의 후만/돔, 경추의 돌출(gibbus)?
- 상부 키사인(**그림 3.23**)? 이것은 우세한 어깨 하부 테더와 흉추와 늑골의 움직임으로 어깨와 상지의 통증과 장애로 나타난다(예, 회전근개, 테니스엘보).

전면 : 몸의 체형을 다시 살피고 근육의 형태와 사지의 위치 관찰.

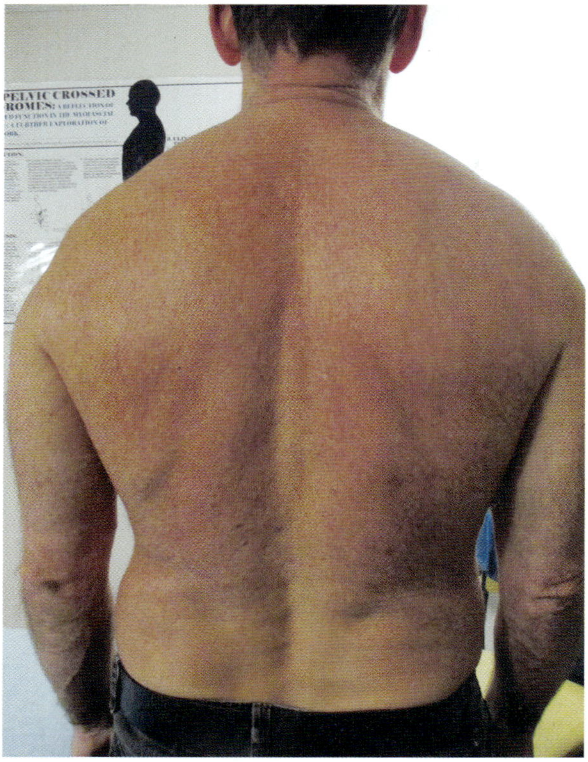

그림 5.3
어깨교차증후군(XS)의 뒷면. 흉추후만이 증가되고 견갑대는 전인(protraction)되고 하방 회전 되었다. – 팔은 굴곡 내회전 되었다. 의뢰인은 어깨 통증이 있다.

- 층 증후군이 있는가?(제3장 참조) – 복벽을 잘 관찰한다(**그림 5.4, 그림 3.2b, 3.6**).

하부 사분위에서는 다음을 살핀다.

- 다리, 내측 대퇴, 대퇴사두근의 정렬 – 발과 무릎(슬개골의 안쪽/바깥쪽 보기)의 위치가 고관절 회전 가능성을 보여준다.
- 발의 자세는? 무지외반? 이는 내재근의 수축이 좋지 않아 체중이 내측으로 지속되어 긴 발가락 굴곡근 건에 부하가 걸린 것이다.

상부 사분위에서는 다음을 살핀다.

- 전방 목 굴곡근을 살핀다. – 흉쇄유돌근과 사각근은 우세한가?(흔히 어깨교차증후군(XS)이 나타남)(**그림 3.25**).
- 대흉근은 튀어나오거나 대칭인가?
- 쇄골견갑의 위치는? 어깨의 점은 아래로 향하는가?
- 팔은 약간 굴곡, 내회전되어 있는가? 상지 굴곡 근근막이 우세하다는 증거.

선 자세에서 간단한 움직임 검사

하부 사분위에서는 다음을 살핀다.

- 습관적인 전방굴곡 패턴– 고관절/골반의 움직임과 척추의 움직임 비교. 분절적 움직임에서 통증이 생기는가?(**그림 5.5a,b, 그림 3.17**).
- 전방굴곡 시 무릎을 좀더 앞으로 할 수 있나. 습관적 패턴에서 통증이 있을 경우 운동역학적 조절이 가능한가? 골반조절의 질은 어떠한가? 중앙후방신치(CPC)작용은 있는가?(**그림 5.6**).
- 전방굴곡 시 골반링의 고정된 뒤틀림이 있는가? 뒤틀림은 자연스러운 움직임이나 한쪽이 고정되면 문제가 생긴다(제2장 골반 지렛대축, **그림 2.14**, 제4장 골반 기본패턴 4 참조).

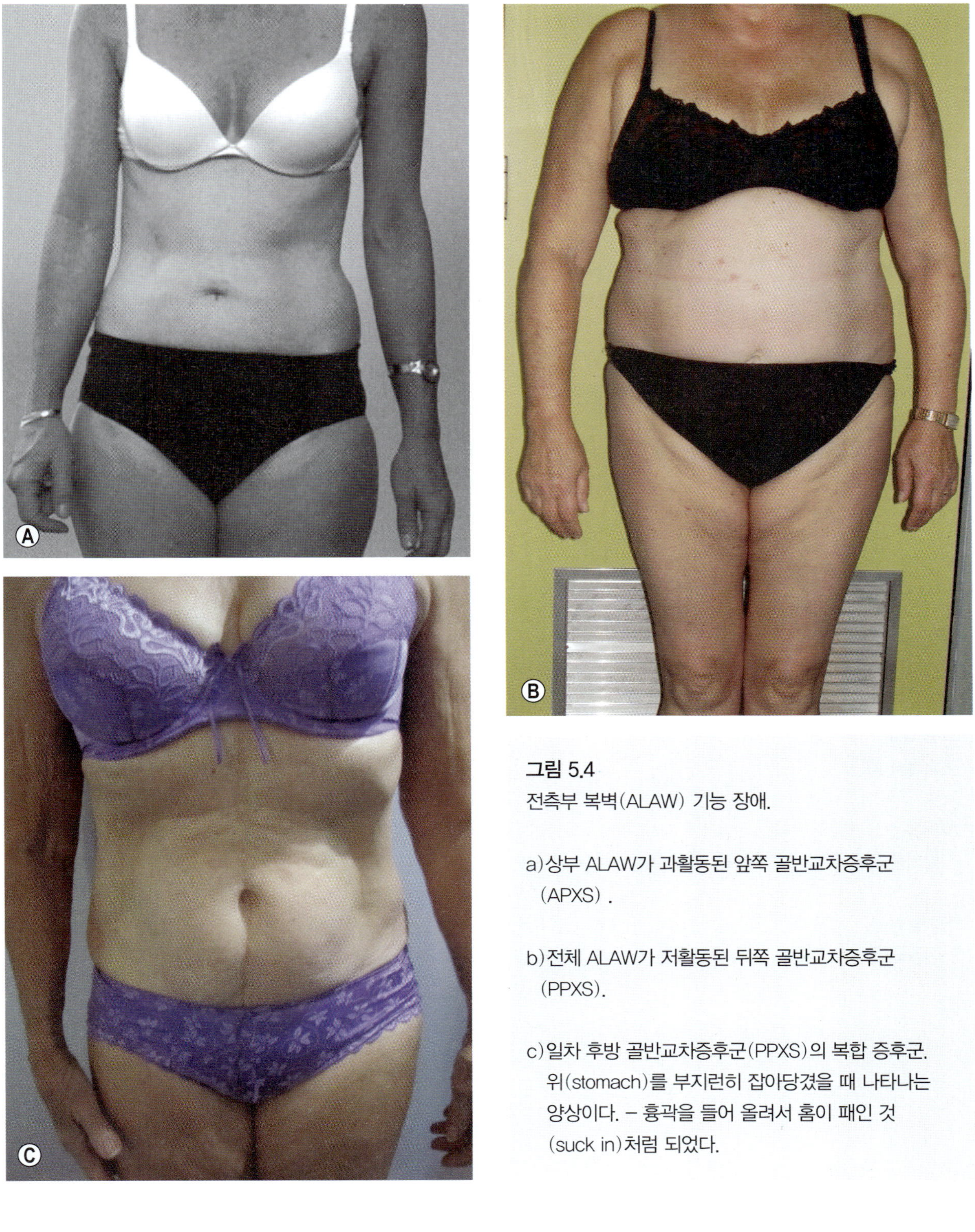

그림 5.4
전측부 복벽(ALAW) 기능 장애.

a)상부 ALAW가 과활동된 앞쪽 골반교차증후군 (APXS) .

b)전체 ALAW가 저활동된 뒤쪽 골반교차증후군 (PPXS).

c)일차 후방 골반교차증후군(PPXS)의 복합 증후군. 위(stomach)를 부지런히 잡아당겼을 때 나타나는 양상이다. – 흉곽을 들어 올려서 홈이 패인 것 (suck in)처럼 되었다.

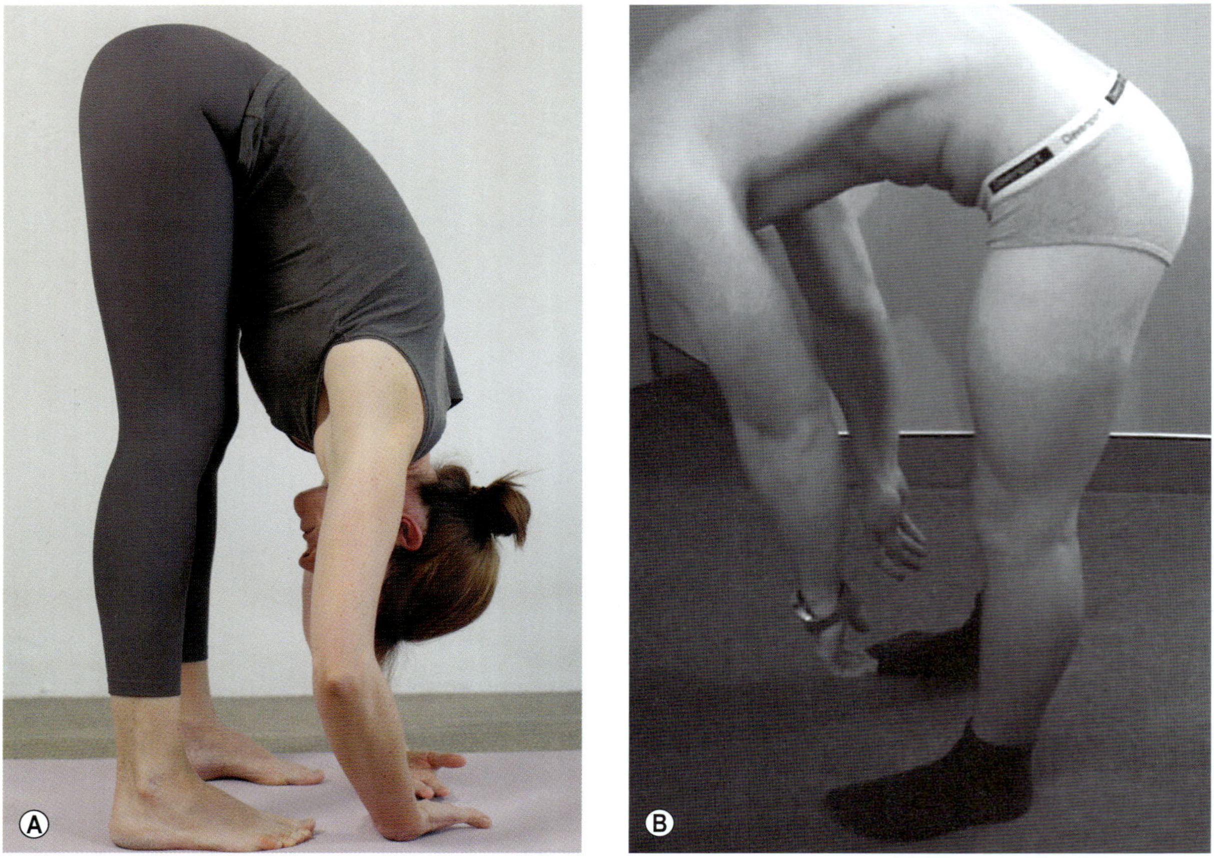

그림 5.5
전방굴곡 패턴.

a) 이것은 요기들의 완벽한 전방굴곡 자세이다. 후하방 근근막 사슬과 골반의 완전한 전방굴곡과 척추가 느슨하게 따라온 것을 알 수 있다. 특히, 좌골 결절이 높은 위치에 있는 것을 보자.

b) 기능장애의 굴곡 패턴. 후하방 근근막 사슬 테더링이 골반의 전방 회전과 좌골이 들릴 때 나타난다. 척추는 과도하게 굴곡되어 보상된다. 이 남자는 요통을 가진 개인 트레이너이다.

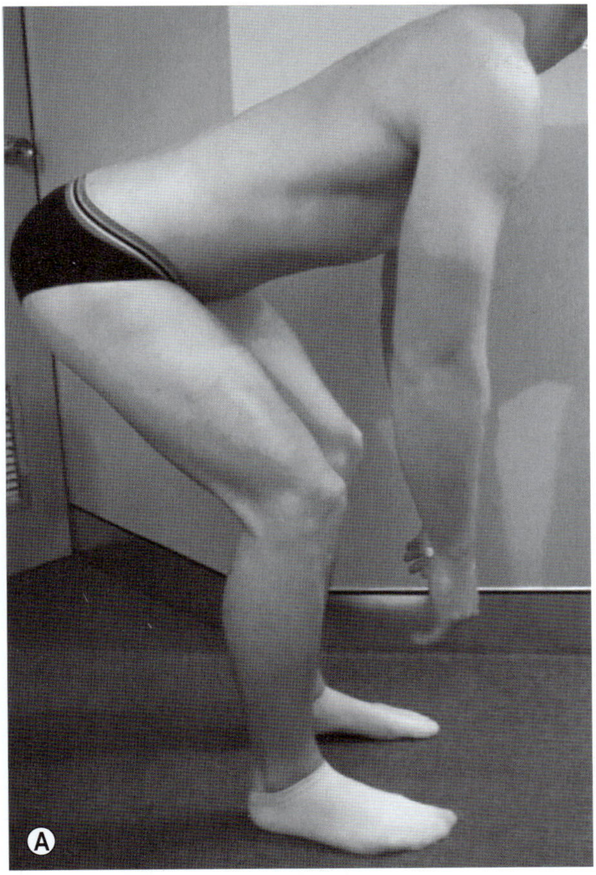

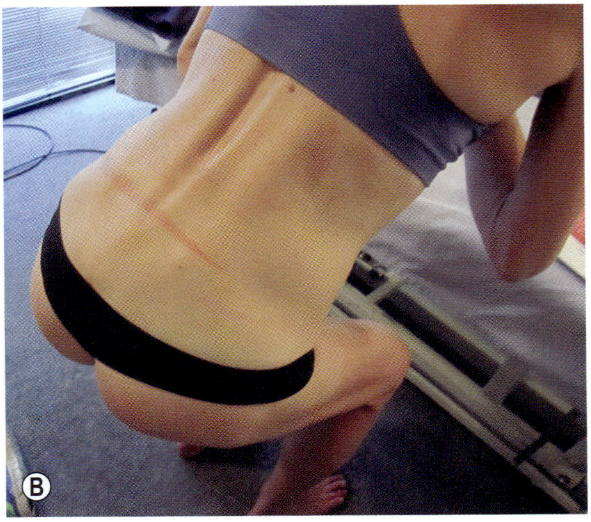

그림 5.6

변화된 전방굴곡 패턴

a) **그림 5.5b**와 같은 사람으로 적절한 신경근근막/관절 시스템을 가지고 동작을 바꿀 수 있다.

b) 견고한 기능장애 패턴. 골반내부/ 고관절/ 척추관절과 근근막이 제한되있고 중앙신치패턴을 보인다. 이것은 좋지 않은 코어 지지에 의해서 변화된 것이다. 이것은 왜 골반과 코어 조절이 중요한 것인지 알려준다. 이 여성은 '체육관 운동광'으로서 좌골신경이상에 의해 다리가 마비되어 압박제거 수술을 받았다.

뒤틀림 검사는 한쪽의 척추, 골반, 고관절, 하지에 증상이 생길 수 있다. 고객의 뒤에 서서 PIIS를 엄지로 관찰한다. −아래로 내려가는지(**그림 5.7a**). 그 위치가 수평을 이루는지 보고 한쪽이 내려가는가 확인한다. 전방굴곡 시 PIIS의 움직임을 잘 살핀다. 일반적으로 수평이 아니며 증상이 있는 쪽이 멈추거나 아래로 향한다(**그림 5.7b**). 이것은 한쪽 후방 근근막 사슬(고관절/골반 또는 햄스트링, 종아리)의 제한으로 나타난다.
이것은 골반뼈의 전방 회전을 만들고 천골을 뒤틀어 전방장골회전의 감소에 의해 L5가 열리게 한다. 이때 천장관절도 열린다. 이것은 척추와 관절의 중립위를 방해하여 관련 근근막의 긴장을 가져온다. 이것이 만성적인 천장관절통, 좌골신경통, 고관절 점액낭염, 둔부 건염, 대퇴골두 찝힘 등 많은 증상들을 일으킨다.

골반을 반대측으로 측방 체중이동 시 요천추 연접부의 동측으로 닫힘이 감소되면 양성이다(아래를 보라).

- 신전/후방굴곡. 골반이 전방이동 하는가? 신전부위의 분절적 움직임이 있는가, 중앙후방신치(CPC) 활동이 척추를 흉요추 연접부위에서 잠그는가. 이때 흉곽과 골반사이의 작은 움직임이 있는가?(예, PPXS, **그림 5.8a**). 신전 시 분절간 움직임 없이 골반이 전방으로 이동하는가?(예 APXS, **그림 5.8b**).
- 골반은 3가지 운동면에서 이동한다. 비대칭, 통증, 척추분절운동, 움직임을 시작할 때 골반이 CPC보다 주도적인가(**그림 5.9a,b**). 측면 이동 시 요천추 연접부에 통증이나 닫힘의 감소가 있는가?
- 키 골반 측방 체중이동 검사(제4장 골반 기본패턴 3 참조). 이것은 척추에 대한 여러 가지 정보를 제공하는데 골반과 척추 조절 뿐만 아니라 분절간의 질적 움직임을 본다(**그림 5.10a, b**). 통증이 하나의 지표가 될 수 있다. 예를 들어, 오른쪽으로 체중을 이동시킬 때 오른쪽 다리가 아프면 척추, 천장관절, 고관절, 무릎의 문제이다. 왼쪽을 체중을 이동시킬 때 오른쪽 다리가 아프면 척추만의 문제이다.
- 한쪽 다리로 서기. 골반이 3차원적으로 중립위를 유지하는지 척추의 안정화를 위해서 하부 테더를 사용하는지(**그림 5.11a,b; 그림 4.18b**).

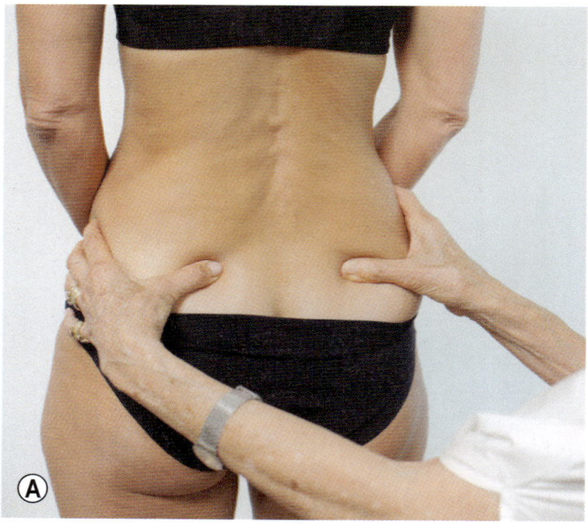

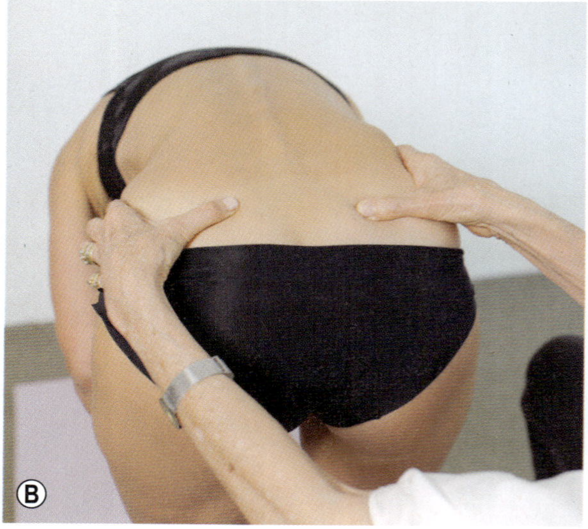

그림 5.7
전방굴곡을 통해 골반의 '뒤틀림' 검사.
a)시작자세
b)비대칭 반응−오른쪽 후하장골극이 아래로 되어 있어 오른쪽이 문제가 있음을 나타낸다.

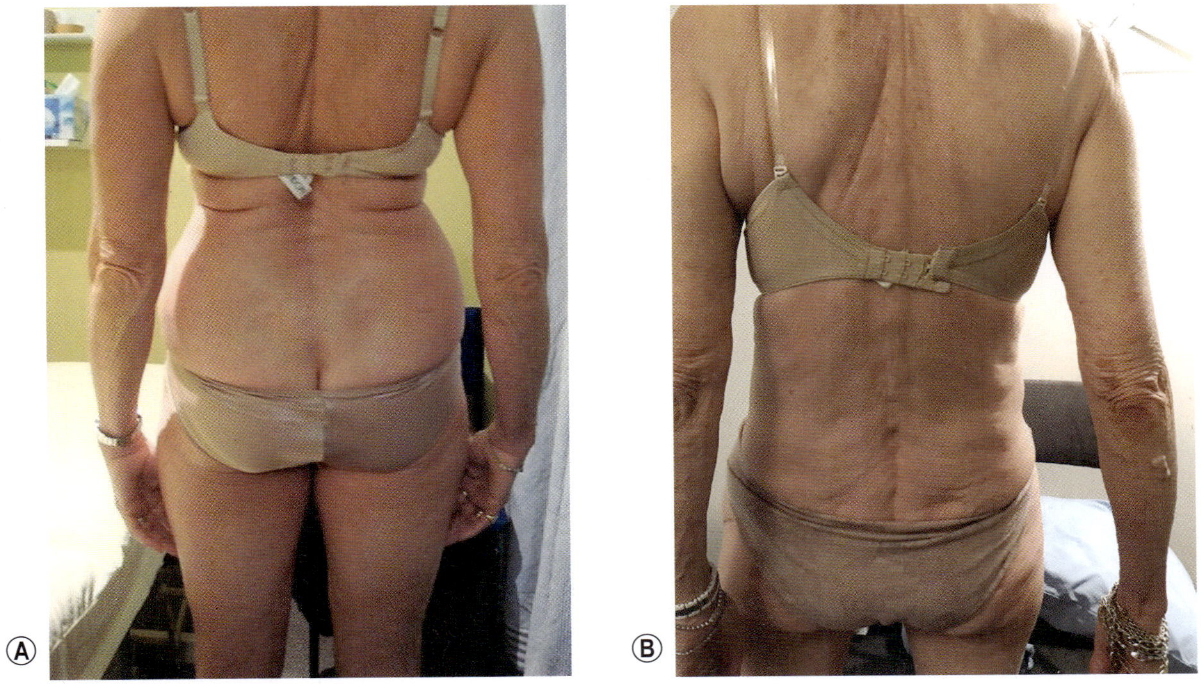

그림 5.8
척추 신전. a) PPXS나 혼합 증후군의 경우, 약간 앞쪽 골반 전위가 있고 종종 중앙후방신치의 '잠김'이 분절운동 없이 발생한다. – 특히, 요천추 레벨에서.
b) APXS에서 골반은 앞쪽으로 이동되고 척추에 의한 분절간 움직임은 작게 나타난다.

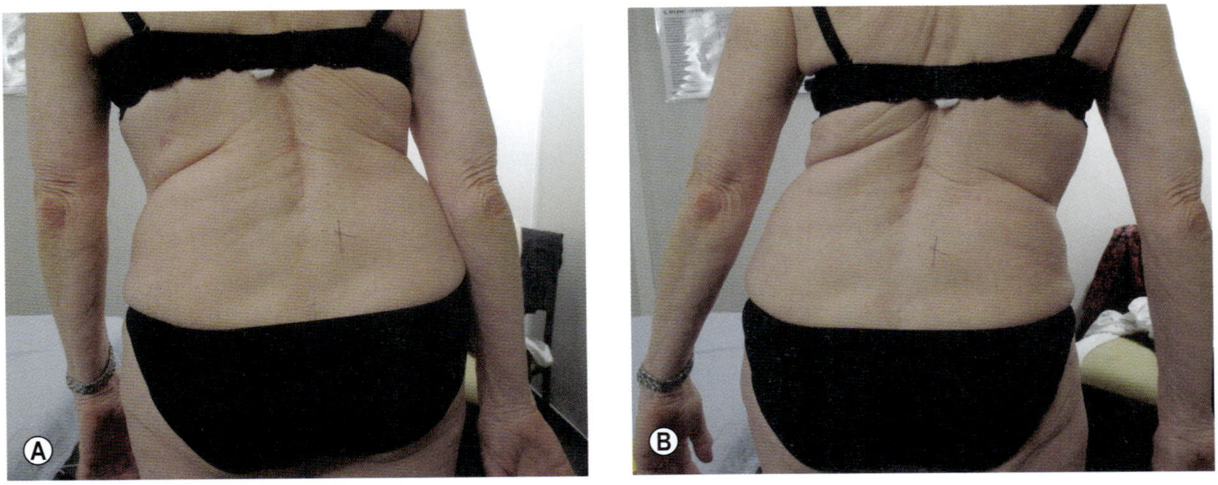

그림 5.9
비대칭성 골반의 측방 변위. 골반운동과 하요부 움직임의 부족 – 특히, 신전과 '닫힘'(오른쪽 요천추 부위가 심함).
중앙후방신치와 키사인을 보라. X표시는 고객의 요통부위이다. 그녀는 오른쪽 둔부 점액낭염도 있다.

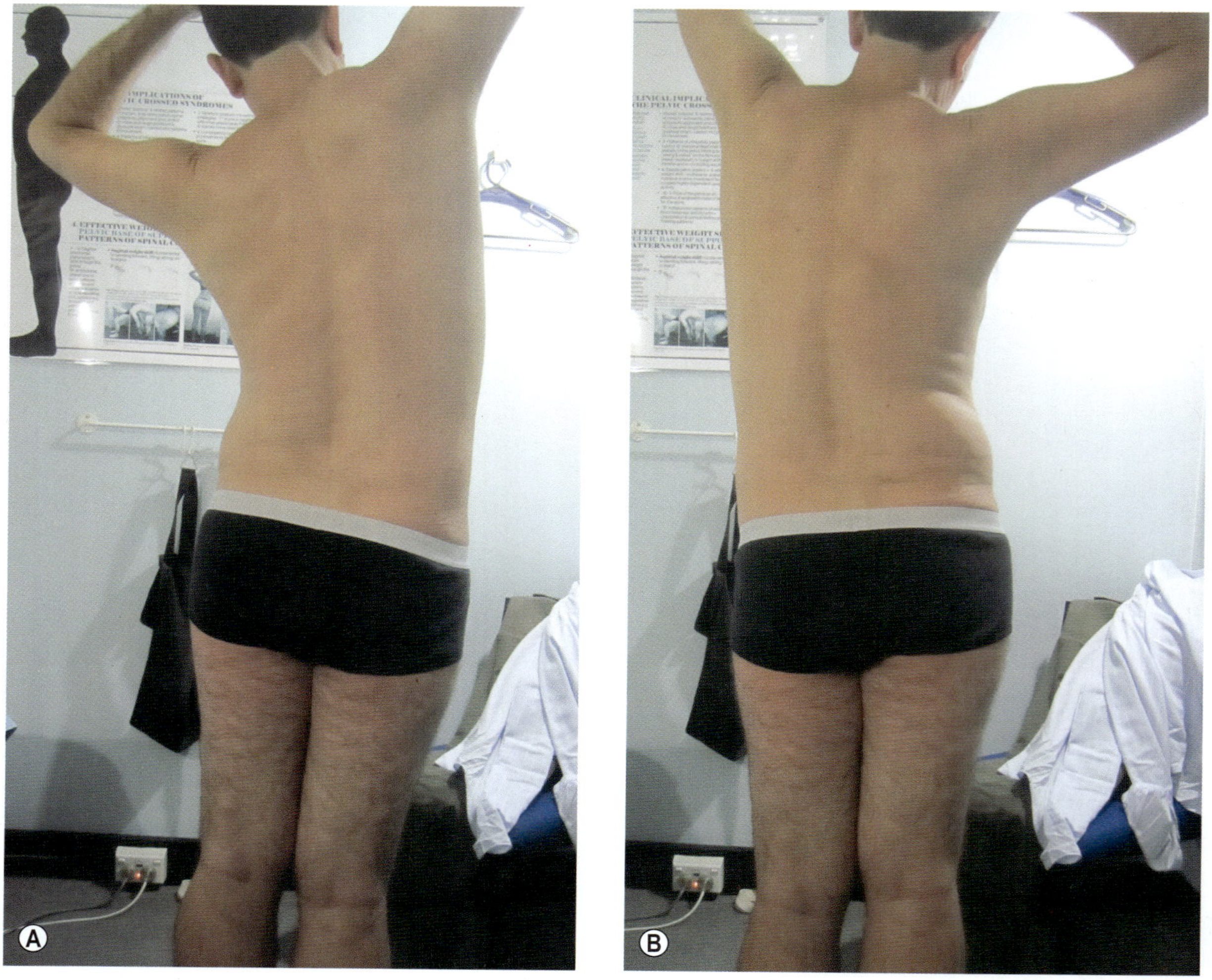

그림 5.10
키골반 측방이동 검사(KPLWST)는 골반과 척추의 다른 패턴을 보여준다.
a)오른쪽 KPLWST에서 골반의 측방 회전과 척추와 다리의 적절한 움직임을 보인다.
b)왼쪽 KPLWST에서 좋지 않은 골반의 측방 회전과 요천추 닫힘, 체중이 왼쪽에 더 실린다. 또한 오른쪽 요천추 부위에 닫힌 조직이 덩어리지고, 흉요추 부위에서 보상이 일어난다. 오른쪽 허리 돌출은 복횡근의 약증도 나타낸다. 이것은 층 증후군이고, 흔히 요천추 운동장애와 오른쪽 좌골신경통을 유발한다.

- 스쿼트 패턴. 중앙후방신치 없이 골반 기본패턴 1의 조절이 자유로운지, 골반 하부 테더가 우세하고 골반이 후방으로 경사지는지. 다리의 운동학적 사슬에 유연성이 있는지(**그림 3.15**).
- 사지 부하 검사. 열린 사슬 고관절 운동검사와 골반/척추 정렬. 고관절 신전이 중앙후방신치를, 고관절 굴곡이 요추 굴곡을 유도하는가? 둘 다 골반의 전방 회전 조절의 문제이다 (**그림 5.12a,b**).

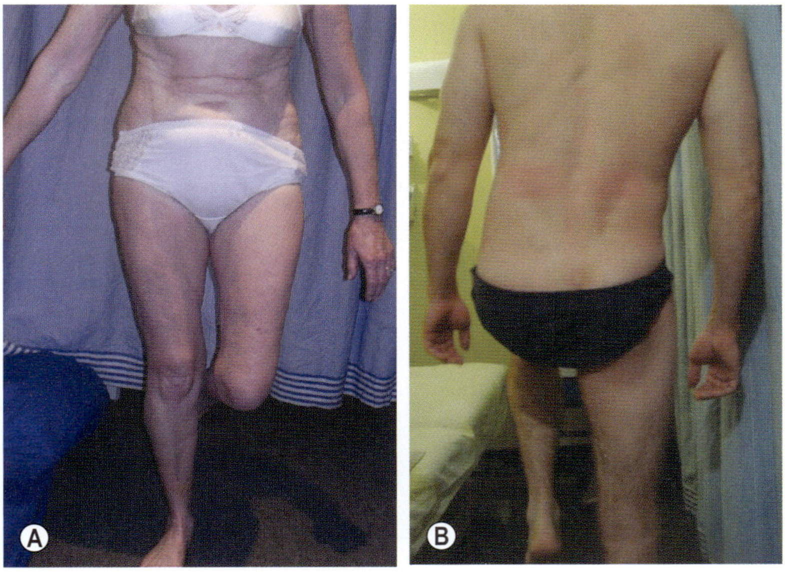

그림 5.11
한 다리로 서기. 3차원면에서의 골반움직임의 질뿐만 아니라 척추의 안정성 패턴도 살펴야 한다.

a)좋지 못한 골반조절은 앞쪽 APXS에서 나타나는 중앙전방신치에 의해 보상된다.

b)하부 테더는 골반운동을 제약한다. 이것은 골반으로 체중이동을 어렵게 하여 척추의 보상작용을 일으킨다(피부 발적이 치료 후 나타난다).

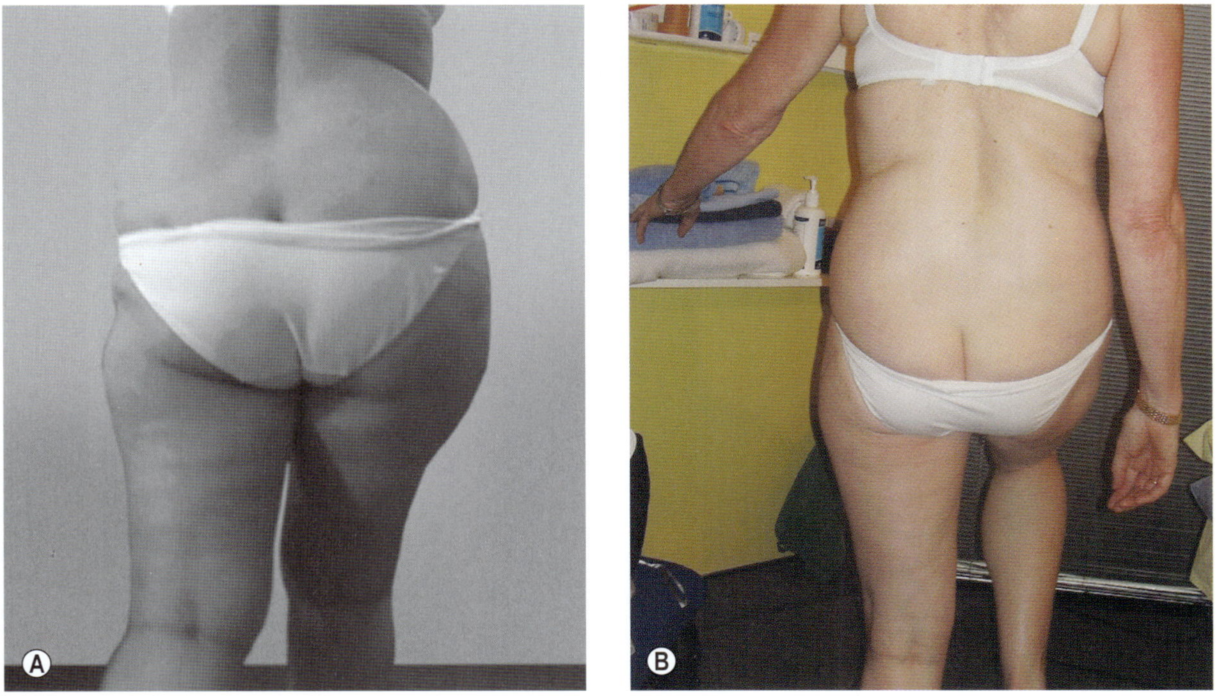

그림 5.12
a)골반을 전방 회전하면서 고관절 신전을 하면 중앙후방신치가 활성화되고 체간의 전진이 일어난다.

b)고관절 굴곡은 요천추 굴곡이 일어난다. 중앙신치가 척추를 안정화시키기 위해 생긴다 – 체중이동이 약간 일어나나 균형이 좋지는 않다.

- 걷기 패턴. 뒤에서 관찰하는 것이 좋다.
  골반이 스윙다리에서 떨어지는가, 체중부하 다리쪽에 체 중심이 실리는가?(트렌델렌버그 효과). 둘 다 골반 기본패턴 3의 약증을 의미한다.
  골반과 견갑대의 대측성 움직임이 있는가.
  흉추안의 회전이 있는가. 회전은 T7 주위의 등쪽 힌지에 의해서 최고의 회전이 일어난다. 걸어갈 때 옷의 주름을 잘 보자. 중앙신치패턴(CCP)는 허리 위로 주름을 만든다.
  팔을 스윙할 때 어깨 기본패턴 4를 통하여 회전과 굴곡을 막는다.
- 달리기 선수의 경우, 달리는 스타일을 주시하라.

앉은 자세 평가

관찰

- 습관적 자세는 매일 적응된다(**그림 3.32**). 골반의 위치를 보고 척추의 지지도 살펴라. 모두 시상면의 만곡이 나타나는가?
- 어깨교차증후군의 증거는? 측면, 전면, 후면, 사선까지 살피라(**그림 3.9**와 **5.3**). 고객이 어깨나 상지에 통증이 있으면 쇄골하, 쇄골상, 그리고 사각근의 '긴장(tenting)'을 본다. (**그림 5.13**).
- 호흡을 본다. 척추가 무너지면 상부 어깨와 가슴을 든다. –건강하지 못한 모습. 부수적인 호흡근

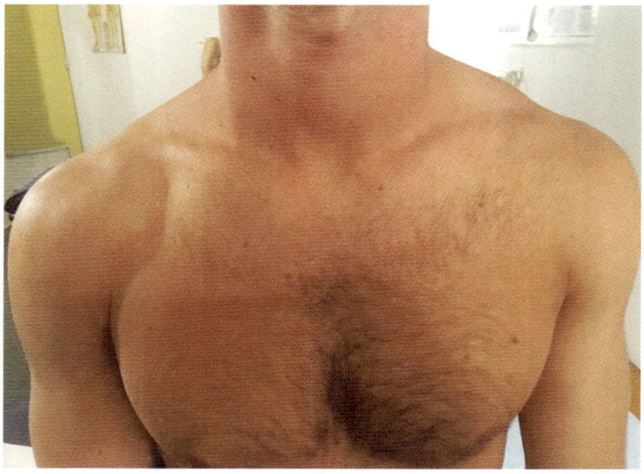

그림 5.13
어깨교차증후군(XS) 사인. 왼쪽보다 오른쪽 흉쇄유돌근과 사각근의 과활동성이 보인다. '텐팅(tenting)'. 오른쪽에 대흉근의 당김에 의해 쇄골이 내려가 움푹패인 것(divot)이 나타난다. 오른쪽 늑흉골 접합부의 2/3가 부풀어있다. 이 남자는 어깨 통증이 있다.

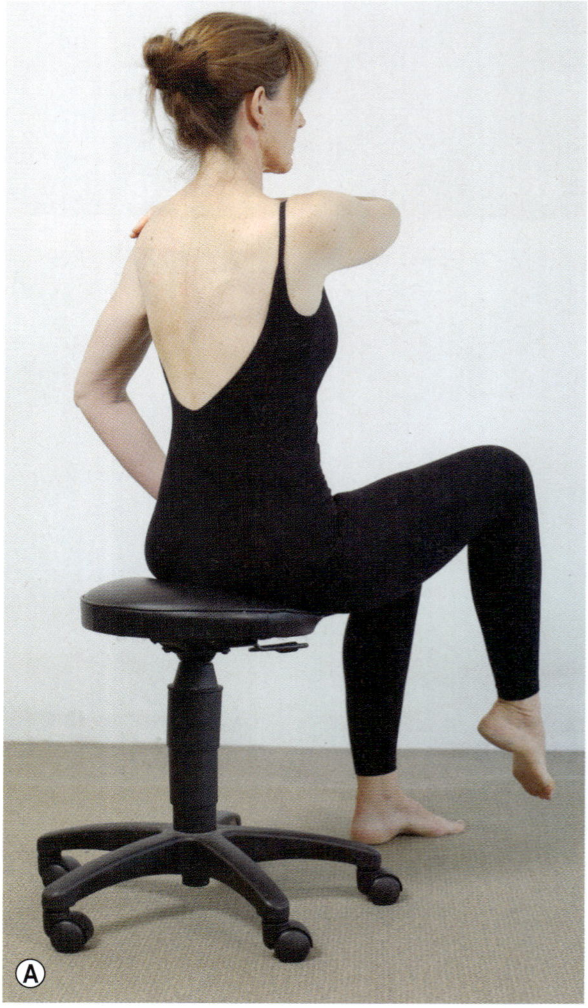

그림 5.14
앉아서 고관절 굴곡을 코어를 강화시킨다.
a)골반과 척추의 정렬을 유지한다.

(사각근, 흉쇄유돌근, 대흉근)의 움직임이 있는가(**그림 5.13**)?

간단한 운동 검사

하부 사분위

- 고객은 앉았다 일어나 골반과 척추를 중립위로 유지할 수 있는가(CCP없이 상체를 지지하고 호흡을 멈출 수 있나)?(**그림 3.33, 4.2, 4.13**).
- 사지에 부하가 걸렸을 때 척추의 정렬과 안정성은 어떠한가? 척추가 중립을 유지하고(**그림 5.14a**), 중앙신치의 활동은 보이지 않는다(**그림 5.14b,c**).
- 골반과 척추가 중립을 이루고 앉은 자세에서 무릎을 신전할 때 골반의 정렬과 안정성이 유지되는지 본다.

골반 하부 테더는 후방하방 근근막 사슬을 긴장시켜 똑바른 중립을 어렵게 하고 고관절 굴곡과 슬관절 신전을 제한한다. 하부 골반 유닛(LPU) 활동의 감소는 무릎의 신전 시 골반의 안정성을 감소시킨다(**그림 5.15a**). PIIS를 촉진하면 도움이 된다. 골반이 중립위에 있으면

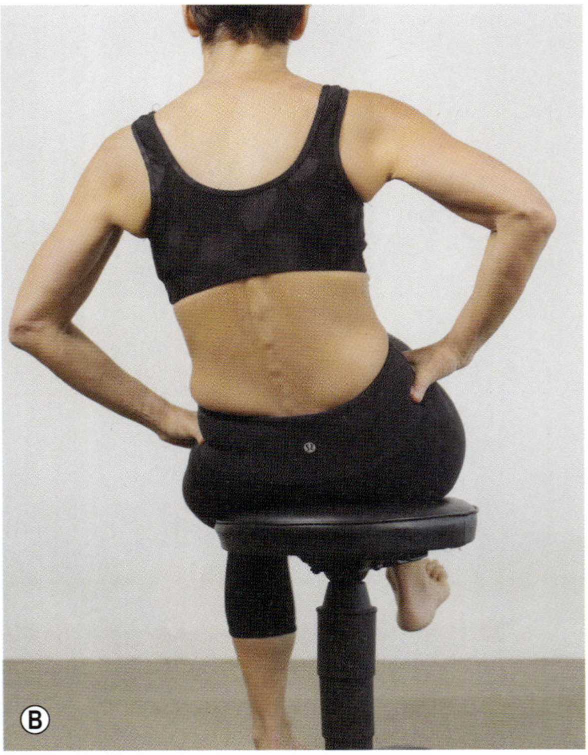

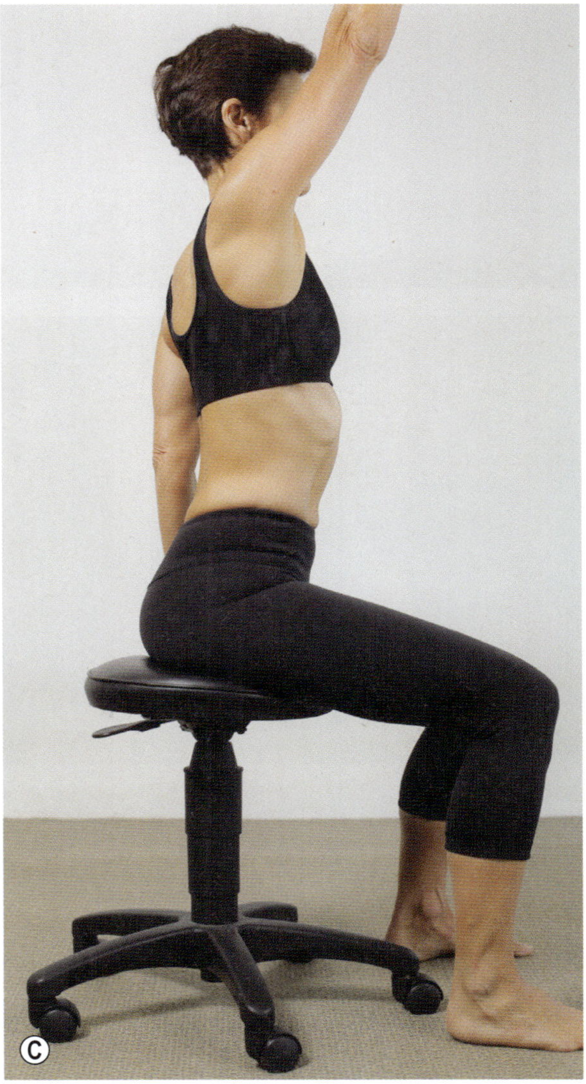

그림 5.14 계속
b)시상면에서 중립을 상실하고 측면에서 기울어 '피사의 사탑'처럼 되었다.

c)증가된 중앙후방신치의 활동과 팔을 들어 올리면서 동작은 나오지만, 시상면에서의 정렬이 깨졌다.

능동적인 후방(또는 전방) 신치가 활동하는가 보라. (**그림 5.15b**). 정상에서는 이러한 것이 없다.

- 호흡 패턴을 검사. 뒤에서 손으로 하부 늑골을 감싸고 후방 측방 하방 확장을 느낀다. (**그림 5.16**). 흉곽은 들지 말고 어깨도 들거나 전방경사하지 않는다(이것은 상부 흉부 호흡 패턴이다).
- 척추 기본패턴과 '중심열기'의 시행 능력을 검사(제4장 중심 조절, **그림 4.4, 4.5**). 살며시 손을 호흡 검사자세에서 떼고 12번 늑골 끝에 두며 '내 손을 호흡을 확장하여 뒤로 넓게 밀라' 한다. 호흡이 정상적이고 지속적으로 되는지

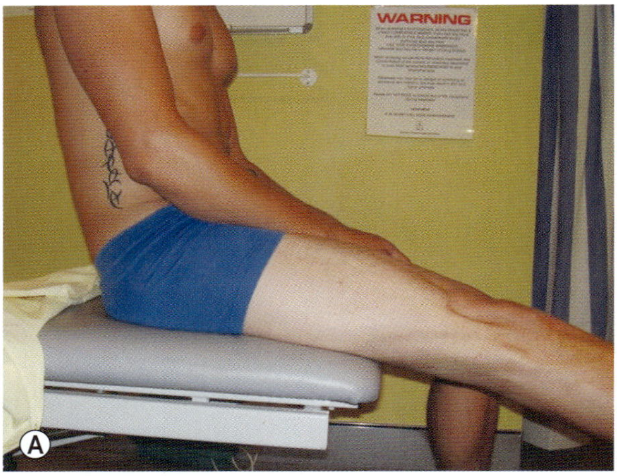

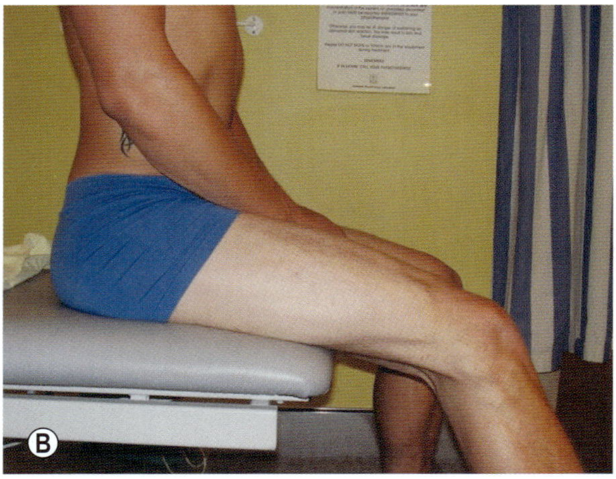

그림 5.15

a)좋지 못한 골반내 조절은 무릎을 신전할 때 후방경사와 척추의 무너짐이 나타난다.

b)이 고객은 골반을 조절하려하나 중앙신치가 나타난다. 이 경우 척추 기본패턴의 조절을 골반 조절과 통합해야 한다.

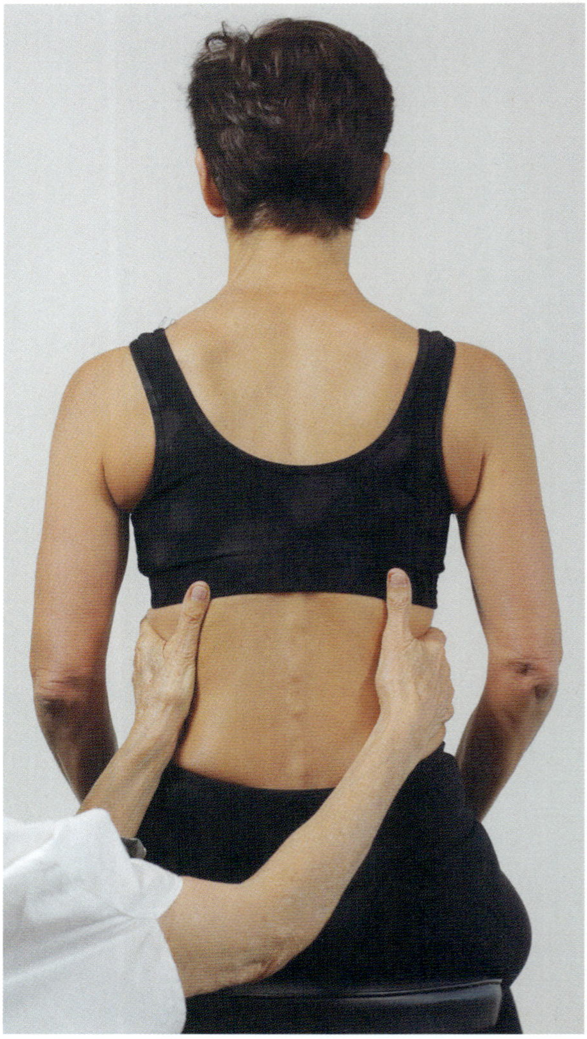

그림 5.16

치료사의 손이 후방 호흡과 측방 확장을 검사하며 잡고 있다.

본다.

하부 복벽에 엄지를 둔다. 이때 고객의 팔을 움직이게 하여 높은 단계의 검사를 할 수 있다.

- 골반 기본패턴 검사를 한다(제4장 참조) : 골반이 움직임의 시작이 되고 척추가 이에 어떻게 따라가는지 본다.
    - 골반 기본패턴 1 – **그림 4.13**.
    - 골반 기본패턴 2 – 따로 검사없이 기본패턴 1의 반대로 시행한다.
    - 골반 기본패턴 3 – **그림 4.16** 참조. 이것은 앉은 자세에서 키 골반 측방 체중이동 검사. 골반 기본패턴 1의 조절을 전제.
    - 골반 기본패턴 4 – **그림 4.22**와 **그림 7.29d** 참조. 이것은 골반 기본패턴 1,3의 조절을 전제한다.
- 골반이 움직일 때 체중이동 검사.
    - 골반 기본패턴 1은 골반움직임을 위해 전방으로 체중을 이동한다(**그림 7.30a**) – 머리와 어깨는 아님(**그림 5.17**).
    - 골반 기본패턴 2를 통한 후방 체중이동 검사. 흉곽을 후방으로 보내어 척추 기본패턴 2(**그림 5.18a**)를 실시. 복근이 약하면 중앙후방신치와 요근 고정의 PPXS가 생긴다(**그림 5.18b**).
    - 골반 기본패턴 1+기본패턴 2는 체간 전체를 측면으로 체중이동 시킨다(**그림 4.16**). 손을 머리에 두어 상부 사분위의 근근막 유연성과 관절 가동성을 확보한다(**그림 7.49a**) – 척추 기본패턴 1, 3를 통해 중심을 조절한다(**그림 5.19**).
- 앉은 자세에서 서기 –선 자세에서 앉기.
    - 골반 기본패턴 2에서 선 자세로 가기 전에 골반 기본패턴 1을 비체중부하골반으로 전방이동 시킨다. 앉은 자세에서 골반 기본패턴 1로 돌아간다. 머리와 어깨는 머리 기본패턴 2와 어깨 기본패턴 2로 전체적인 척추 굴곡을 돕는다 –상지를 이용한다(**그림 5.20**).

상부 사분위에서 다음을 시행한다.

- 횡격막 호흡 패턴과 척추 기본패턴의 능력을 검사(**그림 4.5, 5.16**).
- 능동적 목과 머리 운동을 검사 : 굴곡/신전, 회전, 측굴.
    - 상부 사분위 척추 정렬은 어떠한가?
    - 목을 지지하는 흉곽/견갑대의 적절한 자세 지지는 어떠한가?(**그림 5.21**). C6와 T6의 분절적 움직임은 있는가?

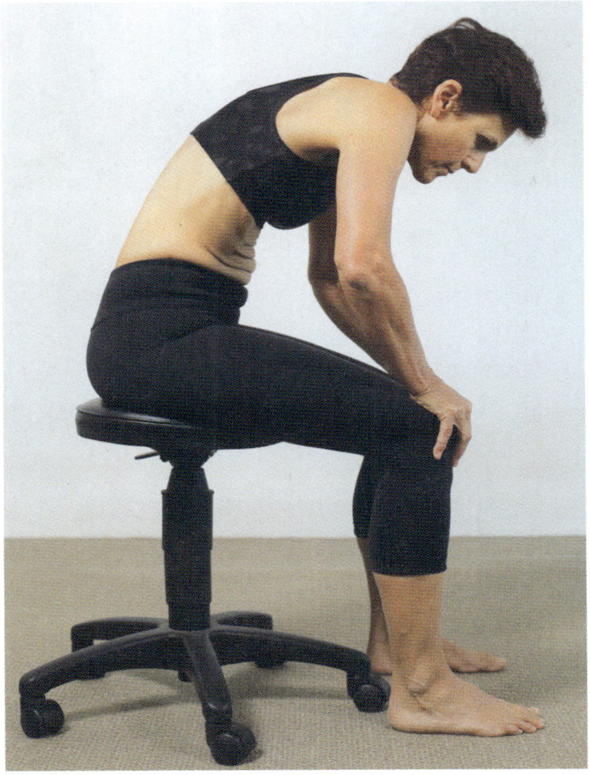

그림 5.17
좋지 않은 골반 기본패턴 1 은 상체를 숙일 때 골반에서 체중이동이 되지 않는다. 대신 머리와 어깨가 움직이고 골반은 그대로 있다.

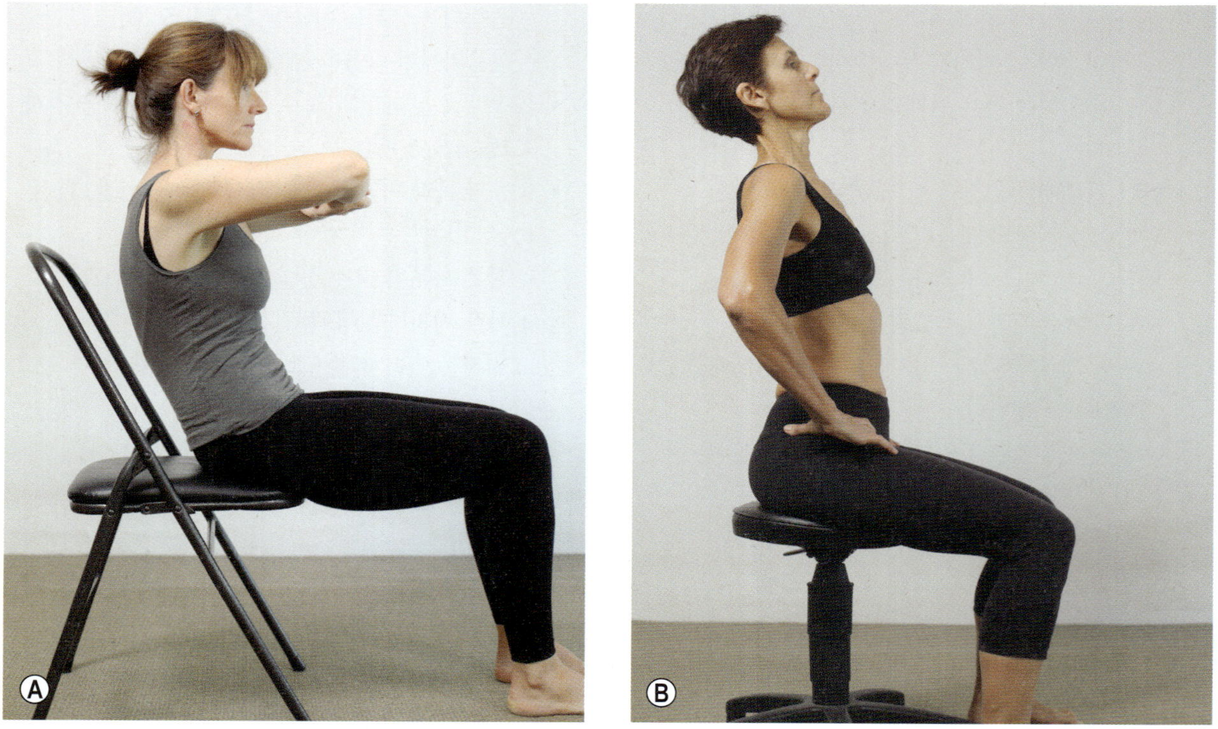

그림 5.18

a) 뒤로 체중을 넘길 때 골반 기본패턴 2와 척추 기본패턴 2 사이의 통합적 조절 – 척추가 보상하며 후방 흉요추 부위가 '열린다'.

b) 척추 기본패턴의 움직임이 좋지 않을 때 체중이 뒤로 이동하기 어렵고, 중심 조절도 안되고, 중앙후방신치의 활동과 장요근(Psoas)이 잡고 있어서 'jacking'이 일어난다.

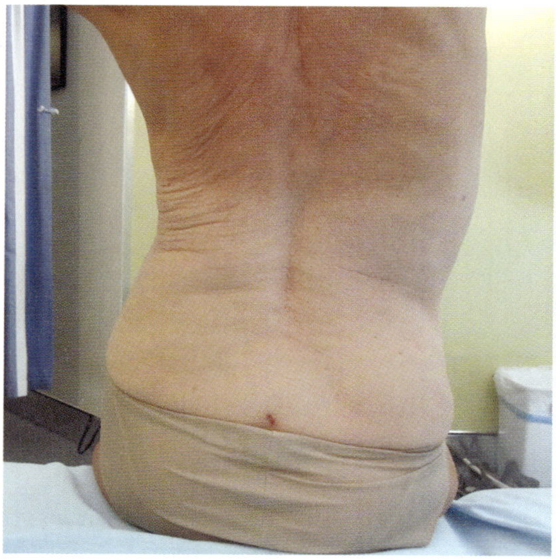

그림 5.19

시상면과 특히 전두면에서의 좋지 못한 골반조절. 척추와 흉곽의 체중이동이 적절하지 못하다.

중앙신치패턴 때문에 오른쪽 흉요추 부위가 열리지 않고 중심조절이 안된다.

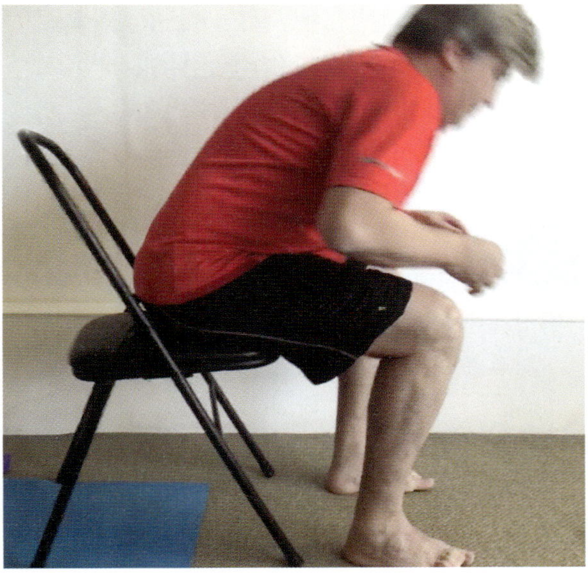

그림 5.20
건강하지 못한 앉은 자세에서 일어서기. 척추의 전체적인 굴곡이 원만치 못하고 팔을 밀고 일어난다. –머리와 팔이 움직임을 주도하고 있다.

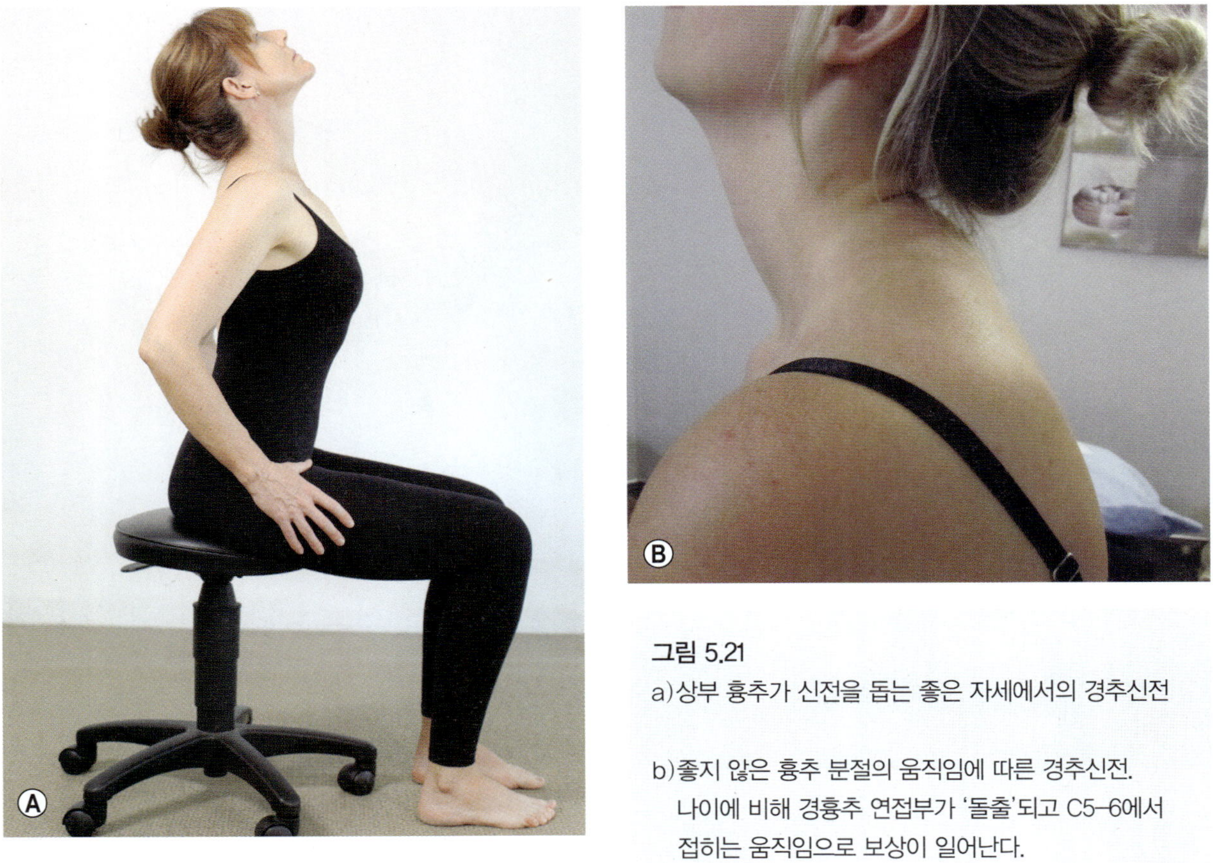

그림 5.21
a)상부 흉추가 신전을 돕는 좋은 자세에서의 경추신전

b)좋지 않은 흉추 분절의 움직임에 따른 경추신전. 나이에 비해 경흉추 연접부가 '돌출'되고 C5–6에서 접히는 움직임으로 보상이 일어난다.

◦ 경추의 분절적 움직임은 무엇인가? 특별히 경추후두관절과 경추흉추 연접부나 중간 경추의 '접힘' 부위(**그림 5.22**).

- 능동 열림 사슬 어깨 운동 검사; 굴곡, 외전과 함께 거상; 수평 굴곡과 신전; 손을 등뒤 머리에 둠 (제4장 어깨 기본패턴 참조).

견갑대의 적절한 자세 안정성과 척추 정렬의 유지능력을 보라.

손을 등 뒤에 두고 어깨 하방 테더와 견관절 내회전 장애(GIRD)가 이러한 동작을 제한한다. 결과적으로 고객은 어깨 기본패턴 2와 하강, 쇄골견갑의 전방경사 등으로 보상작용하며 자세 정렬을 잃어버린다. 여기에 통증은 흔히 생길 수 있다(**그림 5.23**). 또한 **그림 3.24, 3.26, 3.28, 3.29, 3.30** 참조.

- 어깨 기본패턴들 검사(제4장 어깨 기본패턴 참조). 쇄골 견갑 유닛으로부터 시작하여 척추운동으로 진행되고 팔은 부드럽게 놓고

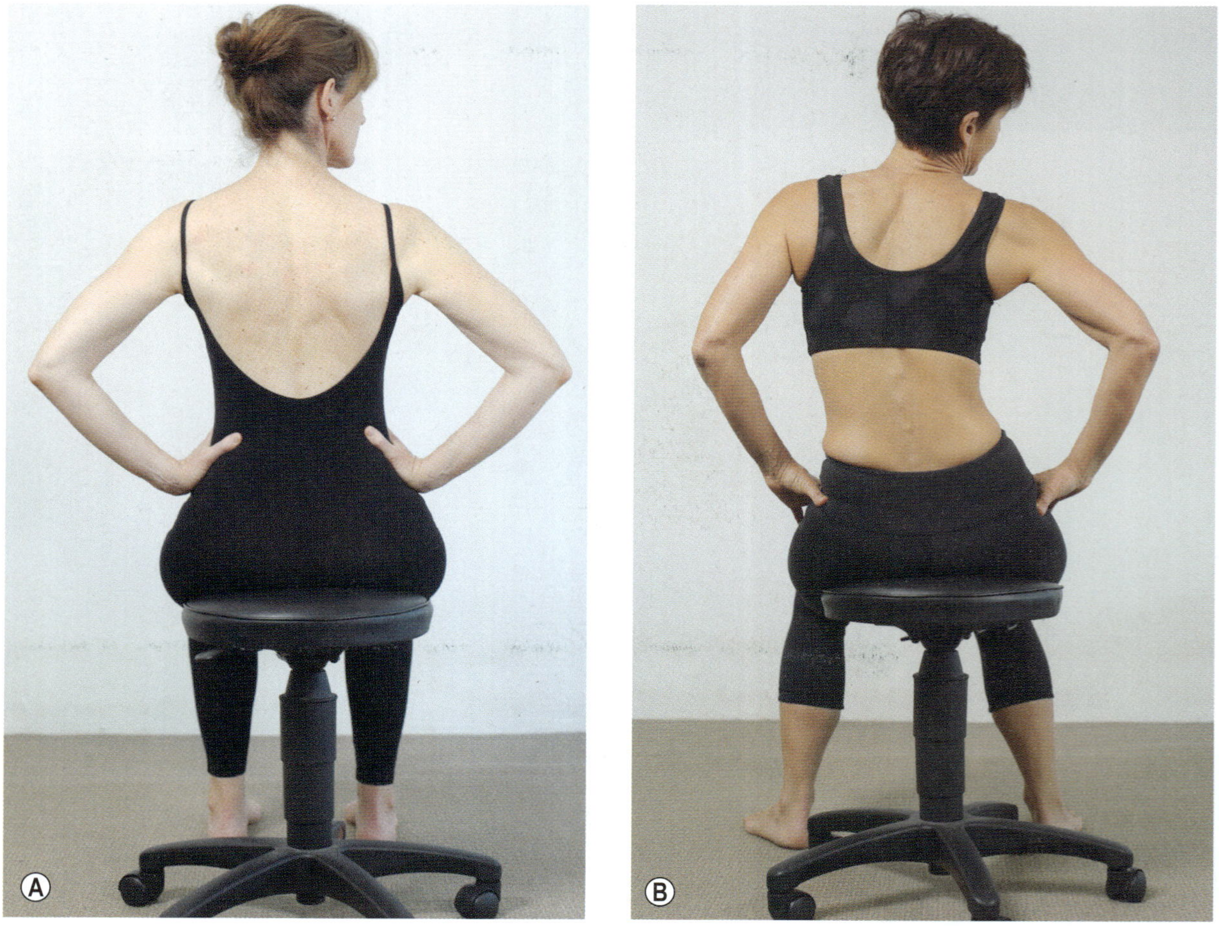

그림 5.22

a) 경추의 좋은 회전은 머리와 목의 좋은 조절에서 나오며 경흉추 연접부와 상부 흉추의 움직임에 관계된다.

b) 경추후두, 경추흉추 연접부, 상부흉추의 움직임이 좋지 않을 때 회전은 중간경추에서 측굴과 함께 나타난다.

중앙신치와 목의 긴장은 없다. 고객이 손을 엉덩이에 둘 수 없으며 팔을 옆에 두고 어깨 기본패턴들을 검사한다.

- ◦ 어깨 기본패턴 1 – **그림 3.24, 4.23** 참조.
- ◦ 어깨 기본패턴 2 – 골반 기본패턴 2와 같이 나는 종종 검사하지 않는다.
- ◦ 어깨 기본패턴 3 – **그림 4.25** 참조. 이것은 상부 사분위를 통한 측방 체중이동이다. 어깨 기본패턴 1을 조절.
- ◦ 어깨 기본패턴 4 – **그림 4.26** 참조. 이것은 어깨 기본패턴 1,3을 조절하는 능력 필요.

- 머리 기본패턴들과 목의 움직임을 검사(제 4장 기본적 머리 패턴 참조). 머리 패턴은 어깨 패턴과 동반된다. 특히 어깨 기본패턴 1 – 중립적 상부 사분위 정렬. 머리 패턴은 기능적으로 골반 패턴과 관계한다.
  - ◦ 머리 기본패턴 1– **그림 7.26a** 참조.
  - ◦ 머리 기본패턴 2 – **그림 4.28** 참조. 나는 종종 이것을 검사하지 않는다. 왜냐하면 이것은 흔한 자세 패턴이다.
  - ◦ 머리 기본패턴 3 –**그림 7.26b** 참조.
  - ◦ 머리 기본패턴 4 –**그림 7.26c** 참조.

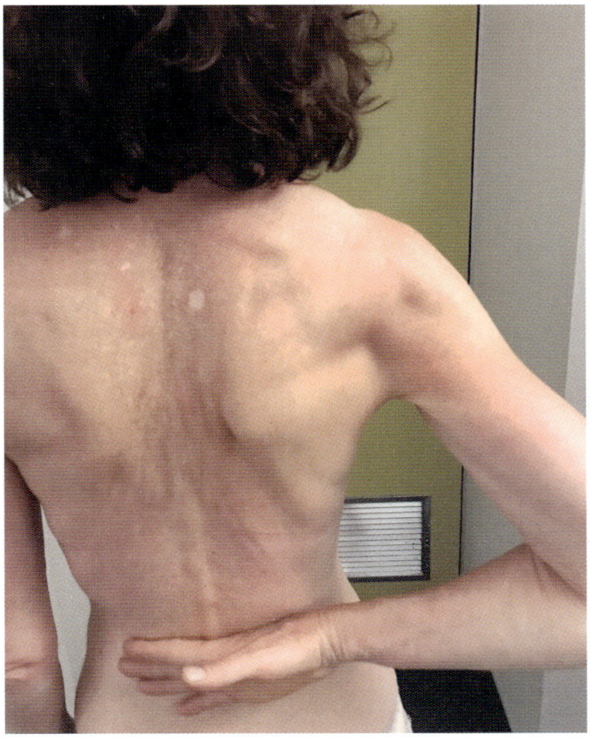

그림 5.23
GIRD는 팔을 등뒤에 둘 때 잘 보인다. 후방 회전근개의 유연성이 적을 때 전방 하방 테더가 증가하고 쇄골과 견갑골을 전방 하방 회전 시킨다(어깨 기본패턴 2). 견갑거근, 상승모근, 능형근의 과활동성을 보라.

누운 자세 평가

관찰

- 어떤 자세를 취하고 있는가? PPXS그룹은 흉곽을 들어올린다(**그림 4.6**); APXS가 더 안좋은 자세다. 자세는 근근막 활동의 우세한 패턴을 반영하고 골반자세(후방경사로 꼬리말기를 함, **그림 5.24a**)와 하지 자세(**그림 5.24b**)를 고려한다.
- 호흡 패턴을 분명히 한다.

특별한 운동 검사

- 호흡 패턴을 변화시키는 능력
- 척추 기본패턴을 형성하는 능력 (제4장, 기본 척추 기본패턴의 평가와 교육).
- 골반교차증후군은 소집단화가 어렵다.
- 골반/고관절과 흉곽/견갑대의 수동 운동검사 – 골반과 견갑대 하부 테더를 만드는 근근막과 관절의 제한.
- 골반 패턴의 시행 능력을 분명히 한다(제4장 기본적 골반 패턴 참조. **그림 4.11, 4.15, 4.20**).
- 능동적 하지 거상 검사(ASLR)처럼 사지 부하 검사. 이것은 통증을 유발 할 수 있는 높은 레벨의 검사이다. 척추 기본패턴들이 활동할 때 척추 안정성을 잘 보자(제4장 중심을 조절 참조).

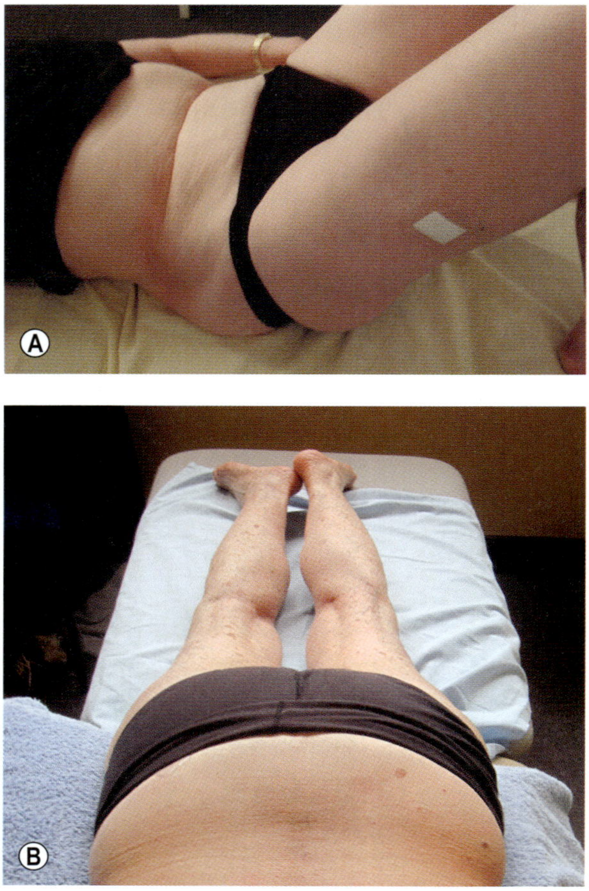

그림 5.24
누워서 다리구부린 자세의 APXS 골반이 부적절하게 후방경사 되는 것은 골반 '하방 테더'의 과활동성이다. 배꼽 위의 주름은 상부 복벽의 과활동성을 의미한다. 척추 기본패턴을 검사할 때 발견되곤 한다.
이 여성은 '배꼽이 땡겨짐'를 느끼고 골반저도 긴장되있다. 도수치료와 함께 적절한 운동처방으로 자제심이 향상된다.

b) 지속적인 고관절 외회전과 비대칭은 항상 그런 것은 아니지만 외회전된 쪽으로 증상이 나타난다.

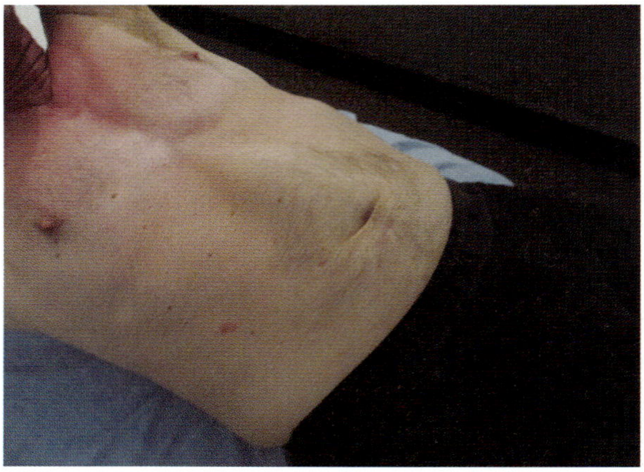

그림 5.25
복직근 이개(배살처짐)는 PPXS에서 흔하다.
척추 기본패턴이 적절하면 사라진다.

그리고 중앙전방신치도 살피자(**그림 3.6, 3.11**). 역으로 PPXS고객은 복벽의 저활동, 하부 흉곽의 저안정성 등이 흔하다. – 복직근이개가 생길 수도 있다(**그림 5.25**).
이때 척추 기본패턴의 적절한 조절은 감소한다.

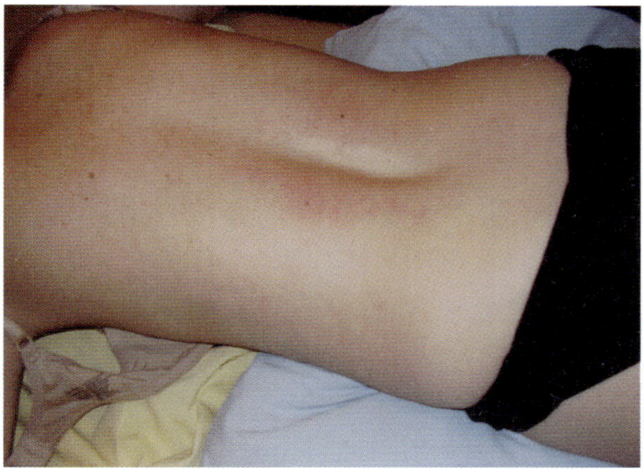

그림 5.26
휴식기의 능동 중앙후방신치는 부분적으로 척추관절을 자극하고 자세를 조절하는 CNS의 '단단한 끈(hard wiring)', '신치 패턴' 등을 만든다.

엎드린 자세 평가

관찰

- 등쪽 근근막 톤. 환자를 이완시키고 중앙후방신치(CPC)활동을 층 증후군의 근거로 찾는다(**그림 5.26**).

운동 검사

- 척추 기본패턴 엎드린 자세 시행. 건강한 경우 흉곽의 하부각의 후방 측방 확장이 있다. 전형적인 느린 횡격막 호흡으로 열린다.
- 스핑크스 자세 : 척추의 가동성은 신전으로 나타남 –또는 그렇지 않음(**그림 5.27a**). 아기의 자연스런 신전을 보라(**그림 5.27b**).
- 골반 패턴을 수행하는 능력– 골반 기본패턴 1 – 중앙후방신치(CPC) 활동 없이 진행. 후방 골반 회전(제7장 16번 운동 참조)은 골반 기본패턴 4와 동반된다. 엎드려 골반 기본패턴 4는 신치를 만들고 흉곽을 통한 움직임이 작아 허리에 '꼬임(winding)'을 만든다(**그림 5.28**).
- 사지의 부하나 머리위로 들어올리기에 대한 척추의 안정성 패턴. 건강한 고관절 신전에서의 척추 기본패턴 조절(**그림 5.29a**) – 건강하지 못한 CPC를 가진 다리나 머리 올리기 (**그림 5.29b**)?

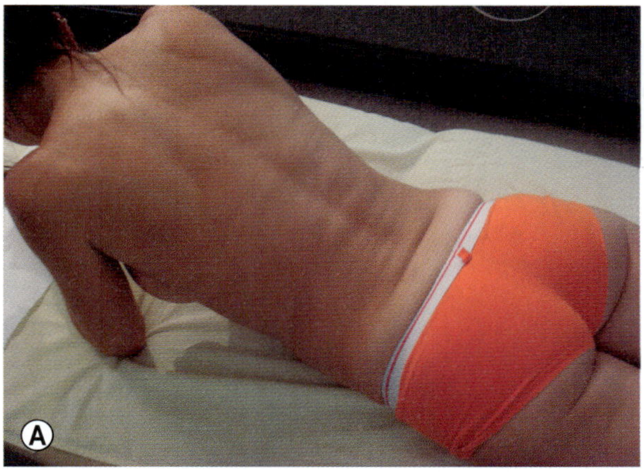

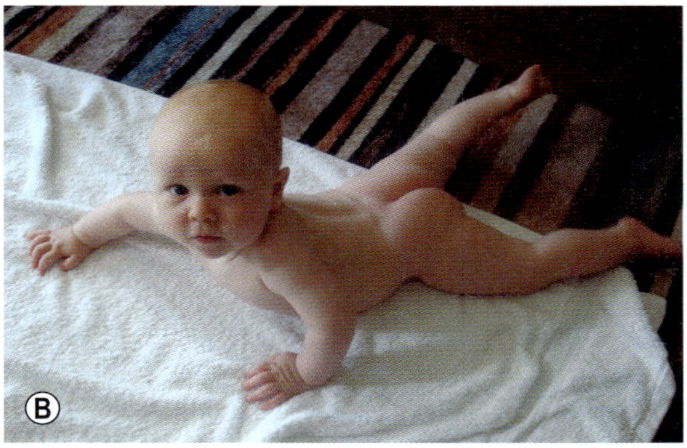

그림 5.27
a)스핑크스 자세는 여러 가지 정보를 제공한다. 체간 신전의 약화를 확인하고(척추가 이 자세에 적응해야 함), 분절운동이 일정해야 하고 부분적으로 피부가 과신장되기도 하고 척추과 굴곡보상을 하며 경직되기도 하고 해당 레벨에 따른 증상을 설명하기도 한다. 경직과 불편함은 흔하다.

b)6개월된 아기의 유연함을 보라.

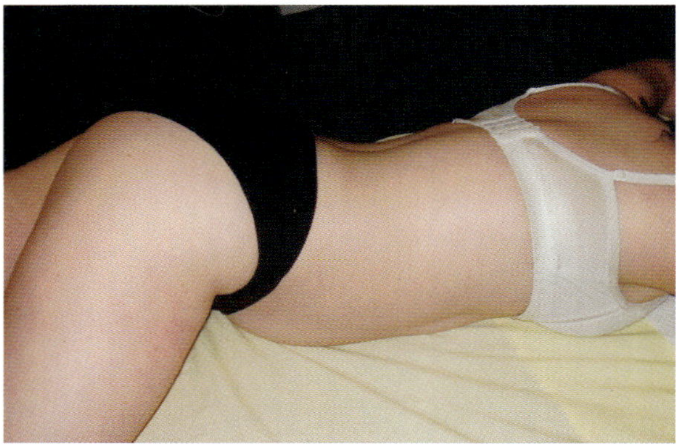

그림 5.28
엎드려 후방 골반회전은 하부골반유닛(LPU)과 서혜부의 깊숙히 패임(deepening)을 동반한다.

좋지 못한 LPU인 경우, 중앙후방신치가 지속되고 (흉곽의 낮은 지점이 고정되고 체중 이동과 회전이 제한됨) 흉곽, 머리, 목의 움직임이 순서대로 일어난다.

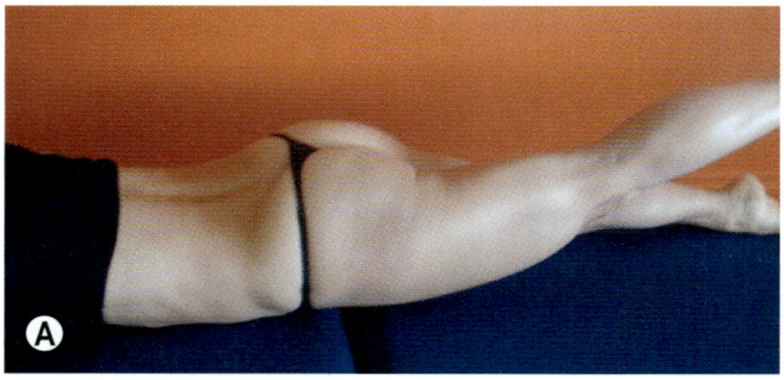

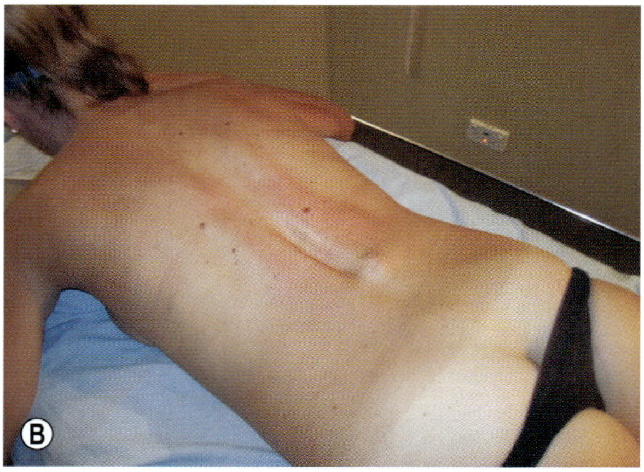

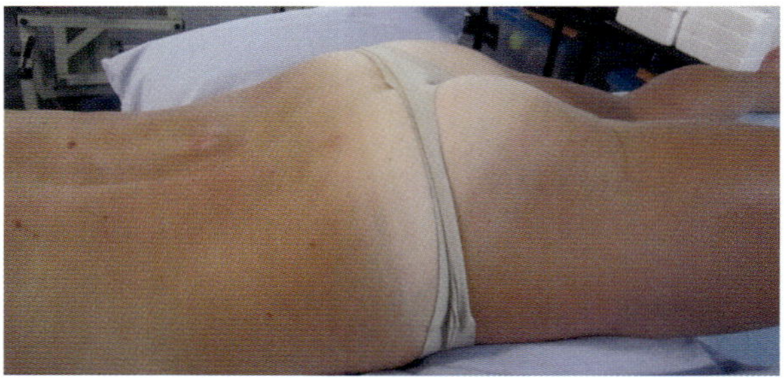

그림 5.30
좋지 않은 코어지지 기전은 부적절한 골반의 자세와 약간의 전방 회전이 고관절 신전에서 발생한다. (**그림 5.29** 참조). 그리고 여기에 과도한 중앙신치패턴이 나타난다. 증가된 슬괵근 긴장도 보라. 이 대상은 **그림 5.29**와 **그림 5.6b**와 같은 사람이다.

그림 5.29
a)고관절 신전의 건강한 척추 기본패턴 조절. 골반이 어떻게 전방 회전되고 신전을 지지하는지 보자.

b)좋지 않은 중앙후방신치가 머리를 드는 동안 나타난다. 머리를 지지하기 위해 상부흉추에 비분절적 움직임이 나타난다. 위의 대상은 척추 수술을 받았다.

- 고관절 신전의 적응된 골반지지. 고관절 신전의 지지하기위해 전방골반회전을 제공하는 골반 기본패턴 1(**그림 5.29a**)? 햄스트링과 둔부는 골반을 후방 회전 시킨다 왜냐하면 좋지 않은 골반 기본패턴 1이 안정성을 제공하지 못하는 것(**그림 5.30**)?(이것은 중앙후방신치(CPC) 활동이 동반된다).
- 어깨 패턴을 시행하는 능력(특히, 어깨 기본패턴 1; **그림 7.42, 7.43**) 자연스런 중앙후방신치 활동 없이(**그림 5.31**).

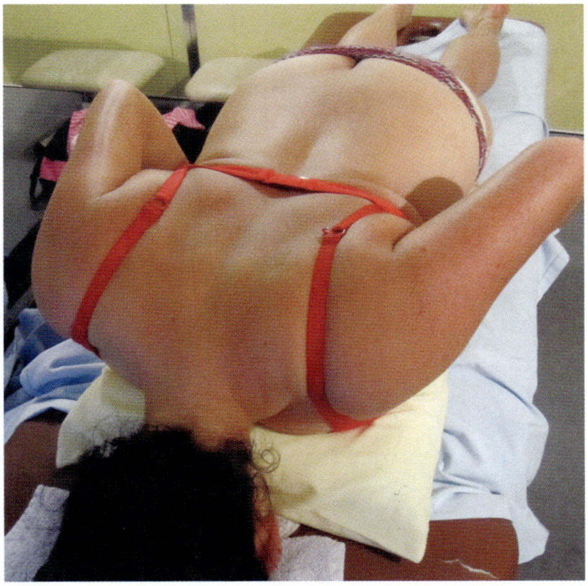

그림 5.31
어깨 기본패턴 1 을 통한 후방 하방 견갑골 안정화 근근막 활동은 중앙후방신치를 만든다. '키사인(Key sign)'이 잘 보인다. 이 여성은 상부 승모근과 후방 회전근개의 과운동성이 있고 목의 긴장이 호흡을 참는 동안 발생한다. 정확한 독립된 하부 견갑의 안정화 근육의 활동을 보라 (**그림 4.23b** 참조).

생각해볼 과제

심부시스템의 운동결핍과 척추조절의 보상전략을 인지하는 것은 증상의 진행과 변화를 예측할 수 있도록 한다.

당신의 평가는 환자에게 통증을 설명할 수 있을 만큼 기능장애의 그림을 잘 표현해 왔는가?

- 어떤 부분의 근근막이 과사용되고 긴장되었는가?
- 이러한 상태가 관절 기능에 어떤 영향을 미치는가?
- 척추와 근위 사지대가 균형을 이루고 기능을 향상시키기 위해 어떤 부분의 근근막 시스템에 집중해야 하는가?
- 이것을 위해 어떤 기본패턴들이 가장 적절한가?
- 어떤 운동면이 이 역할을 하는데 좋은가? 예를 들어, 고객은 흔히 척추 신전을 상실한다.

이러한 활동은 다른 운동면에서의 기능회복에도 도움을 준다. –그래서 볼스터(bolster) 위에서 수동신전, 스핑크스 자세(제7장 2,3번 운동), 20번 운동의 능동조절 등이 처방된다. – 또는 천천히 뒤꿈치 차기를 하는 45번 운동을 사용하기도 한다.

한 클래스에 있을 때 시상면에서 신전을 조절하고 운동과 자세를 변환하며 관련된 다양한 기본패턴들을 사용하게 된다. 바닥에 엎드려 눕기, 네발기기, 의자나 볼위에 엎드리기, 눕기 등의 여러 가지 자세를 활용한다.

초기에는 이런 동작을 통해 고객이 익숙해지도록 하고 개별동작의 이해도를 높인다. 이와 동시에 문제점을 파악해 간다. – 쉽게 지나치는 상황에서도 발견할 수 있다.

사례연구 Case study

사례 연구

1. 데이빗, 23세, 만성 요통과 왼쪽 다리에 통증이 있는 엘리트 운동선수

데이빗은 왼쪽 햄스트링 문제로 치료받아 왔고 아킬레스에 건염도 있었다. 왼쪽 무릎의 통증경험도 있었다. 일반적인 체육관에서 코어 프로그램과 웨이트 트레이닝을 받았다. 기계운동을 기반으로 100kg이상 스쿼트하며 3년 동안 주3회에 걸쳐 실시했다고 한다.

데이빗은 그의 헬스전문가에게 그의 손상에 대해 상담했으나 간헐적 이완외의 효과를 얻지 못했다. 물리치료도 국소적인 치료만 받았다. 그의 등전체는 평가받지 못하였다. 사고에 의한 통증 병리는 없었다.

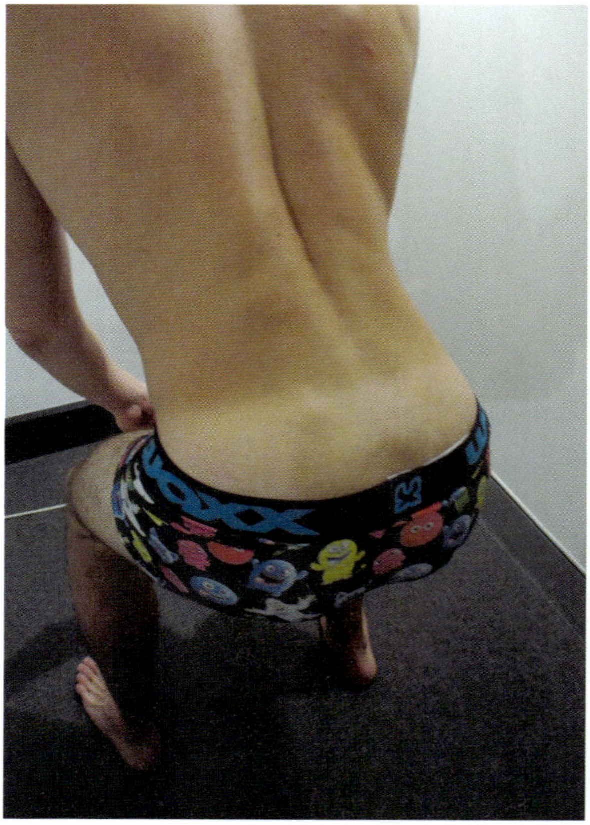

그림 5.32
부적절한 골반과 코어지지가 잘 안된 스쿼트 패턴. 골반과 요천추 레벨은 후방 회전으로 당겨지고 움직임 초기에 끝 범위 운동이 되고 만다. 썬텐한 피부 아래 왼쪽의 L4-5 관절을 보라. 과도한 중앙후방신치 패턴이 왼쪽 〉 오른쪽으로 나타나며 흉요추 조직도 왼쪽 〉 오른쪽으로 보인다.

평가 Assessment

선 자세 :

- 데이빗은 APXS를 바탕으로 복합된 골반교차증후군을 가졌다 –분명한 층 증후군, 척추와 골반 하부 테더, 그리고 키사인을 나타냈다(**그림 3.2a, 3.12, 3.13, 5.1**). 나는 그가 받은 트레이닝이 이것들을 만들었다는 결론을 내렸다.
- 예상대로, 전방굴곡 시 골반/고관절의 조절이 감소된 채 척추가 과굴곡 되었고, 고관절의 유연성이 적고 후방 하방 근근막 사슬이 나타났다(**그림 3.17**). 증상이 나타나는 왼쪽 후하장골극(PIIS)가 왼쪽 하방으로 내려가는 비대칭을 보였다(**그림 5.7**).
- 척추 신전은 수평적이지 않고 약간의 요통과 더불어 감소되어 있었다.
- 선 자세에서 고관절 굴곡은 요추의 굴곡을 만들고 고관절 신전은 중앙후방신치(CPC) 활동을 증가시켜 좋지 않은 전방 골반 회전과 고관절 신전의 자세적 지지 감소를 나타냈다.
- 키 골반 측방 체중이동 검사에서 비수평적 분절간 움직임을 보이고 요천추 관절의 왼쪽이

오른쪽보다 닫힘이 감소되어 동측(왼쪽)에 요통이 있었다. 대측의 흉곽의 측방이동과 흉요추 부위의 열림이 감소되었다(**그림 5.10, 그림 3.14b**).

- 스쿼트 자세에서 골반을 후방경사시켜 중앙후방신치(CPC) 활동이 증가되었다 (**그림 5.32, 그림 3.15**).
- 뒤틀림 검사(제7장 56번 운동 참조)에서 고관절 굴곡의 현저한 긴장을 보임. 왼쪽 〉 오른쪽.

앉은 자세 :

- 데이빗은 습관적으로 앉을 때 골반과 척추가 무너진다. 중립위를 인지 못하며 CPC 증가나 중앙전방신치(CAC) 활동을 나타낸다 (**그림 3.33, 4.2, 4.13b**).
- 그는 척추 기본패턴을 활성화시키지 못했다 (제4장 중심의 조절 참조).
- 앉은 자세에서 고관절 굴곡은 CPC증가를 초래하고 척추 기본패턴의 감소로 한쪽으로 기대는 동작을 취하며 척추의 안정성이 떨어졌다(**그림 5.14**).
- 무릎의 신전은 요추골반의 굴곡을 초래한다 (**그림 5.15a**).

누운 자세 :

- 누운 자세에서 척추 기본패턴을 검사할 때는 상복부 복벽이 우세하게 작용하는지 골반이 후방경사되는지 보는데 데이빗은 두 번째 단계 검사에서 하부 늑골을 후방 측방으로 넓히지 못했다.

엎드린 자세 :

- 엎드려 스핑크스 자세에서 데이빗은 통증과 경직을 나타냈다.
- 천골 뉴테이션(nutation) 검사 시 경직과 통증이 왼쪽에서 더 심하게 나타났다. L5는 경직되고 통증이 있었다. 왼쪽〉오른쪽.
- L4–5분절이 굴곡되고 분절간 경결(spasm)과 늪(bogginess; 습한 부분)가 있었다. T10–L3를 촉진하면 관절움직임의 감소와 국소적 무해자극통증(allodynia)이 T11–L2까지 나타났다. 왼쪽 〉 오른쪽.

요약하면, L4/5분절이 증상과 관계하여 '약한 고리'로 나타난다.

운동치료 경력 :

데이빗의 체육관 프로그램은 다음과 같았다.

1. 노젓기 기계, 자전거, 크로스 트레이너.
2. 앉아서 저항적 무릎신전.
3. '코어 강화' : 크런치, 싯업, 플랭크.
4. 스쿼트 : Kettlebell과 함께 운동, 벽에 짐볼 두고 등으로 운동.
5. 스트레칭.

a. 누워서 : 무릎을 가슴으로 당기기(**그림 5.33**).
b. 누워서 엉덩이 스트레칭(**그림 5.34**).
c. 엎드렸다가 뒤꿈치로 뒤로 앉아 허리 스트레칭(**그림 5.35**).
d. 앉아서 내전근 스트레칭(**그림 5.36**).
e. 앉아서 햄스트링 스트레칭(**그림 5.37**).
f. 서서 햄스트링 스트레칭(**그림 5.38**).
g. 서서 대퇴사두 스트레칭(**그림 5.39**).

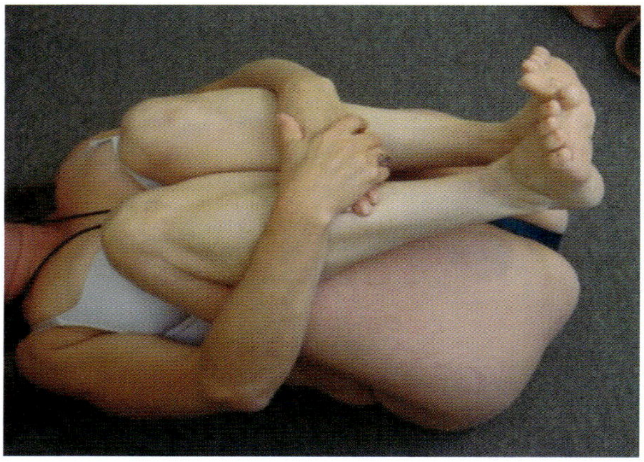

그림 5.33
누워서 무릎접어 가슴으로 당기기. 하요부가 신장된다.

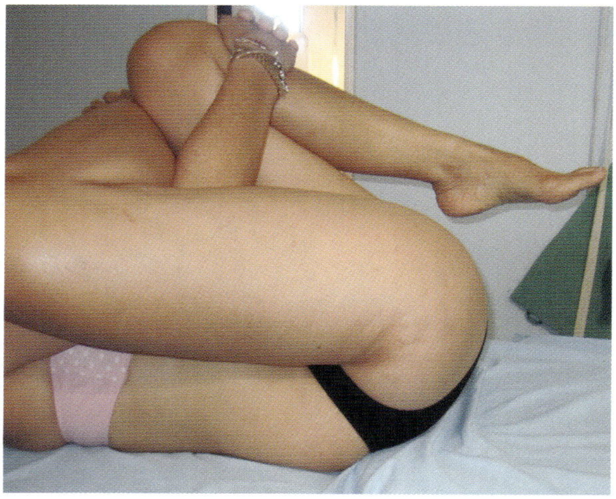

그림 5.34
누워서 엉덩이 신장. 골반은 후방경사 끝범위까지 가고 엉덩이가 아닌 하요부가 최대 신장 된다. 하요부에 힘을 주면 엉덩이가 더욱 신장된다.

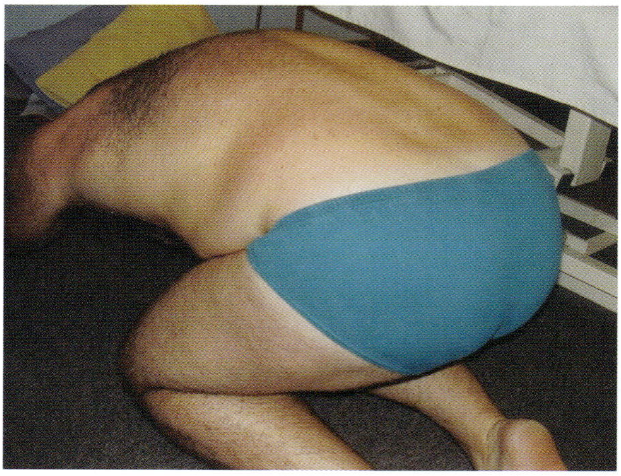

그림 5.35
엎드려 엉덩이 뒤꿈치에 붙이기는 하요부를 신장시킨다. 후방골반이 충분히 신장되면 몸을 더 굴곡 시키지 못한다. – 가장 많이 신장되는 부분은 허리다. 이 남자는 추간판원인 증상과 좌골신경통으로 L4–5에 주사를 맞았었다. 운동치료 적용후 빠르게 증상이 개선되었다.

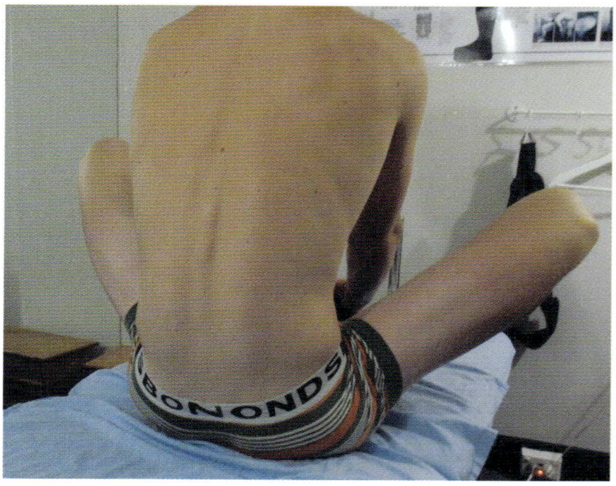

그림 5.36
앉아서 내전근 신장하기. 골반과 척추 둘 중 하나는 조절하기 어렵다. – 척추의 무너짐이 굴곡의 끝 범위에서 나타나고 지각의 문제도 생긴다.

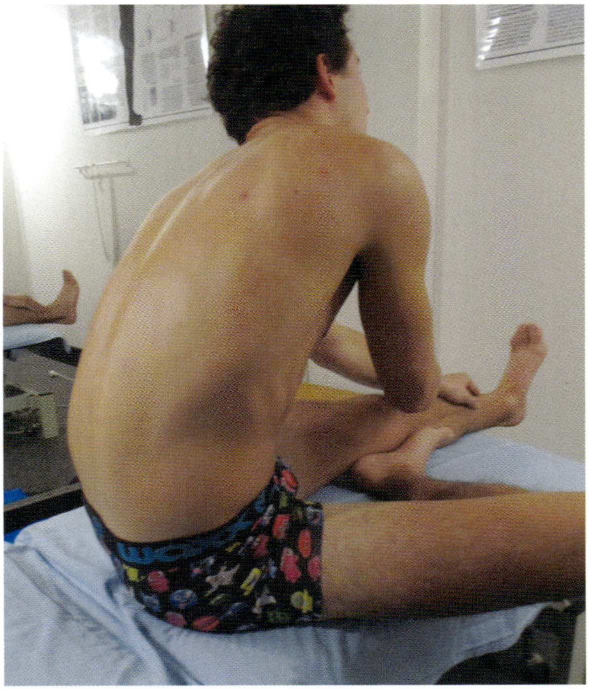

그림 5.37
앉아서 슬괵근 신장. 이 동작이 얼마나 척추를 괴롭게 하는지 쉽게 관찰된다. 이 동작이 지속되면 신경증상이 생길 수도 있다. – 아마도 슬괵근과 아킬레스에 증상이 나타날 것이다.

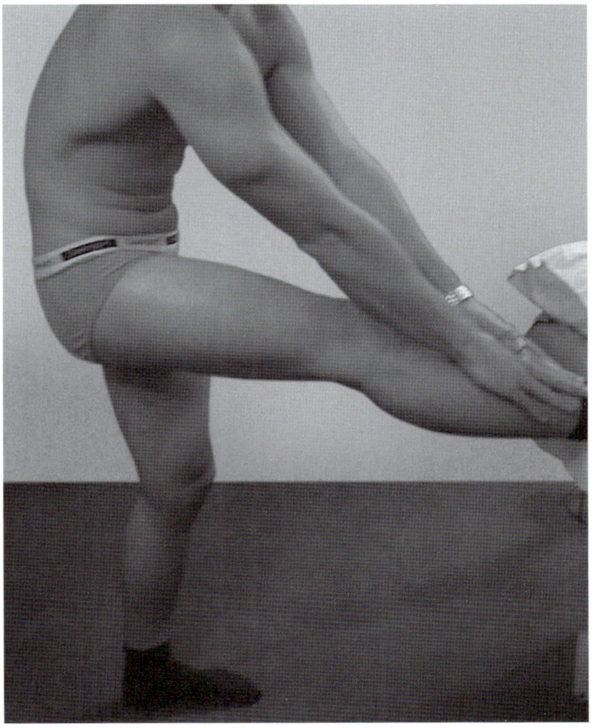

그림 5.38
선 자세에서 슬괵근 신장. 여기에 골반조절은 없다. 후방 하방 근근막 사슬이 슬괵근 골반을 후방경사시키고 요천추 굴곡을 시키는지 알 수 있다. 허리를 더욱 괴롭히면 슬괵근은 더 긴장된다. 적절한 운동치료가 요구된다. 어깨 하부 테더와 흉추돔(dome)을 주의해야 한다.

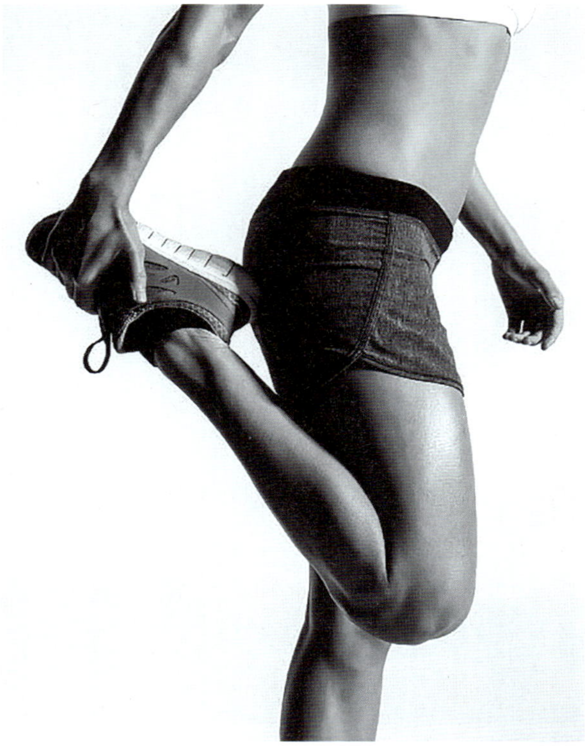

그림 5.39
선 자세에서 대퇴사두근 신장. 대퇴사두근이 긴장하면 하요부와 고관절 굴곡근에 영향을 준다. 척추의 효과적인 신장을 위해(신체 정렬을 유지하며) 척추 기본패턴과 골반 기본패턴 2가 필요하다.

평가 리뷰

데이빗의 운동 프로그램은 적절하지 않았다. 그는 전형적인 '힘을 위해 운동'하는 타입으로 심부 시스템의 조절이 고려되지 않았다. 그는 강화에만 집중하여 하부 테더가 발생하여 이와 같은 증상을 얻었다. 그의 운동 프로그램은 기능적이지 못하고 다음과 같은 문제점을 나타냈다.

- 척추 신전의 감소 – 수동적, 능동적 조절 모두 해당됨. 모든 운동이 요추 골반 척추를 끝범위 굴곡까지 가도록 하였다. 이러한 반복적인 관절에 부하는 분절적 스트레스와 중립위를 방해한다(제1장 손상 참조). L4–5 증상 우편번호에 해당하는 근근막 조직 : 대둔근, 햄스트링, 종아리근이 수축되고 긴장한다. 햄스트링 문제와 아킬레스 건염은 흔하다. 데이빗의 요추골반 조절은 어려워진다. 악순환이 반복된다. –만성요통 재발.
- 척추 기본패턴과 골반 기본패턴 조절 감소는 중립 앉기를 어렵게 한다. 이러한 이유로 노젓기 기계나 저항적 무릎신전 운동은 척추와 골반의 자세를 끝범위까지 굴곡/후방경사시킨다. 자전거 타기도 마찬가지이다.
- 그의 키사인과 척추 기본패턴감소는 코어의 약화를 의미한다. 크런치, 싯업, 플랭크 등은 심부시스템을 지지하거나 조절하지 못했다. 대신에 이미 잘 되고 있던 척추의 굴곡만 항진되었다. 결국 표층근육들의 작용에 의한 브레이싱(bracing)이 생겨 척추에 압박이 증가하였다.
- 스쿼트의 경우, 척추 기본패턴과 골반 기본패턴이 하부 테더에 의존되어 척추의 기능이 약화되었다. 나는 벽에 공을 두고 등으로 기대어 스쿼트하는 동작이 기능적으로 적당하다고 생각하지 않는다. 건강한 운동학에서는 골반은 후방으로 이동하고 전방으로 회전하여 척추를 돕는다. 벽 스쿼트는 무릎에 높은 부하를 준다.
- 그의 모든 스트레칭 동작에는 운동 조절이 부족했다. 종아리, 대퇴사두 스트레칭을 제외한 거의 모든 동작이 척추에 스트레스를 준다. a–f까지의 스트레칭이 골반을 후방경사시키고 척추를 끝범위 굴곡 시키는지 잘 보라!

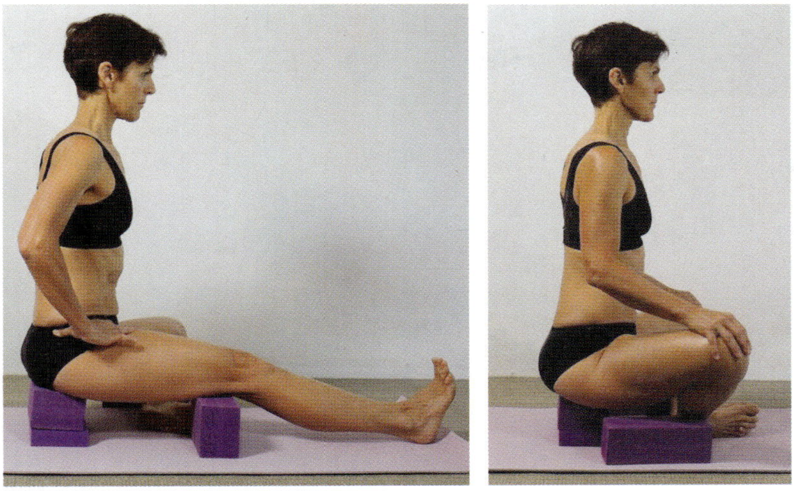

그림 5.40
변조된 동작을 통해 a)슬괵근과 b)내전근의 능동적 조절이 가능해진다. 골반에 적절한 높이의 지지대가 필요하고 골반의 기본패턴 1로 신장할 수 있도록 다리를 잘 조절한다. (척추 기본패턴을 함께 하므로 신장 시 척추의 정렬을 유지한다). 이 여성은 골반조절을 잘하고 있고 슬괵근의 신장도 여유가 있다.

대안적 접근

데이빗은 공부할 때나 무릎을 신전하거나 노젓기 기계를 사용할 때 정확한 앉기의 조절을 할 수 있어야 한다(제7장 23번, 50번 운동 참조).

적절한 조절을 위해 위의 스트레칭은 좌골을 바닥에 붙이고 중립의 척추와 골반을 전제할 수 있는 골반 기본패턴과 척추 기본패턴을 확보한다. 골반 기본패턴 1로 골반의 전방 회전을 확보하여 다리의 근근막의 긴장을 효과적으로 조절할 수 있도록 한다(**그림 5.40 a,b**). 또한 **그림 8.9**, 제8장의 53번, 56번, 57번 운동 참조.

다음은 집에서 할 수 있는 적절한 초기 처방이다(제7장 참조).

- 운동 2 : 건설적으로 도움이 되는 휴식 자세. 볼스터(bolster)를 사용하여 척추의 수동적 신전을 통해 골반과 척추의 가동성을 증진한다.
- 운동 3 : 스핑크스 자세. 수동적 척추 가동성 확보.
- 운동 4 : 측와위에서 회전. 수동적 신전 자세로 경직을 완화; '버티기 패턴(holding pattern)'과 후방 측방 고관절/골반을 열고 흉곽을 통해 회전을 향상시킨다.
- 운동 5 : 딱정벌레 고정하기. 누운 자세에서 척추 기본패턴 조절을 확립한다 – 횡격막 호흡이 동반되거나 사지의 부하를 더하면 더욱 좋다.
- 운동 7 : 첫 번째 골반 패턴. 누운 자세, 앉은 자세에서 척추 기본패턴과 골반 기본패턴 1을 확립한다. – 앉아서 마음챙김으로 집중한다. 이것은 고관절과 다리의 적절한 조절을 전제로 한다(**그림 5.40**).
- 운동 32 : 전방굴곡 패턴. 이것은 굴곡, 앉은 자세에서 서기, 스쿼트 시 골반의 적절한 조절을 재확립시킨다.

사례 연구

2. 수지 38세, 천장관절통과 요실금으로 스트레스를 받는 워킹맘.

수지는 패션회사에서 앉아서 근무한다. 오른쪽 천장관절통은 오래되었다. 스노우보드를 타고 멍이 든 후 증상이 나타났었다.

물리치료사에게 천장관절 문제에 대해 처방받기를 불안정성을 해결하기 위해 하복부를 강화하는 코어운동을 배웠다(제4장 척추 기본패턴,ADIM의 기능적 중요성 참조) ; 둔근 강화 클램스(clams, 브릿징, 테라밴드 스쿼트 등)와 독립적 골반저 운동 등을 교육받았다. 수지는 둔부의 클런칭이 도움이 될 것이라고 믿었다.

이러한 운동은 그녀의 증상에는 도움이 되지 않았다. 그녀의 관심은 강한 엉덩이(big tummy)였고 필라테스로 힘을 기르고 싶어했었다. 그래서 주2회 3개월 동안 floor class 훈련을 받았다(25명이 참여하는) 나중에 reformer class(9명이 참여하는)도 받았다.

그러나 두통과 목의 긴장은 심해지고 오른쪽 외측 고관절통이 현저해졌다. – 그리고 의사로부터 점액낭염과 둔부 건염 진단을 받았다.

주관적 검진을 하는 동안 나는 그녀가 말할 때 상부 흉부의 호흡이상과 숨이 막힘을 확인하였다. 불안함도 있었다.

평가 Assessment

선 자세 :

- 수지는 명백한 전방 골반교차증후군을 보였다. 일반적인 낮은 근육 톤, 좋지 않은 근육 발달, 꼬리 말림이 있었다. 고관절 신전 시 장경인대의 끝범위 버팀(hung on)이 있고 그 반응 시 골반이 후방경사되며 한쪽으로 떨어졌다.
- 상복부의 과활동(중앙전방신치, CAC)와 하복부의 저활동(**그림 3.6**), 중앙후방신치(CPC) 활동과 키사인도 있었다(**그림 5.1**).
- 골반 하부 테더가 있었다 –오른쪽이 왼쪽보다 선명하게 보이고 몸을 구부릴 때 햄스트링이 골반을 후방경사시키며 끝범위 요추 굴곡도 나타났다.
- 고정된 골반링 뒤틀림이 중립위의 오른쪽에 나타나고 전방굴곡을 가중시켰다(**그림 5.7**).
- 스쿼트에서 수지는 후방 골반이동과 전방 회전이 제한되었다. 골반 기본패턴 1의 조절이 좋지 않아 움직임의 초기부터 요천추 조절이 잘 안되었다.
- 척추 신전은 감소되고 골반을 더욱 앞쪽으로 전진시키는 보상작용을 나타냈다(**그림 5.8b**).
- 왼쪽으로 골반 측방이동을 하면, 오른쪽 요통과 천장관절통을 나타냈다.
- 키 골반 측방 체중이동 검사에서 왼쪽 시행 시 오른쪽 요천추 통증이 오른쪽 고관절통과 함께 발현되었다. 같은 검사를 오른쪽에 했을 경우 오른쪽 골반 외측에 가벼운 당김과 비대칭적 척추분절 움직임과 함께 요천추부위에 불편함이 있었다(**그림 5.10**).
- 한 쪽다리로 설 때 오른쪽이 더 골반이 후방경사되고 반대쪽이 많이 떨어졌다. 이때 중앙원뿔신치 패턴이 안정성을 유지하기 위해 발현되었다(**그림 5.11a,b, 그림 4.18**).

앉은 자세 :

- 수지는 습관적으로 슬럼프 자세를 취했다.
- 척추의 중립위를 자연스럽게 취하지 못했다. 이것을 시도하면 좋지 않은 골반 기본패턴 1과 척추 기본패턴 조절 때문에 중앙원뿔신치가 나타나기 시작했다.
- 척추 기본패턴 검사에서 하부 늑곽을 확장시키지 못했다.
- 측방 체중이동 검사를 하려고 하면 골반은 슬며시 후방으로 회전되고 골반 기본패턴 3을 못한다. – 골반 하이킹(hiking)과 중앙신치패턴들(CAC, CPC)를 통해 그렇게 한다(**그림 4.17, 5.19**).
- 회전이 골반 기본패턴 3,4의 좋지 않은 시작과 '허리 비틀기(wringing the waist)'로 나타났다(**그림 4.22**).
- 어깨 기본패턴 조절도 좋지 않았다.

누운 자세 :

- 수지는 횡격막 호흡 패턴이 좋지 않고 흡기 시 가슴과 어깨의 긴장이 떨어지지 않았다.
- 하복부나 골반저를 당기라는 지시에, 오랫동안 처방받아 연습했다고 했음에도 불구하고 중앙전방신치(CAC) 활동을 증가시키고 하복부 활동이 저조하며 호흡을 멈추는 동작을 하였다. 예상대로 똑같은 반응이 누운 자세 ASLR에서도 나타났다.
- 척추 기본패턴과 흉곽 하부각을 확장시키지 못했다.
- 골반 기본패턴 1을 시도하려 하면 다리밀기와 늑골전방내밀기의 억제를 어려워했다. 결론적으로 서혜부 딥핑(deeping)이 약했다.
- 예상대로 골반 기본패턴 1에서 골반을 들지 못했다. 브릿징과 롤업(roll ups)은 전적으로 골반 기본패턴 2와 요추에서 끝범위 굴곡과 동반되었다.
- 엎드린 자세에서 관절을 촉진하면 L4–5분절은 측면 고관절통에 의해 제한되어 있었다. L5와 천골의 경직과 흉요추 연접부 R 〉 L 제한이 있었고, 이 모든 것이 하부 사분위 증상을 설명했다.

평가 리뷰 :

특별한 운동과 주2회의 필라테스에도 불구하고 수지의 천장관절통과 요실금은 나아지지 않았다. 고관절통과 두통 목의 긴장도 생겼다. 원인이 뭘까?

- 필라테스는 당신이 젊고 유연하다면 최고의 피트니스 운동이다. 그러나 경직과 심부시스템 조절이 필요한 경우, 주의깊은 변조와 정교한 튜닝을 요한다.
- 배를 당기고 골반저를 당기는 것은 좋은 횡격막 움직임을 방해하고, IAP 코어지지 기전의 균형과 타이밍을 방해한다. 그녀는 중앙신치로, 특히 앞쪽으로 보상작용을 했다. 횡격막과 골반저는 더욱 고통받는다. 필라테스는 복근/골반저의 움직임을 호흡보다 먼저 하는 경향이 있다. 횡격막은 반드시 먼저 작동해야 한다.
- 골반저와 복사근의 활동증가는 요실금 환자에게서 흔히 나타난다. 골반저의 활동은 종종 지연된다(제3장 다른 변화된 움직임에 여러 양상들 참조). 골반저는 탄력과 확장성이 좋아야 하며 골반 기본패턴 1이 이를 돕는다.
- 내부유닛과 협력작용없이 단독으로 둔근을 강화하는 것과 골반 조절을 3차원적으로 적용하지 않으면 골반 하부 테더를 만든다. 이것은 천골을 카운터뉴테이션(counternutation) 상태로 붙잡고 골반 내 가동성을 떨어뜨린다. 오히려 불안정해진다. 골반/고관절의 경직은 R 〉 L이었다.

수지는 골반 패턴을 활성화하기 어려웠다. – 특히 골반 기본패턴 1 – 중립위 조절은 거의 못하였다. 그녀는 척추와 근위 사지대 기본패턴들을 먼저 조절하고 움직임을 시작해야 했다.

골반 기본패턴의 조절은 중립위를 얻는데 중요하다. 앉은 자세, 전방굴곡 자세, 스쿼트 등 둔근을 요하는 자세에서는 고관절이 굴곡되기 위해 원심성 수축을 원활히 해 주어야 한다. 그렇지 않으면 골반 하부 테더를 만들어 두 번째 골반 패턴을 잠궈버린다. 이때 골반과 척추 모두 다친다.

골반으로부터 시작되는 움직임의 감소는 스트레칭에서 문제를 나타낸다. 예를 들어, 다리뻗어 앉은 자세에서 햄스트링을 스트레칭 할 때 골반 대신 머리와 어깨가 보상작용한다(**그림 5.37, 5.38, 5.40, 8.9**).

- 좋지 않은 골반 조절은 중심조절의 방해와 상지와 관련된 보상작용이 나온다. 게다가 어깨 기본패턴들이 좋지 않아 , 이두근 접기나 플랭크 시, 수지는 어깨와 척추 하부 테더로 동작을 잠근다 – 이는 긴장을 증가시키고 두통을 만든다.

대안적 접근

집에서 가능한 초기 운동 처방은 다음과 같다 (제7장 참조).

- 운동 1 : 횡격막 호흡. 먼저 수지는 횡격막호흡을 숙련시켜야 한다. 그리고 척추 기본패턴과 사지대 첫 번째 기본패턴들을 배운다.
- 운동 2 : 건설적으로 도움이 되는 휴식 자세. 수지의 신경근근막 시스템의 불균형은 척추의 경직을 가져왔다. 수동적 신전은 짧게 적용한다. 단기간에 누운 자세 볼스터(bolster)가 스핑크스 운동에 유용하다. 이것은 두통과 목의 긴장을 완화시키기 위함이다.
- 수지는 기본패턴을 포함하는 운동이 필요하여 모든 운동면에서 정확한 패턴을 적절한 부하와 함께 적용한다. 시상면에서의 효과적인 조절은 전두면과 수평면의 조절과 함께 시행한다.
- 운동 치료는 다운동면에서의 유연성과 기본패턴의 조절운동이 중요하다. 수지는 이러한 움직임을 통증없이 자유롭게 할 수 있어야 한다.

생각해볼 과제

필라테스를 기반으로 하는 운동에서 발생하는 단점 중 하나는 시상면에서의 운동이 우세하게 나타난다는 것이다.

또한 적절한 지지패턴과 심부시스템의 조절없는 힘을 강화하는 동작은 하부 테더만 만드는 결과를 가져온다. 이것은 많은 클래스와 부적절한 지도에서 발견된다.

기본적인 패턴이 조절운동을 시작하면 수지는 그녀가 실패했던 모든 움직임들을 해낼 것이다. – 특히 회전에 관한 것들. 이것을 그녀의 운동치료 프로그램에 더한다.

사례 연구

3. 글로리아 51세, 급성 왼쪽 어깨 통증을 가진 전문가

글로리아는 동결견과 건염을 진단받은 적이 있는 전문가이다. 어깨에 3번의 주사를 맞고 일시적인 통증 감소가 있었다.

물리치료는 초기에 효과적이었다. 그러나 그후 진전이 없었다. 어깨 통증이 완화되자 팔과 손에 증상이 나타났다. 통증으로 밤에 시달리면서 증상에 비관적이 되었다. 이러한 통증이 있는데도 불구하고 '심각함(red flag)'을 인지하지 못하고 생활했었다.

글로리아는 또한 만성 요통과 무릎 통증(L 〉 R), 목경직이 있었다. 그녀의 등과 무릎의 X-ray와 MRI는 일반적인 퇴행성 변화를 보였다. 초음파상에 어깨는 극상근의 두껍게 찢어진 것과 건염, 점액낭염, 점액남 찝힘이 있었다.

그녀는 걷는 것을 좋아하고 주 2회의 요가를 즐기지만 어깨통증 때문에 못하고 있다.

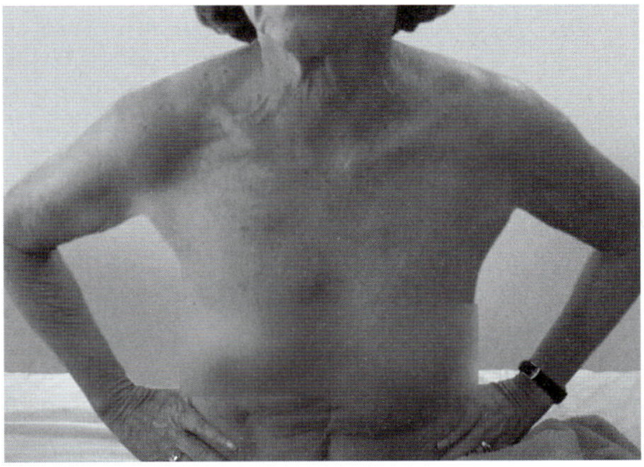

그림 5.41
이 여성이 손을 엉덩이에 둘 때 오른쪽 어깨 하부 테더가 보인다. –소흉근이 두드러진다.
쇄골견갑골유닛의 거상과 견관절의 내회전이 일어난다.
임상적으로 어깨 전방 하방 테더와 GIRD는 동반된다.
상완골두는 전방으로 치우쳐진다. 이 여성은 오른쪽 어깨와 목 통증이 있고 호흡의 기능장애도 있다.

평가 Assessment

선 자세 :

- 글로리아는 능동 엉덩이 신치와 PPXS를 가지고 있다. 그녀는 어깨교차증후군(**그림 3.9**)과 상부 키사인(**그림 3.23**)을 가졌다. 층증후군과 척추와 골반 하부 테더가 나타났다.
- 흉추 돔과 왼쪽팔이 내회전되어 있다.

앉은 자세 ;

- 어깨 하부 테더가 쇄골하와(fossa)와 함께 나타난다. L 〉 R(**그림 3.25, 5.13**).
- 왼쪽팔은 외전, 굴곡으로 올릴 때 초기 범위에서 통증이 있고 경직에 의해 제한된다(**그림 3.26**). 왼손을 엉덩이에 두거나 등에 댈 수 없었다(**그림 5.41**).
- 경추 움직임은 통증은 없으나 제한되어 있었다 – 특히, 왼쪽 회전. 목이 약간 경직되어 있었다. 신전과 회전에 있어 C5 아래의 척추운동이 제한되었다(**그림 5.21, 5.22**).

누운 자세 :

- 경추를 촉진하면 통증이 심하다. 특히 C4,5,6. 또한 C1–2, C6–T2사이의 국소 통증도 있다.
- 흉추관절의 촉진은 무해자극통증(allodynia)과 경직이 T1–6와 늑골사이에 있었다. L 〉 R.

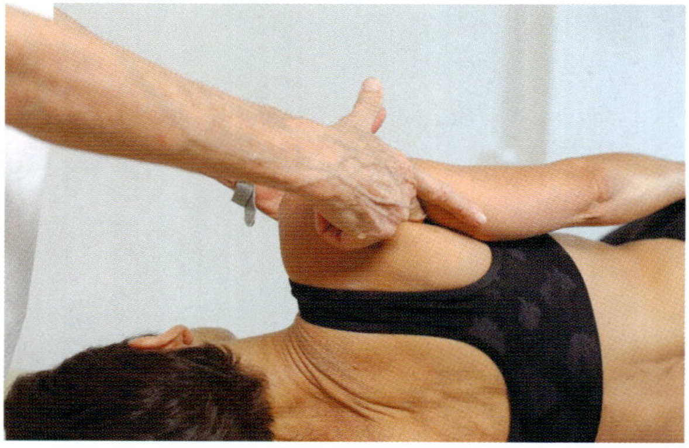

그림 5.42
흉곽의 쇄골견갑의 가동성 수동검사. 치료사의 중지로 전후액와를 잡고 견갑대를 두부로 당긴다. 가동이 잘되는 방향을 찾는다. 이것은 근근막의 질적 평가이다.

늑골근처의 통증은 왼쪽 어깨까지 이어졌다.

- 글로리아는 급성 어깨통증이 쇄골견갑의 수동거상 검사에서 나타났다(**그림 5.42**).
- 수동 견관절 검사는 내회전 없이 외전을 허용하며 80°까지 거상된다 – 통증유발됨.
- 변형된 상완신경총 긴장검사 시 왼쪽은 양성, 오른쪽은 약간 나타났다.

평가 리뷰

단기간 도수치료가 왼쪽 상부 사분위의 통증과 관절, 근근막의 유연성과 기능을 회복시켰다. 그녀의 초기 가정 운동 치료 프로그램은 다음과 같다.

- 운동 2 : 건설적으로 도움이 되는 휴식 자세. 볼스터(bolster) 위에 수동신전하고 머리와 팔은 흉곽위와 견갑대전방, 팔의 근근막을 열었다.
- 운동 13 : 온도 체크 회전. 흉곽과 어깨의 상부극을 열고 어깨 기본패턴 4와 머리 기본패턴 4를 연결시킨다.
- 운동 12 : 헝겊인형. 이것은 상부 흉곽 근근막과 관절의 가동성을 높인다.
- 운동 25 : 어깨 기본패턴. 기본패턴 1,3,4를 먼저 팔을 측면에 두고(손을 아직 엉덩이에 두지 못함), 점차적으로 통증과 가동범위가 되면 골반에까지 두고 시행한다.

그녀는 통증 해소가 필요하고 운동치료 클래스에 들어가기 전에 더욱 특별한 가동성을 필요로 했다.

글로리아는 운동을 하는 동안 손상을 입는 전형적인 사례였다. 그녀의 증상을 살펴보면서 어떻게 문제를 발생시켜 왔는지 찾을 수 있다.

경직된 앉는 자세에서 사무실 업무에 그녀는 기본패턴들을 섬세하게 재확립하고 경직된 부위의 해결과 – 특히, 흉곽과 어깨– 요가 자세에서 얻을 수 있는 내적 조절 패턴을 찾았다.

생각해볼 과제

잘 시행한다면, 요가는 내, 외 조절의 균형을 위한 뛰어난 훈련이다. 이때 시상면에서의 유지와 여러 자세의 3차원적 조절이 중요하다.

그러나 가르치는 사람은 고객이 부적절한 기본패턴들을 시행하는 것을 인지하고 하부 테더에 의존하는 것을 파악해야 한다. 이는 척추 상태와 나타나는 증상과의 관계를 잘 절충하여야 한다.

요가에서 나타나는 문제점들

선 자세에서 골반조절의 약화로 다리가 잠궈지면 (locking legs), 척추 기본패턴의 감소로 중앙후방신치 (CPC) 활동이 시작된다. 글로리아는 자세를 일정하게 지지 못하고 어깨 하부 테더로서 안정성을 유지하였다 (**그림 3.20**). 이 패턴은 전방으로 굴곡하고(**그림 5.43a**), 개와 같은 자세(**그림 4.43b**)로 만들어진다. 글로리아는 척추와 어께 하부 테더가 강화되고 등의 돔은 커지고 흉곽은 경직되고 요추 골반은 끝범위 굴곡으로 손상될 것이다(**그림 8.9**).

이것은 그녀의 만성 비특발성 요통과 무릎 통증을 설명한다. 그녀는 걷는 것을 좋아하지만, 골반의 한쪽 회전이 제한되어 어깨 하부 테더가 팔의 스윙과 흉추의 회전을 제한한다. 이로 인해 척추 기본패턴의 지지는 감소하고 중부 요추가 '바람'이 되어 만성 요통과 무릎통증이 발생된다.

하부 테더의 우세는(고양이/낙타)의 21번 운동 등에서 나타난다. 정확하게 시행한다면 이 운동은 1,2차 척추 만곡을 만드는 매우 좋은 운동이다(제2장 중력 참조). 이때 기본패턴의 활성화로 하부 테더를 막을 수 있다.

- *고양이 자세 :* 골반 기본패턴 1과 어깨 기본패턴 1은 척추 기본패턴으로 하여금 척추의 2차 만곡을 유지하고 중심 열기를 가능하게 한다(**그림 7.21a**). 정확한 골반 기본패턴은 후방으로 체중을 이동시키고 어깨 기본패턴 1과 머리 기본패턴 1이 쉽게 되도록 돕는다.

그러나 예상대로 글로리아는 CPC전략으로 하부 늑골을 전방으로 밀고 척추 기본패턴을 적게 사용하며 골반 기본패턴 1과 어깨 기본패턴 1을 활용하지 않았다. 척추는 압박되고 신장되지 않으며 하부 테더가 중추신경계에 의해 강화되었다.

후방으로 체중이동이 저하되어 어깨와 머리 기본패턴 1 둘 다 어렵게 된다(**그림 5.44a**).

- *낙타 자세 :* 골반 기본패턴 2와 척추 기본패턴 2가 이 움직임을 주도하여 어깨 기본패턴 2(최소로)를 따라오게 한다(**그림 7.21b**). 이것은 후방 하부 흉추를 열고 중앙후방신치(CPC) 활동을 변조시키거나 억제시킨다. 그러나 글로리아는

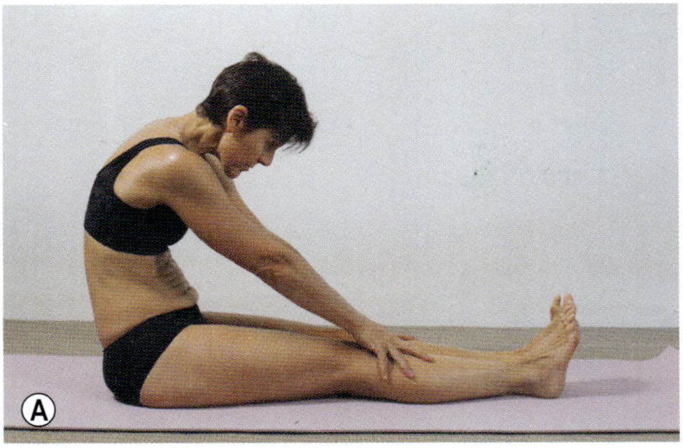

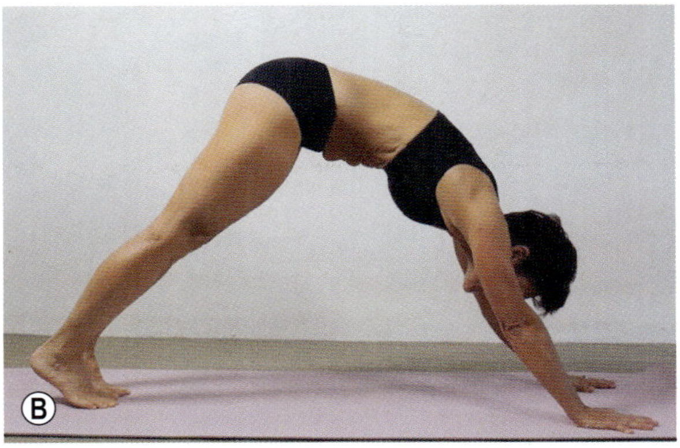

그림 5.43
a)좋지 않은 전굴. 상체에서 허리긴장이 크다. 골반이 움직여 주지 않으면 앞쪽 견갑대가 앞으로 당겨지게 된다.
이것은 흉부 돔과 어깨 하부 테더를 강제한다. – 후방하방 근근막 사슬을 열게 된다.
b)개가 서 있는 자세처럼 패턴이 만들어진다.

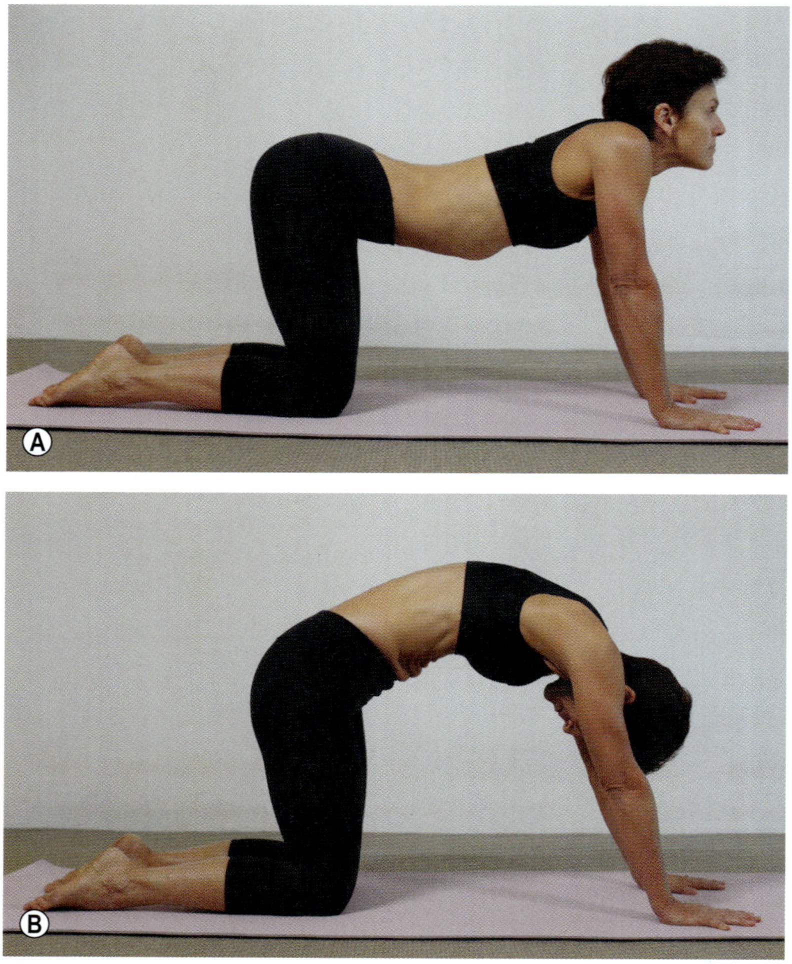

그림 5.44
이 여성은 기능장애가 많이 발견된다.

a) 불완전한 '고양이 자세'로서 골반의 후방이동과 전방 회전이 있고 척추 기본패턴은 조절이 안되고 전상방 흉곽이 열리고 머리와 목이 신장되어 CPC가 우세한 상태가 된다.

b) '낙타'자세. 이 운동은 골반과 어깨 하방 테더를 모두 강제한다. 어깨가 과사용되고 있고 팔꿈치는 잠겨있고 돔이 생기며 상흉 흉추후만이 증가된다. 대신에 흉곽의 하부 각(pole)이 중심부와 함께 열린다.

예상대로 상체로 움직임을 시작하여 팔이 경직되고 어깨 기본패턴 2를 고정하여 등에 돔이 증가된다. 중요한 것은 척추 기본패턴의 활동이 적거나 척추 기본패턴 2조절이 어려워 흉곽의 후방하방 극이 열리지 않는다는 것이다(**그림 5.44b**). 예상대로이다.

이 자세가 안된다면 기본패턴들이 적절하게 활동하지 않기 때문이다.

전체적으로, 척추 기본패턴과 골반, 어깨, 머리의 첫 번재 패턴은 자세정렬과 조절의 정확성을 요한다. 많은 운동들이 시상면에서 이루어지고 있으나 이상적인 시상면에서의 기능들은 간과되고 있다. 움직임의 자유로움과 효과적인 동적 조절이 전제되어야 한다(전두면과 수평면에서의 조절) – 이것을 위해서 시상면에서 좋은 조절로 이루어지는 세 번째, 네 번째 패턴의 능력이 필요하다.

Key 움직임 1 : 척추재활을 위한 운동치료의 원리와 실기 6

Key Moves 1: Principles and practice of movement therapy for spinal rehabilitation

운동치료가 척추의 통증에 효과적이라는 근거는 많다. 그러나 어느 한 가지 종류의 운동이 다른 것 보다 우월한지에 대해서는 연구 중이다. 능동적으로 접근하는 것 – 어떤 종류의 운동이든 – 아무것도 안하는 것보다 효과적이다(제1장 참조).

척추재활 운동치료에는 다른 접근법이 필요하다. Van Dieen and Kingma(2013) 의 보고에서 분명히 나타난다.

> 불행하게도 근골격계 질환과 운동수행 간의 관계는 잘 이해되지 않고 더 나은 적절한 이해를 위한 이론적 구조도 부족하다. 결론적으로 의학적인 접근(대체의학도)은 운동기능에 대한 치료와 평가에 있어서 그 기초가 부족하다. 이는 임상적 접근을 방해한다. 주된 조직의 손상을 동반한 장애는 이상적인 *기능적 후속조치를 위한 고려 없이* 구조적 재건이나 대체에 초점을 둔다. 조직의 손상이 없어 보존적 치료만 적용하는 경우도 *분명한 치료적 기준이 부족하다.* 요통의 경우 모든 임상적 성공이 확실하지 않을 때, 다른 치료적 중재, 예를 들어, 운동치료의 경우 종종 실제로 반대적인 원리인 것 같은 내용이 기초가 되어 적용된다(van Tulder et al 1997b, 2000)[1]. 임상적 지침에서 근골격계 장애 환자는 신체가 활동적이어야 한다고 하면서도 이러한 *운동수행의 질적 측면*에는 관심이 없다.
> [*내 생각은 이탤릭체 문장이다.*]

효과적인 척추 재활을 위해서, 잘못된 운동 패턴을 진단하고 환자에 특성을 고려한 기능적인 맞춤운동 치료 처방이 중요하다. 이것은 힘을 향상시키는 것이 아니라 이러한 힘의 질적인 조절을 향상시키는 것이다. 어떤 전문가에게는 이것이 패러다임의 전환으로 다가올 것이다.

키무브는 척추재활과 척추건강회복을 위한 독특한 운동 시스템이다. 이것은 단계별, 통합적, 신경근 근막 접근이다.

체간의 기능적 동작에 대해 움직임을 해체하여 시스템화 한 접근이다. 기능적 움직임의 바탕이 되는 기초 운동 패턴이면서 건강한 척추 조절을 위한 중요한 토대라는 의미에서 키(key)라는 단어를 추출하였다 : 기본 패턴들(fundamental patterns). 이러한 움직임의 재정의와 재정립은 척추조절과 기능의 향상에 기여한다.

이 방법은 감각운동 통합과 운동 스킬 재학습 프로그램으로 심부시스템의 재활동에 초점을 맞춘다.

이것은 운동에 있어서 근막시스템과 신경가소성적 변화를 포함한다. 보다 이상적인 기능과 향상된 수행을 위한 습관적 운동을 재패턴화하는 것이다.

특별한 운동 스킬 학습은 중추신경계의 선택적 시냅스 가소성을 증가시키고(Adkins et al 2007), 대뇌피질 안에서 움직임 표출을 재구성한다(Tsao et al 2010). 이것은 미미한 운동 활동이나 강화훈련은 해내지 못하는 것이다(Remple et al 2001). 내가 이미 언급했듯이 '우리는 뇌를 훈련시켜서 통증을 쉽게 만든다'.

키무브 접근은 과학적으로 보고되었다 : 신경과학, 그리고 움직임과 관련된 것들, 근막 시스템, 통증 등, 이것은 임상적인 근거와 함께 통합되고 여러 다른 분야와 교차적으로 훈련을 생각하는 사람들의 수많은 아이디어들과 조망들이 함께 할 것이다.

---

1) Van Tulder MW, Koes BW, Bouter LM(1997) Conservative treatment of acute and chronic nonspecific low back pain. A systematic review of randomized controlled trials of the most common interventions. Spine 22(18):2128–2156.

Van Tulder M, Malmivaara A, Esmail R, Koes B(2000) Exercise therapy for low back pain: a systematic review within the framework of the Cochrane collaboration back review group. Spine 25(21):2784–2796.

이는 신뢰할 만한 실제적 척추 재활과 척추 깨우기를 제공한다.

'Key 움직임' 접근의 일반적인 목적

The general aims of the 'Key Moves' approach

1. 앞서 언급한 척추 문제를 바로 잡기 위해서 관절, 근막, 호흡, 지지 시스템에 수반되는 요인들을 해결해야 한다(제3장 참조). 척추 통증, 기능장애를 가진 사람들은 각각의 이질적인 생물심리사회적 상황을 가지고 있다. 그러나 '생물'이라는 요소는 일반적인 기능장애로서 공통점을 나타낸다.
   이러한 접근의 강점은 특별한 문제에 운동처방을 하는데 직접적인 계획을 세울 수 있다는 것이다.

2. 특별히, 중재의 목적은
   - 관절과 근근막의 가동성을 향상하고 3차원을 넘어 중립위에서 유연한 척추의 능력을 얻는다. 우리는 잃어버렸던 척추 분절의 운동 방향을 (예를 들어, 신전) 회복하기를 원한다. 여기에는 요추의 전반을 회복하고 흉곽과 근위 사지대의 유연성을 되찾는 것이 포함된다. 물론 신경근 활동의 재균형도 필요하다.
   - 척추 운동 조절의 좋은 기본을 재확립 한다 (기본패턴들). 정교한 움직임을 위한 조절과 협응이 목적이다. 심부시스템이 적절하지 않은 상태에서 힘을 기르는 사람들이 문제이다.
   - 기본패턴들을 통해 여러 가지 움직임을 훈련시켜 기능적인 척추운동과 움직임의 자유향상을 회복한다. 건강한 움직임(제4장 시작부분 참조)은 고객의 체간 감각운동 스킬의 질과 다양성을 확보하는데 중요하다.

Key 움직임 접근의 지도 원리

Guiding principles of the Key Moves approach

최고의 원리는 심부시스템의 재활동과 원칙적인 움직임을 만드는 것이다.

조점은 외부로 나타나는 근육의 크기나 힘이 아니라 내적인 것에 있다. – 내부의 공간, 자세적지지, 그리고 체간의 내재적 움직임 등이다.

호흡 조절

휴식 상태에서 3차원적 횡격막 호흡을 연습하고 이것을 모든 자세에서 적용하도록 유지한다. 호흡은 움직임을 재교육하는데 중요하고, 호기 시 LPU와 복근을 깨우는데도 유용하다.

호흡은 하부 늑곽의 중심을 강화시키고 척추 기본패턴의 4가지 모두에 사용할 수 있는 유용한 도구이다.

기본적인 패턴 능력의 재확립

이러한 움직임의 요소는 정확한 척추운동의 청사진이다. 기본패턴들은 모든 운동면에서 모든 자세에 사용할 수 있는 틀이다.

(가장 중요한) 척추 기본패턴, 골반 기본패턴들, 그리고 머리 기본패턴 1은 직립조절 전에 누워서 먼저 가르친다. 그리고 기본패턴들을 기능적으로 연결시킨다, 예를 들어, 골반, 어깨 기본패턴들은 척추 기본패턴 3을 시작시킨다. 머리 패턴은 기능적으로 사지대 패턴과 관계되어 있다.

기본패턴 조절에서 난이도를 올리는 것은 안전하게 힘을 조절할 수 있다는 전제가 있어야 한다. 기본이 중요하다.

척추를 신장시키고 관련된 모든 자세에서 중립위 유지하기

특별히, 머리-꼬리뼈 연결에 초점을 두어 심도 있는 움직임 변화를 만든다. 기본패턴을 숙련하는 것은 척추의 항중력 조절을 위한 건강한 패턴을 재확립하는 것이다. 초기/급성기의 적절한 기본패턴들은 중력을 제거하여 습관적으로 중력에 대항하여 나타나는 패턴을 재프로그램화한다. 자세 지구력을 길러야 한다(적절한 자세를 유지하는 능력) : 예를 들어, 골반, 어깨, 머리, 그리고 척추 기본패턴의 첫 번째 패턴 사이의 적절한 통합을 통해 중립적 바로선 자세를 획득하고 유지하는 것이다(**그림 4.2**).

'중심 열기'와 이를 모든 자세와 움직임에서 조절하기

효과적인 코어 조절(척추 기본패턴)은 척추를 내적으로 지지하고 중립적 흉곽, 골반 정렬을 이루며 호흡을 위한 공간을 만든다. 능숙한 코어 조절은 CCP활동을 억제한다. 골반, 어깨, 머리 패턴을 시행하는 동안 중심을 능동적으로 움직이므로 CCP를 억제할 필요가 있다.
−사지에 부하가 걸리는 경우. 이것은 조직을 능동적으로 신장할 때 적용된다.− 스트레칭 같은.

운동의 시작점

모든 움직임은 기저면위로 체중을 이동한다. −이상적으로는 기본패턴들에 의해 시작됨− 특별히 머리와 근위 사지대. 기본패턴들은 척추의 움직임을 시작하며 동작이 진행된다. 정확한 동작이 될 수 있도록 고객을 준비시킨다. − 특히 심부시스템의 준비조절이 잘 놓치기 쉬우므로 주의한다. 이것은 코어조절을 만드는데 중요하다. 신전과 같은 동작에서는 습관적인 움직임이 많이 나타난다. 당연히 표층 근육군의 움직임으로 이것은 지속적인 긴장의 원인이다. 기본패턴들은 근위부 조절을 시작하여 원위부 사지의 움직임에 척추적 안정성을 제공한다.

근근막의 불균형과 관절 경직을 바로 잡기

우리는 심부시스템의 조절 패턴을 촉진하고 표층 근육군의 우세함을 무너뜨리는 것이 목표이다. 근육의 긴장과 감소된 근막 슬라이드는 근근막의 장력구조를 뒤틀고 여러 운동면에서 척추관절의 경직을 가져온다. 연습을 통해 많이 사용되고 긴장된 근육을 이완시키고 유연성을 회복할 수 있다. 또한 적게 사용되고 흐물해진 근육은 긴장과 힘을 보강해준다.

고관절과 어깨관절의 근근막 긴장의 균형과 가동성 향상은 기본패턴들의 수동적 자세와 능동적 활동으로 얻어진다. 이것은 골반과 견갑대의 3차원적 회전 짝힘의 조절을 포함한다. 이것은 일반적인 스트레칭과는 달리 긴장된 근근막을 능동적으로 신장하는 신경 시스템이 참여하고 집중적인 신경가소성을 추가하는 것이다.

고객의 근위적 조절의 결핍은 사지의 활동량을 증가시키며 보상된다. 이러한 이유로 지속적인 근근막 긴장과 사지 유연성의 감소는 고려되어야 한다.

기저면안에 유지하기(yielding)

체중을 느끼고 그것을 기저면을 통해 지면에 전달하는 것은 지속적일 수 있는 긴장을 완화하는데 중요하다. 수동적지지 자세에서는 가능한 많은 부분이 기저면안에 위치하면서 신체의 위쪽 근근막이 열릴 수 있도록 한다(제7장 2번 건설적으로 도움이 되는 휴식 자세, 4번 옆으로 누운 자세에서 회전). 표층근의 긴장을 완화시키면 호흡을 편안하게 가져갈 수 있다. 기저면안에 유지하는 것은 능동적인 기본패턴 조절을 통해 사지의 근막을 신장시키고 이완하기 위해 중요하다(53번 V to Z 고관절 스트레칭 참조).

기저면의 기초잡기,그라운딩(grounding)

움직임은 아래로 '가라앉기(sinking)'와 지면으로 기초잡기(to ground)가 연결하여 동반된다. 따라서 지면 반발력을 고려하여 '위'로 올리는 움직임을 만들어야 한다. 그라운딩은 손바닥이나 발바닥이 기저면이 될 때 중요하다. 그라운딩이 잘되면 기저면과 근위 사지대간의 반사적 연결이 좋아진다. 예를 들어, 뒤꿈치와 싯본의 연결은 골반 기본패턴을 촉진한다. 그러나 싯본, ASIS, 치골결합, 무릎, 팔꿈치 등은 반사적 자세조절을 지지하는 기초잡힌 기저면으로서 중요하지는 않다.
좋은 그라운딩은 기저면이 중심에서 멀지 않고 중심에 집중되어 있는 것이다.

최소의 노력과 긴장으로 움직임 시작하기

기본패턴들은 자연스런 움직임을 시작하고 조절하는 미세한 움직임을 가진다. 정확하게 긴장도 유지하며 운동하기 위해서는 마음의 집중, 감각 지각능력, 그리고 정위를 이룰 때까지 필요한 시간 등이 필요하다. 천천히 움직이는 것은 더 많은 적절한 조절이 필요하다. 이런 이유로 고객은 빨리 동작하려 하는 습성이 있다. 제한된 부위에 접근하려면 천천히 지속적으로 습관적/반사적 신경근 과활동을 바꿔야 한다. 그리고 나서 근막을 천천히, 자기이력현상(hysteresis)과 함께 변화를 시도한다.

애씀과 빨리하려는 것은 '느끼는' 움직임을 방해한다. 근막의 장력구조, 심부시스템의 신경근 활동을 위해서는 최대수축력의 10–15%의 수의적 수축이 효과적이다. 섬세한 톤의 조절을 위해 지각적 감각–운동 증진을 동작에 적은 힘만으로 적용해야 한다. 척추의 움직임은 작은 분절운동들의 결합이기 때문이다. 힘을 많이 들이게 되면 긴장과 경직을 가져올 수 있는 표층의 근육들이 우세하게 작용하기 때문이다.

그 속에 머물고- 그 속에 있기
(staying in it – and being in it)

척추 통증의 문제의 바탕은 자세조절 시스템의 기능장애임을 조사에서 보여주고 있다(제1장 p6, 제2장 P21, 제3장 참조). 자세 시스템은 중력에 대항하는 지구력에 의해서 조성된다. 자세를 지속할수록 시스템에 부하가 걸린다. 기본패턴들과 관련한 활동에서 기저면의 유지는 조직을 이완시키고 자세를 조절한다.

'그 속에 있기'는 긴장을 알아차리고 불편함을 참고 그라운딩에 다시 집중하고 중심을 열며 특별한 움직임을 시행하고 호흡패턴을 편안하게 하는 것이다. 바쁘고 복잡한 마음을 이완시키고 내면의 조용함에 초점을 맞추면 심부시스템 인식과 조절에 도움이 된다.

이것은 인요가(Yin yoga)나 타이치(tai chi) 같은 마음 챙기기와 관련된다.

유지 패턴 깨뜨리기

고객은 반사적으로 유지하거나 습관적으로 시행하여 하부 테더 전략을 사용한다. 이것은 중심 주위로 형성되는 양측성 반응으로서 시상면 정렬을 뒤틀고 척추와 근위 사지대를 전두면 중심으로 가져가는 것이다. 체중이동과 회전은 제한된다. 보바스 방법(bobath method)은 반사 억제 자세라는 용어를 사용하는데 종종 회전을 통해 긴장을 이완시킨다. 옆으로 앉는 자세(**그림 7.52**)나 옆으로 누운 자세(**그림 7.4**)는 중앙신치패턴(CCP) 활동을 억제하고 척추 기본패턴과 근위 사지대 기본패턴 조절을 향상시킨다.

팔로 체중을 지지할 때 팔꿈치를 고정하는 것은(예, 네발기기) 어깨 하부 테더와 좋지 않은 기본패턴 조절을 가져온다. 측면 앉기와 측면 눕기는 이러한 패턴을 부수는데 도움이 된다(**그림 8.5**).

다리를 부목처럼 사용하는 것을 막기 위해 무릎 앉기나 반 무릎 앉기를 하여 선 자세 다리올리기의 골반 패턴(예, 32번 운동: 전방굴곡패턴)과 한다리로 벤치나 의자에 서기, 다리에 전방, 후방 근근막 사슬을 여는 골반 패턴을 시행한다.

감각 운동 강화 - 그리고 학습

고객의 습관적 자세 움직임 조절은 기능장애를 일으킬 때도 정상처럼 느껴진다. 이것은 내재적 수용기와 고유수용기의 영향이다. 근육의 힘듬, 무게, 공간적 관계를 느끼는 내재적 감각이 좋지 않기 때문이다. 효과적인 감각 시스템과 효과적인 심부 시스템은 함께 간다. 감각의 각성은 섬세한 움직임을 만든다. 심부시스템은 풍부한 감각 수용기가 있으므로 중추신경계에 많은 정보를 제공하여 섬세한 동작이 나올 수 있도록 하는 것이다.

이러한 이유로 운동치료를 시작할 때 몸을 지지하기 쉽도록 누워서 하는 동작을 먼저 한다. 이것은 새로운 동작을 익히는데 자세 시스템의 부담을 줄여준다. 몸의 많은 부분이 접촉을 하며 동작을 하기 때문에 피부에 있는 감각수용기에 의해 내부 기관의 내재적 수용기와 지각을 더 자극한다. 심부시스템 운동조절의 잃어버린

패턴을 깨울 수 있도록 한다.

발의 고유한 입력 시스템을 위해서 맨발을 사용하는 것은 좋다.

자세적 움직임에서는 '느끼는 감각'이 중요하다. 필요한 동작을 시행하기 위하 운동감각을 북돋는 것이다.
어떤 경우는 이러한 감각을 어려워 할 수 있다. 그러므로 수동적으로 필요한 감각을 경험하는 것도 좋다.

우리는 여러 가지 지시자극(cue)을 사용한다 –말, 촉감, 상상 등. 이는 고객으로 하여금 무게, 노력, 움직이는 흐름 등의 감각을 느끼는데 도움이 된다. 예를 들어, 앉은 자세에서 골반 기본패턴 1에 의해 싯본이 잠기는 것은 노력과 긴장없이 척추를 자연스럽게 들어올리도록 한다. 빈공간에 팔을 뻗는 것 같은 동작도 쉬워진다.

학습은 집중, 지각, 경험, 반복에 의해 이루어진다. 정신의 집중은 중력을 어떻게 극복할 것인가, 잊어버린 움직임을 다시 연습하기, 새 패턴을 학습하기 등을 중추신경계에 잘 전달하게 한다. 그리고 자동적인 자세운동 행위가 나오도록 한다. 이것이 신경학적 재프로그램화이다.

Key 움직임 활용의 선택, 실기에 키무브 적용

- 고객의 능력을 측정하고 거기에 맞는 운동을 설계하는 것은 중요하다. 그 과정에서 능력을 넘어선 처방을 하여 보상작용을 만드는 오류가 생길 수 있다. 이 책의 목적은 섬세한 치료적 운동을 통해 운동의 질적이고 다양한 요소를 향상시킬 수 있는 중요한 조절의 기본을 재확립하는 것이다.
- 조절의 건강한 패턴을 재확립하는 것은 처음에는 어려워보인다. 임상에서 가장 쉽게 접근해 온 것을 먼저 사용할 것이다. 간단하고 기본적인 것에 집중하자. 앉기 교육, 척추조절의 위한 유연한 신전능력, 척추 기본패턴의 조절, 사지대 기본패턴들, 그리고 통증과 관련된 움직임들을 고려한다.
  가정 프로그램은 안전한 것을 위주로 한다 (예, 제7장 2,4,13 번 운동), 그리고 좀더 정교한 움직임을 만들도록 클래스에서 격려한다 (제9장 참조).
- 평가는 무엇이 필요한지 기술하는 것이다. 심부 감각 근근막 시스템을 위해서 당신의 큐(cue)는 중요하다. 소리도 중요하고 시각적으로 보여주기, 부드러운 터치 그리고 움직임이 시작되어야 하는 부분에 손을 통해 동작을 촉진하는 것 등이 고려된다.

> 심부 시스템을 자극하는 단어들을 문자로 적어보면 다음과 같다. 주요 단어만 언급하면 :
>
> 상상해 보세요; 깊고 넓게 뻗치세요; 천천히 갑니다; 부드럽게; 길게 늘리세요; 띄우고; 가라앉히고; 녹이고; 느끼고; 감지하고; 인식하고; 알아차리고; 열고; 내버려 두세요; 우리는 미세한 움직임만을 원합니다; 띄우고; 넓히고; 천천히 움직임을 크게하고 대충 던지지 마세요; 예민하게 또는 지루하게, 게으르게 합니다; 의욕보다 재미로; 힘들게 말고 즐겨라; 놀듯이; 발견하라; 뇌를 싯본에 가져가라; 그 안에서 머물러라; 심하게 하지 말라; 힘들게 하지 말고 똑똑하게 하라; 어디서 움직임이 시작되지? 자기전에 할 수 있어?

이러한 접근을 활용할 때 추가적인 원칙들

다음은 근골격계 통증을 가진 환자들의 잃어버린 운동 능력을 회복하는 맞춤 척추 재활 프로그램을 소개한다.

- ***호흡 깨우기 :*** 호흡은 신경 시스템의 민감한 지표이다(제3장 참조). 각성과민은 특별히 호흡 패턴으로 변화된다. – 내재수용기의 기능장애는 호흡의 인식과 조절을 감소시킨다. 많은 고객이 과호흡과 호흡정지를 나타내고 이런 이유로

(어떻게, 어디서) 호흡 패턴을 생각하고 낯설고 어려운 이완을 하려고 시도한다. 고객에게 호흡을 가르치면 약간 오버하는 경향을 나타내어서 나는 어깨를 이완하고 호흡할 공간을 확보하기 위하여 중심을 연다(척추 기본패턴).
– 이때 자꾸 동작을 하라 하기보다 호흡에 다시 집중시킨다.

- *누운 자세에서 중심*을 조절(척추 기본패턴)은 기본적이고 똑바로 서는 자세시스템에도 중요하다(척추 기본패턴 : 제4장). 척추 기본패턴의 적절한 숙지는 '기능적 코어 조절'로서 움직임과 휴식상태에서 호흡 시 IAP에 의한 자세 협응을 이룰 수 있게 한다. 누운 자세에서 척추 기본패턴을 확립하지 않으면 선 자세나 움직이는 자세에서 이러한 조절을 해낼 수 없다. 이것은 중요하다.
- *'중립 척추'* : 척추 기본패턴의 난이도를 높이려면 시상면에서 바른 자세를 숙련시켜야 한다. 척추의 시상면에서의 조절은 효과적인 전두면, 수평면 조절의 바탕이 된다. – 체중이동과 회전. 시상면의 움직임 확립도 쉽지 않다.
- *척추 운동*을 위한 시작점에서 기본패턴들을 확실히 해야 한다. '리더가 잘해야 따라가는 사람이 잘한다'. 당신의 큐는 정확해야 한다. 움직임 전에 건강한 조절이 자동적으로 이루어 지도록 해야 한다. '작은 움직임'과 작은 정위가 기능적으로는 매우 중요한 것이다.
- *신경 재패터닝과 신경가소성 변화*. 하나의 근육만 활동하는 것은 기능적이지 못하다. 오히려 기능장애를 유발한다. 예를 들어, 배 당기기(pulling the stomach).
- 뇌가 움직임 패턴을 조작한다. 분명한 움직임에의 집중은 더 나은 조직된 반응을 만든다. 당신의 큐가 정확하면 뇌는 정확한 패턴동작을 위해 어떤 근육을 사용할지 정하고 실행한다. 고객 반응의 질은 당신으로 하여금 추가적인 큐를 제시하도록 북돋는다.
- *시각화*는 움직임을 향상시키기 위한 또 하나의 유용한 도구이다. 움직임을 시각화 하는 것은 감각운동 경로와 뇌를 밝힌다. 이것은 여러 가지 신체/정신 체성 깨우기 방법에서의 접근과 유사하다 –관념운동성(Todd, Sweigard, Dowd, Bernard, and Franklin, etc), 롤핑, 알렉산더, 소매틱스, 휄덴크라이스.
- *운동의 심리적인 면* : 어떻게 움직이는 가는 어떻게 느끼는 가에 영향을 준다. 또한 어떻게 느끼는가는 자연스럽게 어떻게 움직이는 가에 영향을 준다. 고객은 가끔 긴장한다. '너무 강하게'하거나 '걱정'을 한다. 이러한 것은 표층 근육군들의 활동과 불필요한 긴장으로 이어진다. 이러한 이유로 자신이 감지할 수 있는 자기 만족의 수준 만큼 물흐르듯(letting go) 진행하며 숙련으로 향상시키는 것이 중요하다.

  임상적으로 심부시스템은 중추신경계의 변연계와 관련이 깊다. 이것은 고요하고 즐겁고 질적인 것이다. 고객의 눈은 맑고 호흡은 이완되어야 한다. 이것은 휄덴크라이스에서 말하는 누운 자세에서 회전운동 시행에서 잘 보여준다.
- *조절의 다른 면을 시행하는 것*은 고객의 움직임을 다양하게 적용, 천천히 진행, 원심성 조절과 움직임의 원위치 복귀, 움직임의 전후 단계 조절, 지속적인 자세 유지 등을 가능하게 한다. 고객의 감각능력과 내적인 미세운동을 최적화하여 습관적인 동작을 배제하고 외적인 큰 동작들을 제어한다.

  세밀한 긴장을 적용하는 능력으로 움직임을 색다르고 특별하게 만들 수 있다. 한 동작에서 다른 동작으로 독립적으로 적용 가능해진다. (예, 요추에서 고관절로).
- *공간적 뻗치기 탐험은 특별히 공간으로 '다시 돌아가는' 것을 재경험하게 한다*. 기저면 위로

체중을 이동시키는 조절은 우리 주위의 공간으로 동작을 가져갈 수 있도록 한다. 우리가 아직 익숙하지 않은 운동학적 동작도 대상이 된다. 예를 들어, 32번 운동 : 전방굴곡 패턴은 선 자세에서 골반 기본패턴 1을 훈련한다. - 싯본과 꼬리뼈는 전방굴곡동안 뒤로 이동한다. 다른 예로는 어깨의 후방 회전 - 25c와 46a운동; 후방 골반 회전 - 16과 46b운동; 고관절 신전 -45와 54운동; 머리 후인 - 27, 44운동 등이다.

- *나선형적이고 회전적인 움직임*은 근근막에 여러 가지 경사진 벡터를 나타내고(예, 13, 20, 39a운동), 기저면 위로 자유롭게 체중이동을 돕는다. 한 쪽 사지의 움직임은 이것을 촉진한다. 예, 27, 44번 운동.

우리는 사지대 기본패턴들에 시작되는 체중이동이 유연하게 일어날 수 있도록 한다. 예, 21번 운동.

- *움직임에 의해 통증이 심해져서는 안된다.* 이것은 분명하다. 통증은 없지만 관절과 근근막에 있을 수 있는 제한과 불편함을 분명히 해야 한다.

만약 통증이 발현되면, 운동의 질을 체크하고 습관적 표층근육의 우세한 활동이 있는지 점검한다 - 하부 테더. 통증은 신호이다.

사실, 심부시스템은 통증을 회복시킨다. 임상에서 급성통증이 있은 사람은 조용하게 호흡에 초점이 맞추어 누운 자세에서 부드러운 기본패턴움직임을 통해 이완을 획득해야 한다.

클래스가 끝나면 나는 자연스럽게 이렇게 말한다 '힘든 도전이었다 [특히, 뇌에게 가하는 일이므로]. 그러나 이완되는 느낌이 커지고 자유로왔다'

- *자세 시스템의 양과 지구력 증가하기.* 기본패턴의 조절이 향상되면, 이것을 더 지속하고 더 복잡한 움직임으로 진행한다. - 힘을 기르기 위한 운동 포함. 황금률은 질적 조절을 획득한다는 전제 아래 '선을 지키는 것이다'. 동작이 잘 나오지 않는다면 더 부하를 가하는 동작(길게 지렛대 사용, 길게 멈춤 같은 동작)을 하기 전에 다시 기본패턴으로 내려가서 시행한다.

추천 자료

Franklin E (1996) Dynamic alignment through imagery. Champaign, IL: Human Kinetics.

Franklin E (2006) Inner focus - outer strength. Using imagery and exercise for health, strength and beauty. Hightstown, NJ: Elysian Editions, Princeton Book Company.

Hackney P (2002) Making connections. Total body integration through Bartenieff Fundamentals. New York: Routledge.

Hartley L (1995) Wisdom of the body moving. An introduction to body-mind centering. Berkeley, CA: North Atlantic Books.

Myers T (2014) Anatomy Trains: Myofascial meridians for manual and movement therapists, 3rd edn. Edinburgh: Churchill Livingstone/Elsevier.

참고문헌

Adkins DL, Boychuk J, Remple MS, Kleim JA (2007) Motor training induces experience-specific patterns of plasticity across motor cortex and spinal cord. J Appl Physiol 101(6):1776–1782.

Remple MS, Bruneian RM, VandenBerg PM, Goertzen C, Kleim JA (2001) Sensitivity of cortical movement representations to motor experience: Evidence that skill learning but not strength training induces cortical reorganisation. Behav Brain Res 123(2):133–141.

Tsao H, Galea MP, Hodges PW (2010) Driving plasticity in the motor cortex in recurrent low back pain. Eur J Pain 14(8):832–839.

Van Dieën J, Kingma I (2013) Spine function and low back pain: interactions of active and passive structures. In: Hodges PW, Cholewicki J, Van Dieën JH (eds) Spinal control: The rehabilitation of back pain. State of the art and science. Edinburgh: Churchill Livingstone Elsevier, p.52.

Key 움직임 2 : 척추의 건강과 복지를 위한 운동학적 치료 운동 7

Key Moves 2: Kinesthetic therapeutic movement exercises for spinal health and well-being

여기에 제시한 운동들은 마음챙기기, 호흡, 독특한 조절, 통증없이 쉽게 움직이기 등이 최고로 고려된 '움직임 탐험'이다.

운동조절의 기능장애적 패턴은 분명한 관절과 근근막 기능장애의 패턴을 만든다. 평가는 증상과 관절상태를 설명할 수 있는 기능장애의 그림을 기술한다. 왜 그런 문제가 생겼는지 이해하는 것은 운동 치료로서 문제를 바로 잡는 첩경이다.

변화된 움짐임과 통증사이의 관계를 설명하는 것은 병리적 구조만이 증상의 원인이 아닐 수 있기 때문에 중요하다.

어디서 시작할 것인가?

Where to start?

급성 통증을 먼저 해결하라. 내 경험으로는 척추관절이 통증의 일차적인 요인이다. 이는 신경근근막 시스템을 변화시키고 관절의 기능에 영향을 미친다.

척추관절이 '화가나면', 운동조절이 쉽게 되리라는 생각은 비현실적인 것이다. 관절과 근근막을 적절히 가동화 하여 통증과 신경근 활동의 장애, 관련된 근근막의 증상을 해결해야 한다. 척추를 보호하고 지지하여 움직임의 패턴을 회복한 후에야 움직임의 자유를 얻게 된다.

그러나 모든 환자가 운동치료보다 도수치료를 필요로 하는 것은 아니다. 통증이나 관절 및 근막의 기능장애가 덜 자리 잡았을 경우에는 적절한 운동치료를 통해 유연성의 회복이나 기능적 패턴의 조절 및 통증완화가 가능하다.

임상에서 흔히 고객들은 특별한 척추 도수 치료를 받고 통증을 해결하고 관절과 신경근근막의 기능을 회복한다.

시작단계에서, 환자는 증상을 야기하는 자세습관을 바꾸도록 교육을 받고, 손상된 기능을 회복하기 위한 기본적인 가정운동프로그램을 수행하게 된다. 가정 운동은 도수치료를 완전하게 해준다. 2가지 치료 모두 같은 목적으로 시행된다. 예를 들어, 요천추 신전과 뉴테이션(nutation)에 있어 척추의 가동성과 조절을 향상시킨다.

문제가 복잡하거나 급성인 경우, 나는 첫 날에 가정 운동처방을 내리지 않는다. 척추문제의 원인을 확인하고 효과적인 도수치료를 적용하는 것이 복잡할 수 있다. 이럴경우에는 간단한 자세교정을 제공하고 기본적인 운동만 처방한다 – 'Letting go'를 강조하며 Ex.4(옆으로 누운 자세에서 회전)와 횡격막호흡을 처방한다. 통증이 제어될수록 진도를 나간다.

증상이 적절히 정리되면 우리의 키무브 운동치료와 운동 클래스에 참여하게 한다. 이상적으로 치료와 가정 프로그램은 기본적 가동성을 회복하는 길을 만든다.

자세–움직임 기능의 향상에는 많은 감각운동의 재학습만곡이 수반된다. 회복해야하는 기능의 수 많은 측면이 있다. 회복해야 하는 많은 기능들이 산재해 있다. 우리는 신경운동 조절과 같이 관절의 가동성과 근근막의 균형과 유연성을 향상시켜야 한다. 여기서 중요한 것은 조절의 초석을 재확립하는 것이다 –기본패턴(FP).

'당신이 어디에 있는지' 당신의 고객에게 지지한다.

척추 통증이 있는 사람은 경직되어 있다. 우리는 고객의 현재 경직된 부위를 해결하고 해결 방법을 찾고 원치 않는 보상 패턴들을 제거한다. 여러가지 부목(**그림 4.32**)들을 사용하면 고객이 더 나은 가동성과 조절능력을 얻게 된다. 어떤 기저면을 변환하고(**그림 4.31**), 고객이 중심화(center)하고 기저화(ground)할 수 있도록 한다. 한편, 이것은 척추를 들어올리고 이상적인 정렬과 기본패턴들을 시작할 수 있도록 돕는다.

Key 움직임 임상 운동 목록 자료

Inventory of Key Moves clinic exercise handouts

다음의 운동들은 기본패턴들의 숙련된 시행과 유연성을 위해 설계되었다. – 척추 움직임의 건강한 기초석을 만드는 것이다. 임상지도나 스튜디오 자료, 클래스 참여를 위한 것도 있다.

키무브는 특별한 목적을 위한 정확한 움직임을 위해 집중력이 필요하다. 운동 조절 문제는 지도적 학습외에 접근하기가 어렵다. 그러므로 너무 많은 운동를 제시하면 안된다. 그리고 자주 체크해야 한다. 제대로 이루기 쉽지 않다.

운동의 선택은 급성여부와 문제의 정도, 그리고 주된 손상와 관련된 목표에 좌 · 우된다. 기초를 먼저 한다. 그리고 조절 능력을 재건축하는 것이다.

나는 1개 값으로 3개를 얻는 방식을 택한다(조절, 이완, 정렬). 운동은 지엽적 기능회복과 전체적 척추 유연성과 조절을 되찾는 것이다.

이 장의 어떤 운동은 한 쪽만 설명된다. 반대 편은 같은 방법으로 반복하면 된다. 클래스 안에서는 한 운동이 다른 운동과 연계되기도 한다. **참조 :** 모든 운동의 초점은 시작점에 있다 : 중심을 조절하고 골반, 어깨, 머리 패턴들에서 움직임을 시작한다.

중요 : 이 운동은 통증없이 정확하게 진행한다. 통증이 생기면 세심하게 체크하거나 담당 치료사에게 의뢰한다.

이 운동들은 이 장의 마지막에 운동 처방 스킬에 맞게 다른 방식으로 분류되어 있다.

표 7.1 권장운동

기초 초보 운동

A. 정확한 호흡

이것은 '코어'를 위한 기본적 활동이다. 첫 날에 필요하지 않을 수 있으나 특별히 복잡한 통증 문제가 있다면 이것을 처음 단계의 치료로 잡고 적용하는 것도 좋다. 실제 임상에서는 기능장애가 있는 환자의 호흡 패턴은 일대일로 집중적으로 지도해야 하는 경우가 많다. 우리의 키무브 예비 프로그램은 정확한 호흡 패턴 교정과 척추 기본패턴의 조절능력을 초점으로 한다(말은 쉽다!).

1. 횡격막 호흡

B. 관절의 가동성, 근근막의 길이, 미끄러짐, 그리고 조직의 열림

이것은 기본적이고 좀더 수동적이며 안전하지 않을 수 있다. 고객이 정신적으로 준비가 되어있다면 신체정렬의 회복, 편하게 접근(letting go), 중심 열기 등과 함께 시행한다.

2. 건설적으로 도움이 되는 휴식 자세
3. 스핑크스 자세
4. 옆으로 누운 자세에서 회전

C. 기본적 운동 조절 경쟁

a) 앙와위

5. 딱정벌레 고정하기
6. 아기 자세 : 더 나은 코어 조절 확립
7. 첫 번째 그리고 두 번째 골반 기본패턴
8. 세 번째 골반 기본패턴
9. 네 번째 골반 기본패턴
10. 고관절 굴곡의 분리
11. 머리 패턴 1 – 그리고 눈 운동
12. 헝겊 인형

표 7.1 계속

b) 측와위	13.'온도 확인' 회전
c) 복와위	14. 기도 자세 스트레칭 : 호흡과 연결한 코어와 골반 패턴
	15. 앞유리 와이퍼
	16. 후방 골반 회전
	17. 행복 목 운동
	18. 기도하는 사마귀
	19. 넓은 날개
	20. 반 스핑크스에서 양서류로
d) 네다리서기	21. 고양이/낙타
	22. 애원자 자세
D. 하루종일 할 수 있는 의미있는 심부 시스템 운동들	
a) 앉기	23. 건강한 앉기
	24. 중심을 열기
	25. 어깨 기본패턴
	26. 머리 기본패턴
	27. 어깨 으쓱과 슬라이드
	28. 풍차
	29. 앉아서 골반 댄스
	30. 앉아서 서기
b) 서기	31. 건강한 서기
	32. 전방 구부림 패턴
심화된 운동	
E. 심부 시스템 조절의 증가된 도전	
a) 앙와위	33. 건강한 척추를 위한 기본 복근 운동
	34. 골반 닿기와 구르기
	35. 골반 호버크래프트
	36. 건강한 척추를 위한 고급 복근 운동
	37. 깔끔한 햄스트링 스트레칭
	38. 깔끔한 엉덩이 이완
	39. 바람 받이 자세
	40. 반 아기에서 교차 자세
b) 측와위	41. 트위스터
c) 복와위	42. 어깨 패턴 콤보
	43. 이중 팔 삼각형
	44. 독수리 펼치기
	45. 느린 뒤꿈치 차기
	46. 누운 자세에서 어깨와 골반 후방 회전
	47. 물개자세에서 작은 압력

표 7.1 계속

d) 앉기	48. 앉은 자세에서 '코어' 도전 49. 측면 체중 이동 패턴 50. 앉은 자세에서 햄스트링 이완 51. 어깨와 가슴 열기
e) 측면 앉기	52. 옆으로 앉은 자세에서 골반 흔들고 굴리기 53. V to Z 고관절 스트레칭
f) 무릎서기와 네발기기	54. 네발기기에서 엉덩이 로켓 55. 장요근과 코어의 재시동 56. 비틀림이 초승달 스트레칭으로 57. 엎드려 이상근 스트레칭
g) 서기	58. 발 운동 59. 서서 종아리 스트레칭 60. 테이블 탑 스트레칭

이 장의 뒤부분에 환자 평가 요약과 운동처방지를 두었다. 이것은 어떤 환자에게 어떤 운동을 처방할 것인지를 진행하는데 도움이 될 것이다. 기능적 목적을 위한 운동처방에 대한 통찰을 얻을 것이다.

예를 들어, 2번 운동, 건설적으로 도움이 되는 휴식 자세는 관절과 연부조직의 가동성을 향상 시키는 매우 안전한 방법이다. 이것은 능동적 척추조절과 첫 번째 기본패턴을 위한 서막이다.

나는 환자–특별한 기능 스케일도 참조하였다. 좀더 복잡한 근골격계 환자 치료에 도움이 될 것이다.

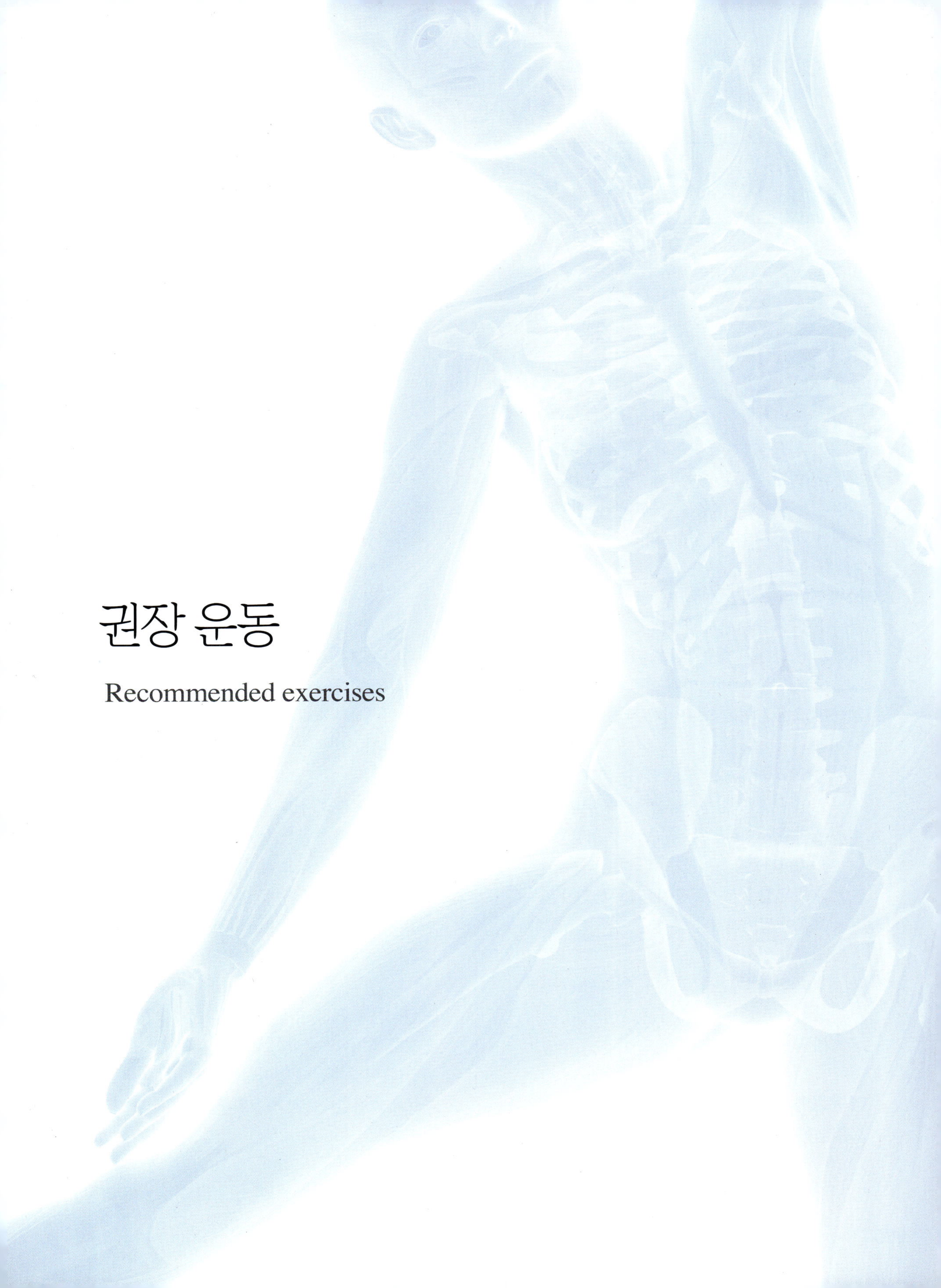

권장 운동

Recommended exercises

1 횡격막 호흡

이것은 '코어'의 조절을 획득하는 기초이다.

목적 : 정확한 횡격막 호흡 패턴을 재확립.

효과 : 모든 것에 도움이 됨! 좋지 않은 자세, 스트레스, 긴장 등은 습관적으로 상부 가슴 호흡 패턴을 만들어 '싸우거나 도망가거나' 모드와 불안한 마음의 프레임을 만든다. 이것은 많은 근골격계 통증을 일으킨다. 건강한 호흡 패턴은 이완을 돕고 좋은 자세에 기여하며 신체의 화학적 상태를 향상시키고 웰빙을 이룬다.

자세 : 머리를 편안히 두고 등을 대고 눕는다. 무릎을 구부려라. 먼저 당신의 습관적 호흡패턴을 발견한다. 한손을 가슴에 두고 다른 손은 배에 두며 가볍게 호흡을 읽는다. 이때 어떤 변화도 시도하지 않는다(**그림 7.1**). 어느 손이 먼저 움직이는가?

- 입으로 숨쉬는가, **코**로 숨쉬는가?
- 깊이 숨쉴 때 상부가슴을 들어 올리는지 아니면 **배아래로 내리는지, 후방, 하부 늑골의 움직임은 어떠한가?**
- 호흡이 **짧고** 날카로운지, **길고** 느린가?
- **호흡이 길어지거나** 짧아지는지? 호흡간의 **멈춤**이 있는가?
  참고 : 볼드체는 참고이다. 위의 손이 먼저 움직이면 상부 가슴을 숨쉬는 형이다. 바꿔야 한다.

이 운동에서의 키무브 : 이완하라! 특히 어깨와 목. 호흡을 힘들거나 과하지 않도록 한다.

1. 대신에, 하부늑골이 넓어진다는 느낌을 갖는다. 자연스럽게 들어가고 나가게 한다. 호흡을 '만들려고' 하지 않는다. 코에서 소리가 나지 않도록 한다. 상부 가슴은 움직이지 않는다. 호흡이 골반까지 내려가는 것을 느낀다. 그리고 하부 늑골의 전방, 후방, 측방으로 똑같이 확장되는 느낌을 찾는다. 일정하게 유지되는가? 하부 복부는 부드럽게 고정된다. 배를 당기면 호흡이 멈춰질 수 있다.
2. 점진적으로 호흡율을 줄인다. 호기와 호흡간 휴지를 늘린다.
   좋은 호흡 패턴은 다음을 따른다.
   ◦ 둘은 흡기
   ◦ 셋은 호기
   ◦ 하나는 흡기, 잠시 멈춤
   ◦ 점점 길게 하되 전체가 똑같아지면 안됨.

깊은 호흡은 큰 숨과는 다르다. 대부분의 사람들은 이를 혼동한다, 건강한 호흡은 많이 쉬는 것이 아니라 몸의 아래부분까지 깊게 쉬는 것이다. 들이쉬는 호흡을 많이 강제하지 말라. 아래의 '코어'까지 가져가는 것이 중요하다.

의식적으로 호기를 늘리며, 긴장을 보낸다. 그리고 다음 호흡까지 편안한 정도로 잠시 멈춘다. 흡기는 무언가 하려고 하거나 강제하지 않고 자연스럽게 내버려 둔다. 횡격막을 아래로 내린다. 마치 커피포트의 플런져(plunger)나 낙하산이 열리듯. 호흡이 들어오는 것을 가볍게 느껴본다.

보상작용 : 흡기 시 상부가슴과 어깨를 들어올린다; 완전히 호기할 수 없다; 복부에 지속적인 긴장을 가진다(이것 때문에 횡격막이 억제됨); 너무 힘들거나 빠르게 호흡한다; 후방 하방 확장을 못한다; 입으로 숨쉰다.

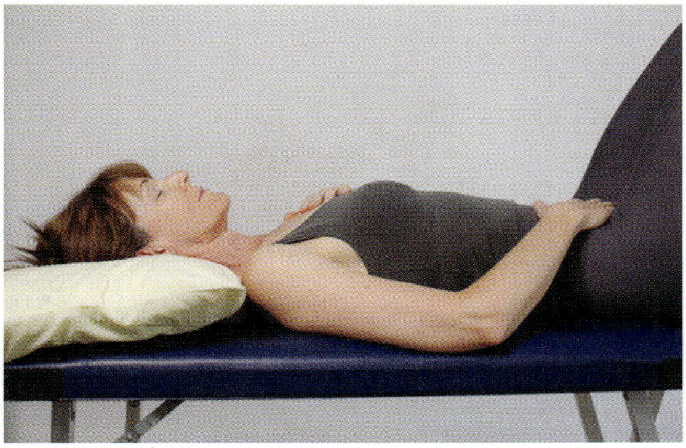

그림 7.1
횡격막 호흡

2 건설적으로 도움이 되는 휴식 자세

목적 : 신전을 통해 척추의 유연성을 향상; 전방 근근막 연쇄, 고관절, 어깨를 연다 – 횡격막 – 직접적으로 몸의 내부에 초점.

효과 : 모든 척추 통증 장애에 도움이 됨. 대부분의 일상에서 우리는 몸을 앞으로 구부리는 동작을 취하며 이로인해 척추는 뻣뻣해지게 된다. 볼스터(bolster) 위에 등을 대고 누워 그날의 몸의 긴장을 풀고 재충전의 시간을 갖는다 – 느린 횡격막 호흡을 하며 이완한다.

자세 A : 볼스터 위에 등으로 편하게 눕는다. 경직이 심한 경우 머리에 베개를 두고 시작하되 등에는 두지 않는다. 좋아지면 등에 2개 이상의 베개를 두고 간격을 조금씩 넓힌다. 유연성을 찾게 되면 베개 대신 볼스터(bolster)를 사용한다.

이 운동에서 키무브 : 싯본을 천천히 벌리고 볼스터 끝에 닿도록 내린다. 천골이 나이아가라 폭포처럼 떨어진다고 생각한다 – 싯본을 떨어뜨리고 후방으로 넓힌다(첫 번째 골반 패턴). 볼스터에 있을 때는 바닥에 많이 닿지 않는다. 꼬리뼈는 아래와 뒤쪽으로 내려간다.

목이 불편할 경우나 턱이 전방되어 있는 경우 베개를 머리아래 둔다.

1. 팔다리를 여러 가지 모양으로 두고 무게를 들 수도 있다. 볼스터에 모든 체중을 둔다(**그림 7.2a–c; 7.2c**는 진전된 다리 자세이다).
2. 부드럽게 어깨를 당기고 싯본을 후방으로 넓힌다: 가슴의 윗부분을 여는 것을 느끼고 어깨, 상지, 고관절/골반, 대퇴 등이 열리는 것을 느낀다.
3. 호흡을 천천히 아래, 후방으로 가져간다. 좀 더 이완하면 더 좋다. 약간 불편하거나 경직이 느껴지더라도 통증을 느끼면 안된다. 뻣뻣하거나 불편한 부위로 호흡을 보내는 것에 초점을 둔다; 각각의 호기 시 더욱 이완한다. 목과 어깨에 특히 이완을 시도한다. 하요부 늑골과 엉덩이, 골반저도 이완한다. 이 상태로 3–5분 내지는 10분 정도 유지한다.
4. 빠르게 동작을 건너 뛰지 않고 익숙하도록 가져간다.

자세 B : 이것은 상부 등과 어깨를 잘 연다. 견갑골의 중간이나 위쪽 밑에 볼스터를 가로로 두어 젖꼭지가 가장 높아지도록 눕는다. 머리는 뒤로 두어 잘 지지되도록 한다(**그림 7.2d**). 팔은 직각으로 두고 어깨가 바닥에 닿도록 한다. 그리고 자세 A의 요소를 따른다. 점차 볼스터를 사용하며 하부 늑골을 열어간다. 이때 머리의지가 없이 하면 좋다. 이 자세를 할 때마다 목은 편안하고 호흡은 자유로워야 한다.

보상작용 : 상부 가슴 호흡 패턴; 흘러보내지 않고 가두려 한다(통증이 있거나 이완이 안되면 머리, 대퇴, 팔 등을 블록이나 쿠션으로 지지할 준비를 한다).

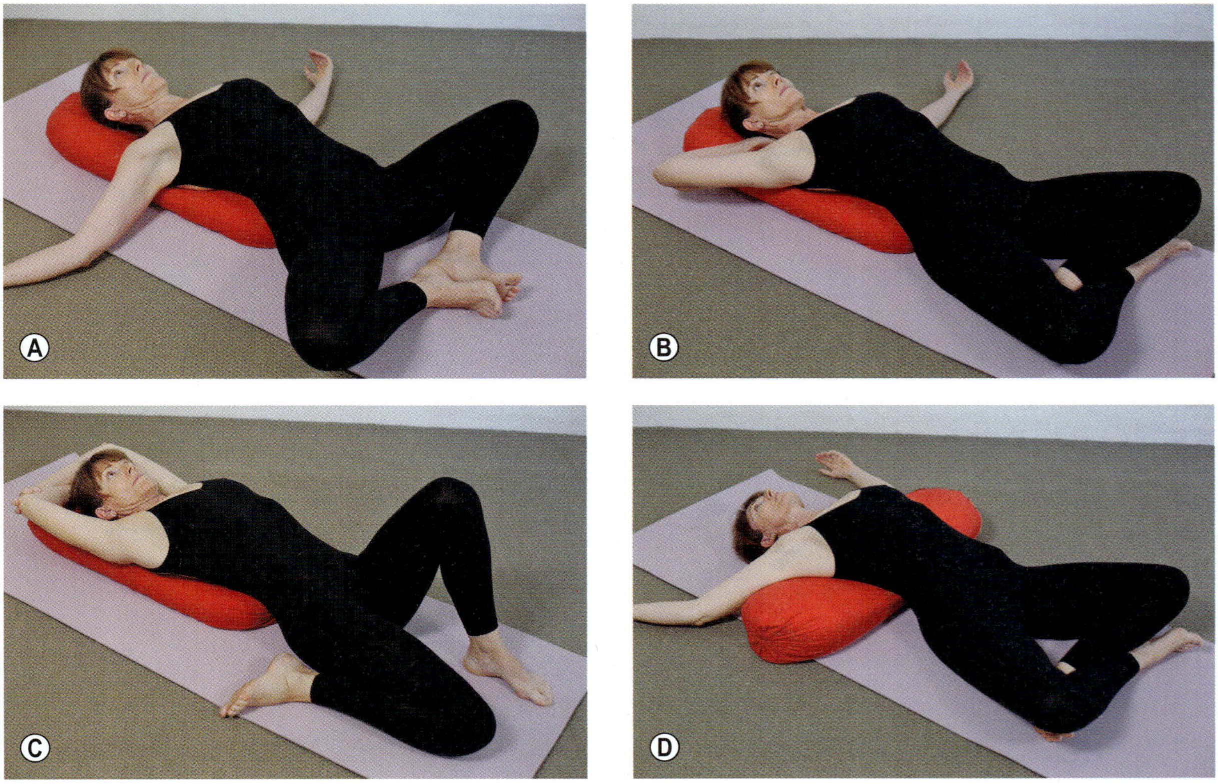

그림 7.2

건설적으로 도움이 되는 휴식 자세 a),b) 기본 자세 c)향상된 자세 d)가장 향상된 자세

3 스핑크스 자세

(이 운동은 목이나 어깨에 통증이 있다면 좋지 않다.)

목적 : 척추 기본패턴과 첫 번째 머리, 어깨 패턴을 추가하여 척추와 골반의 가동성과 수동 신전을 향상시킨다.

효과 : 허리와 골반통, 여러 하지 통증에 좋다. 대부분의 사람들은 척추 후방신전의 유연성이 줄어든다. 4개월 된 아기는 이 동작이 자연스럽다. 이것은 한 때 우리 모두 가졌던 유연성이다.

자세 : 팔꿈치로 지지하며 엎드린다. 팔꿈치는 어깨아래 수직으로 위치하도록 하고 팔은 평행하게 하며 손바닥을 위로 향하게 둔다(그림에는 보이지 않는다). 앞쪽 위 가슴/어깨와 엉덩이를 이완시킨다. 체중이 치골에 걸치고 뒤꿈치를 측면으로 돌려본다(**그림 7.3a**).

이 운동의 키무브 : 척추를 견갑골 사이에서 축 처지도록 한다.

1. 호흡을 아래로 깊게 한다. 호기 때 '늘어지는' 느낌으로 척추를 이완한다(부드럽게 늘어지는 느낌을 갖는다).
2. 목 뒤쪽을 늘린다. 머리위의 왕관에 닿는 느낌, 턱 넣기, 견갑골이 어깨 뒤로 넓어지도록 한다.
3. 양쪽 어깨포인트와 치골뼈를 좌 · 우로 굴려보면서 미세한 움직임을 찾는다. 하부 요추에 경직이나 불편함이 감지될 수도 있다. 관절들이 오랫동안 원하던 동작이다. 신문을 읽거나 장난감을 가지고 놀 때 이 동작을 해본다.

10분 정도 유지한다. 단 1분을 하더라도 일상생활에 도움이 될 것이다.

4. *진전된 동작 :* 손바닥을 아래로 하여 넓힌다. 어깨 포인트를 뒤로 당기고 견갑골 사이 근육에 초점을 둔다. 손바닥의 뒤꿈치(heel of the hand)를 바닥으로 누르고 팔꿈치를 넓게 벌리면서 위로 띄운다. 흉골의 상부를 전방으로 가져가고 척추를 부드럽게 내려놓으며 쇄골을 넓게 한다. 목은 부드럽고 길게, 턱은 뒤로 한다.
한쪽 어깨 포인트를 뒤로 당기고 상부 가슴을 약간 뒤튼다 – 반대쪽도(**그림 7.3b**).

보상작용 : 어깨 하부 테더의 '잠금(Locking–in)'은 상부 척추의 움직임을 차단하고 '돔(dome)'의 형성과 흉부의 뻣뻣함을 가져온다. 확장없이 하부 늑골이 경직된다. 상부 흉곽의 움직임의 감소는 목의 긴장과 불편함을 가져올 수 있다(허리가 불편하면 골반에 베개를 둔다).

중요 : 당신의 동작이 경직되면 자세가 낯설고 더욱 경직될 수 있다. 빠르게 건너 뛰지 마라(예, 전화에 답하기). 천천히 원위치하여 4번 운동 : '옆으로 누운 자세에서 회전'을 진행한다. 양쪽 모두 최소 몇 분동안 시행한다.

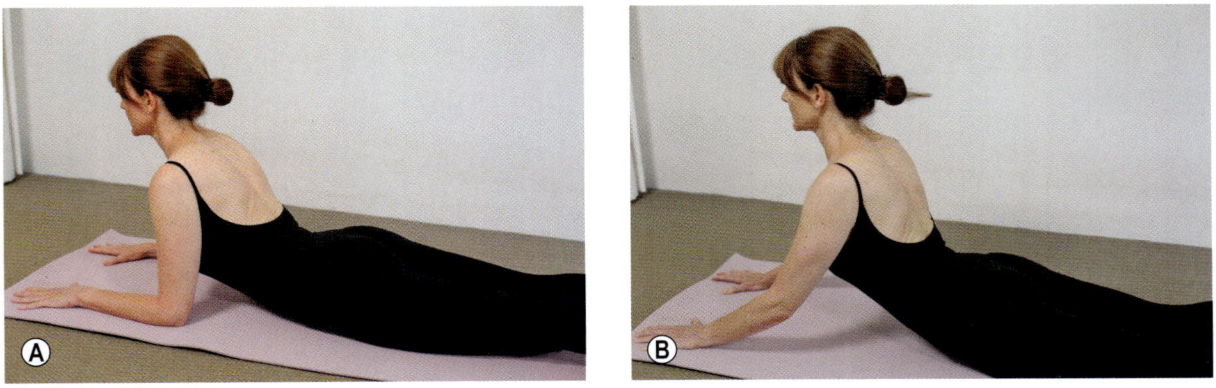

그림 7.3
스핑크스 자세. a)기본 자세 b)진전된 자세

4 옆으로 누운 자세에서 회전

목적 : 중심, 어깨, 골반대 주위의 하부 테더를 열기 위해서는 네 번째 척추 기본패턴으로 흉곽의 회전을 증가시켜야 한다.

효과 : 이것은 상부의 몸을 여는 좋은 방법이다. – 통증이 심한 사람도 가능하다. 아침에 '일어나서' 척추를 풀기 위해 가장 먼저 실시하는 동작으로 좋다.

이것은 경직을 해결하기 위해 수동적 신전운동 (2번 운동인 건설적으로 도움이 되는 휴식 자세나 3번 스핑크스) 후에 양쪽 모두 실시하는 것도 좋다.

자세 : 척추는 중립을 유지하면서 고관절과 무릎을 직각으로 만들며 옆으로 눕는다. '바닥을 뾰족하게'를 만든다고 생각하며 싯본은 넓히고 꼬리뼈를 길게 후방으로 가져간다 – 하부 전방 늑골을 앞으로 내밀지 않는다!

척추는 중립위를 유지하고, 아래쪽의 팔은 몸통과 직각이 된 상태에서 최대한 앞으로 뻗을 수 있게 한다. 위쪽 어깨의 포인트가 뒤로 떨어지게 한다. 당신의 얼굴은 더욱 천청을 향할 것이다. 목이 불편하면 머리에 베개를 사용한다. 턱을 가리게 내리고 목 뒤를 늘린다.

위 손을 흉근에 둔다(**그림 7.4a**). 이것은 정확한 호흡을 모니터링하기 위함이다(들이마실 때 들리는 것을 느낄 필요없다).

아래 손은 하부 복벽에 두고 골반뼈 안쪽을 모니터링한다. 체중을 바닥에 완전히 두고 이완한다.

이 운동에서의 키무브 :

1. 최대한 호기를 통해 늑곽을 하방후방으로 내리며 시작한다. 늑골을 이 자세에서 유지하고 호흡을 한다. 서혜부 아래의 근육을 느낀다.
2. 위의 운동이 잘되면 하부 늑골을 측면, 후방으로 확장한다. 하부 늑골은 하방후방상태로 남겨둔다 – 더 넓힌다.
3. 이것을 유지하면서, 호기 시마다 위쪽 어깨를 이완하고 더 바닥쪽으로 뒤로 넘긴다. 능동적으로 뒤로 당기거나 허리를 '비틀지' 않는다. 이로 인해 적절한 호흡이 정지될 수 있다!
4. 호흡을 아래로 천천히 내린다. 배가 약간 늘어지면 입술을 오므리며 더 확실하고 길게 불어낸다.
5. 윗쪽 싯본 후방으로 미끄러지게 한다. 윗쪽 엉덩이가 타이트해지는 것을 느끼는 것이 좋다. 이것이 불편하거나 통증이 생기면 무릎사이에 베개를 둔다.
   조직이 이완될 수 있도록 양쪽을 3분 정도씩 시행한다.
6. *진행 1 :* 위의 동작을 모두 시행할 때 팔꿈치를 똑바로 펴고한다. 힘들면 블록을 팔꿈치에 두고 한다. 호기 때 손을 넓게 뻗치고 어깨의 포인트는 후방으로 가져간다. 머리는 손쪽을 향한다. 호흡을 깊고 넓게 유지하며 전방어깨, 상부중부 등과 골반이 확실히 신장되도록 이완한다(**그림 7.4b**).
7. *진행 2 :* 윗쪽 엉덩관절을 높게 구부리고 무릎을 바닥에 떨어뜨리고 윗쪽 발을 아래쪽 무릎 밑에 넣어 걸쳐둔다(**그림 7.4b**).

보상작용 : '내부 유닛'의 활동감소로 상부 가슴 호흡이 나타난다. CCPs가 우세하고 하부 늑골이 상방 전방된다. 허리는 비틀리고 흉곽과 견갑대가 잘 열리지 않는다.

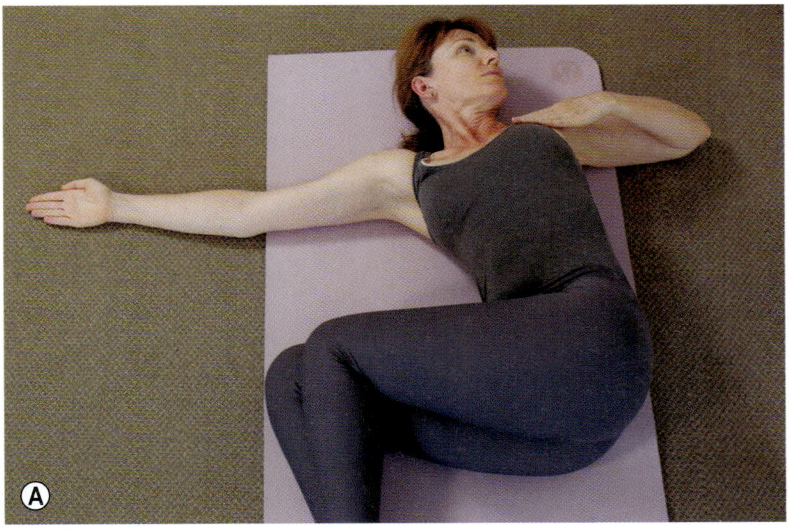

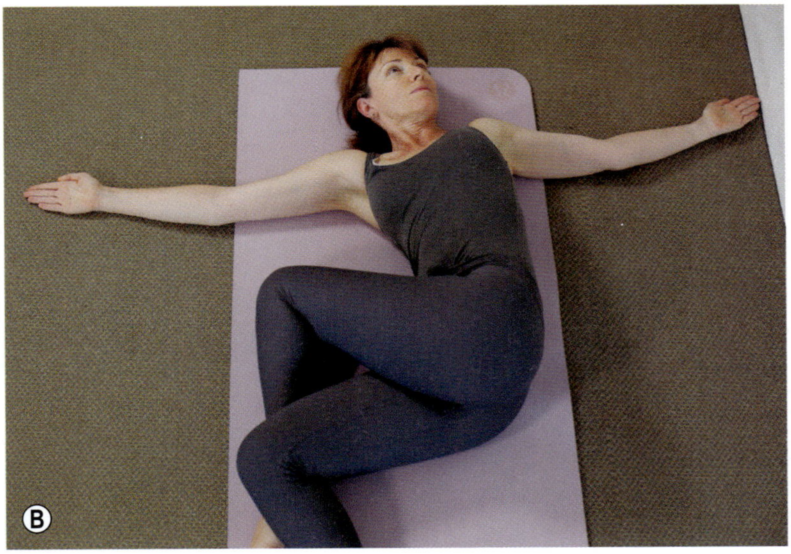

그림 7.4
옆으로 누운 자세에서 회전

a) 기본 자세

b) 진전된 자세

5 딱정벌레 고정하기

'코어 조절'을 교정하기 위한 기본패턴

목적 : 척추 기본패턴의 효율과 지구력 향상 – 복부내압과 호흡의 협응.

효과 : 요통이나 골반통, 하지의 통증이 있는 사람에게 중요하다. 이러한 환자들은 일반적으로 심부 근육이 약하고 코어조절이 안된다. 정확한 동작을 만들기 위해 중력에 대항하는 자세 시스템의 역할을 최소화하는 누운 자세가 적합하다. 어떤 사람은 이 자세가 어려울 수도 있다 – 몇 주 걸릴 수도 있다.

자세 : 등을 대고 눕는다. 턱은 뒤로 당긴다. 엉덩이와 무릎은 직각으로 굽혀 대퇴와 수직으로 만들고 뒤꿈치는 의자위에 세우거나 지지한다. 엉덩이와 다리는 이완한다. 자세를 유지하는데 신경을 쓰되 긴장하지는 않는다. 한 손의 두 번째, 세 번째 손가락을 골반 안쪽의 서혜부 위쪽 '계곡(valley)'에 두고 복근을 촉진한다. 다른 손은 상부 흉곽에 두고 호흡 시 가슴이 올라가지 않도록 모니터링한다(그림에는 없음).

이 운동에서 키무브 :

1. 하부 늑골이 아래로 내려가고 후방되는 것을 느낄 때까지 충분히 호흡을 내쉬며, 골반 안쪽을 촉진한 손가락으로 하복부가 팽창되는 것을 확인한다. 허리와 늑골 아래에 딱정벌레를 누르고 있다고 상상한다. 벌레를 고정시킨다고 상상하며 천천히 낮게 호흡한다. 발을 밀지 말고 엉덩이를 조이지 않는다! 이 동작은 늑골을 원래대로 돌아가게 하고 골반을 약간 끝으로 가게한다. 손 아래에서 복부의 단단함과 일정한 호흡이 느껴진다면, 코어근육 – 골반저근육, 심부복근, 횡격막 – 이 잘 동원되고 있는 있는 것이다(**그림 7.5a**).
2. 호흡이 들어오고 나갈 때 늑골의 위치를 잘 잡고 '하복부 팽창(Abdominal firming)'을 유지한다. 들이 마실 때, 호흡이 아래 손에서 느껴지도록 한다. 이때 위쪽 손 아래의 가슴이 들리면 안된다!
   아래 손에 근육 '수축' 감각이 잘 안느껴지면 입술을 오므리고 촛불을 끄듯이 끝까지 숨을 내뱉는다. 얼마나 오래할 수 있는가 본다. 빨대로 숨쉬어 본다. 호기에 초첨을 둔다. 이 동작은 근수축을 활성화한다.
3. 위의 단계를 잘하면 하부 늑골을 후방으로 가져가면서 넓게 유지하며 호흡한다. 정확한 동작이 되면 아래손에 '안정된(setting)' 느낌이 증가할 것이다. 목표는 흉곽의 자세를 유지하고 하부늑골을 늘리며 호흡을 쉽게 하는 것이다. 3–5분이 좋다. 잠자리에 들기 전에 연습하면 좋다.
4. *진전 :* 가능하다면 한쪽 다리를 공중에 띄운 채로 늑골을 아래 후방으로 더욱 넓게 하고 들이 쉬고 내쉬는 호흡 패턴을 일정하게 가져간다. 늑골을 올리면 실패다(**그림 7.5b**).

보상작용 : 발을 밀면서 엉덩이를 조인다. 늑골을 아래 후방으로 하는 대신 골반을 뒤로 움직인다. 호흡을 위해 가슴을 든다(늑골이 충분히 바닥에 닿지 않고 코어가 불안정한 것이다). 배를 안으로 잡아당기거나 늑골을 들어올린다. 상복벽의 과활동과 흉골하각이 좁아져 복근이 '풍선'처럼 부푼다.

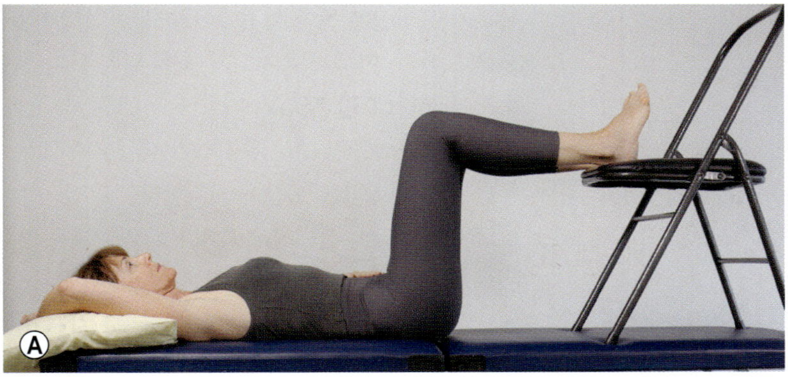

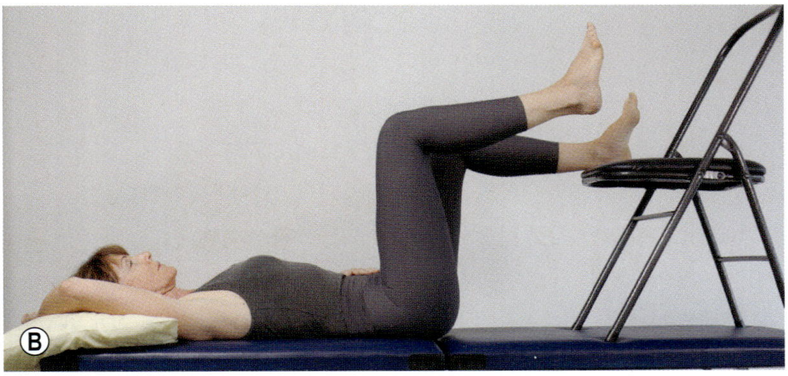

그림 7.5
딱정벌레 고정하기

a) 기본 자세

b) 진전된 자세

6 아기 자세 : 더 나은 코어 조절 확립

목적 : 다리를 공중에 두고 지속적인 척추 기본패턴 조절의 확립. 장요근, 황경막, 복횡근, 골반저 근육 사이의 조화를 이룬다.

효과 : 요통이나 골반통, 하지의 통증이 있는 사람에게 중요하다. 각자의 특정한 코어 및 복부근육의 약화 패턴에 따라 어떤 사람들은 이 단계가 Ex.5 (딱정벌레 고정하기)보다 쉬울 수 있고 어떤 사람은 더 어려울 수 있다.

자세 : 발을 바닥에 붙이고 엄지 발가락을 벽에 대고 눕는다. 머리를 잘 지지하고 턱을 당긴다. 필요하면 고정 밸트를 사용한다.

이 운동에서 키무브 :

1. 골반의 무게를 충분히 느끼며 바닥에 둔다. 최대로 숨을 내쉬면서 하부 늑골이 바닥쪽으로 닿도록 할 때, 꼬리뼈가 안쪽으로 말리지 않도록 한다. 자세를 유지한 채로 호흡을 부드럽게 가져간다. 늑골을 더욱 '가라 앉히고(sinking)' 넓히며 이를 유지한다 – 벌레를 누른다고 생각한다.
2. 하부 늑골의 자세를 잃지 않으며 다리를 공중으로 가져간다. 마치 보트의 중심(center board)처럼 등(mid back)이 바닥으로 더욱 가라앉게 한다. 복부가 움직이는 동안 횡격막이 아래로 내려가는 것을 느낀다. 자세가 유지되기 좋은 위치로 다리를 움직여 본다(**그림 7.6a**).
   다리를 들어올린 채로 유지하기 힘들 경우에는 무릎 뒤를 손바닥으로 잡아 지지한다.
   팔꿈치는 바닥에 전체적으로 지지하고 어깨는 뒤로 내린다(**그림 7.6b**). 이것이 어려우면 스트렙으로 상부 대퇴를 고정하고 다리를 지지한다 (그림에는 없음).
   팔과 손은 **그림 7.6b**와 같이 둔다. 피곤하면 다리를 벽에 두고 무릎을 구부린다. 이때 늑골은 계속 후방으로 넓힌다.
3. 호흡은 아래 후방으로 지지면을 향해 지속하되 목과 어깨가 이완되어 있는지 확인한다. 집중하되 긴장을 느끼지 않아야 한다. 정확한 호흡 패턴을 유지하면서 지구력을 갖는 것이 목표이다. 피곤해지거나 동작이 힘들어지면 쉬어 준다.
   길게 가져갈수록 좋다. 자러가기 전에 시행하면 좋다.
4. *다양성* : 발목을 교차한다. 뒤꿈치는 하늘을 향한다. 골반과 등쪽 늑골로 체중을 가져간다 (**그림 7.6c**).

보상작용 : 흉곽자세의 좋지 못한 조절과 부적절한 '코어 활동'은 등쪽 늑골과 바닥이 밀착되지 않는 결과를 낳는다. 요근의 안정성도 좋지 않은 것이다. 정확한 자세에서 하부 늑골을 넓게 할 수 없다. 상부 가슴 호흡(긴장이나 통증도 있을 수 있다).

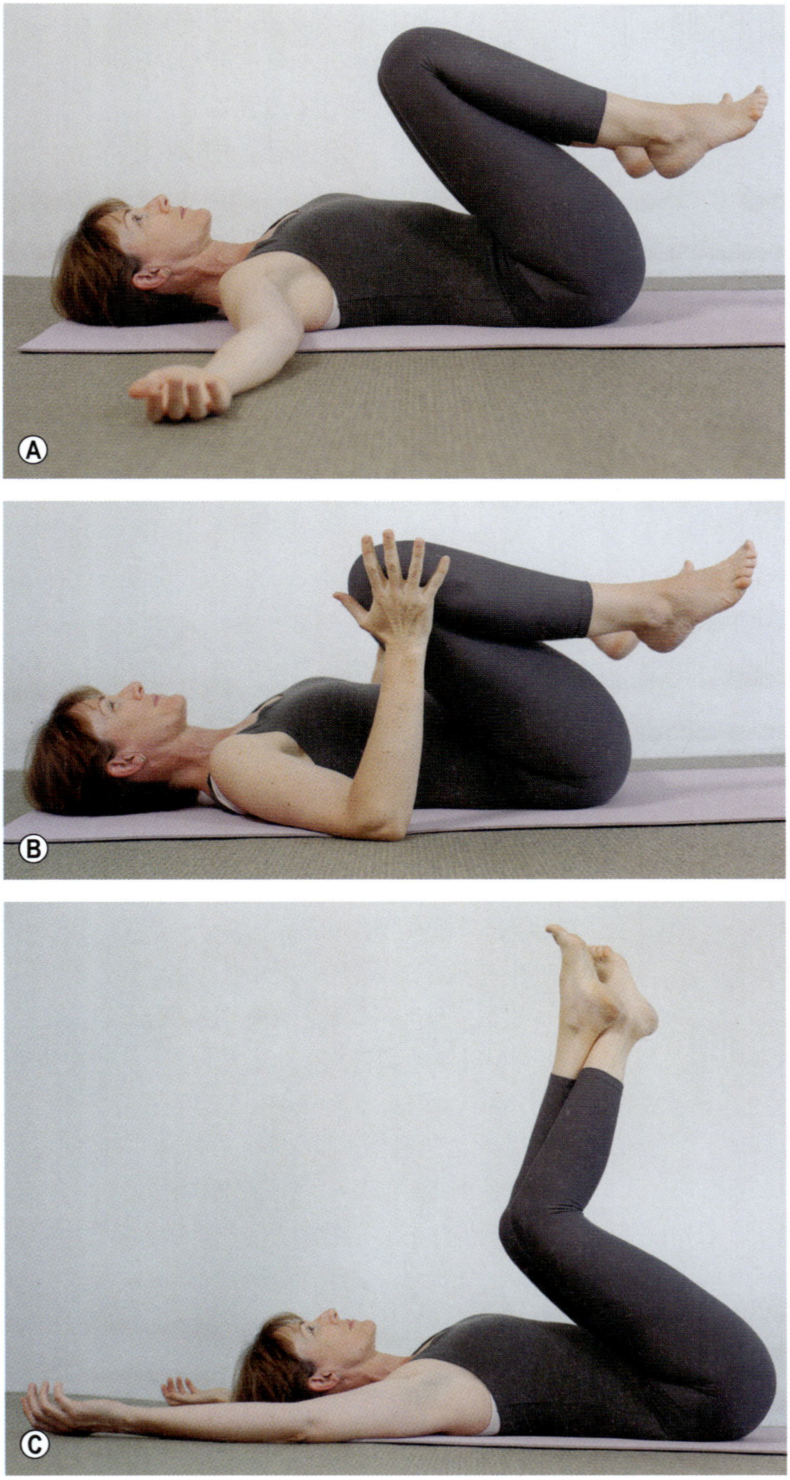

그림 7.6
아기 자세

a) 기본 자세

b) 기본 자세

c) 변화 자세

7 첫 번째 그리고 두 번째 골반 기본패턴

목적 : 전방과 후방 골반회전에 있어 골반내적(intrapelvic) 조절의 감지와 향상.

효과 : 골반 패턴은 허리, 골반통이 있거나 하지 통증장애가 있는 사람에게 좋다. 골반조절은 항상 잘 안된다 – 첫 번째 패턴은 흔히 어렵다. 그러나 이것은 척추 지지에 중요하다. 이러한 기본패턴은 조절을 재확립시킨다.

자세 : 등으로 눕는다. 머리를 받치면 좀 더 편안한 자세가 된다. 무릎은 구부리고 발은 바닥에 '세운다(standing)', 뒤꿈치를 넓힌다. 발가락은 전방을 향하게 한다. 다리와 엉덩이는 이완한다.

중간 손가락은 골반 뼈안쪽 '계곡(valley)'에 둔다. 어깨를 이완하고 팔꿈치는 바닥에 둔다. 싯본에 헤드라이트가 있다고 상상하는 것이 도움이 된다.

첫 번째 패턴

이 운동에서의 키무브 :

1. 싯본을 길게 , 넓게 벌리고 바닥쪽으로 후방시킨다. 골반을 전방으로 회전시키고 허리에 아치를 준다. 손에 근육의 수축을 느끼고 심부 골반이 준비되도록 한다. 아니면 될 때까지 큐를 준다(**그림 7.7a**).

   허리 근육이 수축하는지 느끼고 경직으로 불편한지 확인한다. 기능을 잃은 흔한 패턴으로 처음에는 흔하게 나타난다.
2. **중요 :** 허리, 늑골을 과긴장시켜 전방으로 가져가지 않도록 한다. 너무 힘들면 나쁜 습관이 증가한다. 똑똑하게 하되 힘들지 않게 한다.
3. 싯본이 벌어지고 골반이 전방 회전되는 것을 느낀다. 손가락은 약간 가까워지게 하고 서혜부는 깊게 하고 척추 움직임과 순서에 주의하고 턱을 내린다(**그림 7.7a**). 보통의 횡격막 호흡 패턴을 유지한다.

보상작용 : 다리에 긴장이 가고 골반에서부터의 움직임과 코어활동이 감소된다. 늑골은 전방으로 가고 호흡이 끊긴다.

두 번째 패턴

이 운동에서의 키무브 :

1. 싯본이 가까워지게 끌어당기고 꼬리뼈를 말고 허리를 편평하게 만드는 것을 엉덩이의 긴장 없이 진행한다. 손으로 내부의 코어근육을 느낀다. 이것은 비교적 쉬운 편이라 연습이 많이 필요하지 않을 것이다.
2. 싯본이 모여지면 손가락은 멀어진다. 골반은 뒤로 기울어지고 척추는 움직임의 순서에 따라 동작하고 턱은 튀어 나온다(**그림 7.7b**).

보상작용 : 좋지 않은 내부유닛 활동, 발밀기, 엉덩이 조이기, 다리를 이완할 수 없음. 발가락쪽에 포커스를 두는 것은 다리의 과활동을 억제하는 것을 도와준다.

꼬리뼈의 후방 회전을 증가시키기 위해 첫 번째 패턴을 강조하며 부드럽게 전후로 움직인다. 이때 호흡은 후 하방을 넓힌다는 생각으로 '낮고 천천히' 진행하며 위 동작은 4~5회의 호흡동안 실시한다.

이완하며 기다린다. 이 기술은 머리보다 체력이다. 생각보다 쉽다.

이 패턴은 고관절과 무릎을 구부리는 옆으로 누운 자세에서도 가능하다.

'싯본에 모든 신경을 집중하라' 움직임의 시작이 싯본에서부터 시작하여 꼬리뼈로 진행되는 것을 느껴본다. 몸의 중심(center of body)에 너무 힘을 주는 것은 긴장을 증가시키고 호흡을 어렵게 한다.

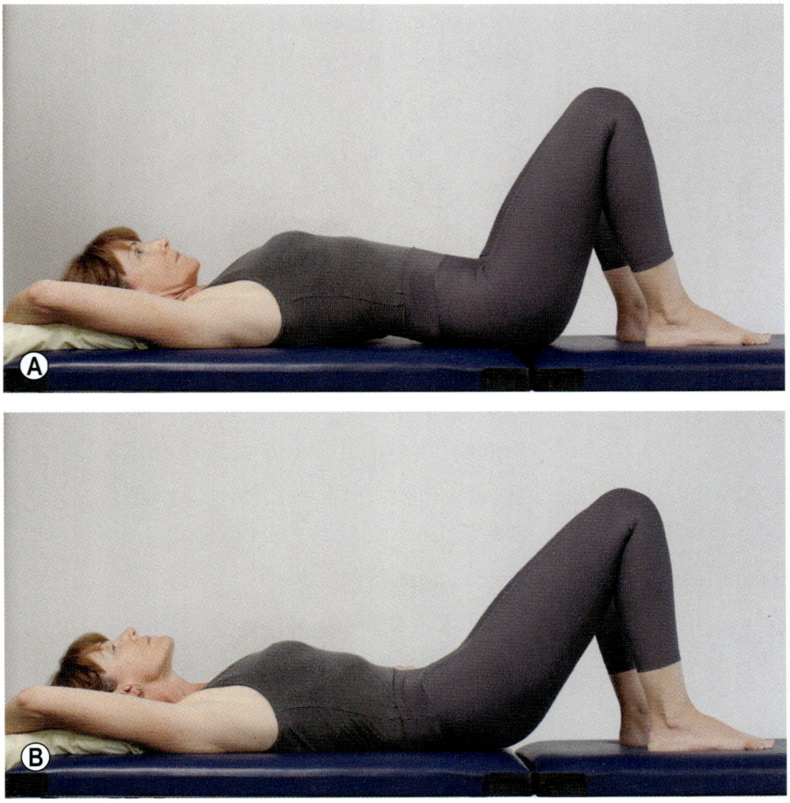

그림 7.7
첫 번째 그리고 두 번째
골반 기본패턴

a)골반 기본패턴 1

b)골반 기본패턴 2

동작을 자연스럽고 쉽게 진행하며, 척추관절과 허리 및 복부근육의 활동을 통해 이 동작이 일어나는 것을 느끼는 것이 중요하다.

8 세 번째 골반 패턴

목적 : 이마에서 측방골반회전의 골반 내 조절 향상.

효과 : 이 운동은 허리, 골반, 하지 통증이 있는 사람에게 도움이 된다. 둔근의 약화가 흔히 문제가 된다. 그러므로 골반의 코어근육이 골반을 효과적으로 조절할 수 있도록 훈련하여야 한다.

자세 : 등으로 눕고 머리를 지지하면 좀 더 편하다. 무릎을 구부리고 발은 바닥에 '세운다(standing)'. 뒤꿈치 간격을 넓히고 발가락은 전방을 향하게 한다. 세번째 손가락을 골반뼈 안쪽의 계곡(valley)에 둔다. 엉덩이, 다리, 어깨를 이완한다.

이 운동에서 키무브 : 싯본의 끝에 헤드라이트나 후크가 있다고 상상하면 정확한 동작에 도움이 된다.

1. 싯본을 부드럽게 펼치고 벌리며 길게 후방되어 바닥에 닿게 한다. 등은 약간 아치를 준다. 이것은 골반으로 하여금 중립위를 찾게 한다. 이 자세를 유지해 본다.
2. 체중이 천골의 중심에 오도록 한다. 오른쪽 싯본이 오른쪽 뒤꿈치를 향하도록 오른쪽으로 허리를 신장시킨다. 이때 왼쪽 허리는 짧아진다. 늑골이 오른쪽으로 향하고 후방되어 넓어지게 한다(**그림 7.8**).
   체중이 중심에 있는 동안 천골을 회전 시킨다. 골반은 한쪽으로 치우치지 않게 한다. 슬개골 사이의 간격은 고관절 넓이로 유지하며 천장을 향하게 한다.
3. 척추에 의해 움직임이 진행되고 머리는 부드럽게 돌려 옆으로 구부린다.
   정확하게 수행되면 골반을 촉진한 손가락 아래에서 하복부의 팽창과 더불어 허리근육의 활동을 느낄 수 있다. 허리를 넘어 손에 느껴진다.
4. 똑같은 동작을 반대쪽으로 반복한다
   – 왼쪽 싯본을 '더욱' 길게.
   천천히 움직임에 변화를 준다. 척추의 가장 '기초 조절'을 획득한다. 천천히 운동을 진행하되 '대충'하지 말라!
   약간의 뻣뻣함으로 인해 불편할 수는 있지만 통증을 느껴서는 안된다. 통증이 생기면 동작이 정확하지 않는 것이다.

보상작용 : 움직임이 싯본에서 시작되지 않는다. 중앙신치패턴에 의해 허리가 경직된다. 늑골이 전방화되고 호흡이 제한되며 움직임이 척추에 의해서 나타나지 않는다. 다리를 밀고 엉덩이를 조인다.

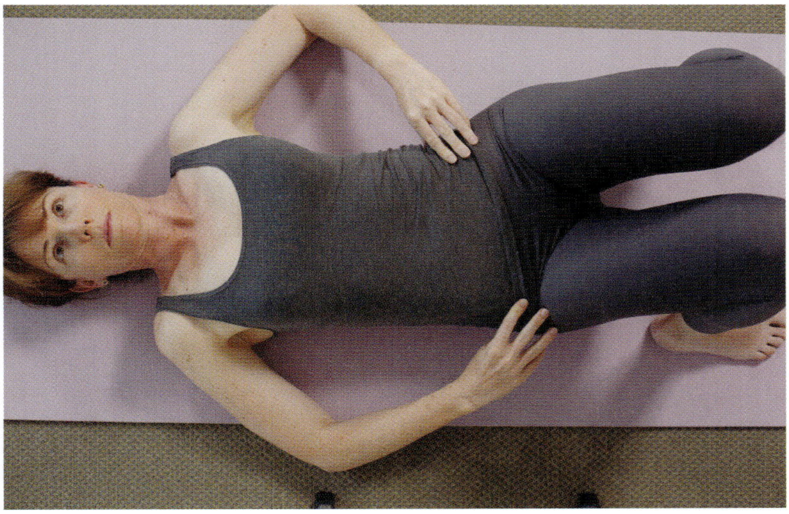

그림 7.8
세 번째 골반 기본패턴

9 네 번째 골반 기본패턴

목적 : 수평면에서 골반내회전 내적 조절 향상.

효과 : 이 패턴은 허리, 골반, 하지가 아픈사람에게 도움이 된다. 골반의 회전은 기능적 움직임에 있어 중요하다. 그러나 통증이 있는 경우 대부분 상실된다.

자세 : 등으로 눕는다. 머리를 받치면 편안하다. 무릎은 구부리고 발은 바닥에 '세운다(standing)'. 뒤꿈치 간격을 넓히고 발가락은 전방을 향한다. 골반뼈 안쪽 계곡(valley)에 대고 중지(middle)를 둔다(**그림 7.9**). 엉덩이, 다리, 어깨를 이완시킨다.

이 운동에서 키무브 : 싯본에 헤드라이트가 있다고 상상한다. 또한 세 번째 손가락 아래의 앞쪽 골반뼈에 집중을 한다. 추가적으로, 발이 체중을 느끼는 것이 도움이 되지만 발을 누르지는 않는다.

1. 왼쪽 싯본을 약간 길게, 후방/하방시키고 멀어지게 한다. 무릎도 멀어지게 한다. 이때 오른쪽 싯본은 상방, 후방되어 짧아지고 무릎은 당신을 향하도록 한다. 발은 밀지 말고 슬개골은 천장을 보게 한다. 다음을 주의한다.
   - 왼손 밑의 골반뼈는 약간 아래로 움직인다. 오른쪽 전방 골반이 약간 위로 향한다 (**그림 7.9**).
   - 왼쪽 서혜부는 부분적으로 깊어지고 약간 천골의 우측으로 구른다. 오른쪽 엉덩이가 뒤로 가게 된다 –측면이 아닌.
2. 움직임은 척추가 주도하되 회전을 만든다. 왼쪽 견갑골이 약간 바닥으로부터 들리고 머리는 돌린다.
3. 같은 동작을 반대 방향으로 실시한다.
4. 천천히 움직임을 바꾸며 척추의 바닥을 아래로 확실히 내린다. 움직임을 부드럽게 '성장'시킨다. 던지지 마라. 예민한 운동이다. 싯본의 움직임을 통해, 전방 골반뼈가 미묘하지만 확실하게 위 · 아래로 움직이고 골반이 좌 · 우로 부드럽게 흔들리는 것을 느껴야한다. 일반적으로 경직이 나타나며 불편할 수 있다. 통증을 느끼면 안된다. 통증이 있다면 동작이 부정확한 이유이다.

보상작용 : 좋지 않은 골반 코어 활동. 전체 하부 후방 측방 근근막 연쇄가 발을 밀거나 엉덩이의 조임에 의해서 생기고 양쪽 골반 전방 회전이 나타난다. (이것은 허리를 뒤틀거나 하부 늑골을 전방으로 내며 고정시키는 것으로 척추로부터 시작되는 운동 순서를 방해한다). 호흡의 멈춤.

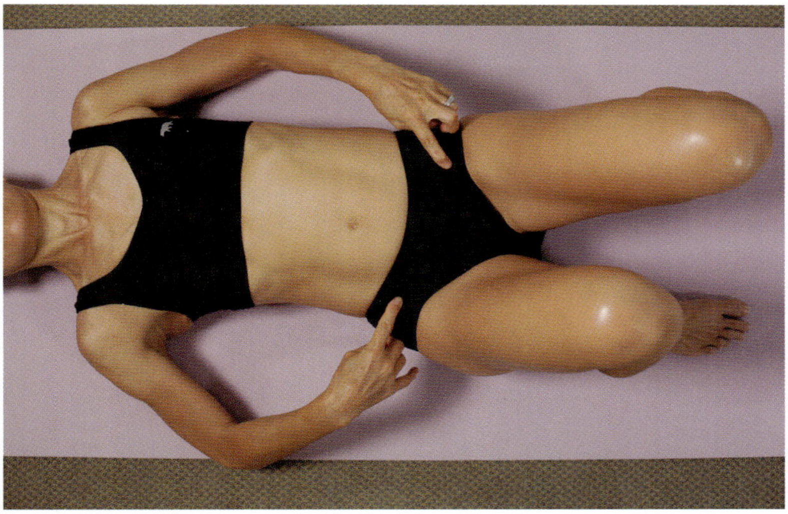

그림 7.9
네 번째 골반 기본패턴

10 고관절 굴곡의 분리

목적 : 골반중립위에서 고관절 굴곡을 향상시키는 첫 번째 골반 패턴.

효과 : 허리, 골반, 다리에 통증이 있는 사람에게 좋다. 일반적으로 고관절 굴곡은 하부 허리를 굴곡으로 잡아 당긴다. 보기에는 간단하게 보이는 동작이지만 제대로 수행하기에는 쉽지 않은 운동으로, 일상생활에서 중요한 운동 패턴이다.

자세 : 왼쪽 다리를 신전하며 눕고 오른쪽은 구부린다. 오른쪽 발로 선다.

이 운동에서의 키무브 : '싯본에 모든 신경을 집중하라(bring your brain to your sit bones)'.

1. 천골을 꼬리뼈 쪽으로 말아내리며 싯본을 길게 하고 후방으로 넓어지도록 한다
   – 골반이 전방으로 회전하고 허리의 하부에 아치가 생기는 것을 확인한다. 대부분의 사람들은 약간 불편하다. 왜냐하면 아치가 적거나 경직이 있기 때문이다.

   중요 : 싯본을 후방으로 넓이는 동작에 의해 허리 하부의 아치가 생겨야 한다는 것이다.
   – 늑골을 앞으로 밀어내면서 생기면 안된다.

2. 이 아치를 유지하면서 왼쪽 손가락을 이 공간에 넣어서 아치가 유지되는지 모니터링한다 (나는 이 공간을 'cubby house'라고 부른다). 이것은 다음 동작에 중요하다.

3. 허리의 아치가 없어지지 않도록 손을 통해 확인하며 슬개골이 천장을 향하도록 오른쪽 다리를 들어올린다. 이를 위해 양쪽 싯본을 후방으로 넓게 벌린다고 생각하고, 특히 슬개골이 위로 올라옴에 따라 오른쪽 싯본은 더욱 그럴 것이다(**그림 7.10**).
   - 정확한 동작에선 발은 들리는 것(lift)이 아니라 매달려진다(dangle). 넓은 전방 대퇴 근육은 활성화되지 않는다. 서혜부가 접히고 '내부(inner)' 근육이 작용한다.
   - 오른쪽 무릎이 돌아가려 할 수도 있다. 돌아가지 않도록 하고 무릎이 가슴쪽을 향하게 해서 뒤꿈치와 싯본이 같은 라인에 있도록 한다.
   - 다리는 너무 높게 들지 않고 늑골은 전방으로 튀어나오지 않도록 하며 호흡을 멈추지 않는다. 호흡은 낮고 천천히하고 나머지 몸은 이완한다.

   여러 번 반복하고 연습을 지속한다. 긴장없이 독립적으로 진행한다. 동작이 어렵거나 뻣뻣한 쪽을 더 많이 연습한다. 반대쪽도 실시한다.

보상작용 : 좋지 않은 골반 코어 시작과 조절은 중립 골반을 취할 때 전방골반회전과 하부 늑골이 전방으로 가도록 만든다. 큰 표층 고관절 굴곡근은 요근보다 우세하다 – 이는 무릎이 완전히 굽혀져 발이 매달려 있는 상태가 아니라, 앞쪽 대퇴 근육의 긴장에 의해 무릎이 90°로 굽혀져 있는 것으로 확인 가능하다.

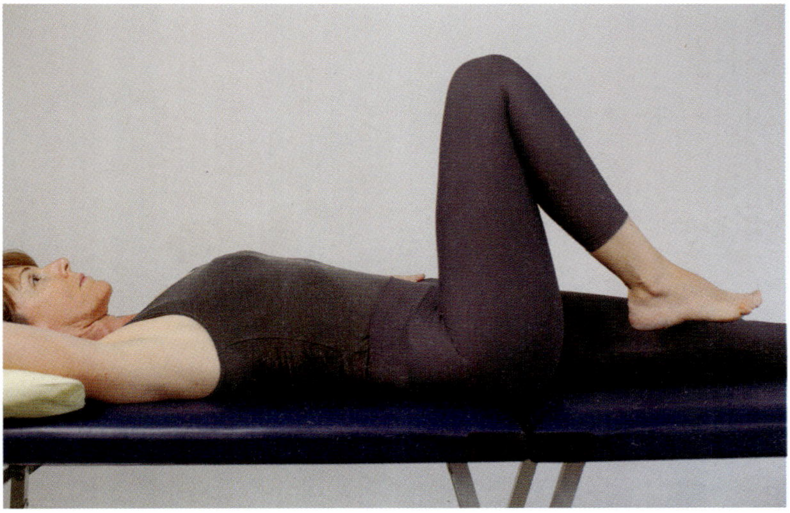

그림 7.10
고관절 굴곡의 분리

11 머리 패턴 1 – 그리고 눈 운동

목적 : 머리 패턴 1의 향상 – 목위에서 머리의 독립적인 굴곡(nodding). 머리와 눈의 협응과 목긴장 완화.

효과 : 머리, 목, 팔 통증 환자에게 도움이 된다. 일상적인 동작에서 고개를 많이 숙이고 전방으로 가져간다. 이는 눈과 머리사이의 중요한 협응과 자세에 해롭다. 이 협응력이 떨어지면, 목의 통증과 균형에 영향을 미칠 수 있다.

자세 : 등으로 누워 무릎을 구부리고 머리를 편안하게 지지한다(spiky pod이 좋다). 손을 하복부에 두고 호흡시 아래로 내려옴을 느낀다. 어깨를 이완시키고 내려서 후방시킨다.

독립된 머리 굴곡(nodding)

목보다 머리를 움직이려고 해야 한다. 심부 앞쪽 '코어' 목 근육을 사용한다(큰 앞쪽 목근육은 이완).

이 운동에서 키무브 :

싯본을 길고 넓게 가져가며 바닥에 살짝 갖다 댄다. 이는 허리에 약간의 아치를 만들며 머리의 움직임을 돕는다.

1. 아래를 쳐다보면서 턱을 내리고 후방으로 가져간다. 목 뒷면을 신장시키고 두개골의 저부를 '연다'. 턱아래 성대 앞쪽 근육이 단단해 짐을 느낀다. 턱이 3겹이 되도록 한다. 몇 번의 호흡동안 이를 유지한다(**그림 7.11**).
2. *진전* : 위의 동작을 유지하며 머리가 바닥을 누르는 무게를 가볍게 한다. 그렇지만 표면에서 떨어지지 않게 한다 – 이는 미세한 동작이다.

   중요 : 이마가 움직임을 주도하지 턱이 아니다. 호흡을 유지하는 동안, 이 상태를 더 유지하려고 노력한다.

이 동작이 힘들 수 있다. 그러나 통증이 생기면 안된다.

보상작용 : 심부근 활동의 감소와 표층 목 굴곡근(흉쇄유돌근, 사각근)의 과활동은 턱을 전방시킨다. 목 위에서의 머리의 굴곡 대신 목 전체의 굴곡이 일어난다. 머리에 무게를 두지 않은 상태에서 하부늑골을 후방으로 가져갈 때 복근 활동의 감소.

머리와 눈 움직임의 통합

효과 :(컴퓨터에서 일하면 눈의 기능이 약화되므로 이 운동이 도움이 된다). 눈은 머리의 움직임과 같이 또는 따로 움직일 수 있다. 머리가 움직이는 동안 시선(gaze) 을 고정할 수 있고 또는 머리의 움직임 없이 눈을 움직일 수도 있다 .

이 운동에서 키무브 :

a) 머리를 유지한다.

1. 눈을 완전히 굴려본다. 아래와 위, 옆과 옆, 나선형으로; 시계 방향, 반시계 방향으로 돌린다. 이것은 소켓내의 눈알의 회전이다.
2. 손가락을 코 앞에 두고 집중한다. 그리고 나서 먼곳에 집중해 본다. 초점을 멀리, 가까이 반복한다.

   어지럽거나 메스꺼워지면 멈춘다. 눈을 감고 심호흡을 한다. 한번에 하나씩 순서대로 다시 시작하고, 필요하면 멈춘다. 천천히 진행하라. 이는 많은 노력이 필요하다.

b) 머리가 움직인다.

3. 눈과 머리는 같은 방향으로 움직인다.
   a)1의 네 가지 동작을 반복한다. 눈으로 보고 머리가 움직이도록 하여 더 멀리 본다. 움직임을 잘 살핀다. 각각이 균등한가?
4. 눈은 머리와 반대방향으로 움직인다. 천천히 진행하되 어지러운가 확인한다. 다른 방향에서 머리가 움직이는 동안 4가지 동작을 취한다.
5. 눈의 초점을 어떤 점을 보며 고정하고 양쪽 방향으로 머리를 회전 시킨다.

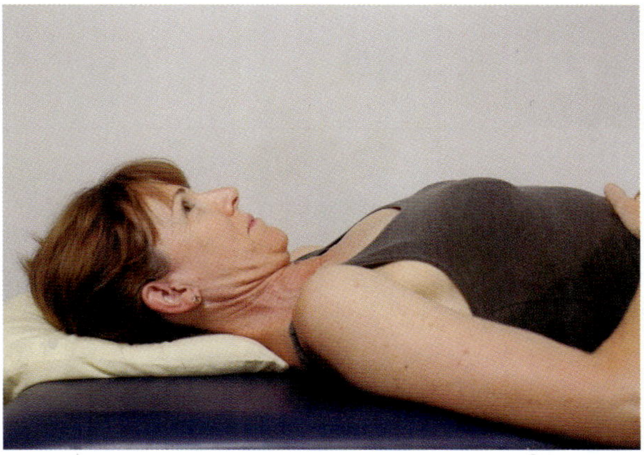

그림 7.11
머리 패턴 1 – 그리고 눈 운동

12 헝겊 인형

목적 : 척추 기본패턴 1로 흉곽의 가동성을 높인다. 이는 하부 흉곽의 안정성을 높인다. 이것은 어깨 패턴 3을 통한 상부 흉곽의 움직임의 시작이다.

효과 : 이것은 모든 척추 통증에 좋다 – 특히 머리, 목, 팔 통증에 좋다. 이것은 상부 가슴, 등을 편안하게 하고 어깨를 열며 목을 이완시킨다. 헝겊인형을 상상하라. 힘을 빼고 흐느적 거린다(힘들이지 않는다).

자세 : 무릎을 구부리고 눕는다. 바닥에 발을 편평하게 둔다. 팔을 벌리고 몸과 90°가 되게 한다. 손바닥을 하늘을 보게 한다. 상부 등/어깨가 경직되어 있으면 머리에 작은 쿠션을 둔다. 할 수 있으면 양쪽 무릎을 가슴으로 구부리고 정강이를 교차한다 (**그림 7.12a**) –아니면 발을 바닥에 편히 둔다.

이 운동에서 키무브 : 체중을 바닥에 둔다.

1. 하요부 늑골을 바닥에 잠기게 하고 넓혀서 코어를 작동시킨다. 늑골의 위치를 지속한다 – 호흡은 자연스럽게.
2. 오른쪽 팔은 축 늘어진 채로 부드럽고 천천히 느리게 길어지게 하고 머리는 오른쪽을 따라 돌아가며 왼팔은 짧아지게한다(**그림 7.12b**). 당신의 오른팔을 잡아당기는 사람에게 따라간다고 상상해라.
   상부 등과 어깨로 신장되는 느낌을 갖는다. 유지하며 호흡은 깊게 내쉬는 호흡을 편하게 한다.
3. 머리를 왼쪽으로 돌리며 왼쪽을 반복한다. 양쪽 손바닥은 위로 향하고 오른팔이 '짧아지게' 한다.
4. 천천히 교대로 움직인다. 나른하게 한다.

보상작용 : 하부 늑골의 근육에 긴장이 가거나 호흡이 멈춘다. 목이 긴장하고 앞가슴과 팔 근육이 긴장하며 이것이 움직임을 제한함(긴장이 적음 = 움직임 많음을 기억하라).

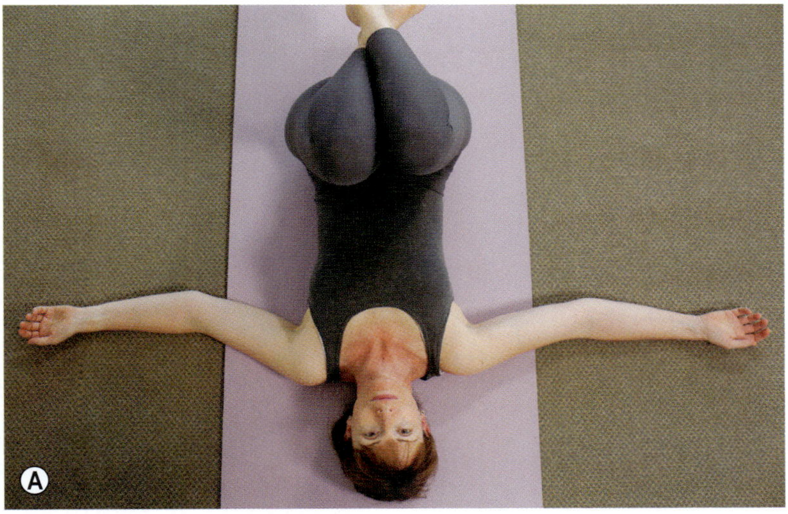

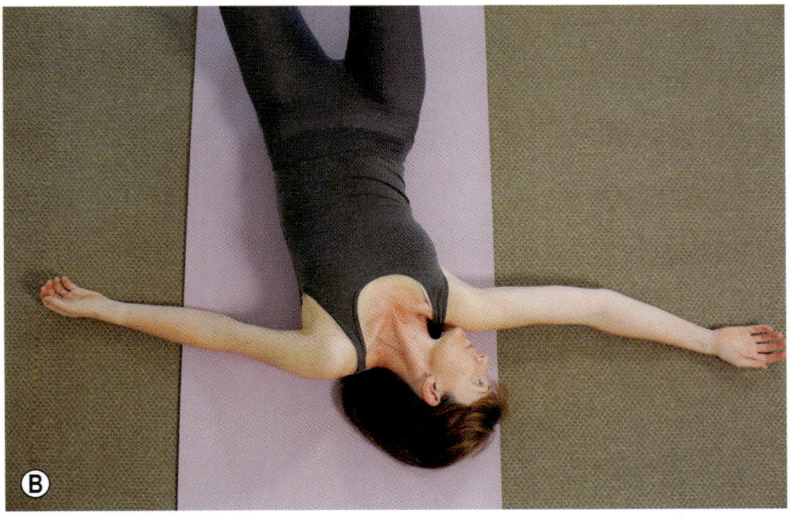

그림 7.12
헝겊 인형

13 '온도 확인' 회전

목적 : 네번째 어깨 –머리 패턴을 통해 머리와 목, 어깨 움직임을 재연결 함으로써, 상부척추의 가동성을 향상시키고 상부가슴와 어깨를 열기 위함.

효과 : 모든 척추 통증에 도움이 된다. 특히 머리, 목, 팔 통증에 좋다. 목의 기능에 관여하는 흉곽과 견갑대의 경직에 도움이 된다. 이 운동은 유연성과 목의 긴장과 통증 완화에 유효하다.

자세 : 고관절을 90° 구부리고 척추는 중립상태에서 오른쪽으로 눕는다. 꼬리뼈는 뒤로 향하게 한다(아래로 말지 않는다). 오른쪽 팔을 몸쪽으로 전방 수직으로 둔다. 왼쪽 손바닥은 이마에 두고 유지한다. 몸을 바닥으로 가라앉힌다(**그림 7.13a**).

이 운동에서 키무브 : 왼쪽 팔꿈치를 넓히고 헤드라이트가 있다고 상상하라.

1. 왼쪽 팔꿈치를 앞으로 뻗고 천천히 뒤로 넓힌다. 움직임이 왼쪽어깨의 전방에서부터 시작된다고 생각하라 –견갑골은 흉벽을 따라 뒤로 돌아간다(**그림 7.13b**).
2. 왼쪽 팔꿈치를 넓히고 몸이 뒤로 갈때마다 더 뒤로 떨어지게 한다. 앞가슴 근육을 열고 상부 등을 신장한다. 힘이 들어가면 안된다. 목은 무겁고 이완된다. 이마에 손을 놓치지 않는다.
3. 팔꿈치를 '뒤에' 둔 자세를 유지하며 부드러운 호기를 통해 호흡이 후방 아래로 내려가는 것을 느껴본다 복부근육의 활동을 느끼며 동시에 어깨와 상부등이 확실히 스트레칭 되는 것을 느껴라 – 이것이 목적이다.
   하부 등 늑골을 단단하게 하지 마라. '중심'은 부드럽고 열려야 한다. 호흡이 자유롭게 드나든다. 헝겊인형처럼 이완한다.
4. *진전 1* : '뒤 자세(back position)'에서 팔꿈치를 신전한다. 바닥에 닿지 않으면 편안하게 지지한다. 호흡을 아래 뒤로 하는 동안 어깨를 뒤로 떨어뜨린다(**그림 7.13c**).
5. *진전 2* : 왼쪽 손이 오른쪽 손가락에 닿도록 머리 위로 180° 반원을 그리며 바닥을 쓸어본다. 팔을 창문 닦개처럼 뒤로 앞으로 쓴다. 가능하면 팔꿈치는 쭉 뻗은 채로 유지하고 손은 바닥에 닿게 한다(**그림 7.13d**).

보상작용 : 움직임을 어깨포인트보다 팔꿈치로 리드한다. 이마에 손바닥의 접촉을 잃는다. 목과 팔에 과도한 긴장, 호흡 멈춤, '허리 비틀기'.

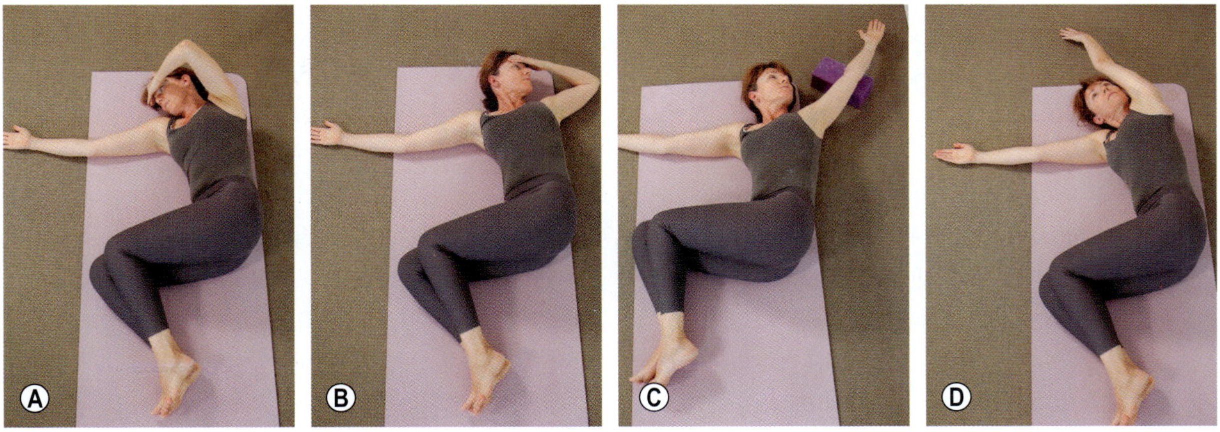

그림 7.13
'온도 확인' 회전 a)b)기본 자세 c)진전된 운동 1 d)진전된 운동 2

14 기도 자세 스트레칭 : 호흡과 연결한 코어와 골반 패턴

목적 : 이 스트레칭은 코어 조절과 내적 인지(awareness)에 도움이 된다. 골반저의 기능적 연결에도 좋다. 이것은 첫 번째 기본패턴과 첫 번째 어깨 패턴과도 연결된다.

효과 : 이것은 모든 척추 통증에 도움이 된다, 특히 머리, 목, 팔 통증이다. 거칠게 지속적으로 노력을 들여 움직이게 되면 일반적으로 '내부'의 근육시스템의 '연결'이 어렵게 된다. 급성기에는 신장보다 '코어'와 호흡에 초점을 맞추는 것이 좋다.

자세 : 엎드려 눕고 팔을 머리 위에 둔다 – 팔꿈치는 최대한 붙인다 – 멀리 미끄러지게 한다. 손은 기도하는 자세에서 머리를 상부 팔에 기댄다. 목과 어깨가 경직되어 있으면 베개를 가슴에 댄다. 허리가 아플 때도 이와 같이 한다. 팔도 가져간다. 다리와 엉덩이를 이완해서 발꿈치가 바깥으로 돌려지게 한다.

이 운동에서 키무브 : 모든 몸을 바닥에 둔다. 전체 순서를 진행하는 동안 특히, 어깨를 이완한다.

1. 흡기 때 하부 늑골을 넓히고 들어 올린다. 이때 하복부 근육이 팽팽하게 한다. 꼬리뼈는 약간 내린다. 이것은 횡격막이 하강이 반사적으로 심부 복횡근과 골반저 근육을 자극하기 때문이다.
2. 부드럽게 입술을 모으고 내쉰다. '아래'를 더욱 팽팽하게 만들면서 싯본을 넓히고 들어 올려 꼬리뼈가 약간 올라가게 한다. 골반저와 복횡근은 함께 수축하여 공기를 내보낸다. 횡격막을 올리고 이완한다. 조용히 호흡의 주기에 집중하고 싯본과 꼬리뼈의 움직임을 느낀다. 엉덩이를 조이면 이것이 안느껴질 것이다.
3. 추가적으로, 하부 늑골을 확장한 자세를 유지한다. 그리고 아랫배를 팽팽하게 한다. 호흡이 자연스럽게 되도록 한다. 낮고 천천히. 호흡을 길게하려 노력하고 공기를 밖으로 밀어내기 위해 골반저와 복횡근이 함께 작용하여 하복부가 팽팽해지는 것을 느껴본다. 목과 어깨가 긴장해서는 안된다(**그림 7.14a**).
4. 추가적으로, 팔을 부드럽게, 한쪽 어깨의 전방 포인트를 뒤로 당긴다. 바닥으로부터 멀어지게 한다. 많은 움직임은 아니지만 어깨가 조금 더 신장되는 것을 느낄 수 있다. 다른 쪽도 반복한다. 호흡과 함께 코어가 작용하는 동안 신장됨을 느껴본다.
5. *진전 1*: 중심을 연(open center) 자세를 유지하는 동안, 턱은 뒤로 당기고 목은 길어진 자세에서 머리를 앞 · 뒤로 미끄러지듯이 움직인다. 하부 늑골은 후방으로 넓힌다(**그림 7.14b**).
6. 어깨 신장을 깊게 하기 위해 팔꿈치를 블록위에 둔다(**그림 7.14b**).

보상작용 : 좋지 않은 코어와 골반저 근육의 활동과 하부 늑골의 확장이 잘 안된다. 호흡주기 동안 확장을 유지할 수 없다. 호흡수가 증가하고 호기가 짧아져 하복부팽창이 안된다. 목의 긴장과 상부 가슴 호흡이 있다. 전방 견갑대가 이완되지 않고 고정된다. 엉덩이를 조인다.

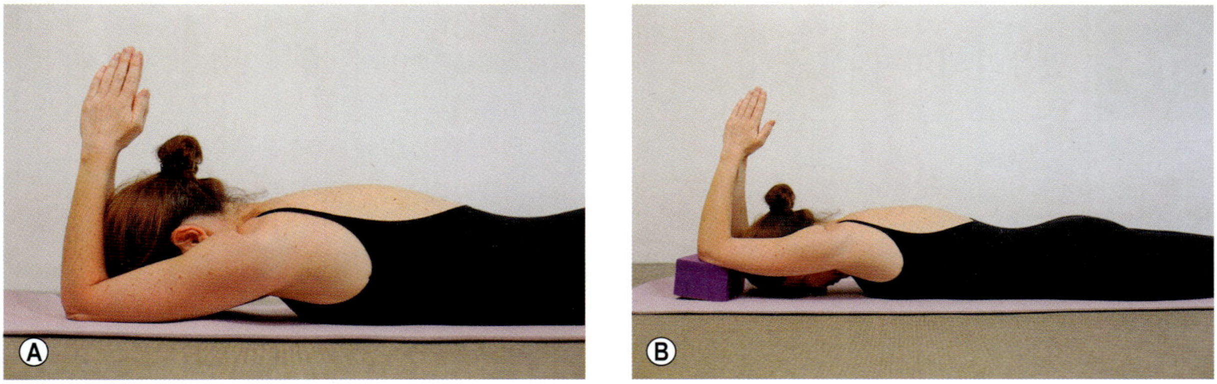

그림 7.14
기도 자세 스트레칭

15 앞유리 와이퍼

목적 : 1. 골반을 안정화 하고 고관절의 독립적인 움직임을 만들며 골반 패턴으로 고관절 회전가동범위를 증가시킨다. 2. 골반/고관절 회전을 척추의 움직임에 연결한다.

효과 : 이것은 허리 통증과 골반 통증, 많은 고관절, 무릎, 다리 통증에 좋다. 경직된 고관과 '공간적 불안정(spatially unstable)' 골반에 좋다.

자세 : 엎드려 누운 자세에서 한손은 편안하게 머리위에 둔다. 다른 손은 골반뼈 앞쪽을 만진다. 하복부 근육과 골반저 근육의 활동을 모니터링한다 (그림 없음).

고관절만의 독립적 운동

이 운동에서 키무브 : 대퇴를 평행하게 두고 두 무릎을 직각으로 구부린다.

1. 두 발 사이를 떨어뜨린다. 하복부를 팽창시키고, 골반을 안정화시킨다(양쪽 전방 골반을 바닥에 동일하게 접촉시킨다)(**그림 7.15a**). 오른쪽 발을 할 수 있는 한 오른쪽과 왼쪽으로 천천히 움직이는 동안 앞유리 와이퍼처럼 왼쪽 발은 움직이지 않는다. 발이 오른쪽으로 움직일수록 왼쪽 골반은 바닥에서 떨어지려 할 것이다. 반대쪽도 마찬가지 골반이 떨어져서는 안된다. 어느 한쪽으로 움직이는 것이 더 편하게 느껴질 것이다.

   고관절 내에서 불편하고 경직됨을 느낄 수 있다. 느낌을 찾아내야 한다. 천천히 전 · 후 움직임을 반복하고 골반의 움직임 없이 고관절 움직임이 점차 향상되도록 하고, 오른쪽과 왼쪽발의 움직임 차이를 개선하려고 노력한다.

보상작용 : 좋지 않은 내적 골반 조절과 불안정한 골반, 고관절/대퇴 근근막의 이완과 신장이 안된다.

골반회전의 허용

이 운동에서 키무브 : 양쪽 팔을 머리위로 부드럽게 올린다.

1. 양쪽 무릎을 바닥에 붙이고 발을 오른쪽으로 바닥에 닿게 한다 골반은 고관절을 따라 움직인다(**그림 7.15b**).

   하복부와 서혜부를 활동을 느낀다.
   후방하부늑골을 단단하게 만들지 않는다.
   싯본은 뒤꿈치를 따라 움직이고 점차 척추 전체가 회전되는 것에 주목한다. 머리까지 돌아가도록 한다(그림 없음). 양쪽 방향으로 각각 움직임을 진행하고, 이때 머리도 같이 회전되도록 한다.
2. *진전 1* : 무릎을 붙이고 두 발을 오른쪽 바닥에 가져간다. 이것을 양쪽에 시행한다.
   어깨는 이완시키고 척추는 더욱 뒤튼다 (**그림 7.15c**).

보상작용 : 허리 신치가 생긴다. 이는 내부유닛의 활동이 없고 중간, 하부 척추의 관절움직임이 좋지 않은 것이다. 어깨를 고정시켜 척추의 움직임을 막는다.

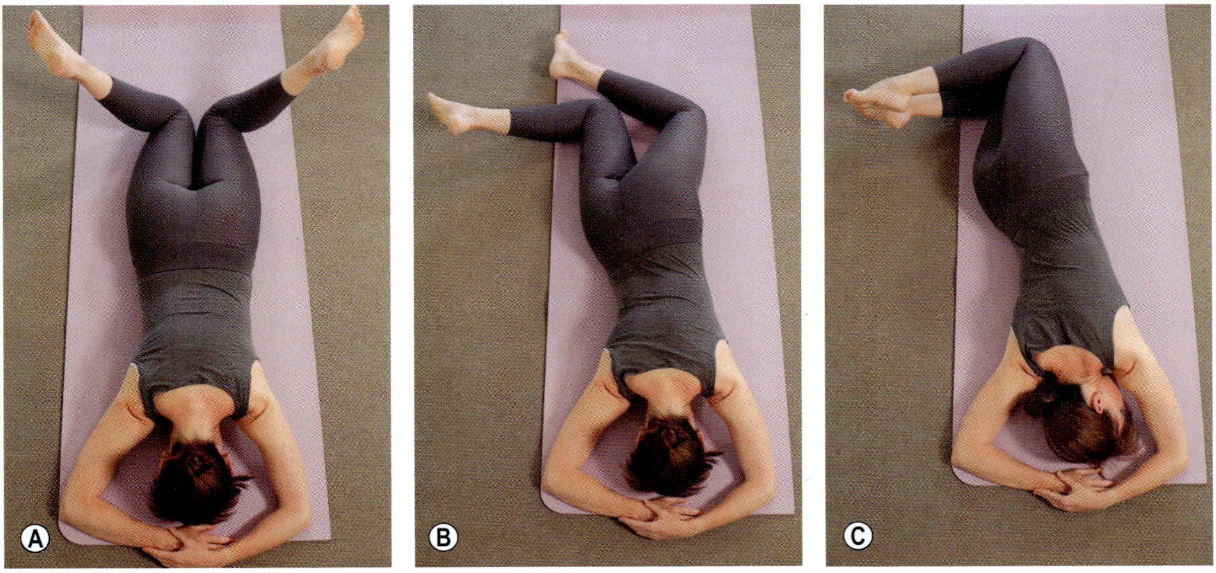

그림 7.15
앞유리 와이퍼 a)고관절만 독립되게 움직이기 b)골반회전의 동반 c)진전된 운동

16 후방 골반회전

목적 : 첫 번째, 네 번째 골반 패턴을 통해 신전상태에서 골반과 척추의 회전을 시작한다.

효과 : 이것은 요통, 골반통, 고관절, 무릎, 다리 통증에 좋다. 골반으로부터 시작되는 움직임은 일반적으로 어려우므로 이 동작이 교정에 도움이 된다.

자세 : 엎드려 누운 자세에서 팔을 머리위에 두고 팔꿈치를 귀높이까지 둔다. 목/어깨가 경직되면 베개를 가슴에 둔다. 얼굴을 오른쪽으로 돌린다. 불편하면 머리무게를 이마나 콧대에 둔다. 목, 어깨, 엉덩이, 다리를 완전하게 이완한다.

이 운동에서 키무브 : 하부 늑골을 측면, 후방으로 확장하고 호흡을 골반까지 내리는데 초점을 둔다.

1. 부드럽게 오른쪽 싯본을 길게, 높이, 왼쪽으로 천장으로 향하게 한다(누군가 줄로 잡아당긴다는 느낌). 당신의 체중은 골반의 왼쪽으로 이동하고 오른쪽 서혜부 안쪽은 깊어져 '팽팽'해진다.
   – 오른쪽 고관절과 무릎은 부드럽게 구부린다. 머리는 약간 오른쪽으로 돌린다.

중요 : 아랫배와 등, 골반 내에서 팽팽함을 느껴야 한다. 허리와 하부늑골 주위는 아니다. '싯본을 꼬리뼈와 함께 길게 하고 뒤로 보낸다'를 생각하면 도움이 된다(**그림 7.16**).

2. 척추를 통해서 움직임의 순서가 바로 잡히도록 한다. 목과 어깨만큼 높게 느껴지는가? 아니면 좀더 이완하며 운동한다.

3. 똑같은 과정을 머리를 왼쪽으로 돌려 왼쪽 싯본뒤로 가져 가며 시행한다. 그런 다음 머리를 중앙에 두고 양쪽으로 번갈아가며 자유롭게 회전한다.
   쉽고 재미있어야 한다.

보상작용 : 좋지 않은 '내부 유닛' 활동은 좋지 않은 골반회전과 함께 고관절 하이킹(hiking)을 만들고 하부 늑골을 경직시키고 흉곽의 움직임을 제한한다. 다리의 경직와 어깨의 긴장도 움직임을 방해한다.

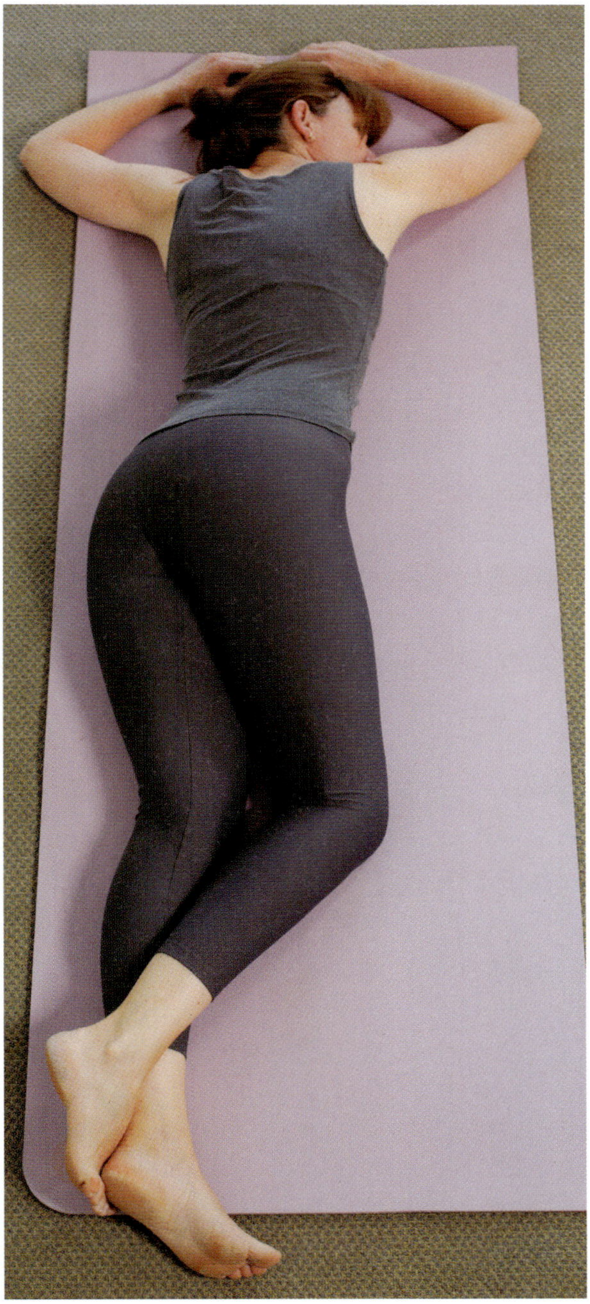

그림 7.16
후방 골반회전

17 행복 목 운동

목적 : 첫 번째 머리, 어깨 패턴을 연결하여 경추 흉추 신전의 획득.

효과 : 자세 교정 – 특별히 머리, 목 팔 통증이 있는 경우 좋다. 이는 나쁜 자세 습관을 바꾸고 상부 척추와 견갑대 근육을 강화시키며 상부 등과 어깨 경직을 이완시킨다.

자세 : 엎드려 누운 자세에서 – 몸을 지지하지만 젖꼭지 위로는 지지하지 않는다; 이마는 '스파이키 팟(spiky pod)' 에 두거나 비슷한 것으로 지지한다(그림 없음);
팔은 머리 옆에 두고 손가락과 손바닥을 연다.
엄지는 머리위에 둔다(**그림 7.17a**).

이 운동에서 키무브 : 하부 늑골을 넓히고 이것을 유지하며 호흡을 아래 뒤로 한다.

1. 어깨의 전방 포인트를 바닥으로부터 뒤로하여 견갑골이 뒤, 아래로 서로 모여지게 한다. 이때 손과 팔은 부드럽게 유지한다. 견갑골 사이의 근육이 활동하는 것을 느낀다. 목은 부드럽고 길며 팔은 약간 바닥에서 띄운다(**그림 7.17b**).

2. 목이 짧아지거나 턱이 앞으로 나오지 않게 턱을 뒤로 당긴 상태에서, 머리를 바닥에서 살짝 떨어지게 띄운다(그림 참고). 최소 호흡을 10번 하는 동안 자세를 유지한다.
하부 등늑골을 이완하고 호흡을 아래 · 뒤로 가져가고 느리게 천천히 한다. 머리는 왕관에 닿듯이 길게 뻗고 목은 긴장 없이 한다.
체중은 치골에 집중되도록 한다.

3. 6번 반복한다. 동작을 앞 · 뒤로 반복하는 것은 견갑골 사이의 활동을 느끼는데 도움이 된다.

4. 머리지지를 제거하고 큰 가동범위로 반복한다.

보상작용 : 좋지 않은 견갑골 안정근과 손을 아래로 밀기; 좋지 않은 코어 활동 및 하부후방늑골의 벌어지지 않음, 호흡의 멈춤. 목의 긴장과 단축.

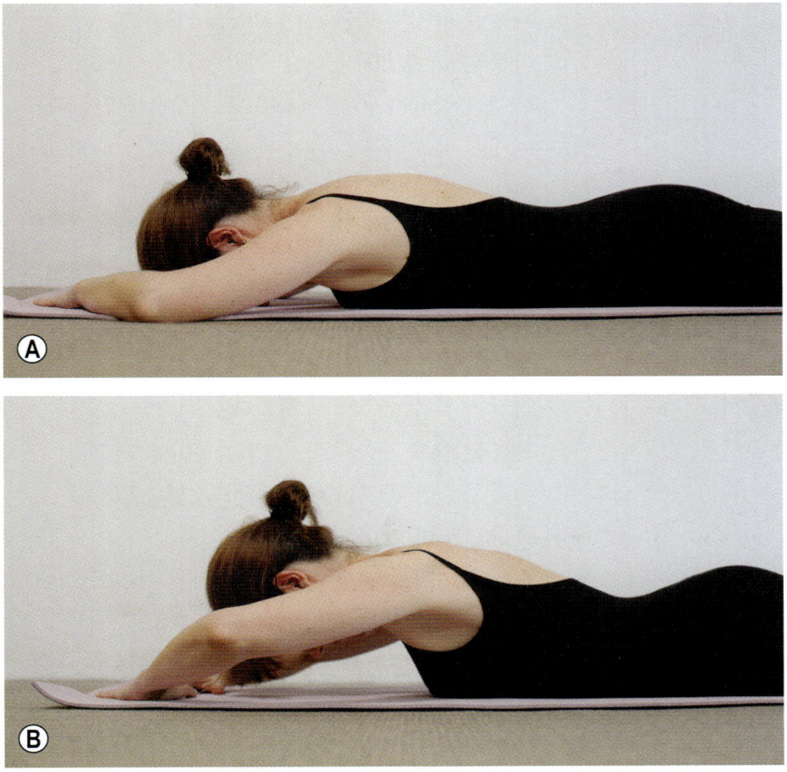

그림 7.17
행복 목 운동

18 기도하는 사마귀

목적 : 상부 흉곽과 경흉추 연접부를 가동화하고 어깨와 상부 가슴의 근근막을 어깨 패턴 1,3,4를 통해 이완시킨다.

효과 : 이것은 모든 척추 통증에 도움을 준다. 특히, 머리, 목, 팔 통증에 도움이 된다. 상부 등과 견갑골 근육의 약화와 흉곽 경직이 일반적이다. 이 운동은 상부 흉추와 견갑대 조절을 향상시킨다.

자세 : 엎드려 누운 자세에서 이마와 콧대를 지지한다. 양 손은 어깨 높이에서 넓게 벌려 팔꿈치와 수직이 되게 만들고 손가락은 머리쪽을 향하도록 편다.
손바닥 전체가 바닥에 다 닿도록 하고 특히, 손꿈치(heel of hand) 부분을 완전히 붙인다.
목을 길어진 상태로 유지하며 이완하고, 다리의 후면, 엉덩이, 허리부위 또한 이완되게 유지한다.

이 운동에서 키무브 : 각 팔꿈치에 서치라이트가 있다고 상상한다.

1. 부드럽게 손을 바닥으로 가라앉힌다. 앞쪽 어깨는 후방으로 당겨 넓힌다. 팔꿈치의 라이트를 밝혀 천장을 향하게 하며 넓힌다. 견갑골 사이의 근육의 움직임을 느낀다.
2. 하부 등 늑골위에 근육을 이완하고 후방으로 넓혀 코어가 작용하게 한다(호흡으로 공간을 만든다). 이것이 유지되면 호흡이 몇 번 들어오고 나가게 하며 정확한 동작을 만들어본다.
3. 위의 큐를 잘 상기하며 오른쪽 앞쪽 포인트를 더 뒤로 당겨 견갑골이 나선형으로 내려 후방되어 척추와 허리로 가도록 한다. 이때 팔꿈치 라이트는 위, 밖을 향하게 한다. 목은 길게 하고 약간 오른쪽으로 회전 시킨다.
체중은 왼쪽 가슴위로 좀 더 이동하게 되고 왼쪽 골반으로도 다소 이동된다(**그림 7.18b**).
중요 : 어깨 전방의 흉근은 이완하고 손으로 바닥을 밀지 않는다. – 약간 가라앉힌다. 양쪽 전방 어깨의 신장과 견갑골사이의 척추근육이 활동하도록 하면 좋다.
4. 교대로 몇 번 반복한다.
견갑골이 '등위에서 회전하는 것'을 느낀다.
즐겁게 한다.
5. *진전 :* 이 동작이 잘 되면 어깨의 움직임을 위 · 아래로 관찰한다. 후방/아래로 견갑골이 움직이도록 한다.

보상작용 : 손을 밀고 전방 가슴/어깨 근육의 긴장이 움직임을 방해한다. 하부 늑골이 긴장하고 허리를 뒤틀며 호흡을 방해한다.
팔꿈치가 떨어지고 뒤쪽 겨드랑이 근육들을 긴장시키는 것은 어깨와 척추의 움직임을 제한한다.
목의 긴장이 생긴다.

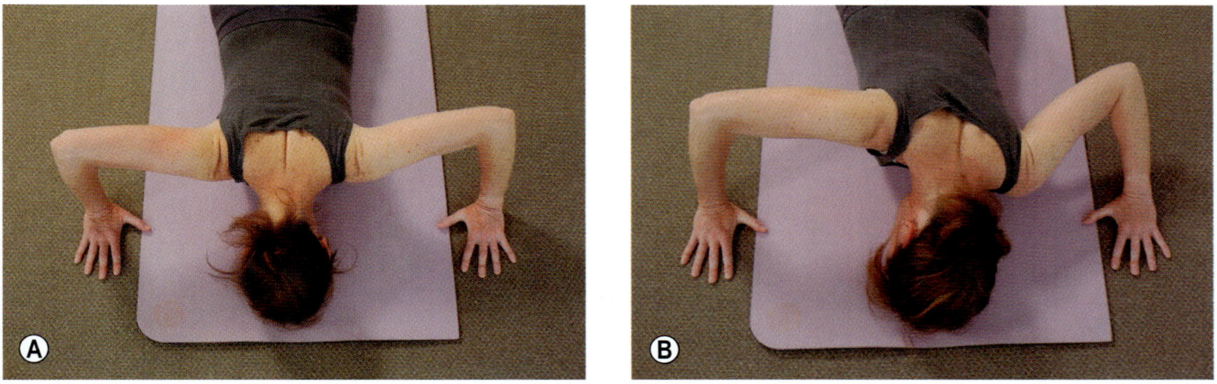

그림 7.18
기도하는 사마귀

19 넓은 날개

목적 : 흉추와 견갑대 근근막 길이/긴장을 재균형시킨다. 견관절 내회전을 동반한 첫 번째, 네 번째 어깨 패턴 조절로 향상시킨다.

효과 : 이것은 모든 척추 질환에 도움이 된다. 특히, 머리, 목, 팔 통증에 좋다. 우리의 일반적인 생활패턴은 상부 등과 어깨근육의 약화와 회전근개의 균형이 좋지 않다. 이것은 좋지 않은 자세 뿐만 아니라 어깨와 목의 통증도 동반한다.
이 운동으로 이 근육들의 톤을 회복할 수 있다.

자세 : 엎드려 누운 자세에서 이마를 바닥에 대고 손은 측면에 두며 모든 손가락은 골반 앞쪽에 대고 손바닥은 천장을 향하되 팔꿈치는 날개 모양을 만들며 약간 굽힌다. 경직이 있거나 불편하면 가슴에 베개를 둔다(**그림 7.19a**).

이 운동에서 키무브 : 숨을 들이 마시며 하부 늑골을 넓힌다. 확장을 유지하며 호흡을 일정하게 가져간다. 날개를 넓히는 것이 목적이다.

1. 팔을 완전히 이완시키고 왼쪽 어깨 전방포인트를 뒤로 당긴다. 바닥과 귀에서 멀어져 견갑골이 척추쪽으로 당겨지게 한다. 팔꿈치는 벌어진 채로 앞쪽으로 늘어뜨려진다. 팔이 부드럽고 넓은 날개라고 상상해라. 견갑골과 척추 사이의 일이다 – 손은 밀지 않는다(**그림 7.19b**).
2. 체중은 오른쪽 가슴에 두고 머리를 약간 왼쪽으로 돌린다. 목은 길게 하고 이완시킨다. 통증이 생기면 안된다.
3. 확장을 유지하고 하부등늑골을 넓게 민다. 3번 정도 동작을 유지하며 천천히 호흡한다. 등 전체가 움직이는 것을 느낀다.
4. 오른쪽도 반복한다.
5. *진전 :* 손에 지지한 체중을 없애고 가볍게 바닥에서 뗀 채로 위 자세를 유지한다 – 어깨의 안정성이 감소되어 어깨의 포인트가 전방으로 떨어지지 않도록 한다.

보상작용 : 좋지 않은 어깨 포인트의 시작은 하부 늑골의 움직임을 '제한한다'. 팔꿈치가 움직임을 리드한다. 목의 짧아짐과 긴장으로 인해 '넓은 날개'가 소실된다; 견갑골의 움직임 없이 팔과 뒤쪽 겨드랑이의 긴장발생. 호흡의 멈춤.

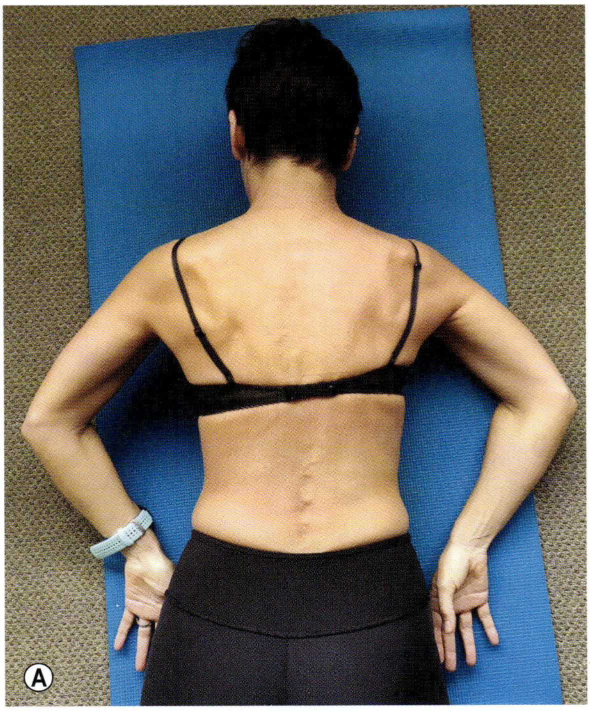

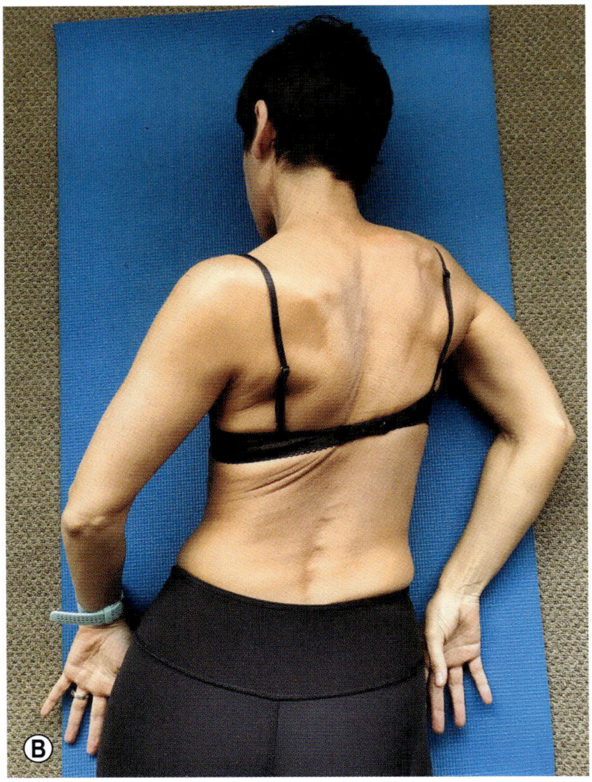

그림 7.19
넓은 날개

20 반 스핑크스에서 양서류로

목적 : 어깨 패턴 1,4를 통해 신전 시 상부 척추 회전을 시작한다.

효과 : 이것은 모든 척추 통증에 좋다. 특히 머리, 목, 팔 통증에 좋다. 우리가 깨어있는 시간의 대부분은 머리와 어깨를 전방으로 향하되 한 방향 또는 다른 방향으로 향한다. 따라서 척추와 어깨는 유연함을 잃어버린다. 이 운동은 전체 척추의 가동성에 좋다.

자세 : 엎드려 누운 자세에서 팔꿈치로 지지하되 어깨 바로 아래에 위치하게 한다. 전완은 평행하게 손가락은 전방을 향한다.

이 운동의 키무브 : 오른손을 오른 어깨 아래 서게 한다. 팔꿈치는 구부리고 손바닥과 손가락은 넓힌다. 긴장하지 않는다.

1. 손을 누르지 않고 오른쪽 어깨의 전방 포인트를 뒤로 당긴다. 팔꿈치는 곧게 뻗되 잠그거나 떨어뜨리지 않는다(팔은 부드럽게 한다) (**그림 7.20a**).
   왼쪽 골반위로 구르며 오른쪽 고관절과 무릎은 구부린다 – 머리는 어깨위를 보며 오른쪽으로 회전한다. 오른쪽 발을 볼 수 있는가?
   왼쪽 손이 오른쪽 손을 향하도록 이동시킬 수 있는가?(**그림 7.20b**).
2. 오른쪽 어깨를 전방으로 떨어뜨리고
   오른쪽 팔꿈치는 구부리고 왼손을 제자리로 가져가 전방을 보게 한다.
   체중은 오른쪽 골반으로 가져간다. 왼쪽 어깨를 바라본다(그림 없음).
3. 움직임을 전방 후방으로 진행하며
   어깨를 후방으로 가져가는 것에 집중한다.
   전후로 회전함으로써 척추는 부드럽게 신장된다.
   가볍고 섬세하게 움직인다.
   척추의 경직을 감지해 본다.
4. 왼쪽도 반복한다.

보상작용 : 손을 밀고 팔을 긴장하는 것은 견갑대의 움직임을 제한할 뿐만 아니라 체중이동과 회전같은 척추와 골반의 움직임 또한 제한한다.

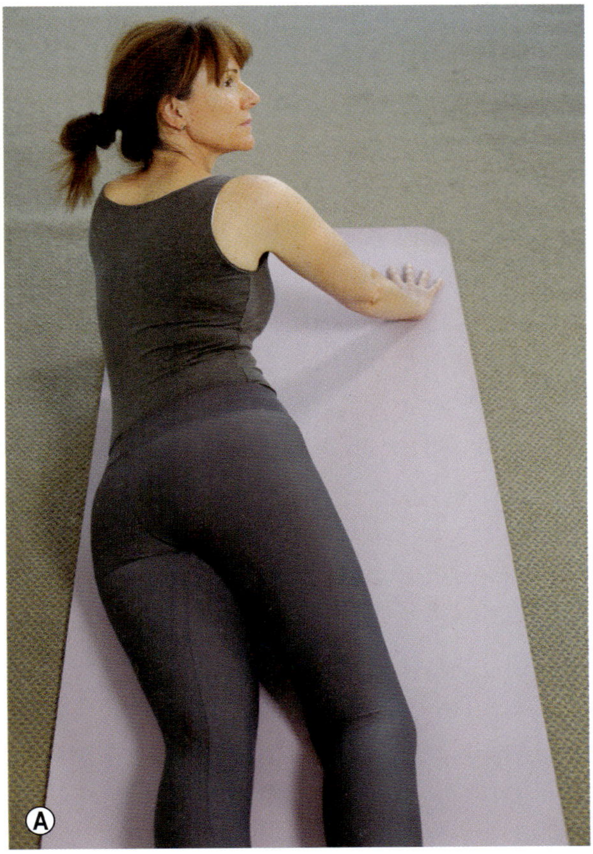

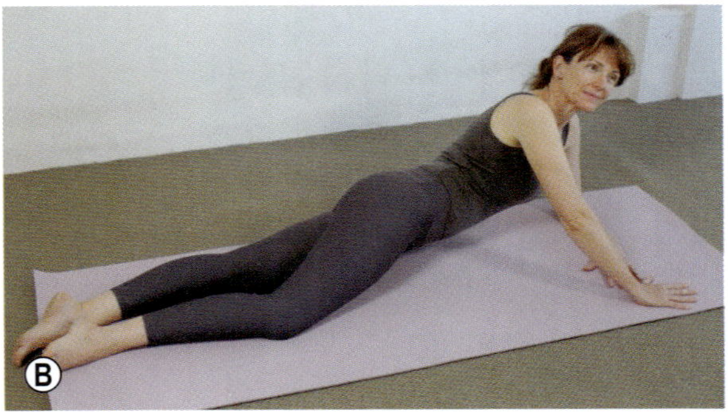

그림 7.20
반 스핑크스에서 양서류로

21 고양이/낙타

목적 : 첫 번째, 두 번째 골반 패턴을 움직여 이차와 일차 척추 만곡간의 관계를 발견하고 척추의 가동성과 고유수용성을 향상시킨다.

효과 : 좋은 골반 조절은 건강한 척추의 기초이다. 척추 통증이 있는 사람은 흔히 2차 만곡의 가동성과 조절을 잃는다. 특히 요추 만곡, 그래서 마치 태생기의 C만곡의 형태를 닮아간다.

자세 : 네 발기기 자세를 취하여 본다. 무릎을 고관절 넓이로 벌리고 손은 어깨 앞으로 두되 오른 손과 무릎을 왼쪽보다 앞에 둔다. 손바닥을 열고 손가락을 펼친다. 팔꿈치는 부드럽고 넓게 둔다.

이 운동의 키무브 : 싯본에 헤드라이트가 있다고 상상한다.

1. 길게, 뒤로, 넓게 빛/포인트를 천장을 향하게 한다. 체중을 후방으로 가져가고 척추/꼬리뼈는 길게하며 숨을 들이 마신다.
2. 견갑골을 뒤로 당기고 머리를 들어 위를 본다. 움직임의 순서는 싯본에서 시작해서 척추를 따라 머리로 진행된다. 호흡을 들어마시며 하부 늑골을 넓히고 척추를 길게 하려고 노력해라.
   이것은 고양이 –첫 번째 골반 패턴으로부터 시작된다(**그림 7.21a**).
3. 싯본 꼬리뼈를 말며 함께 당긴다. 척추는 둥글게 되고 머리는 떨군다. 무릎사이를 본다.
   체중은 약간 앞으로 하며 하부늑골을 넓혀 둥글게 하는 것에 초첨을 둔다. 배를 움직여라!
   손은 가볍게 하고, 팔꿈치는 측면으로 향하며 전면 가슴은 부드럽게 유지한다.
   이것은 낙타자세이며. 두 번째 골판 패턴에서 시작된다(**그림 7.21b**).
4. 숨을 들어마시며 꼬리뼈를 뒤로 길게하고 높게두는 고양이 자세와, 내쉬며 꼬리뼈를 떨어뜨리고 중/하부 등을 둥글게 만드는 낙타자세를 반복한다.
   두 패턴 다 하복부 움직임을 인지한다.
   첫 번째에 더 초점을 둔다(고양이).
5. 왼쪽 손과 무릎을 오른쪽 보다 전방으로 두고, 같은 순서대로 반복한다.

보상작용 : *고양이* : 움직임을 첫 번째 골반패턴에서 시작하지 못하는 것은 후방으로 체중이동을 못하고 골반이 전방 회전되는 것과 연관되어 있다.
하부 늑골을 전방으로 움직인다; 머리를 들 때 어깨의 동작이 좋지 않다.

낙타 : 골반 기본패턴 2에 둔근의 우세; 바닥을 누른다, 팔꿈치는 잠기고 전방 어깨가 과사용되고 두 번째 어깨 패턴이 된다. '돔(dome)'이 생기고 상부흉추의 굴곡이 증가한다. 흉요추 굴곡이 감소된다. 늑골의 후방 측방 확장이 감소된다.

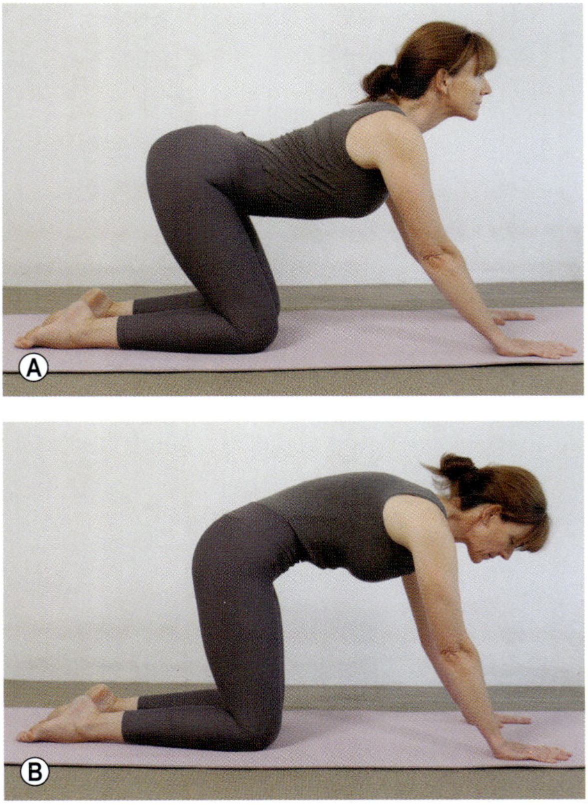

그림 7.21
고양이/낙타 a)고양이 b)낙타

22 애원자 자세

목적 : 고관절과 어깨를 열고 모든 척추의 첫 번째 패턴을 사용해서 척추 정렬을 회복한다. 움직임은 골반으로부터 시작된다.

효과 : 모든 척추 통증에 도움이 된다. 골반, 어깨, 상/중부 등 경직의 스트레치뿐 아니라 코어조절과 관계된 척추의 신장에도 좋다.

자세 : 무릎을 꿇고 앉아 전완과 팔꿈치를 머리 위로 **그림 7.22 a**와 같이 늘어뜨린다. 무릎을 뒤로 넓히고 발가락을 모은다. 이마와 코를 전완 뒤 바닥에 둔다. 머리는 바닥에 닿지 않으면 이마에 약간의 지지를 해준다.

이 운동에서 키무브 : 싯본에 헤드라이트가 있다고 상상한다. '하이빔(high beam)'으로 넓게 높이 움직인다고 생각하라.

1. 무릎을 바닥에 무겁게 잠기게 하고 엉덩이를 이완한다.
2. 싯본을 길게, 넓게, 높이 둔다(**그림 7.22a–c**). 꼬리뼈를 길게 든다. 아랫배의 움직임을 느낀다. 느껴지지 않으면 다리를 부드럽게 하고 싯본을 더 움직인다. 체중이 다리위로 가도록 뒤로 한다.
3. 하부 늑골 주위의 근육을 부드럽게 하고 몸의 중심이 측면, 후방으로 열리도록 확장한다. 전방 늑골은 후방시킨다. 호흡을 고요하게 가져가는 동안에 이 동작을 유지한다.
4. 꼬리뼈에 다시 집중하고 더 뒤로 위로 향하게 하여 척추가 길어지도록 한다 – '중심은 계속 열고 있다'(**그림 7.22a–c**).
5. 어깨가 꽤 스트레칭 되는 것을 느낄 것이다. 이것이 좋다. 불편한 것에 긴장하지 말고 숨을 들이쉬고 내쉬는 숨에 '이완(let go)'한다. 머리를 바닥에 무겁게 두고 목은 이완한다. 고요하게 호흡하고 부드럽게 늘린다. 뇌는 이러한 자세를 조절한다. 회복되는 느낌이 든다.
6. *진전 1* : 손을 전완이 평행해지게 서로 멀리 한다. 같은 동작을 반복한다.
7. *진전 2* : 팔을 직선으로 뻗치고 손가락을 펼치며 손을 조심스럽게 둔다. 체중은 손가락과 손꿈치까지 넓게 둔다(**그림 7.22b,c**). 위의 동작을 반복한다.
8. *다양성* : 한쪽의 싯본이 더 길어지고 높아지게 하거나, 한쪽 팔이 더 길어지게 해본다. 늑골은 길어진 쪽으로 이동하겠지만 여전히 '열린' 채로 후방에 둔 상태를 유지해야 한다.

보상작용 : 엉덩이를 조이는 것이 체중의 후방이동을 막고 싯본/꼬리뼈가 들리지 못하게 한다. 체중을 너무 뒤로 보내는 것은 골반을 무너지게 만들고 꼬리뼈가 아래를 향하게 한다. 하부 늑골의 '신칭'이 흉곽과 골반의 정렬을 막고 코어 조절을 방해하여 척추가 완전히 신장할 수 없게 한다. 어깨의 긴장은 중심열기를 막고 상부 가슴호흡과 호흡 멈춤을 조장한다.

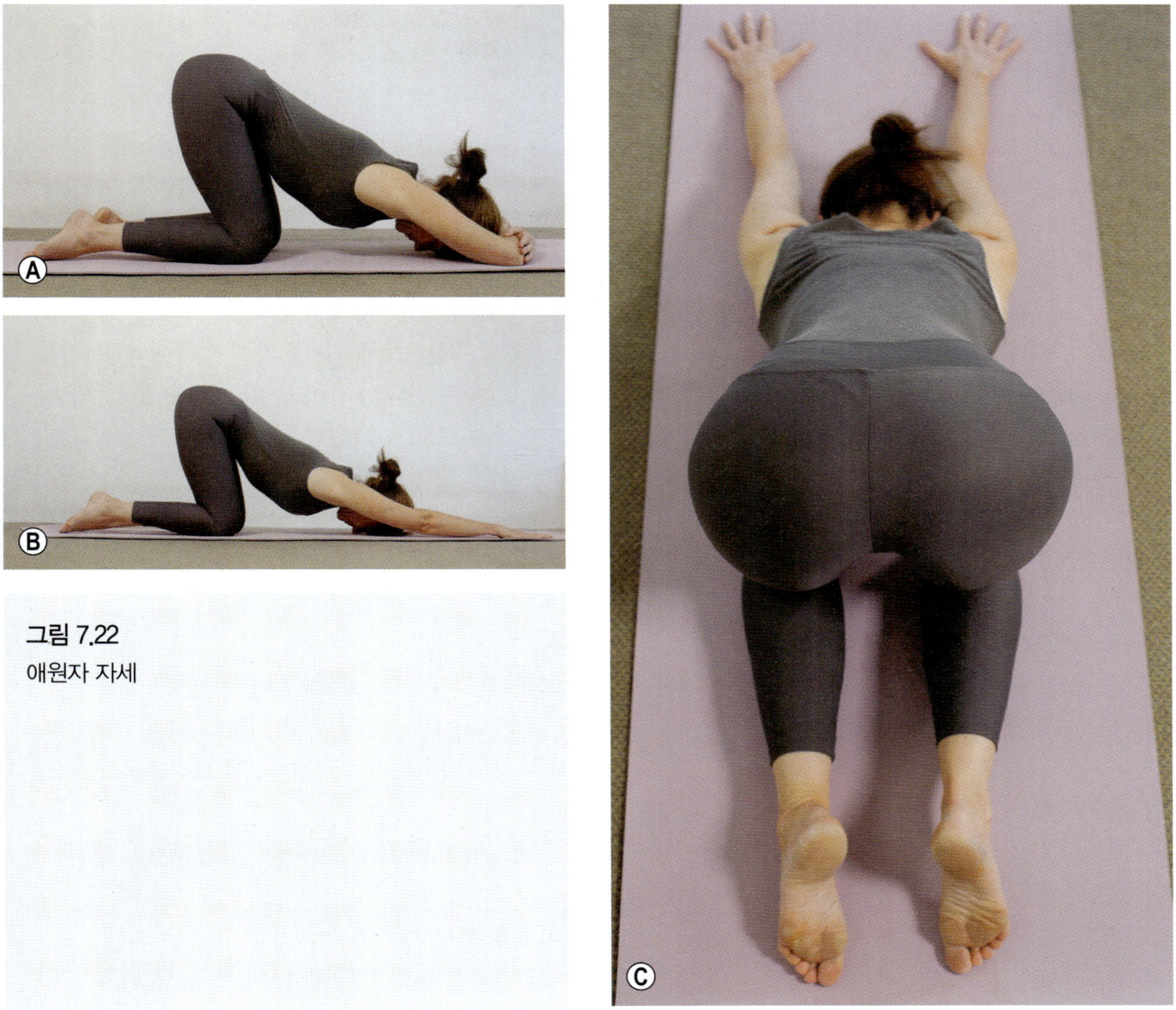

그림 7.22
애원자 자세

23 건강한 앉기

목적 : 첫 번째 기본패턴들로 이상적인 자세 정렬을 만들어 코어를 강화하고 근위 사지대를 조절한다.

효과 : 모든 척추 질환에 도움이 된다. 대부분의 사람들이 적절한 앉기가 잘 안된다. 이것이 척추의 통증을 만든다. 나쁜 앉기 습관을 바꾸고 정확한 방법을 숙지한다. 좋은 앉기 습관에서는 싯본이 균형을 이룬다. 이것은 자연스럽게 코어를 발달시킨다.

자세 : 딱딱하고 편평한 자리에 앉는다. 싯본은 라커(rocker) 모양인데 대부분의 사람들은 이것을 뒤로 굴리는 습관을 가지고 있다 – 체중이 엉덩이에 떨어지고 꼬리뼈는 아래로 말리고 척추는 무너진다. 이것은 건강하지 못하다(**그림 7.23a**).

정확하게 앉기

이 운동에서 키무브 : 싯본을 후방으로 넓혀서 앉고 위 전방부위에서 균형을 잡는다.

1. 능동적으로 넓히고 꼬리뼈를 뒤로 한다. 서혜부 바로위 부위가 팽팽해지는 것을 모니터링하며 하복부가 작용하는 것을 느낀다. 앞쪽 골반은 전방으로 구른다. 척추를 든다. 척추가 들리는 것을 느껴본다(**그림 7.23b**).
2. 처음 '싯업(sit up)'을 시도하려할 때는 목과 벨트라인위의 허리 근육의 긴장으로 늑골이 전방으로 튀어나올 수도 있다. 이것은 코어를 제한한다. 척추를 힘들게 하고 적절한 호흡이 안되게 한다.
   이러한 반사적 동작을 막기 위해 손을 하부늑골에 두고 손아래 근육들을 부드럽게 한다(**그림 7.23c**). 그리고 손아래 하부늑골을 확장하고 넓힌다. 아랫배 근육을 더 수축시킨다. 이것은 코어의 작용을 자연스럽게 한다.
   이것을 지속하기 위하여 호흡을 일정하게 한다(**그림 7.23c**).
3. 추가적으로, 싯본의 위 전방부위에서 균형을 잡은 채로 의자쪽으로 아래로 누른다. '안쪽 들기(inner lift)' 와 호흡이 쉬워지는가를 살핀다. 척추가 들어 올려지고 목이 신장되고 턱이 떨어지고, 왕관은 더 높이 들어 올려지는 것을 느껴본다.
4. 명상을 한다면 정확한 자세와 호흡을 아래로 천천히 자연스런 코어를 위해 실시한다. 척추는 신장되고 중심은 열린다.

보상작용 : 골반과 코어활동이 나쁘면 지속적인 근 긴장과 하부 늑골 주위에 '신칭'이 생긴다 – 이것은 피로를 부르고 슬럼프가 생긴다.

최소 골반 돌기 : '정확한 앉기 자세' 회복

이 운동에서 키무브 :

1. 싯본을 뒤로 굴려 척추전체가 구부정하고 목은 짧아지고 턱은 튀어나오고 어깨는 앞으로 말리게 만들어 본다. 편안하다고 느껴지는가?
2. 싯본을 위전방을 향해 굴리고 위의 단계를 반복한다. 꼬리뼈에서부터 움직임이 시작되어 척추 하나하나를 따라 진행된다. 척추는 '중심' 주위에서 방해없이 신장되며 앞가슴과 어깨는 열린다. 머리는 길어진다.
3. 움직임이 늑골이 아닌 꼬리뼈에서부터 시작하는 것을 감지할 수 있는지 확인한다. '아래에서 앉아 일어나기(sitting up from below)'를 연습하여 습관화한다.

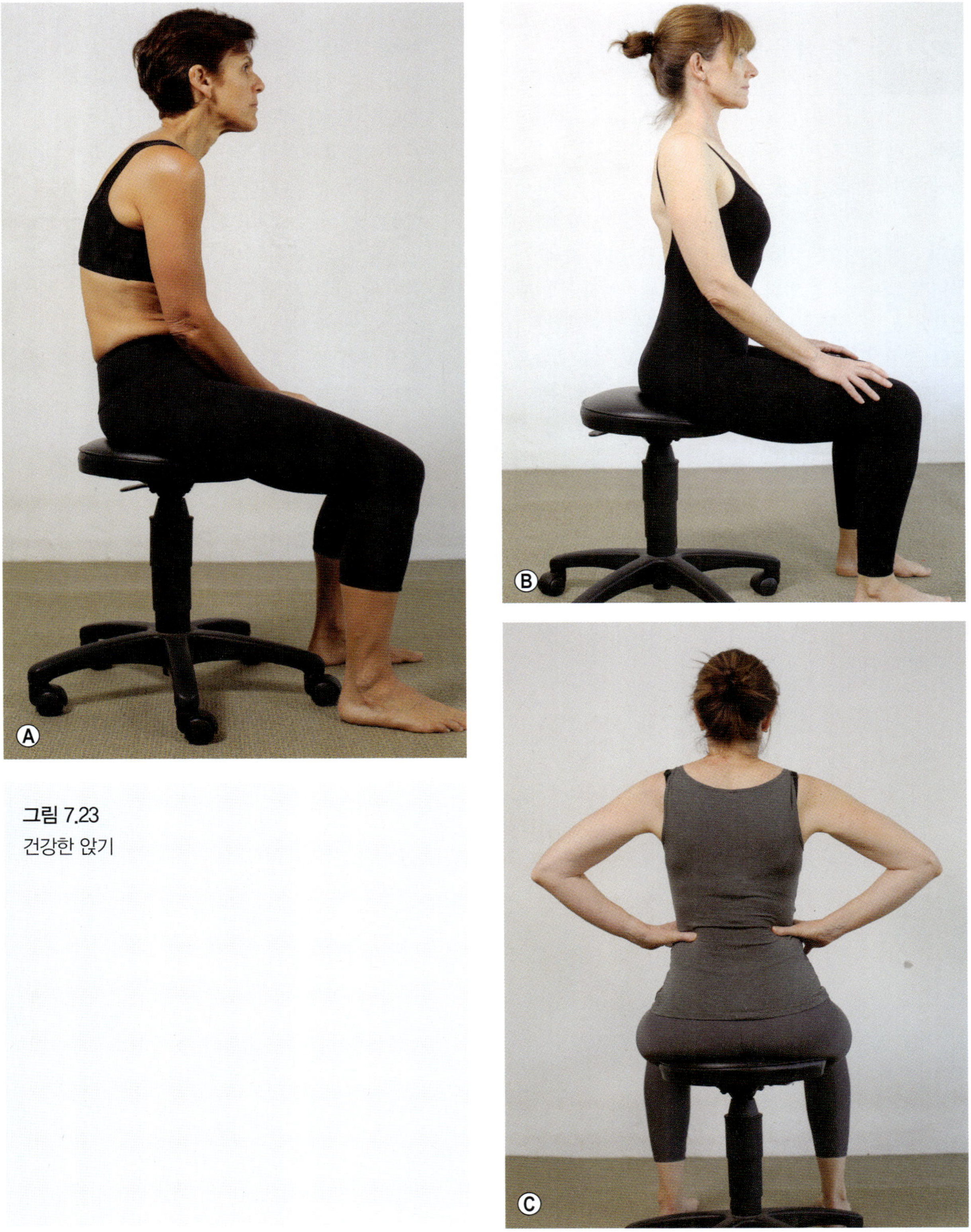

그림 7.23
건강한 앉기

24 '중심을 열기'

목적 : 바로선 자세로 활동 시 척추 기본패턴을 사용하여 코어능력을 향상시킨다.

효과 : 이것은 모든 척추 문제에 도움을 준다. 자세가 무너져 코어가 작동 안하고 호흡이 효과적이지 못할 때 필요하다. 이 운동은 앉아서, 서서 하루종일 시행할 수 있다(적절히!). 자연스럽게 코어를 만들고 척추에 좋은 지지를 할 수 있다. 근육의 긴장도 사라진다. 다음은 앉아서 하는 자세이다.

자세 : 골반을 중립으로 하고 앉는다. 싯본의 꼭대기에. 이 자세를 유지한다.

이 운동에서 키무브 :

1. 손을 하부늑골에 부드럽게 감싼다. 엄지는 뒤를 향한다.
2. 어깨를 떨어뜨린다. 흉골이 드러나도록 어깨의 '전방' 포인트는 뒤로 당기고 팔꿈치는 넓게 한다. 견갑골은 가깝게 모은다.
3. 호흡을 내린다. 부드럽게. 하부 늑골을 측면, 후면으로 넓혀 엄지 사이로 가져간다. 하부 늑곽에 내적 '원'을 만든다고 상상하라. 늑골의 앞쪽을 더 넓혀야 하는 사람도 있을 것이다. 엄지아래에서 등근육이 부드러워 지는 것을 느낄 수 있다 – 이때 하복부가 팽팽해지는 것을 동시에 느낄 수 있으며 이는 하부늑골의 팽창을 도와준다.
4. '중심 열기' 는 호흡을 아래, 후방으로 지속적으로 천천히 시행함으로 얻어진다(**그림 7.24**). 이 운동을 하루종일 유지하여 지구력을 늘리고 아무 때나 자동으로 할 수 있도록 한다.

보상작용 : 가슴과 어깨를 들어올리고 좋지 않은 코어 활동과 넓힘이 나타난다. 엄지 아래 긴장이 느껴지고 하부늑골은 전방으로 튀어나온다(호흡은 아마도 멈춰진다). 호흡을 일정하게 하며 중심을 열기 어렵다. 배만 부풀어진다 –'풍선화(ballooning)' .

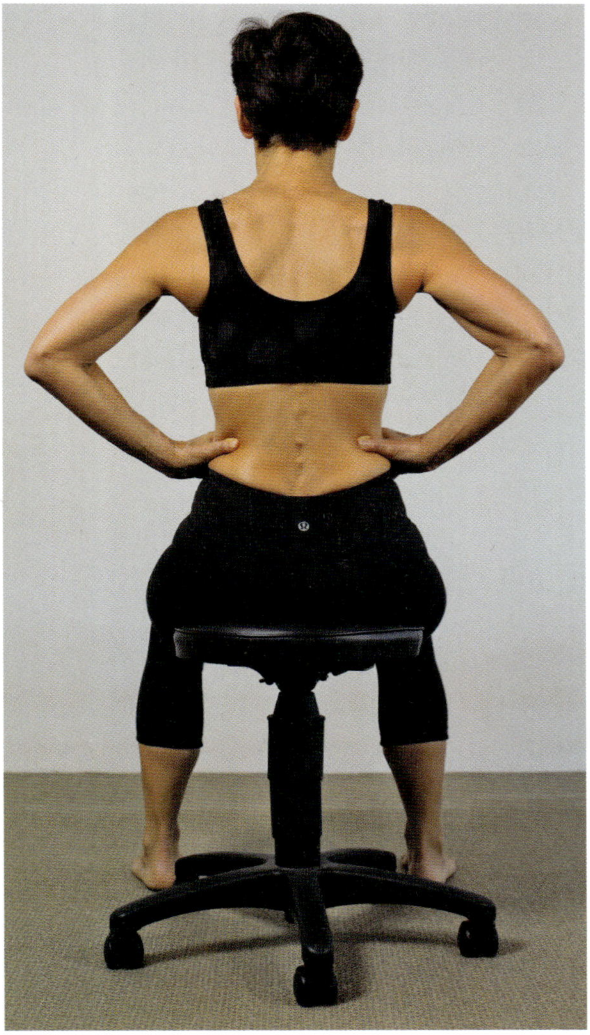

그림 7.24
'중심을 열기'

25 어깨 기본패턴

목적 : 견갑대와 상부 척추, 흉곽의 가동성을 높인다. '중심'을 조절하고 정렬을 유지하는 동안 흉벽위의 견갑대의 움직임을 분명하게 하여 어깨 패턴을 만든다.

효과 : 이것은 모든 척추 통증에 도움이 된다. 특히, 머리, 목, 어깨, 팔 통증에 좋다. 자세적 무너짐과 긴장속 움직임이 목과 어깨의 경직을 만든다. 또한 회전근개와 다른 어깨 손상을 증가시킨다. 좋지 않은 견갑대 조절은 흔하다. 하루종일 어깨의 이러한 동작은 습관처럼 베어진다. 특히 컴퓨터 작업에서 그렇다. 이러한 습관을 깨야 한다.

자세 : 중립 척추(체중을 싯본의 전방과 발에 둔다). '머리를 띄운다'. 키가 커지도록 목의 뒤 부분은 부드럽고 길게 한다.

첫 번째, 두 번째 패턴

이 운동에서 키무브 :

1. 손은 고관절에 두고, 엄지는 뒤를 향하고 어깨와 팔은 이완한다. 하부늑골을 확장하고 넓힌다. 이것을 유지하고 자연스럽게 호흡한다.
2. *첫 번째 패턴* : 팔꿈치를 넓게 하고, 부드럽게 흉골을 전방으로 보이게 한다. 어깨의 전방 포인트를 가볍게 올린다. – 그리고 쇄골이 넓어진다고 생각하며 뒤로 당겨 아래로 부드럽게 내린다. 견갑골을 반대쪽 견갑골쪽으로 사선으로 당겨내린다. 견갑골 사이의 근육이 작용한다; 젖꼭지는 넓게 펴지고 올라간다. 어깨 사이의 상부 척추는 직선으로 곧게 하고 목은 부드럽게 길게 하며 턱은 내려 후방시킨다(**그림 7.25a**).
3. *두 번째 패턴* : 첫 번째 패턴을 이완하고 두 번째로 넘어간다. 어깨와 머리가 전방으로 떨어지게 한다(그림 없음). 이 두 패턴을 시행하되 첫 번째가 더 중요하다.

보상작용 : 첫 번째 패턴에서 나타난다. 팔에 긴장이 오고 어깨는 아래로 늑골을 '누른다'. 흉골의 들림이 없고 어깨 후인이 감소되며 후방 회전근개가 과활동한다. 견관절은 내전되고 상부 흉곽이나 견갑골의 미끄러짐이 없다. 목이 긴장한다. 허리에 신칭이 있어 견갑대보다 먼저 움직인다. 호흡이 멈춰진다.

세 번째 패턴

이 운동에서 키무브 :

1. 첫 번째 패턴을 '유지'하며 어깨의 오른쪽 포인트를 올리고 오른쪽을 향하게 한다. 오른쪽 늑골을 겨드랑이로 보낸다고 생각하라. 오른쪽 젖꼭지는 오른쪽으로 이동하고 올라간다.
   어깨는 떨어뜨린다. 부드럽게 뒤로 보낸다.
   머리를 부드럽게 왼쪽으로 측방이동 시킨다 (**그림 7.25b**).
   왼쪽도 반복하되 부드럽게 측면을 왔다갔다 한다.

보상작용 : 견갑대의 중립을 잃는다. 올리는 것이 감소된다. 어깨의 포인트보다 하부 늑골에서 시작된다. 오른쪽이 올라가는 것이 아니라 왼쪽 어깨가 아래로 눌러진다.

네 번째 패턴

이 운동에서 키무브 :

1. 첫 번째 패턴을 '유지'하며 오른쪽 어깨의 전방 포인트를 위로 올리고 뒤로 보낸다.

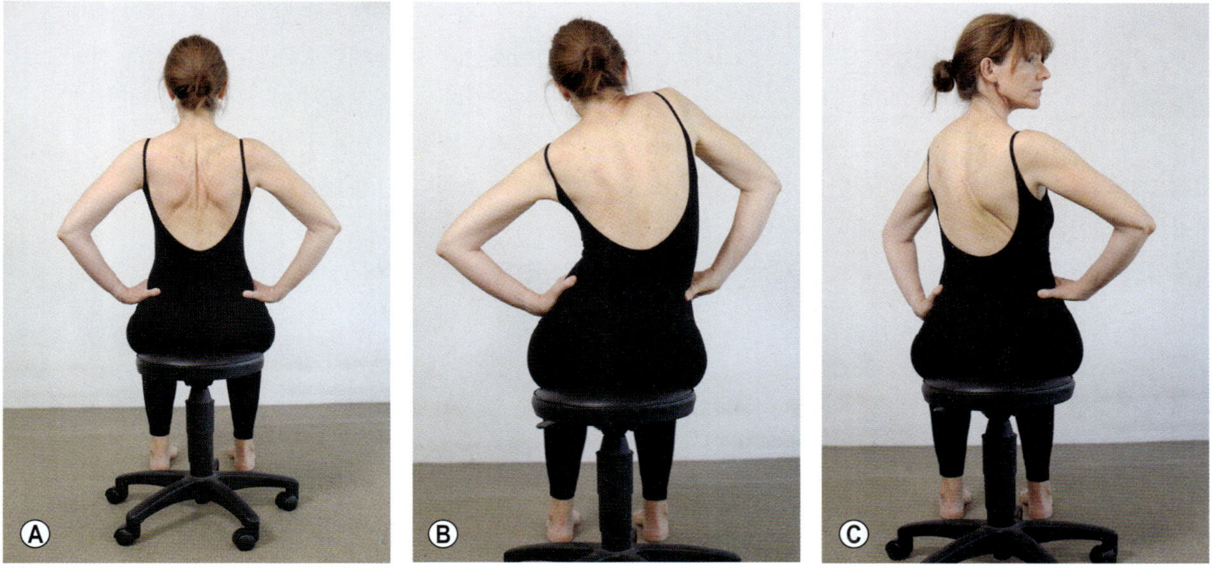

그림 7.25
어깨 기본패턴 a)어깨 기본패턴 1 b)어깨 기본패턴 3 c)어깨 기본패턴 4

오른쪽 견갑골은 후인되고 척추를 향하여 뒤로 미끌어진다(**그림 7.25c**). 머리, 흉골과 오른쪽 젖꼭지를 오른쪽으로 스윙한다.
왼쪽 어깨는 전방으로 움직인다.
오른쪽 겨드랑이 뒤쪽과 팔을 부드럽게 둔다 (팔꿈치를 잘 보면 된다).
왼쪽도 반복한다.

보상작용 : 어깨의 포인트보다 팔꿈치로 리드한다. 어깨가 눌러져 내려가고 목, 겨드랑이 뒤쪽과 팔이 긴장한다. 상부 흉곽의 회전대신 허리에 신치가 생기고 견갑골보다 많이 일을 한다.

모든 움직임은 가볍고 유연해야 한다. 견갑골사이의 움직임이 잘 되는지 확인하고 너무 아래쪽 근육들을 사용하거나 허리를 뒤틀지 않도록 한다. 젖꼭지는 하부 늑골보다 더 움직여야 한다.
거울을 보며 피드백 하라.
머리와 목이 자유롭게 어깨를 따르게 한다.

26 머리 기본패턴

목적 : 머리와 목 자세 조절을 향상한다. 이것은 목위의 머리의 움직임을 바로 하는 머리 패턴을 통해 이루어진다. 첫 번째 경추위의 머리의 미세한 움직임을 조절하는 것이다.

효과 : 이것은 머리와 목 통증, 상지 통증에 좋다. 이상적으로 머리는 유연하고 곧은 척추의 가장 위에 위치하여 움직임이 자유롭고 주위의 자극을 따라간다. 자세가 좋지 않으면 이 조절이 어려워진다. 구부정하게 앉은 것이 가장 일반적이다). 예를 들어, 컴퓨터 앞에서 하루종일 이러한 패턴의 '멈춤 운동'을 하는 것에 주의해라.

자세 : 중립 척추로 앉는다. 체중은 싯본 앞과 발에 둔다. 머리를 키가 커지게 위로 움직이고 목 뒤쪽을 부드럽고 길게한다.

첫 번째와 두 번째 패턴

이 운동에서 키무브 : 하부 늑골주위에 긴장을 주지 마라 –호흡을 편하게 하며 확장하고 넓힌다.

1. ***첫 번째 패턴*** : 가슴을 열어 흉골의 윗부분이 '전방'으로 드러나도록 하고 어깨포인트를 뒤로 당겨 넓힌다. 목을 길게 한다. 부드럽게 이 동작을 지속한다.
2. 턱을 내리고 머리를 뒤로 미끄러 뜨리고 전방을 주시한다. 두개골의 뒤는 올린다. '이중 턱'이 되도록 하고 턱 아래 근육이 움직이고 견갑골 사이의 근육도 움직이게 한다. 머리를 키가 커지게 든다. '뒤 자세'에서 머리만으로 고개를 끄덕이는 '예' 동작을 만든다(**그림 7.26a**).
3. ***두 번째 패턴*** : 간단히 첫 번째 패턴을 이완한다. 이것은 두 번째 패턴으로 연결되며 턱을 전방으로 가져간다. 이 자세에서 다시 첫 번째 패턴으로 움직임을 옮겨간다. 첫 번째 패턴이 더 중요하다(그림 없음).

보상작용 : 중간 목이 과사용된다.(척추와 어깨의 정렬이 좋지 않기 때문). 목의 표층 근육이 과활동한다. 목과 어깨의 긴장이 증가한다. 하부 후 늑골이 긴장한다.

세 번째 패턴

이 운동에서 키무브 : 첫 번째 패턴과 머리를 바로 세우기 위해 자세적 큐(cues)를 유지한다.

- 부드럽게 왼쪽 귀를 왼쪽으로 미끌어 뜨리고 정확하게 들으려는 것과 같은 동작을 취한다. 오른쪽 귀는 떨어 뜨린다. 부드럽게 양쪽을 반복한다. 목을 길어진 상태를 유지하는 동안 두개골이 좌 · 우로 회전하는 것을 느낀다 (**그림 7.26b**).

보상작용 : 머리의 독립적인 움직임이 감소된다(전체 목이 측굴). '중립'을 유지하며 바로 서는 조절 감소되고 첫 번째 패턴을 지속하기가 어려워진다(턱이 전방으로 이동).

네 번째 패턴

이 운동에서 키무브 : 첫 번째 패턴의 자세적 '큐(cues)'를 유지한다.

- 눈을 오른쪽으로 돌리고 머리는 눈을 따라가지만 목전체가 회전되면 안된다. 40–45°를 최대 목표로 돌린다. '아니요' 제스처가 된다(**그림 7.26c**).

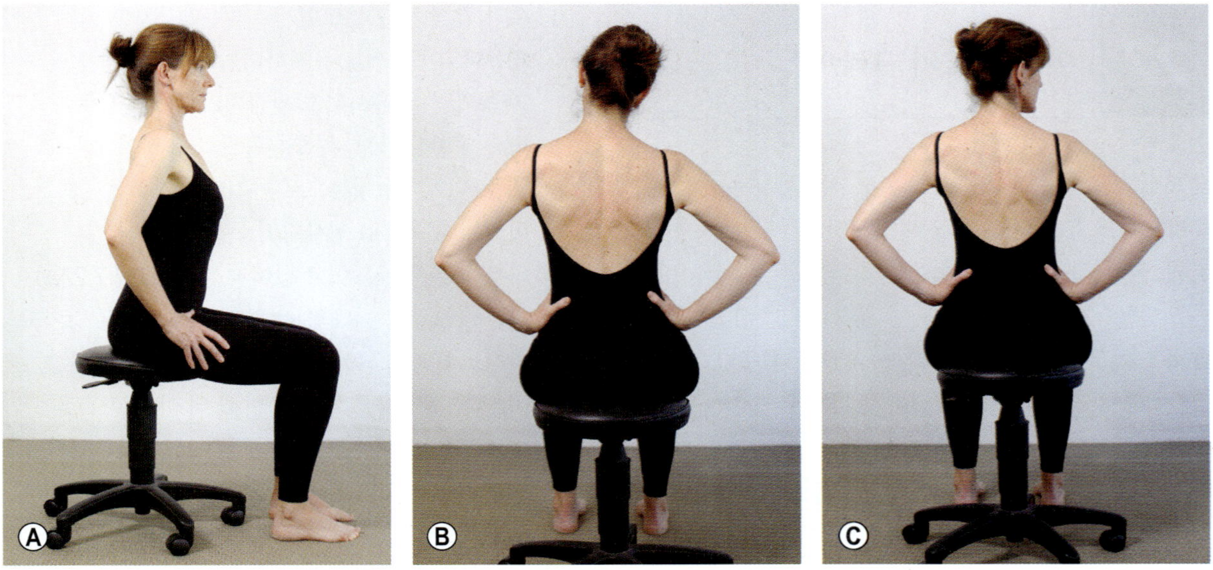

그림 7.26
머리 기본패턴 a)머리 기본패턴 1 b)머리 기본패턴 3 c)머리 기본패턴 4

보상작용 : 중립위 조절과 첫 번째 패턴유지가 어렵다.
턱이 전방으로 가고 전체 목이 돌아간다.

27 어깨 으쓱과 슬라이드

목적 : 상부 흉추와 견갑골의 가동성을 향상하고 흉벽에서의 3차원적 조절을 향상시킨다. 어깨 패턴 1,3,4로 시행한다.

효과 : 이것은 머리, 목, 어깨, 상지 통증에 좋다. 일반적으로 전방 가슴과 어깨가 좋지 않은 견갑골 조절에 의해 긴장이 증가하는 것이 보통이다. 이 운동은 하루종일 컴퓨터에 있는 사람에게 좋다.

이것은 옆으로 누운 자세에서도 할 수 있고 급성 통증이 있는 경우도 가능하다.

자세 : 중립위로 앉는다. 체중을 싯본 앞쪽에 둔다. 척추가 올려지는 것을 느낀다(목은 부드럽고 길게, 머리는 키가 '커지듯이 늘린다').

오른쪽 손바닥을 벌린 채로 머리위에 얹는다. 이때 목의 중립자세가 방해되지 않도록 한다. 머리는 손바닥에 흐르고 턱을 가볍게 떨어뜨리며 어깨와 팔을 이완한다. 하부 늑골 주위에 긴장을 유지하지 않는다. 편하게 호흡한다.

이 운동에서 키무브 : 오른쪽 팔꿈치 포인트에 서치 라이트가 있다고 상상한다.

1. 손과 팔 전체를 부드럽게 한다; 팔꿈치를 넓게 띄운다. 이 자세를 유지하며, 오른쪽 어깨를 올려 '으쓱거림'을 유도하고 팔꿈치가 천장쪽으로 향하게 한다. 늑골은 오른쪽으로 움직이게 두고 체중은 오른쪽 싯본으로 가져간다. 머리는 왼쪽으로 경사지되 목은 이완한다. 하부 늑골은 부드럽고 넓어야 한다(**그림 7.27a**).
2. 천천히 오른쪽 어깨의 전방 포인트를 뒤로 당기고 아래로 내린다. 팔꿈치 라이트는 아래, 뒤를 비춘다. 견갑골은 척추를 향해 뒤 아래쪽으로 미끄러진다. 체중은 왼쪽 싯본으로 가져가고 상부 늑골은 약간 왼쪽으로 이동하여 머리와 함께 오른쪽으로 약간 돌린다(그림에 없음) (**그림 7.27b**).
3. 부드럽게 전후로 흔든다. 어깨의 포인트를 정교하게 조절하여 견갑골이 나선형으로 움직이게 한다.

보상작용 : 손을 움켜쥐고 팔이 긴장된다 (목과 겨드랑이 뒤쪽 또한 긴장되고 짧아진다). 견갑골이 흉벽위에서 자유롭게 미끌어지지 못하고 상부흉곽과 어깨로부터의 움직임, 특히 후인이 거의 일어나지 않는다.

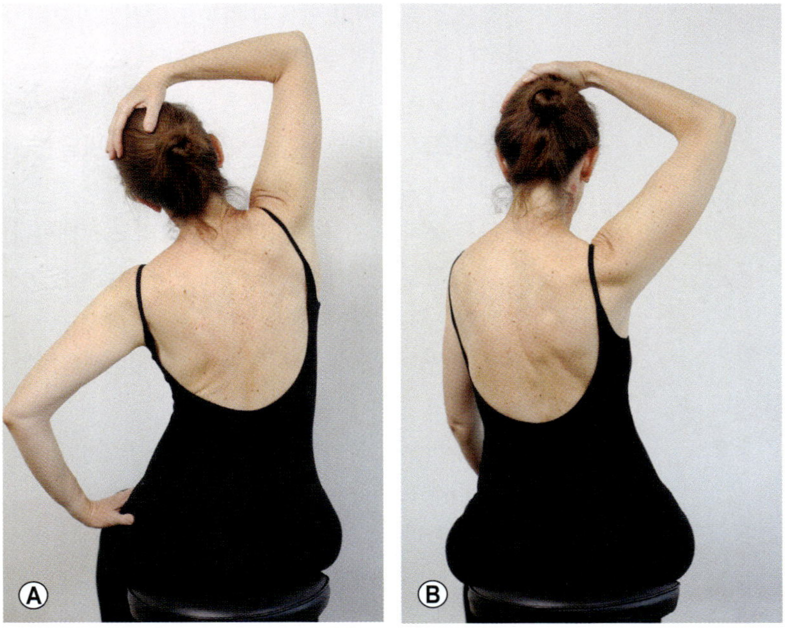

그림 7.27
어깨 으쓱과 슬라이드

28 풍차

목적 : 상부 흉곽과 견갑대의 중립자세 조절 및 팔 거상의 조절을 향상시키기 위한 것으로, 첫 번째 세 번째 어깨 패턴과 척추 기본패턴을 통합하여 진행한다.

효과 : 모든 척추 통증에 도움이 되고 특히 머리, 목, 팔 통증에 좋다. 대부분의 사람은 어깨를 전방으로 유지하고 있다. 이것은 팔을 쉽게 잘 드는 것을 방해한다. 해보라! 그리고 나서 게으른 견갑대 조절을 깨우는 이 운동과 비교해보라.

자세 : 앉거나 서서 '키가 커지는 자세(tall)'를 만들고 이완한다. 팔은 측면에 늘어 뜨린다.

이 운동의 키무브 : 어깨를 떨어 뜨린다. 하복부를 팽팽하게 유지하며 하부늑골을 넓힌다.

1. 부드럽게 팔을 30° 정도 밖으로 둔다.
   손바닥은 천정을 향하게 한다.
2. 흉골의 윗부분을 전방으로 하고
   어깨의 전방 포인트를 뒤로 당긴다.
   손은 약간 전방으로 둔다(**그림 7.28a**).
   주의 : 손바닥을 위로 하면 쉽다. 견갑골 사이의 근육이 일을 한다. 엄지로 당신 뒤를 가리킬 수 있는가?
3. 견갑골을 움직이고 팔을 수평면으로 가져가고
   손가락을 넓힌다. 손바닥은 여전히 위로 둔다.
4. 머리를 오른쪽으로 돌려 오른쪽 손바닥을 보면서
   오른쪽으로 팔을 뻗는 동안 왼손 바닥은 바닥을
   보게 한다(**그림 7.28b**).
   똑같은 동작을 왼쪽에 반복한다. 그리고 교대한다.
   상단 견갑골 사이에서 'skewing'–비스듬이
   움직이는 – 동작이 나타난다.
5. 위 흉골을 전방으로 다시 보내고 어깨의 포인트를
   뒤로 하고 손바닥은 위로 한다.
   팔을 수직으로 들어올리는 동안 오른쪽 손바닥을
   계속 바라보고 흉골의 상단은 좀 더 전방으로
   나오게 한다.
   왼손은 떨어뜨리고 위 늑곽은 오른쪽으로
   움직인다. 하부 등늑골도 부드럽고 뒤로 넓게
   유지한다(**그림 7.28c**).
6. 연습을 양쪽으로 반복하며 각각을 조심스럽게
   접근한다.

보상작용 : 지시에 따른 각 단계의 불충분한 성취 – 손을 어깨 포인트보다 더 뒤로 가져간다. (겨드랑이 뒤쪽에 지속적인 긴장, 좋지 않은 상부 척추의 '중립'자세, 팔을 올릴 때 목의 긴장). 부적절한 코어 조절 – 등쪽 늑골의 과긴장은 늑골을 들어올리고 '전방'으로 향하게 된다.

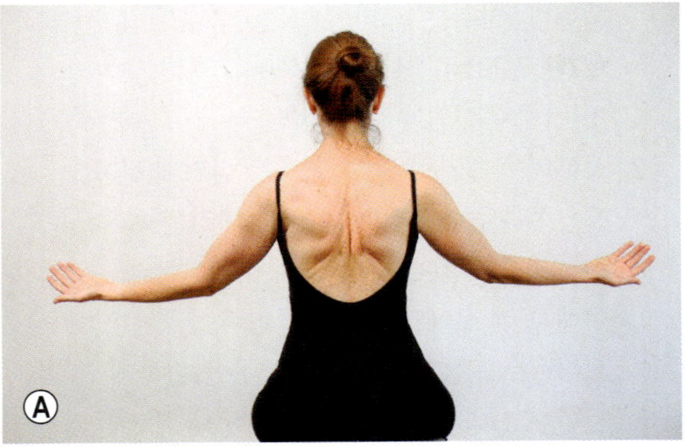

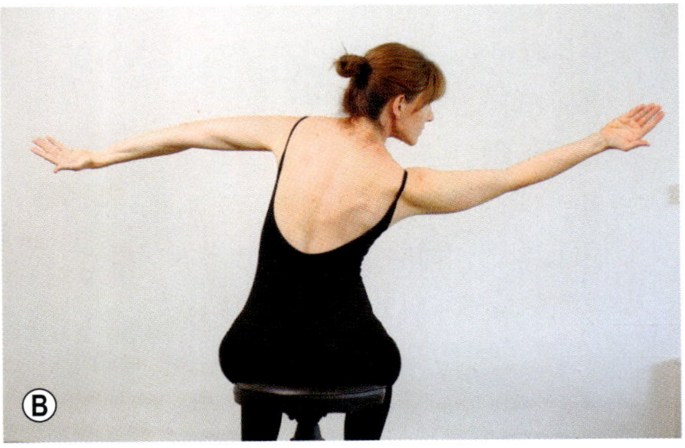

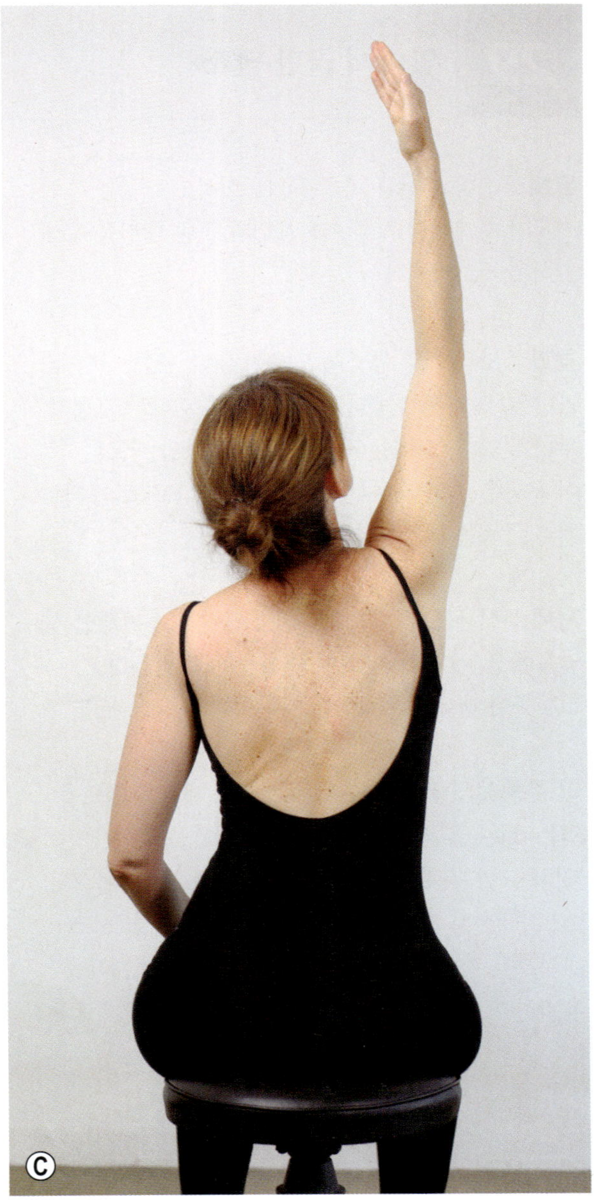

그림 7.28
풍차

29 앉아서 골반 댄스

목적 : 골반과 하부 척추를 가동화하고 기능적 자세에서 척추 기본패턴과 골반 패턴을 통해 코어를 강화시킨다.

효과 : 모든 척추 통증에 도움이 된다. 특히 요통, 골반통, 하지통에 좋다. 우리는 대부분 앉은 자세가 무너져 있다. 코어는 작동하지 않고 등만 아프다. 이 운동은 골반과 하부척추를 가동화하고 '코어'와 척추 근육을 재활성화한다.

자세 : 싯본을 후방으로 넓혀서 딱딱하고 편평한 시트 앞쪽에 앉는다. 싯본 위에 균형을 바로 잡는다. 그것들이 팽이의 뾰족한 끝부분이라고 상상해라.

이 운동에서 키무브 : 키무브 코어 재교육 벨트를 입는 것은 '골반 코어'로부터의 동작들을 하는 동안 '일차 코어'를 활성화 시키는 것을 도울 것이다. 벨트 또는 손 안에서 하부늑골을 팽창하여 넓히고 하복부를 팽팽하게 한다. 움직이는 동안 이 자세를 유지한다. 다리는 이완하고 움직임에 동원되지 않는다.

1. 싯본을 부드럽게 좌석으로 가라앉힌다. 넓게 펼친 상태에서 앞으로 굴린다. 꼬리뼈는 뒤로 몸은 전방으로 약간 기울어질 것이다. 척추로부터 움직임을 진행하고 앞가슴위와 어깨를 연다. 하복부는 더욱 팽팽하게 한다(**그림 7.29a**). 그리고나서 체중을 뒤로 떨어뜨리고 싯본을 뒤로 굴려 꼬리뼈를 아래로 말아본다. 꼬리뼈는 아래로 돌린다. 척추는 뒤 하방으로 굴곡한다 (**그림 7.29b**). 천천히 반복하고 특히, 첫 번째 움직임에 집중한다.
2. 싯본의 꼭대기로 간다. 왼쪽은 잠기게 하고 오른쪽은 들어올린다. 늑골과 머리는 왼쪽으로 향하고 머리는 왼쪽 다리 위에 위치한다. 아래 골반 코어가 단단해야 한다. 코어벨트를 넓게 유지하고 호흡을 편하게 들이쉬고 내쉰다. 척추가 아래에서 위로 들리는 것을 느낀다. 오른쪽 싯본도 반복한다. 좌 · 우로 움직임을 반복한다 (**그림 7.29c**).
3. 오른쪽 싯본으로 간다. 들어 올려져 있는 왼쪽 싯본을 뒤로 당겨 왼쪽 무릎을 짧아지게 한다. 왼쪽 서혜부를 깊게 하고 몸과 머리는 왼쪽을 향하여 뒤로 회전한다. 골반은 코어를 유지한다. 왼쪽 싯본을 들어올린 채로 전방으로 가져가고 왼쪽 무릎은 길게 한다. 왼쪽 싯본이 바닥을 칠하는 붓이라고 생각하고 앞 · 뒤로 움직인다. 후방으로 잘 움직여지도록 더욱 신경 쓴다. 왼쪽 싯본도 반복해 준다 (**그림 7.29d**).

골반 코어는 싯본에 의해 나타나는 모든 움직임의 주동력이다. 나머지 척추는 들어 올려져 있지만, 이완된 상태로 자유롭게 움직인다.

보상작용 : 부적절한 일차 및 골반 코어는 움직임을 싯본에서 부터가 아니라 신체 중심의 '신칭'에서부터 시작되게 만든다. 늑골은 들어 올려지고 앞으로 튀어나간다. 이것은 척추의 자유로운 움직임을 막고 호흡을 제한한다.

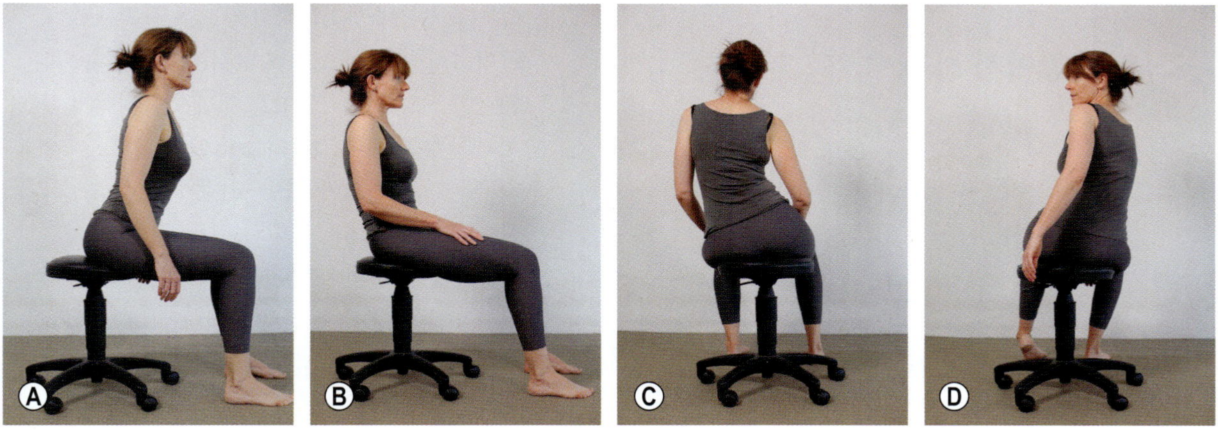

그림 7.29
앉아서 골반 댄스

30 앉아서 서기

목적 : 기능적 움직임을 통하여 골반 패턴 1 강화와 코어 통합을 향상시킨다.

효과 : 모든 척추 통증에 도움이 된다. 특히 요통과 골반통. 우리는 앉고 일어나는 동작을 셀 수 없을 정도로 많이 한다. 그러나 골반으로부터 적절하게 동작하지는 못한다. 골반은 이상적인 힘의 저장소이다. 대신에 우리는 머리로 리드하며 손을 밀어 일어나는 것이 보통이다. 코어의 강화로 이 문제를 해결할 수 있다.

자세 : 딱딱한 의자 앞쪽에 싯본으로 앉는다. 힘이 부족할 때는 약간 높은 의자가 좋다. 가능하면 발 뒤꿈치를 의자의 앞쪽 다리 가까이로 붙이고 발가락은 앞으로 향하도록 한다.

이 운동에서 키무브 : 체중을 발바닥에 고루 분포되도록 한다 – 특히, 뒤꿈치에 다리를 이완한다. 하부 늑골을 확장하고 코어의 작용을 느낀다.

1. 싯본을 좌석에 가라앉히고 싯본을 앞쪽으로 굴리며 넓게 해서 꼬리뼈가 뒤로 움직이게 하다. 체간이 전방으로 기울어질 때까지 움직여서 머리는 무릎 위에 위치하도록 한다. 척추는 잘 정렬되어 '골반 코어'가 작동하도록 한다(**그림 7.30a**).
2. 뒤꿈치를 밀어내리고 싯본을 시트에서 띄운다. 문자 그대로 '눌러서 위로 올리며(pushing down to come up)' 선다. 손보다 다리에 의지하여 동작한다. 셀룰라이트를 위하여! 에도 좋다.
3. 싯본을 직선으로 펴고 전방으로 하며 일어선다.
4. 앉으면서는 반대로 움직인다. 싯본을 움직이기 시작하여 뒤로 넓히고 위를 향하게 하여 골반 하부를 시트에 닿도록 한다(**그림 7.30b**). 부드럽게 시트에 내린다.
5. 반복한다.

보상작용 : 머리와 어깨로 움직인다(부적절한 첫 번째 골반 패턴과 좋지 않은 골반의 체중 이동 때문). 목의 긴장이 생김. 발이 바닥에 잘 지지되지 않거나 기저면이 좁아짐. 척추 정렬이 상실 – 굴곡된 척추는 이를 암시한다.

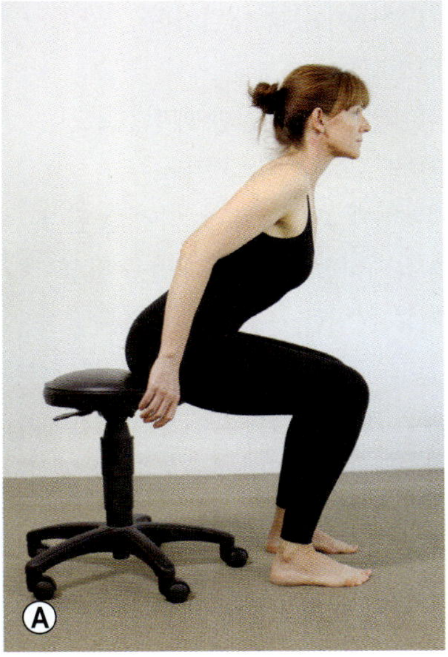

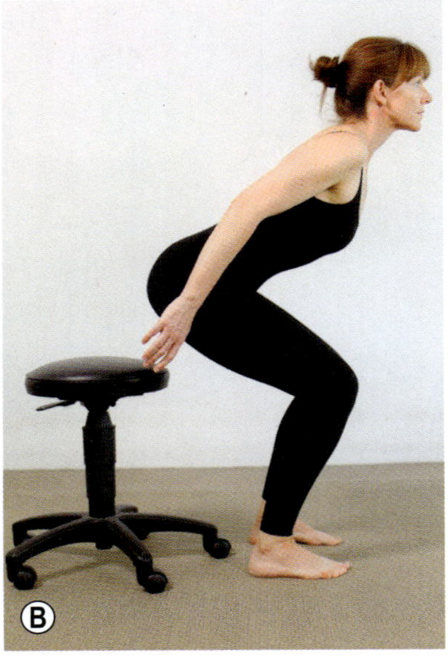

그림 7.30
앉아서 서기

31 건강한 서기

목적 : 선 자세에서 첫 번째와 세 번째 골반 패턴에 의한 자세적 힘의 향상.

효과 : 모든 척추 통증에 좋다. 대부분의 생활에서 직립으로 중력에 대항함에도 불구하고 우리는 에너지 효율이 좋지 않은 자세를 취한다. 건강한 자세 습관은 '바르게 서는 것'이며 이는 자동적으로 코어 활동이 동반되어야 한다. 좋지 못한 습관이 이를 방해한다. 우리는 한쪽 다리를 '부목'처럼 사용하는 습관을 흔히 한다. 발가락을 밖으로 향하게 벌리고 서고, 꼬리뼈는 말리고 엉덩이는 조여진다. 따라서 '능동적 바로 서기'를 배워야 한다.

자세 : 고관절 넓이로 발을 벌리고 선다. 발가락은 전면을 향한다. 좁은 철길에 서 있다고 상상하며 발 전체로 체중을 지지한다.

이 운동에서 키무브 : 체중이 발에 골고루 분포 되도록 한다. 뒤꿈치와 엄지, 새끼발가락의 삼점 지지가 잘 되도록 한다. 발목과 무릎은 부드럽게 한다. 미세하게 구부린다. 슬개골이 약간 밖으로 향하게 한다. 골반에 손을 둔다; 세 번째 손가락으로 골반뼈 안쪽 하복부를 촉진한다. 하부 늑골을 넓히고 호흡이 아래로 내려가도록 유지한다.

1. 골반을 '중립'으로 두고 엉덩이는 부드럽게 하며 싯본을 약간 벌리고 후방으로 하며 골반 코어가 자동으로 작동하도록 한다. 자세를 좀 더 정확히 해본다. 꼬리뼈는 아래보다 뒤로 향하게 한다 (**그림 7.31a**). ('엉덩이를 쑥 내밀거나' 늑골을 내밀지 마라!).
2. 이 동작을 유지한다(첫 번째 골반 패턴). 부드럽게 발을 바닥으로 '가라앉힌다'. 골반 코어를 팽팽하게 되며 척추는 약간 들린다.
3. 첫 번째 패턴을 유지하고 세 번째 패턴을 활성화 시킨다. 왼쪽 발로 지면을 누른다. 체중은 왼쪽 다리로 가고 오른쪽 골반과 뒤꿈치는 살짝 든다(**그림 7.31b**). 골반 코어는 더욱 팽팽하게 한다.
   이 동작을 유지하면서 오른쪽 발 앞쪽의 체중지지를 줄인다. 이때 오른쪽 골반이 떨어지지 않게 한다 오른쪽 무릎을 구부리거나 왼쪽 무릎을 잠그지 않는다(또는 오른쪽 무릎을 구부리고 왼쪽 무릎을 잠근다).
4. *진전* : 추가적으로 오른쪽 발을 오른쪽 골반의 떨어짐 없이 빠르게 바닥을 치는 동작을 하며 코어를 강화한다.
5. 똑같은 과정을 오른쪽 다리에 적용한다.
6. 하루 일상에서 어떻게 서 있는지 잘 인식한다. 그리고 가능할 때마다 이 운동을 실시한다 (예, 신호등에서 신호 기다릴 때).

보상작용 : 좋지 않은 발의 '그라운딩'은 골반의 움직임에도 좋지 않다. 이는 세 번째 패턴 움직임이 시작되지 않는 것이다. 발이 바닥에 잘 지지되지 않는 것은 골반의 움직임이 좋지 못한 것이고, 이는 세 번째 패턴이 시작되지 않은 것이다. 허리의 '신칭', 좋지 않은 체중 이동과 척추 정렬이 나타난다. 오른쪽 골반을 들어서 버틸 수 없다. 체중지지 다리가 경직된다.

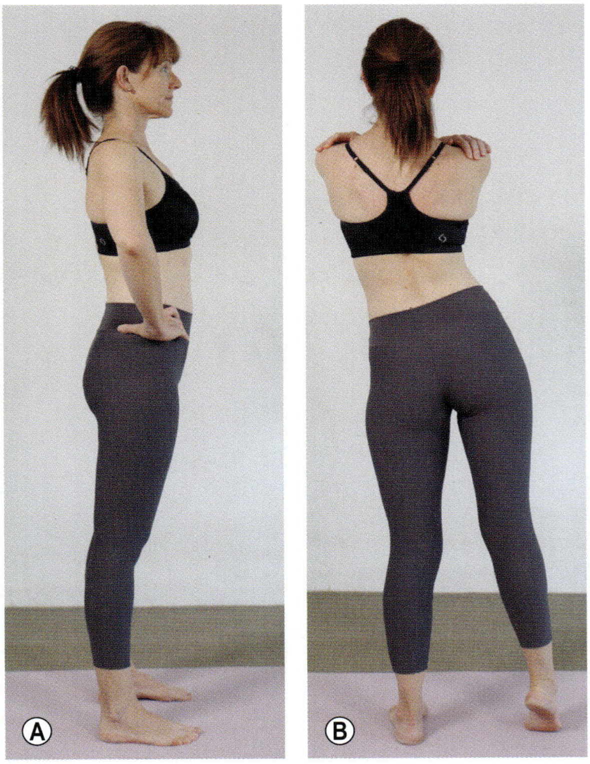

그림 7.31
건강한 서기

32 전방 구부림 패턴

목적 : 부하가 적용된 기능적 활동에서 골반 패턴 1과 '코어 조절'을 숙달한다.

효과 : 모든 척추 통증에 좋다. 일상생활에서 습관적으로 몸을 구부리는 동작에 취하는데 필요한 코어 능력을 기른다. 운동 패턴이 건강하면 근육은 자연적으로 일하며 척추를 보호한다.

일상에서 앞으로 구부리는 동작(물건을 줍는 등) 때마다 코어를 활성화하고 허리를 보호한다. 단순히 이 동작을 잘 수행하는 것만으로 당신의 허리는 건강해지고 엉덩이와 대퇴는 단단해질 것이다.

자세 : 거울 앞에 발을 평행으로 놓고 전방을 보고 고관절보다 약간 넓게 선다.

이 운동에서 키무브 : 코어를 사용하여 하부늑골을 넓힌다. 이 동작을 유지한다.

싯본으로부터의 좋은 자세를 이끌어내기 위해 손을 싯본에 위치시킨다.

1. 발을 '가라앉히듯이' 누른다(특히, 뒤꿈치). 무릎은 전방으로 구부리고 두 번째 발가락 선에 맞춘다. 거울을 계속 응시한다.
2. 싯본을 뒤와 위로 넓게 벌려 꼬리뼈로부터 길게 한다. 자연스럽게 전방으로 구부리며 움직임이 허리가 아닌 고관절에서부터 시작되는 것을 살핀다. 정확하게 수행될 때 골반 코어가 작동되는 것을 느낄 수 있다.
3. 척추는 길어지고 하요부 늑골은 넓어지며 가슴과 어깨는 열린다. 즉, 전방으로 몸을 구부릴 때 싯본이 뒤쪽과 위쪽으로 움직이며 동작을 리드한다.

   싯본이 움직임을 리드한다. 뒤로 위로 전방굴곡 시 나타난다.
4. 싯본의 움직임을 지속한다. 이를 위해 엉덩이 근육을 주로 사용하고 많은 역할을 하게 한다(**그림 7.32a**).

   동작이 정확하면 햄스트링이 많이 신장되는 것을 느낄 수 있다.

   같이 다양한 전방굴곡자세들을 잘 수행하기 위해서 이 동작들이 필요하다. 바닥에 잘 지지된 발과 부드러운 무릎, 잘 정렬된 채 들린 척추와 싯본은 후방고관절과 다리의 조직을 길어지게 하고 척추를 전방으로 걸쳐지게 한다 (**그림 7.32b**).

보상작용 : 척추를 구부림(무릎이 경직되어 있을 때), 엉덩이 조이기(이는 골반의 움직임을 제한시킨다). 이는 코어운동과 햄스트링 신장에 좋지 않다. 허리도 손상받기 쉽다.

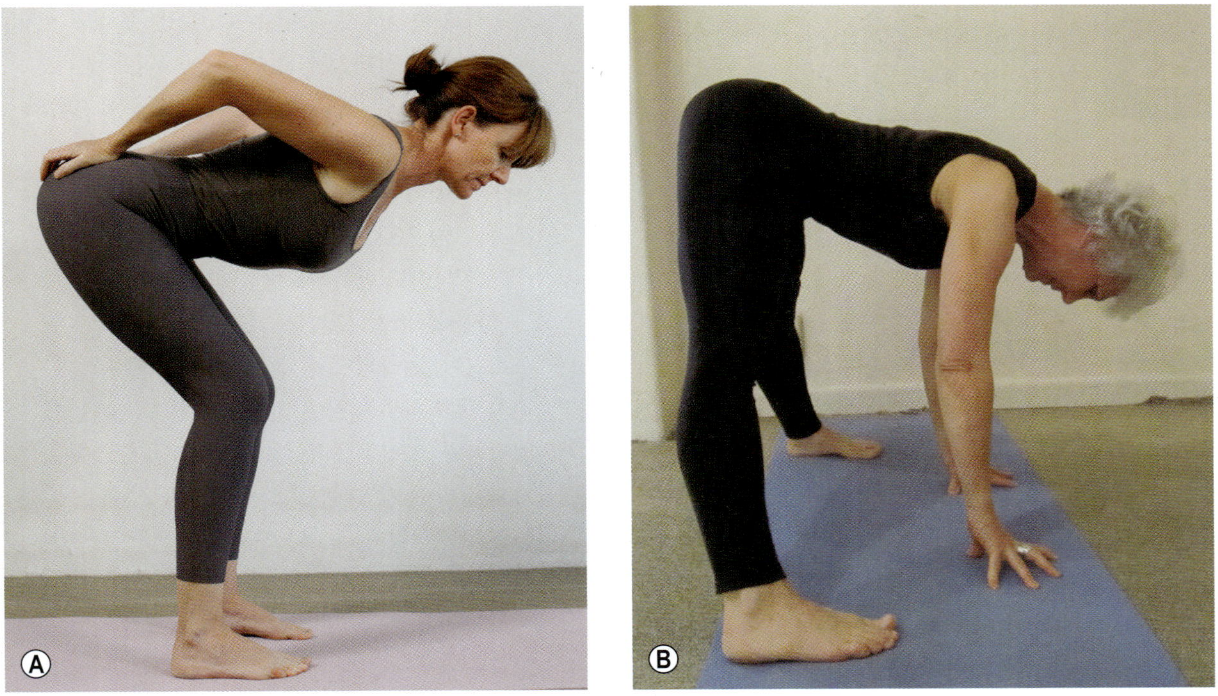

그림 7.32
전방 구부림 패턴

33 건강한 척추를 위한 기본 복근 운동

목적 : 골반위의 흉곽의 조절을 위한 복근들의 훈련. 척추 기본패턴의 자세조절과 사지에 의한 부하에 적응한다.

효과 : 모든 척추 통증에 좋다. 특히 요통, 골반통, 하지통. 일반적으로 복근운동이 최고라는 환상이 많다. 크런치, 컬, 싯업, 플랭크 등 많은 운동이 하부 요추의 추간판과 관절에 스트레스를 주고 중/상부의 등을 경직시킨다.

복부를 당기는 것은 건강한 호흡과 자세조절 패턴을 해친다.

복근은 골반과 늑곽에 접합되어 이들을 조절한다. 대부분 늑곽을 아래 후방으로 가져갈 때 골반의 '중립위'를 잃어버린다. 이것은 정확한 코어를 위해 매우 **중요**하다.

자세 : 뒤꿈치를 의자 위에 두고 바로 눕는다. 또는 그림처럼 발을 세운다.

이 운동에서 키무브 : 중간 손가락으로 골반뼈 안쪽에 코어 활동을 촉진한다. 다른 손은 가슴에 두고 호흡을 모니터링한다.

1. 완전하게 호흡을 내뱉고 하부 늑곽을 내리고 후방으로 가고 넓혀서 바닥에 닿게 한다. 이때 골반은 움직이지 않는다.
   이 자세를 유지한다(아래 손 아래 코어를 팽팽하게 한다). 호흡을 하방 후방으로 넓힌다. 상방 전방은 아니다. 목과 어깨는 이완한다.
2. 정확하고 편안하게 유지할 수 있다면 좀 더 높은 단계로 진행한다. 한쪽 발을 지면에서 들어 올린다. 발과 무릎, 발목은 직각을 유지하되 늑골을 들지 않는다. 들고 10초 정도 유지하며 30초까지 버텨본다. 아래손 아래가 팽팽한지 본다(**그림 7.33a**).
   다른 다리도 반복하고 천천히 교대한다(늑골을 후방으로 넓히는 것은 유지).
   조절이 잘 안되기 시작하면 아래가 팽팽하게 되지 않고 하부 늑골이 전방되거나 호흡 패턴이 일정하지 않으면 움직임을 멈추고 쉰다.
   다시 정확한 기본패턴으로 돌아간다. 반복을 통해 능력과 지구력이 향상되고 사지를 잘 들 수 있게 된다.
   실제 기능적 근력은 심부 코어 조절의 패턴으로 강화된다.
3. 대체적 코어 진전(challenges)들(코어 조절을 잃을 만큼 과도하게 하지 말 것).
   - 한쪽 팔을 들어올린다 – 다른 쪽도 반복한다.
   - 올린 다리를 지면에 내리고 선다. 제자리로 돌아간다(발이 의자에 있다면).
   - 반대 다리와 팔을 올린다(**그림 7.33a**).
   - 들어 올린 발을 '밀어내고(push away)' 정강이를 수평으로 유지한다.
   - 들어 올린 다리를 직선으로 쭉 뻗고 바닥으로 내린다.
     경고 – 이것은 힘들다! (**그림 7.33b**).
     처음에는 안움직이는 다리를 **그림 7.33a**처럼 세워 두고 하는 것이 쉬울 것이다.

보상작용 : 진전이 안된다. 하부 늑골주위에 신치가 생기고 들려 '전방'으로 나간다 – 척추의 안정성을 잃는다. 호흡이 멈춰진다. 목의 긴장이 증가한다.

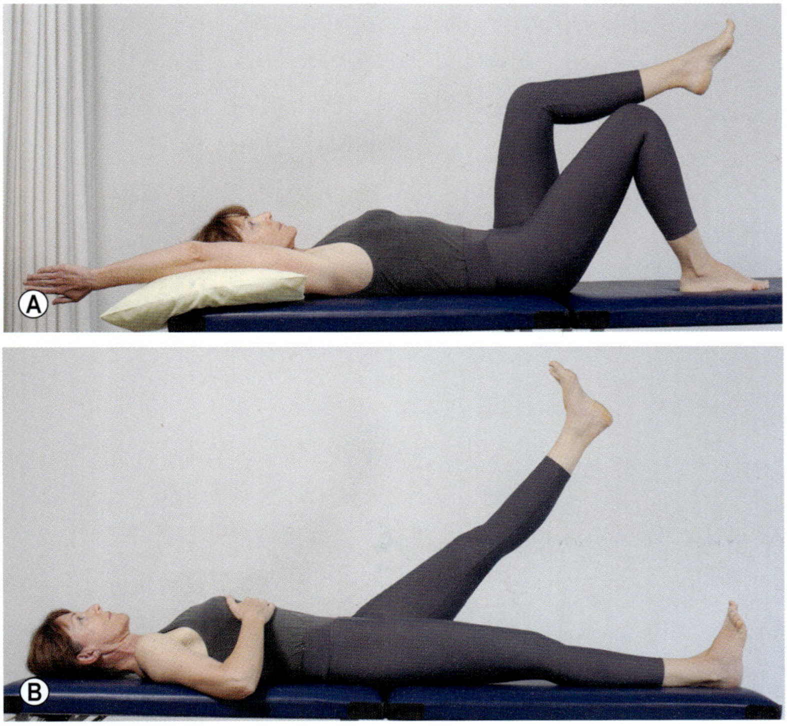

그림 7.33
건강한 척추를 위한 기본 복근 운동

34 골반 당기와 구르기

목적 : 골반과 척추를 가동화하고 네 번째 골반 및 척추 패턴으로 상부 흉곽과 어깨의 관절의 근근막을 가동화한다.

효과 : 모든 척추 통증에 좋다. 이 운동은 척추의 기능과 근막을 통합시킨다. 우리 몸의 한쪽에서 다른 쪽으로 영향이 가는 것을 설명한다.

자세 : 바로 누운 자세에서 팔은 머리위로 뻗거나 양손을 깍지낀 채로 머리뒤에 둔다. 팔꿈치를 뻗치고 뒤로 떨어뜨린다. 어깨가 너무 경직되고 아프면 팔꿈치 아래를 편하게 지지하거나 아니면 옆으로 팔을 뻗어도 된다(**그림 7.34a**).

양쪽 고관절과 무릎을 구부린다. 발로 '선다' – 아래를 누르지 않는다.

이 운동에서 키무브 : 몸 전체가 바닥에 잠기듯이 이완시킨다. 어깨는 들지 말고 부드럽게 하부늑골을 넓혀 '코어'를 작동하고 유지한다.

1. 왼쪽 싯본을 길고 넓게 만들어 후방으로 둔다; 체중이 약간 오른쪽 골반으로 이동하면서 코어가 작동되는 것을 느낀다. 왼쪽 무릎은 아래쪽으로 길어지고 오른쪽은 짧아질 것이다. 정확히 수행하면, 슬개골은 천장을 향하고 턱은 떨어지게 된다.

   오른쪽 견갑골에 더 많은 체중을 준다. 왼쪽 어깨와 상부 등은 신장된다. 전체 척추는 신장되고 약간 오른쪽으로 회전된다 (**그림 7.34b**).
2. 움직임이 싯본과 꼬리뼈에서 시작되도록 한다. 이것이 자연스럽게 코어를 작동시킨다. 그런 다음 움직임이 척추를 따라 올라가도록 한다.
3. 오른쪽 싯본도 반복하며 부드럽게 측면운동을 만든다. 움직임은 고요하고 세밀히 하여 어깨와 상체가 신장되도록 한다. 잘 따라하라!

보상작용 : 엉덩이 조임과 발바닥 누름(이것은 골반에서부터 회전이 일어나지 않기 때문이다). 늑골은 '신치'되고 전방으로 향한다. 허리에서 회전이 일어난다. 흉곽은 골반을 따라가지 않는다. 머리로 움직임이 전달되지 않는다.

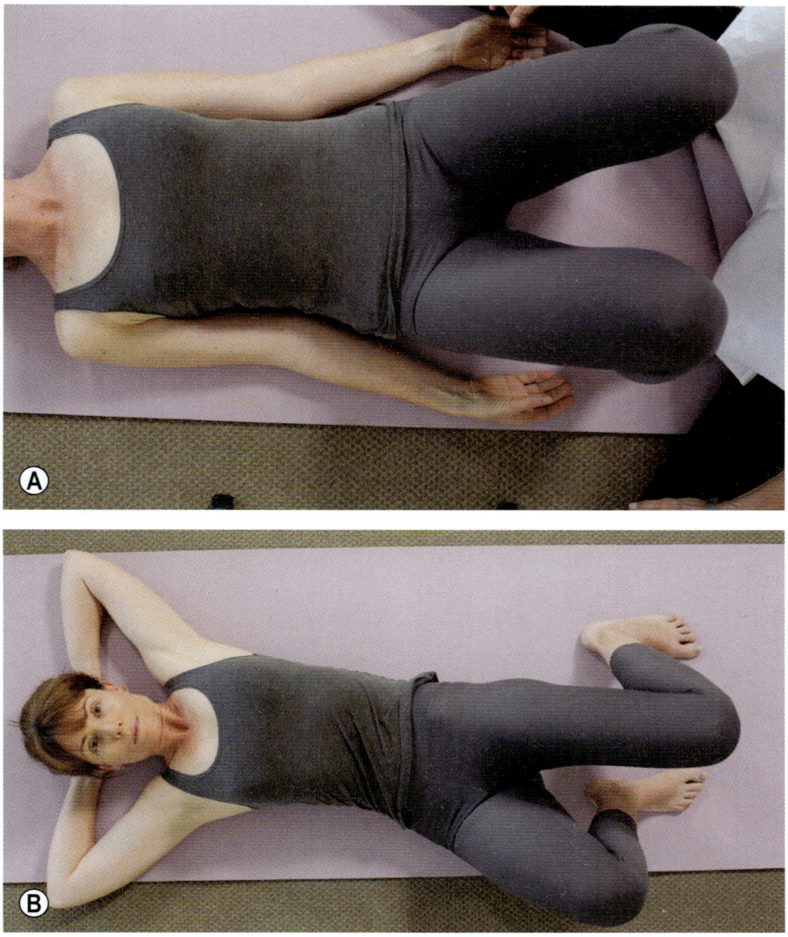

그림 7.34
골반 당기와 구르기

35 골반 호버크래프트 (hovercraft)

목적 : 골반의 안정화와 요추의 중립화를 부하 아래서 첫 번째 골반 패턴(진전에서는 세 번째 패턴)으로 향상시키는 것이다. 이것은 '브릿지'로 가기 위한 기초 조절이다.

효과 : 모든 척추 통증에 좋다. 특히 요통과 골반통, 하지통에 좋다. 브릿지는 대부분 골반을 후방경사 시키며 교육하는데 이는 건강한 요추골반 기능에는 손해이다. 대부분의 사람들이 좋지 않은 골반내 조절과 경직을 가지고 있다. 골반의 전방 회전과 요추 중립화에도 문제를 나타낸다. 이것은 브릿지가 필요한 이유이다. 이 운동이 여기에 좋다.

자세 : 무릎을 구부리고 바로 눕는다. 뒤꿈치는 싯본과 같은 선상에 있게 한다. 발가락은 전방을 향한다. 왼손의 중지는 골반 안쪽에 두어 골반의 코어활동을 모니터링한다(그림에는 없음).

이 운동에서 키무브 : 어깨를 들지 않고 하부늑골을 부드럽게 넓힌다. 코어를 작동하고 유지한다.

1. 다음과 같이 첫 번째 골반 패턴을 활성화시킨다. 싯본을 길고 넓게 만들어, 뒤로 아래 바닥으로 향하게 한다. 손가락 아래와 허리근육이 팽팽해지는 것을 확인한다(허리는 아치를 만든다). 오른손으로 피드백을 받으며 자세를 유지한다.
   싯본에 집중한다. 첫번째 패턴을 통해 허리아치를 유지하고 꼬리뼈가 후방으로 길어지게 한다.
2. 아치를 유지하면서, 뒤꿈치를 바닥에 가라앉히듯 누르며 골반을 살짝 들어올린다(호버크래프트 처럼) 엉덩이와 바닥 사이에는 얇은 막 정도의 간격만 둔다고 생각한다.
3. 동시에 하요부 늑골을 잡지 않고 넓게 밀어 호흡을 아래 후방으로 가져가게 한다. 목과 어깨는 이완한다(**그림 7.35a**).
4. 골반은 계속 바닥을 스치듯이 유지하며. 호흡은 낮고 천천히 한다. 30초 이상 지속한다. 반복한다.
5. *진전* : 이것은 세 번째 골반 패턴에 더한다. 골반호버크래프트를 유지하며 엉덩이를 바닥에서 떼지 않은 채로 좌 · 우로 부드럽게 쓸어본다. (**그림 7.35b**) 이 동작은 싯본에 의해 리드되며 움직임은 고관절에서 발생한다(체중은 견갑골에 의해서 이동되고 동측의 허리가 신장된다).

보상작용 : 좋지 않은 골반내 조절과 골반을 높이 들어 다리를 '잠근다'. 전체 후 · 하방 근근막 연쇄의 우세한 활동이 나타난다. 특히 둔근과 햄스트링이 작용하고 이는 골반을 후방경사로 당긴다. 이것은 요추가 아치를 잃고 공중에 띄운자세를 유지하기 어려울 때 생긴다. 진전에서는 싯본이 움직임을 리드하지 못한다. 그리고 중심에 '신칭'이 나타난다.

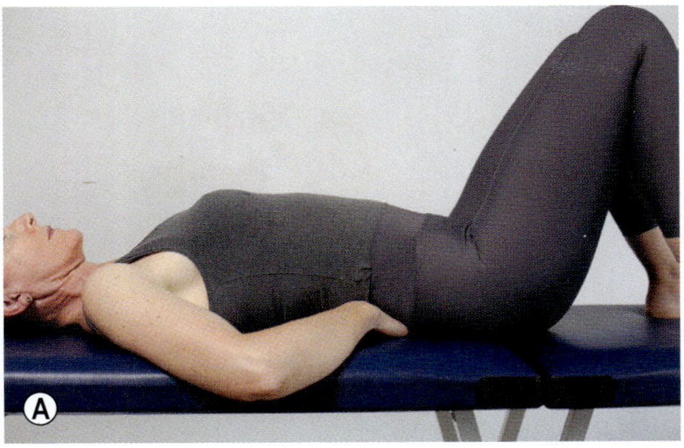

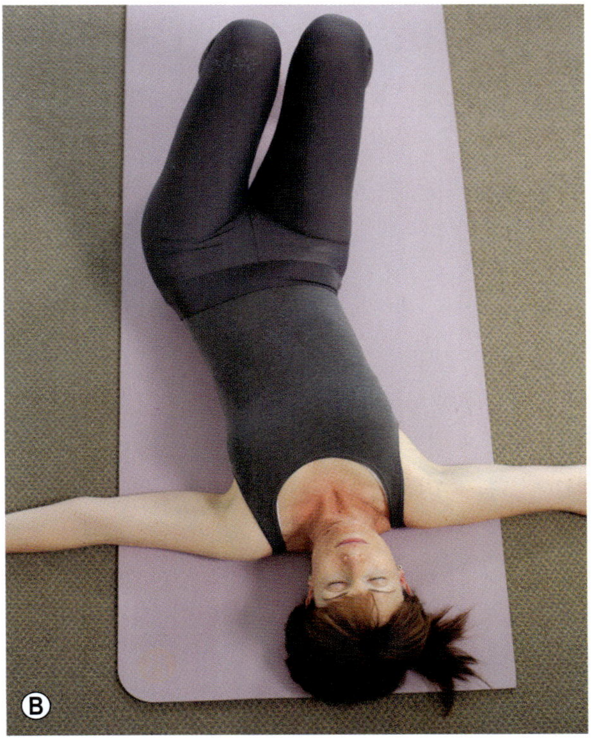

그림 7.35
골반 호버크래프트

36 건강한 척추를 위한 고급 복근 운동

목적 : 하부 흉추의 '중립위' 안정화를 통해 척추 기본패턴과 복근의 통합조절을 향상한다. 특히, PPXS환자에게 유효하다.

효과 : 복근강화가 최고라는 환상이 많이 있어 왔다. 대부분은 정확한 동작이 안되서 척추만 힘들게 한다. 어떤 사람을 너무 많이 또는 충분하지 않게 한다. '코어 조절'을 잘하여 이 문제를 해결한다.

가장 흔한 문제는 늑곽을 내리고 후방화 시키지 못하는 것이다. 그리고 골반을 중립위로 두지 않는 것이다. 이 운동은 흉곽의 복근 조절을 깨우고 코어를 통합시켜 흉곽을 가동화하여 허리를 편하게 해준다.

자세 : 다리를 쭉 뻗고 손은 머리 뒤로 잡고 눕는다.

이 운동에서 키무브 : 팔꿈치를 넓게 하고 손위로 머리를 편하게 둔다.

1. 발가락을 포인트(안쪽을 향하게)하고 골반의 전방 회전과 허리의 아치를 만들어 유지한다.
2. 숨을 들이마시며 하부늑골을 후방으로 확장시킨다. 숨을 내쉬며 몸을 앞으로 말아 하부 후방 늑골이 둥글게 벌어지며 바닥에 부착되도록 한다.
   팔꿈치는 넓게 머리는 뒤로 한다. 중심을 잘 잡는다(**그림 7.36a**).
3. 자세를 유지하며 천천히 호흡한다.
   흡기 때 늑골을 넓게 가져간다. 호기 때 늑골을 더 굴곡한다. 흡기 때 등이 떨어지지 않게 한다.
   발 사이에 책을 잡고 있다고 상상한다.
   6번 이상 호흡을 지속하여 지구력을 기른다.
4. *진전 1* : 가능하다면, 전완을 교차하여 머리뒤에 두고 삼각근 위에서 상완을 잡아 머리가 전완위에서 편하게 이완될 수 있게 한다. (**그림 7.36b**). 위의 과정을 반복한다.
5. *진전 2* : 한쪽 고관절을 90° 굴곡하고 위의 과정을 반복해본다(**그림 7.36b**). 발가락을 포인팅하고 직선으로 뻗은 다리의 무릎을 편다.

보상작용 : 엉덩이 조임으로 골반 자세를 상실. 흡기 시 등이 뒤로 떨어진다(상부 가슴 호흡과 복근약화/ 코어 통합 부족). 팔꿈치는 전방으로 가져가고 어깨와 목의 긴장이 어난다 (상부 가슴 호흡과 약한 복근이 원인).

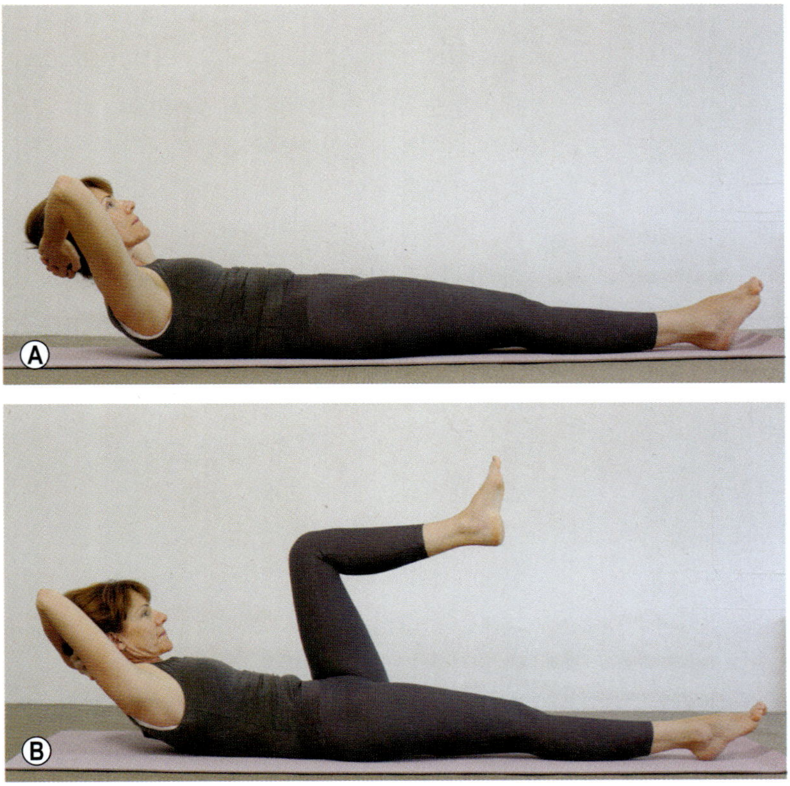

그림 7.36
건강한 척추를 위한 고급 복근 운동

a) 기본 운동

b) 진전된 운동

37 깔끔한 햄스트링 스트레칭

목적 : 첫 번째 골반 패턴 조절과 골반의 '중립위' 안정화를 통해 허리을 보호하고 햄스트링과 후방 근근막 연쇄를 이완한다.

효과 : 모든 척추 통증에 좋다. 특히 허리, 골반, 하지통에 좋다. 햄스트링은 경직과 과사용이 일반적이다. 이는 요추골반 조절 문제이다. 많은 햄스트링 스트레칭들은 만성적으로 허리에 스트레스와 자극을 주고 이는 햄스트링의 단축과 여러 통증질환을 계속적으로 만들어낸다. 악순환이다.

햄스트링이 싯본에 붙어있기 때문에 싯본을 안정화 함으로 햄스트링을 효과적으로 신장할 수 있다. 이 운동은 햄스트링과 골반 코어간의 연결(brain connection)에 도움이 되고 신경생리학적으로 편안하게 한다(햄스트링을 이완되게 한다).

자세 : 머리를 지지하고 다리를 펴서 앉는다.

이 운동에서 키무브 : 발가락에 집중하여 길게 뻗는다. 이는 첫 번째 골반패턴을 작동시키고 싯본을 길게 만들고 뒤로 넓게 한다. 하부 허리는 중립 아치를 만든다. 늑골이 전방되지 않도록 주의한다.

1. 왼손은 허리의 아치에 두어 작은 방처럼 된 '공간(cubby house)'을 인지한다. **중요**하다!
2. 오른쪽 대퇴를 수직으로 이끌거나 든다. 이때 아치가 유지되어야 한다. 특히 오른쪽 무릎이 전방으로 가까워올수록 아치를 잃지 않기 위해서 싯본을 후방으로 넓고 길게 만들어야 한다. 이것이 어렵다면 대퇴 뒤에 벨트를 한다. 오른쪽 팔은 아래에 묘사된 것처럼 계속해서 잘 조절해야 한다.
3. 오른쪽 팔꿈치는 바닥에 두고 손을 오른쪽 대퇴 앞에 둔다. '고정점'이라고 가정한다(**그림 7.37a**). 대퇴를 수직(또는 좀 더)으로 유지하고 손의 터치를 확인한다) 이 자세와 허리의 아치를 아래의 동작 동안 유지한다.
4. 오른쪽 발을 천정으로 향하게 한다. 뒤꿈치는 아래와 뒤로 작용하는 싯본과는 반대로 위로 들어올린다. 하퇴를 '펌프 핸들'이라고 생각한다 – 대퇴가 고정되어 있는 동안 하퇴만 위 · 아래로 움직인다. 뒤꿈치는 들어 올려 유지하고 호흡에 맞춘다. 발을 머리위로 '찬다'고 상상한다. '골반 코어'가 많이 작동하고 골반의 자세를 안정화시키며 대퇴를 수직으로 유지하는지 느껴본다(**그림 7.37a**).
5. 햄스트링이 긴장되면 발을 높이 하기 어렵다. 욕심부리지 말되 중요한 것은 동작을 잘 조절하는 것이다. 허리의 아치가 없어지거나 대퇴가 수직으로 유지되지 않으면 운동이 어렵고 허리에 스트레스를 줄 수 있다(**그림 7.37b**). 이것은 좋지 않다.
6. 천천히 일정하게 복부 호흡을 유지한다. 어깨와 목은 완전히 이완되어야 한다.
7. *진전* : 뒤꿈치를 들어올린 자세에서 발을 앞 · 뒤로 굴곡하여 본다.

다른 쪽도 반복한다.

보상작용 : 좋지 않은 첫 번째 골반 패턴은 불안정한 골반 자세를 가져간다. 허리가 편평해지면 대퇴는 손가락을 밀어내고(또는 손가락이 대퇴의 움직임을 따라간다), 팔이 과도하게 힘을 쓰고 목에 긴장이 간다(**그림 7.37b**).

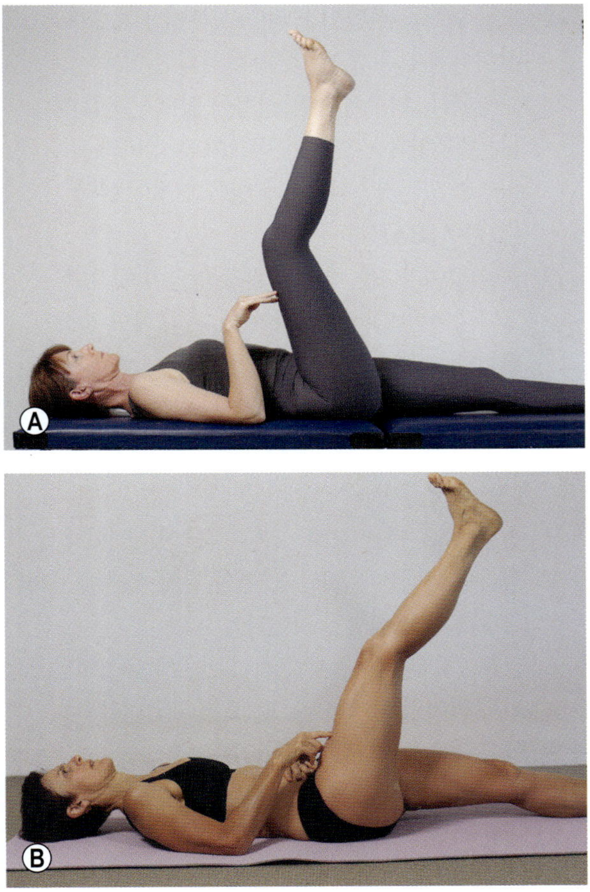

그림 7.37
깔끔한 햄스트링 스트레칭

38 깔끔한 엉덩이 이완

목적 : 후방 측방 근근막 연쇄와 후방 고관절을 이완한다. 이는 척추 중립위에서 골반 패턴을 활용한다.

효과 : 정확히 하면 모든 척추 통증에 좋다. 특히 요통, 골반통, 하지통에 좋다. 타이트한 엉덩이는 좋지 않은 골반 코어 조절과 척추를 힘들게 한다. 대부분의 엉덩이 스트레칭은 수동적이고 허리를 상하게 한다 – 이것이 엉덩이를 더 타이트하게 한다. 골반 코어를 활성화하면 허리를 편하게 할 수 있다.

이 운동은 '뇌를 엉덩이에 집중' 시키는데 도움을 준다. 까다로우므로 아래의 지시를 잘 따른다.

자세 : 머리를 지지하고 딱딱한 바닥에 눕는다. 발은 세우고 무릎은 반 쯤 구부린다(정강이가 45° 정도). 손만한 블록이 있으면 좋다.

이 운동에서 키무브 : 오른쪽 발목을 왼쪽 무릎위에 둔다. 왼쪽 중지는 왼쪽 골반 안쪽에 두고 코어의 활동을 모니터링한다. 오른쪽 손가락은 허리 바로 아래에 둔다. 하부늑골은 뒤로 넓게 하여 호흡할 공간을 만들어 주며 이를 유지한다.

1. 싯본에 헤드라이트가 있다고 상상한다. 길고 넓게 뒤로 바닥을 향하여 헤드라이트를 비춘다. 이때 허리에 아치를 형성한다. 오른손은 이 아치를 모니터링한다. 이것이 **중요하다!**
2. 오른쪽 무릎은 떨어 뜨리고 싯본에 집중한다. 길이가 똑같은가?(이것은 허리의 길이를 반영한다. 왼쪽이 짧은 경향이 있다). 똑같이 넓은가? 양쪽 라이트를 똑같이 후방 바닥을 비추고 있는가? 세밀히 균형을 맞추어 본다 (**그림 7.38a**).
3. 골반 코어가 작동하고 오른쪽 엉덩이 뒷쪽이 적당히 신장되는지 느껴야 한다. 대퇴도 신장될 것이다. 싯본을 어떻게 조절하느냐에 따라 신장되는 것이 달라진다. 가장 신장이 잘되는 방향을 찾는다. 하부 등쪽 늑골을 긴장시키지 않는다.
4. *진전 1* : 3차원적으로 싯본을 움직인다. 이때 허리의 아치는 유지한다. 왼쪽 발이 싯본에 가까워 질수록 더욱 신장될 것이다.
5. *진전 2* : 싯본의 위치와 허리 아치를 유지하면서 왼쪽 발가락을 가까이 가져오거나 왼발을 블록위에 올린다(**그림 7.38b**).
6. 다른쪽에 같은 과정을 반복하되 1–3분 정도 소요한다.

   한쪽이 일반적으로 더 타이트하다. 그러므로 호흡과 함께 더 동작한다.

보상작용 : 척추와 골반의 중립위 상실, 좋지 않은 '코어 조절'과 엉덩이 이완. 하부 늑골을 들어올리거나 전방으로 내민다. 다리의 긴장. 골반으로부터 움직임이 시작되지 않음. 상체의 긴장.

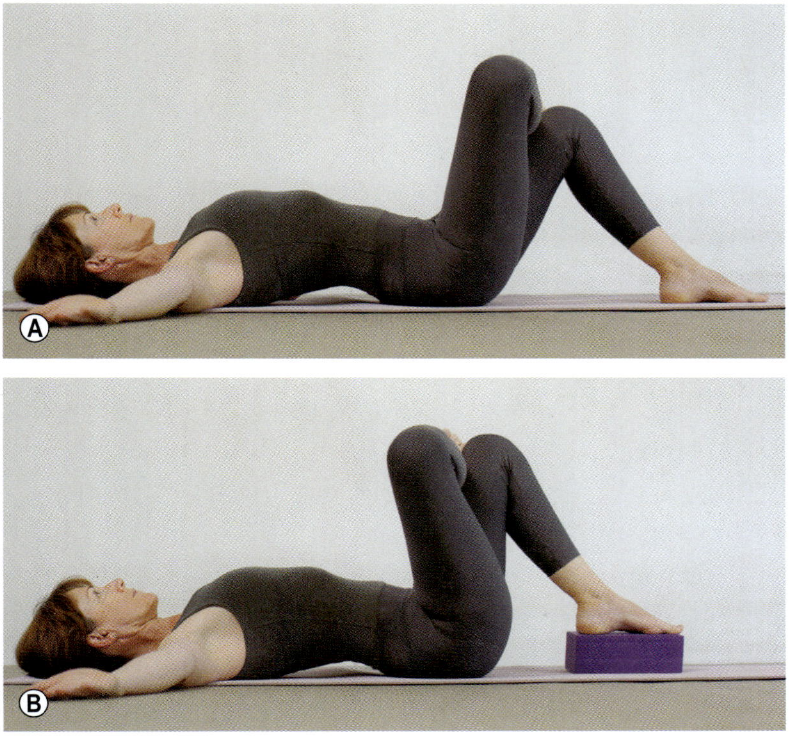

그림 7.38
깔끔한 엉덩이 이완

a) 기본 운동

b) 진전된 운동

39 바람 받이(windswept) 자세

목적 : 앞쪽 고관절과 어깨를 열고 전측방 근근막 연쇄를 가동화한다. 이는 중심 조절과 척추와 그 외 부분의 기본패턴의 코어를 통해 시행한다.

효과 : 모든 척추 통증에 도움이 된다. 특히 허리, 골반, 하지 통증에 좋다.

코어가 약하면 표층의 근육이 많이 사용되고 타이트해지고 경직된다. 근막 시스템이 전체적으로 작동하고 자세적 기본패턴이 활동하면 근근막의 신전과 광범위한 열림이 생긴다. A자세에서는 대퇴와 어깨의 전면과 측면의 가장 윗부분이, B자세에서는 모든 측면 근근막 체인이 열리게 된다.

자세 A : 바로 누워 발을 넓게 벌려 세우고 팔을 측면으로 뻗치며 손바닥은 위로 한다.

이 운동에서 키무브 : 골반을 약간 왼쪽으로 움직인다.

1. 흡기 시 하부 등쪽 늑골을 확장한다. 그리고 강하게 호기하며 두 무릎을 오른쪽으로 떨어뜨린다. 체중을 바닥으로 무겁게 가라앉히되 전체적으로 오른쪽으로 가져간다 – 다리, 흉곽, 그리고 어깨로 왼쪽 다리는 오른쪽 발 위로 툭 걸쳐지게 한다(**그림 7.39a**). 타이트하면, 왼쪽 무릎 안쪽으로 지지한다.
2. 몸의 중심에 집중한다. 호기 시 확장하되 배가 강하게 느껴지고 전방 늑골을 잡아당겨 아래 후방으로 가져간다.
3. 흡기 시, 흉곽의 호기 시 자세를 유지하며 늑골을 측면으로 확장하려 노력한다. 호기 시 열림을 유지하고 긴장을 푼다. 코어를 잘 작동시킨다.
   조용하고 낮고 천천히 호흡하여 호흡의 주기를 완성한다. 왼쪽 전/측 대퇴와 왼쪽 전방 어깨가 신장된다. 머리는 오른쪽으로 돌린다.
4. 이제, 꼬리뼈를 아래로 말기위해 싯본을 움직인다. 왼쪽 전방 고관절과 대퇴부가 더욱 신장될 것이다. **주의:** 늑골을 후방, 넓게 하면 근막을 전체적으로 더 열릴 것이다.
5. 같은 동작을 반대 쪽도 시행한다. 2–3분 이상 자세를 취한다.
6. *진전* : 왼쪽 발을 뒤로 하여 신장을 증가시킨다. 늑골은 후방으로 가져간다.

자세 B : 바닥에 길게 직선으로 눕는다. 손에 깍지를 끼고 길게 머리 위로 올린다.

이 운동에서 키무브 :

1. 어깨날(견갑골)을 아래 후방으로 당긴다. 골반은 고정하고 두 손과 머리는 가능한 한 오른쪽으로 이동 시킨다. 다리도 마찬가지로 시행한다(**그림 7.39b**). 양쪽 엉덩이와 견갑골은 똑같이 바닥에 댄다.
2. 체중은 지면에 무겁게 가라앉히고 자세 A의 2,3번 단계를 진행하여 전체적으로 측면을 연다. 반대편도 반복한다.

보상작용 : 복부의 활동이 부족하다. 늑골이 전방으로 들린다. 코어가 거의 작동되지 않는다. 스트레칭은 제대로 되지 않는다. 허리는 다치기 쉽다.

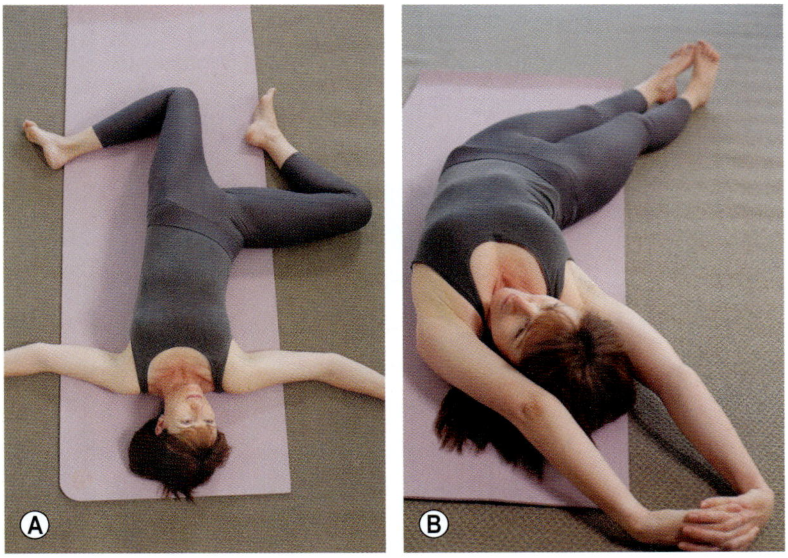

그림 7.39
바람 받이 자세

a)자세 A

b)자세 B

40 반 아기에서 교차 자세

목적 : 골반과 고관절을 가동화하고 기본패턴들을 활성화하여 하부 후방 내/외측 근근막 연쇄를 이완한다.

효과 : 모든 척추 통증에 좋다. 특히 허리, 골반, 하지에 좋다.

'코어'가 좋지 않고 보상 패턴이 많으면 관절과 근근막에 제한이 온다. 이는 골반과 고관절에 다발하고 허리의 기전을 방해하게 된다. 이 운동은 천장관절과 고관절을 강하게 스트레칭하므로 조심히 수행한다.

자세 : 약간의 머리 지지와 함께 눕는다. 딱딱한 벨트를 사용할 수도 있다.

이 운동에서 키무브 :

1. 왼쪽 고관절과 무릎을 구부린다. 그리고 발 바깥쪽을 잡고 왼팔을 왼쪽 무릎 안쪽으로 가져간다(**그림 7.40a**). 이 동작이 어려우면 발위에 벨트를 찬다. 골반을 후방의 바닥으로 무겁게 떨군다. 꼬리뼈는 후방의 바닥으로 향하게 한다. 오른팔은 넓게 측면으로 펼치고 손바닥은 위를 향하게 한다.
2. 어깨의 왼쪽 포인트는 뒤로 당기고 팔은 직선으로 뻗고 이완한다. 견갑골에서 바닥으로 떨어진다고 상상한다.
3. 왼쪽 무릎을 왼쪽 어깨쪽으로 벌리면서 아래로 가져간다. 발은 천정을 향한다. 체중은 왼쪽 골반 위로 약간 떨어뜨린다.
4. 오른쪽 다리에 집중한다. 발가락은 포인하고 무릎의 뒷면은 바닥에 붙인 채로 꼬리뼈는 길게 후방의 바닥으로 향하게 한다. 오른쪽 허리에 약간 아치가 생길 것이다.
5. 위 자세를 유지하며 체중을 바닥에 가져간다. 호흡은 아래 후방으로 넓게 해서 중심을 연다 – 호기 시에 더욱 열릴 것이다.
6. ***크로스 오버*** : 오른쪽 손을 컵모양으로 만들어 왼쪽 뒤꿈치를 잡고 오른쪽 가슴쪽으로 높게 가져온다. 왼쪽 엉덩이를 무겁게 바닥으로 내린다.
7. 왼쪽 팔을 측면으로 뻗는다. 오른쪽 어깨 앞쪽을 후방으로 당기고 팔은 부드럽게 두고 어깨를 가져간다 (**그림 7.40b**). 호흡을 아래로 하며 왼쪽 고관절 뒤쪽을 스트레칭 시작한다.
8. 오른쪽도 반복한다. 1–3분 정도 자세를 유지한다.

보상작용 : 긴장을 지속한다. 특히 어깨와 팔. 골반의 과도한 후방경사로 왼쪽 고관절의 열림이 감소된다(오른쪽 다리의 움직임이 좋지 않기 때문이다). –꼬리뼈는 길게 후방되지 못하고 요추는 고관절보다 더 신장되어 위험하다.

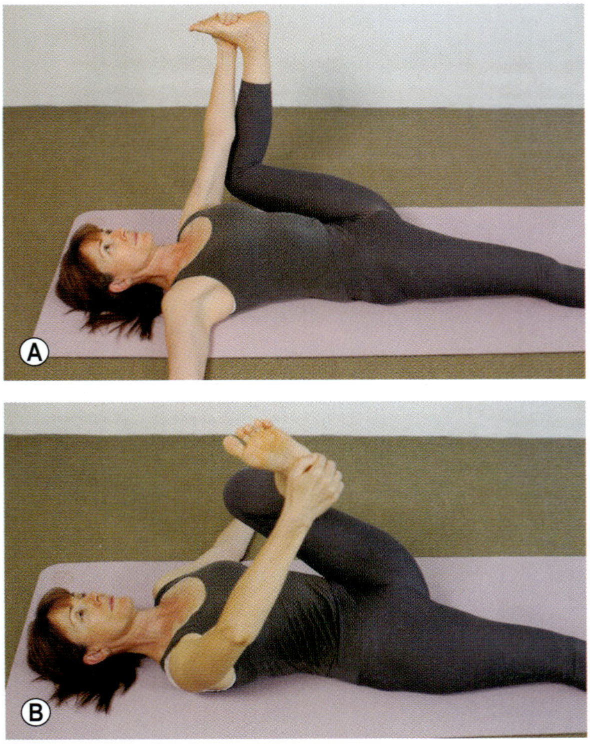

그림 7.40

반 아기에서 교차 자세 a)반 아기 b)교차 자세

41 트위스터

목적 : 기본패턴들을 활성화하여 '하부 테더(inferior tethers)'를 이완하고 흉곽, 어깨, 고관절, 대퇴전부를 연다.

효과 : 매우 고난이도 스트레칭이지만
모든 척추 통증에 도움이 된다. 경직은 흔한 문제로 척추를 힘들게 하는 것이다. 이 운동은 척추에 도움이 되는 몸을 여는 동작으로 이루어진다. 스트렙, 블록, 그리고 작은 납작한 베개가 있으면 좋다.

자세 : 오른쪽 측면으로 눕는다. 고관절과 무릎은 90° 구부리고 척추는 바로 정렬한다. 경직이 많으면 머리에 베개를 댄다. 스트렙을 하는 것도 좋다.

이 운동에서 키무브 : 오른쪽 팔을 가능한 전방으로 뻗는다. 이것이 중요하다.

1. 오른쪽 무릎을 뒤로 굽혀 오른쪽 발을 손으로 잡는다. 힘들면 발위에 스트렙을 둔다.
2. 왼쪽 어깨의 포인트를 뒤로 잡아 당겨 바닥에 가져가고 팔꿈치를 바닥에 이완한다. 이것이 힘들면 팔꿈치 아래 블록을 둔다. 왼손으로 오른쪽 무릎과 발을 이끌고 오른쪽 대퇴전면이 신장되는 것을 느낀다. 왼손 바닥은 위를 향하고 엄지는 측면에 둔다. 왼쪽 어깨를 열고 머리를 왼쪽으로 돌린다 (목은 부드럽고 길게, 턱은 떨어뜨린다).
3. 왼발을 전방으로 향하여 뻗고 뒤꿈치는 길게 하여 왼다리와 고관절 뒤쪽이 신장됨을 느낀다 (**그림 7.41a**).
4. 아래 체간 전체를 바닥에서 둔다. 오른쪽 골반/대퇴, 늑곽, 견갑골, 팔 등에 체중이 실리도록 한다. 몸의 중심에 집중을 하고 모든 긴장은 이완한다. 하부 늑곽을 넓히고 호흡을 하방, 후방으로 가져간다.
5. 호흡을 내쉬며 늑골을 아래로 향하게 하고 왼쪽 어깨는 뒤로 떨어뜨린다. 이 자세를 다음 흡기까지 유지하고 좀도 넓어지도록 한다. 코어가 작동하는지 느낀다!
긴장이 있는 곳으로 호흡이 돌아다니게 하고 그 호흡이 그 자리에서 녹는다고 상상한다.
2–3분 더 스트레칭한다.
6. 반대 쪽도 시행한다.
7. *진전* : 가동성이 좋다면 왼쪽 무릎 위를 바닥으로 떨어뜨린다(**그림 7.41b**) –이것은 고관절/골반을 연다.

보상작용 : 좋지 않은 척추와 어깨 패턴; 팔과 어깨 윗부분의 긴장(중심 주위), '허리 틀기', 상부 가슴 호흡, 이완이 잘 안되고 척추에 무리가 간다.

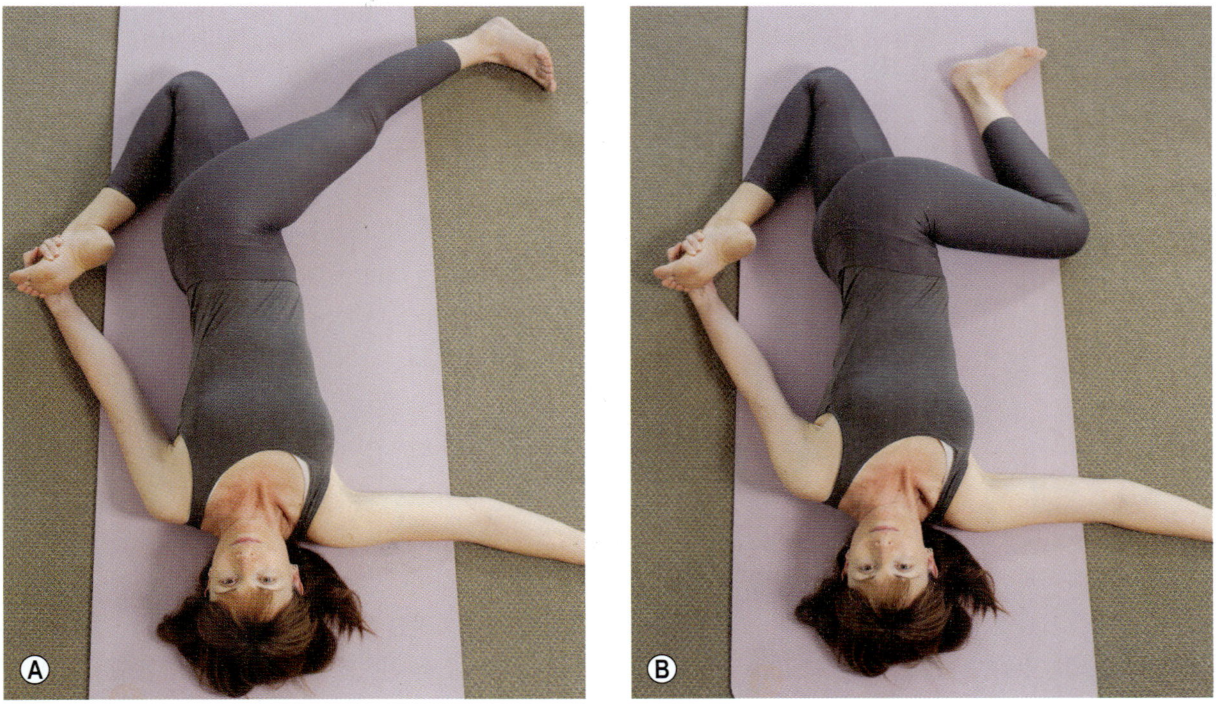

그림 7.41
트위스터 a)기본 운동 b)진전된 운동

42 어깨 패턴 콤보

목적 : 어깨 패턴 1,3,4와 척추 기본패턴을 통합으로 후방 견갑대 안정화의 협응과 지구력을 강화하고 상부 척추와 견갑대의 조절을 향상시킨다.

효과 : 모든 상부 척추 통증에 유효하다. 머리, 목, 특히 어깨와 팔 통증에 좋다. 상부 등의 경직과 후방 견갑대 및 상부척추의 약화는 흔하다. 이 운동은 이러한 상부 등을 깨운다.

자세 : 이마를 바닥에 대고 눕는다. 어깨가 경직되어 있으며 베개를 가슴에 둔다. 또는 머리에 '스파이키 팟(spiky pod)'이나 비슷한 높이의 무언가로 지지한다. 팔꿈치를 굽혀 어깨 높이 정도에 팔을 둔다; 손은 머리위에 두고 이완한다.

이 운동에서 키무브 : 호흡을 아래로 부드럽게 확장하며 하부 후방 늑골을 넓힌다 – '중심을 연다'. 이것을 유지하고 호흡이 자유롭게 유지되고 목은 부드럽고 길게 둔다(**그림 7.42b**).

1. 오른쪽 어깨의 전방포인트를 뒤로 당기고 팔꿈치를 바닥으로부터 띄워 넓힌다. 손은 바닥에 부드럽게 붙인다. 순서가 중요하다! 어깨포인트로 시작하고 팔꿈치가 따라간다. 팔은 이완하고 손은 눌러 내리지 않는다(**그림 7.42b**).
2. 부드럽게 어깨의 포인트를 올리고 후하방으로 내린다. 이때 팔꿈치 포인트는 머리위 벽을 향했다가 발쪽으로 향하게 된다. 견갑골 사이로 움직임을 느낀다. 팔꿈치는 전방으로 넓게 유지하고 겨드랑이 뒤쪽은 부드러운 상태를 유지한다.
3. 하부 후방 늑골위를 부드럽게 유지하는 것에 집중하며 호흡을 아래로 뒤로 가져간다. 목에 긴장이나 통증이 없게 한다. 위의 자세를 단계를 유지한 채로 앞 · 뒤로 움직임을 준다.
4. 같은 동작을 왼쪽에 실시 한다. 교대로 반복한다.
5. *진전* : 위의 동작을 유지하며 손을 바닥에서 띄운다.

보상작용 : 좋지 않은 어깨 포인트 시작은 좋지 않은 견갑골 조절을 만든다. 이것은 견관절, 팔, 목, 허리를 긴장시키고 호흡을 멈춘다. 이는 좋지 않은 코어활동과 원활하지 못한 호흡으로 인해 더욱 심해진다.

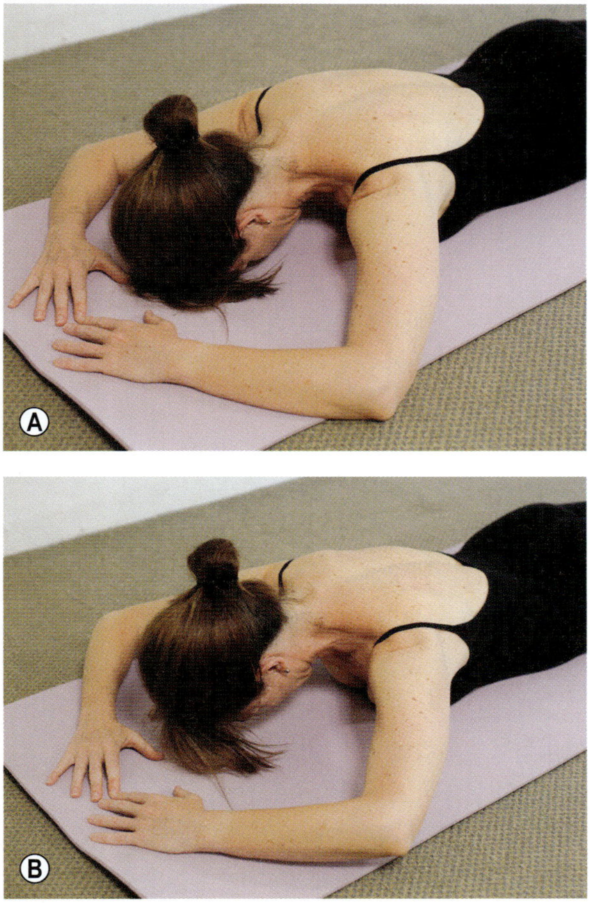

그림 7.42
어깨 패턴 콤보

43 이중 팔 삼각형

목적 : 상부 등과 견갑대의 조절능력과 지구력을 향상시킨다. 코어와 첫 번째 어깨 패턴을 통합하여 실시한다.

효과 : 상부 등과 어깨는 종종 기능적으로 '데드존'이다. 이는 어깨와 척추의 문제이다. 이 운동이 이 부분을 깨울 수 있다.

자세 : 엎드려 누운 자세에서 턱은 당기고 이마를 바닥에 둔다. 경직이 있다면 가슴과 이마에 베개 등을 댄다.

이 운동에서 키무브 : 오른손을 머리에 두고 왼손을 등 뒤에 두며 전완을 하부 등 늑골에 둔다. 하부늑골을 확장해서 왼쪽 팔과 손이 부드럽게 들리도록 한다(**그림 7.43a**). 이 자세를 유지하고 호흡을 규칙적으로 한다.

1. 어깨의 양쪽 전방 포인트를 후방으로 당겨 바닥에서 띄운다. 팔꿈치를 넓게 유지하며 바닥에서 띄운다. 호흡을 왼손 아래로 후하방으로 보내는 동안 위 자세를 유지하고 5회 이상 호흡을 이어간다. 견갑골사이의 근수축을 느끼며 목을 부드럽고 길게 한다. 체중이 치골에 실리게 한다(**그림 7.43b**). 몇 번 반복한다.
   모든 등 근육의 활동을 감지한다. '코어'근육에 집중하고 하부 늑골을 넓게 한다.
2. *진전* : 어깨나 팔꿈치 포인트를 떨어뜨리지 않고 천천히 머리를 오른손과 함께 좌 · 우로 돌린다. 이마를 돌리는 동안 턱은 당기고 있고 상부 체중은 측면으로 부드럽게 이동되도록 한다. 진전동작은 견갑골과 중심의 근육이 더 작용하게 하지만 머리와 목은 움직임이 가능하도록 유연하게 둬야 한다(**그림 7.43b**).
3. *다양성* : 기본적 운동은 앉은 자세에서 컴퓨터 할 때 할 수 있다.

보상작용 : 견갑골에서 움직임이 시작하지 못하고 코어와의 협응이 떨어지면서 상부 등과 어깨의 지지가 약해진다. 이로 인해 겨드랑이 뒤쪽과 목의 긴장은 커지고 하부늑골은 '잠기게' 된다 – 호흡은 원활하지 않다. 또한 앉은 자세에서 척추의 정렬은 무너진다.

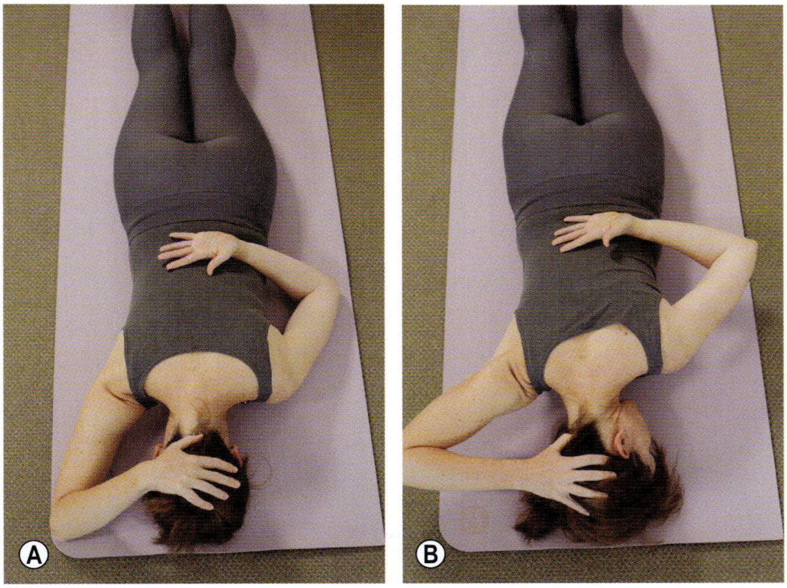

그림 7.43
이중 팔 삼각형

44 독수리 펼치기

목적 : 상부 등을 가동화 하고 견갑대 조절을 어깨 패턴 1,3,4와 '코어' 조절을 통해 향상시킨다.

효과 : 이것은 모든 척추 통증에 좋다. 특히 머리, 목, 어깨, 팔 통증에 좋다. 상부 등과 어깨의 경직과 약화는 목과 어깨의 통증을 가져온다. 요통도 생긴다.
이 운동은 상부 등과 어깨를 조절하고 코어와 함께 조절과 협응을 강화한다.

자세 : 엎드려 누워 이마는 바닥에 대고 두 팔은 어깨높이에서 옆으로 뻗는다. 손바닥은 바닥을 향하게 하고 손가락은 펼친다(**그림 7.44a**). 불편하거나 경직이 있으면 베개를 가슴에 두고 이마를 지지한다.

이 운동에서 키무브 : 하부 늑골을 넓히고 유지하며 다음의 동작을 실시한다.

1. 팔꿈치를 구부리지 말고 오른쪽 견갑골이 척추에 가까워 지도록 오른쪽 어깨의 전방포인트를 뒤로 당겨, 오른쪽 팔이 짧아지게 한다. 팔이 직각위치를 잃지 않도록 한다. 손은 바닥 위에서 가볍게 미끄러진다(**그림 7.44b**).
   체중이 왼쪽 가슴과 골반에 가도록 하고 머리는 오른쪽 손을 향하게 한다. 이 자세를 유지하며 하부 늑골을 넓게 호흡은 부드럽게 여러번 한다. 목은 부드럽고 길게 편하게 한다.
2. 왼쪽도 반복한다. 천천히 부드럽게 좌 · 우로 실시한다.
3. *진전* : 하부 후방 늑골을 더 넓게 하고 유지하며 손이 바닥에서 1mm정도 떨어질 때까지 오른쪽 어깨의 포인트를 뒤로 당긴다.
   등 전체가 작용한다. 전체 동작에서 통증이 없어야 하고 목은 긴장하거나 아프지 않도록 하며 호흡은 낮고 천천히 한다.

보상작용 : 좋지 않은 견갑골의 시작와 조절은 겨드랑이 후부를 단단하게 하고 견갑골과 등 상부의 움직임을 감소시킨다.
움직임은 어깨에서보다 하부늑골의 '신칭'부위에서 일어난다 – 호흡과 코어의 조절이 잘되지 않는다.
손을 바닥에서 띄울 때, 어깨는 앞으로 떨어지고 손이 너무 많이 들리게 된다.
이는 목과 겨드랑이 후면과 하부늑골에 긴장을 발생시켜 목을 불편하게 한다.

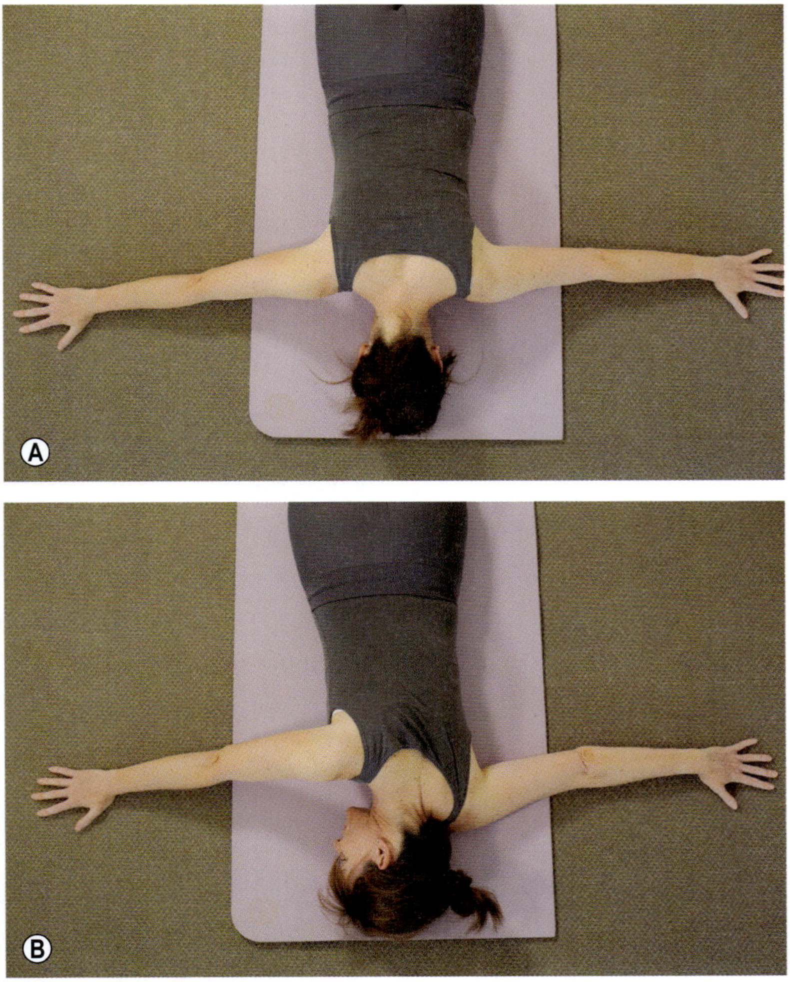

그림 7.44
독수리 펼치기

45 느린 뒤꿈치 차기

목적 : 골반과 코어 조절을 향상시킨다. 첫 번째 골반과 척추 패턴을 활성화하여 전방 골반회전, 척추의 안정화, 고관절 신전을 지지한다.

효과 : 모든 척추 질환에 좋다. 특히 허리, 골반, 하지 통에 좋다. 왜냐하면 우리는 많은 시간을 앉아 있다. 또한 우리의 허리와 코어근육이 약해져 있어 골반과 다리를 후방으로 가져간다. 이 운동에서 등근육이 활동하는 동안 긴장을 느끼지 않아야 한다. 누워서 또는 서서 시행한다.

자세 A : 딱딱한 베개와 함께 엎드린다. 왼손을 머리 옆에 두고 오른손은 골반뼈 옆을 촉진해서 하복부가 팽팽해지는 지 모니터링한다(그림없음). 골반이 지지면에 닿도록 한다.

이 운동에서 키무브 : 하부 후방 늑골을 확장하고 넓히고 유지하며 호흡한다. 천천히 규칙적으로 호흡하여 오른손에서 하복부가 팽팽해지는 것을 느낀다.

1. 무릎을 가까이 서로 붙인다. 오른쪽 무릎은 직각으로 구부리고 꼬리뼈는 길게 펴고 싯본을 뒤로 넓힌다. 오른손의 근육은 팽팽하게 유지한다. 왼쪽 어깨의 포인트를 부드럽게 뒤로 당겨 왼쪽 전완을 가볍게 하고, 목은 이완되게 한다.
2. 오른쪽 싯본이 리드해서 오른쪽 무릎을 띄워 뒤꿈치가 천정을 닿도록 동작을 한다. 위로 누른다. 이때 뒤꿈치는 안팎으로 돌아가지 않는다. 허리는 아치를 만들고 천골과 하복부의 근육이 잘 수축되도록 한다(**그림 7.45a**).
3. 하부 늑골을 넓게 누르고 호흡한다. 5회 호흡 동안 들고 있는다. 3회 반복한다. 5번 들어올리는 것을 3세트 실시한다. 위에 나열된 큐를 명심한다(**그림 7.45a**).
4. 반대쪽도 반복한다.
5. *진전 1* : 오른 다리를 들고 오른 팔을 지지에서 뗀다(손이 아님). 어깨 포인트를 후방으로 당기고 목은 부드럽고 길게한다(중심은 열고 호흡은 자유로이 한다).
6. *진전 2* : 무릎을 펴서 다리를 들어올린다(**그림 7.4b**).

자세 B : 테이블이나 키친 벤치 앞에 서서 서혜부 끝을 대고 전방으로 구부려 고관절이 직각이 되게 한다. 오른 무릎을 구부리고 자세 A의 운동을 큰 범위를 만들며 반복한다. 서있는 다리의 무릎을 약간 구부린다(**그림 7.45c**).

자세 C : 벽이나 의자 가까이 서서 발을 모으고 무릎을 부드럽게 한다. 양쪽 싯본을 뒤로 넓게 하고 오른쪽을 든다. 오른쪽 싯본에서 움직임이 시작한다는 느낌으로 오른쪽 뒤꿈치를 뒤로 천천히 찬다(무릎은 펴고 있다). 자세 A를 참고하여 반복하고 유지한다(**그림 7.45d**).

보상작용 : 좋지 않은 코어 지지와 첫 번째 골반 패턴 조절의 감소는 팔을 아래로 밀게 하고 하부 늑골위에 신칭을 만든다. 이때 호흡은 멈춰지고 골반 전방경사가 감소된다. 외회전과 대둔근의 과도한 활동으로 뒤꿈치는 안쪽을 향하고 대퇴는 벌어진다. 대퇴전부의 경직으로 무릎을 직각으로 구부리기 어려워진다.

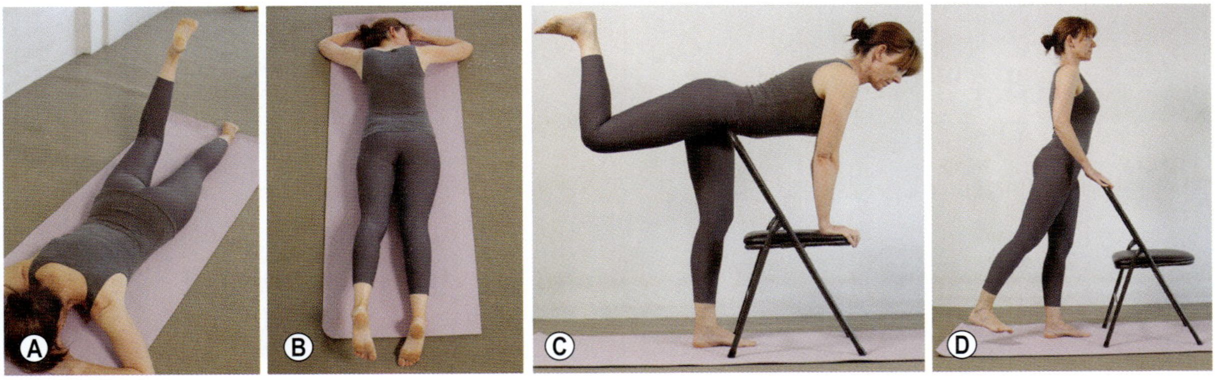

그림 7.45

느린 뒤꿈치 차기 a)자세 A b)진전된 운동 c)자세 B d)자세 C

46 누운 자세에서 어깨와 골반 후방 회전

목적 : 어깨나 골반 패턴 1,4를 통한 척추 회전

효과 : 모든 척추 통증에 유효하다. 상부 등과 어깨/골반의 경직은 척추의 회전을 감소시켜 건강과 자유로운 움직임을 방해한다(예, 에너지 효율적인 걷기와 스포츠). 사지대의 후방 회전은 특히 괴롭다. 어깨나 골반으로부터 움직임이 시작되어야 한다.

어깨 시작

자세 : 왼쪽 팔을 머리위로 쭉 뻗고 귀에 대고 손바닥을 위로 하며 엎드린다. 오른팔은 등 뒤에 하부 늑골위에 둔다(**그림 7.46a**). 이 운동은 어깨만을 가지고 움직인다고 상상한다.

이 운동에서 키무브 : 하부 후방 늑골을 넓히고 '코어'가 작동되는 것을 느낀다.

1. 뇌를 오른쪽 어깨포인트로 가져간다 (오른쪽 어깨 전방포인트에 집중한다). 뒤로 당기고 팔은 이완한다.
   – 체중이 왼쪽으로 갈 때까지 이완한다. 머리는 돌리고 골반은 뒤로 회전한다. 고관절과 무릎은 저절로 구부러지고 왼쪽으로 눕는다(**그림 7.46b**).
2. 어깨 포인트를 전방으로 가져가면서 엎드린 자세로 되돌아간다.
3. 앞 · 뒤로 동작을 반복한다 – 나머지 몸은 완전히 무겁게 쉬도록 이완한다. 움직임은 견갑골을 뒤로 당기는 것 뿐이라는 것을 기억해라.
4. 오른쪽 팔을 위로 하고 왼쪽 어깨에서부터 시작하는 동작을 반복한다. 왼쪽으로부터 시작하는 것도 중요하다.

보상작용 : 하부 등 늑골을 단단히 하게 된다. 다리는 경직된다. 회전이 감소한다(움직임이 견갑골에서부터 시작되지 않았기 때문).

골반시작

자세 : 오른쪽 팔을 머리옆으로 높게 뻗어올린다. 팔꿈치는 약간 구부리고 손바닥과 손가락은 펼친다. 오른쪽 무릎을 구부린다.

이 운동에서 키무브 : 팔을 부드럽고 이완되게 한다. 아래로 누르지 말고 골반만 움직인다고 상상한다.

1. 오른쪽 싯본에 집중하고 거기서 움직임을 시작한다. 오른쪽 뒤꿈치를 들어 올려 뒤로 구부리고 넘겨, 뒤쪽의 바닥에 발을 세운다 (**그림 7.46c**). 골반이 뒤로 회전되면서 왼쪽으로 구르게 된다(**그림 7.46d**).
2. 골반을 전방으로 회전하고 발을 들어올리며 엎드린 자세로 돌아간다.
3. 앞 · 뒤로 동작을 반복한다. 나머지 몸은 무겁게 이완시킨다. 골반/싯본을 뒤로 당겨서 움직임을 만드는 것을 기억하라.
4. 오른 팔을 귀 옆으로 올리고 왼쪽 싯본으로부터 동작하는 것을 반복한다.

보상작용 : 하부 등쪽 늑골이 단단해진다. 팔을 아래로 누른다. 골반 후방 회전과 고관절 신전이 감소한다(골반이 효과적으로 움직임을 시작하지 못하기 때문).

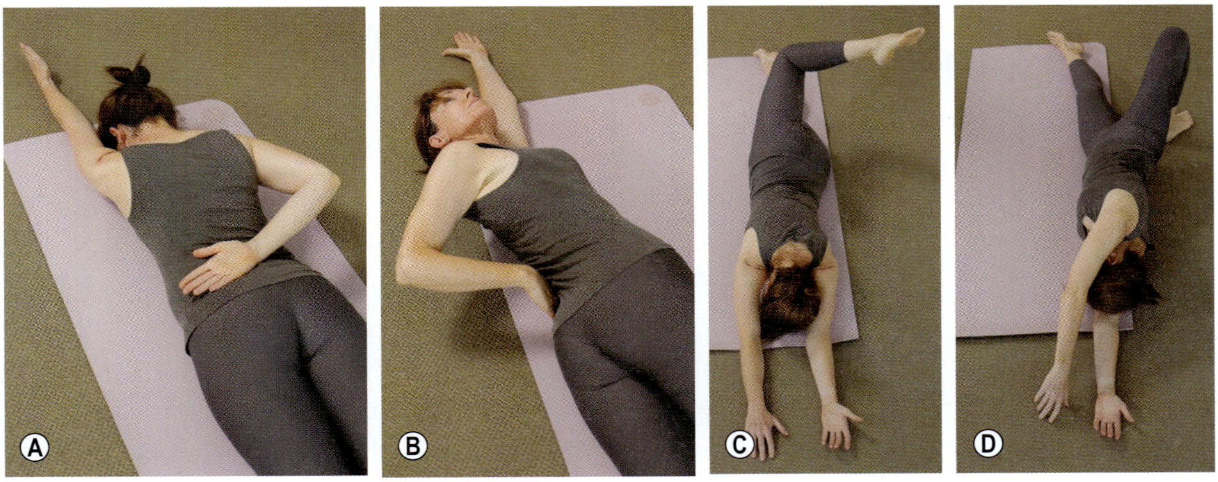

그림 7.46
누운 자세에서 어깨와 골반 후방 회전 a)b)어깨 시작 동작 c)d)골반 시작 동작

47 물개자세에서 작은 압력

목적 : 전체 척추를 신전 회전 상태에서 가동화한다. 첫 번째 어깨 패턴과 척추 기본패턴의 강화조절을 이용한다.

효과 : 모든 척추 통증에 좋다. 척추의 경직, 특히 상부 등과 가슴 그리고 견갑대 조절 약화에 좋다. 이 운동은 건강한 목과 척추 기능을 상부 등과 어깨의 조절과 유연성으로 만들어낸다.

자세 : 어깨아래 손을 짚고 푸쉬업/위로 누르기 자세를 취한다. 손가락은 펼치고 체중은 균일하게 분포시키고 손의 뒤꿈치에 걸리도록 한다. 경직이 심하다면 볼스터를 사용하여 체간아래 길게 놓고 이마와 코를 '스파이키 팟(spiky pod)' 위에 둔다.

이 운동에서 키무브 : 호흡을 내리고 하부 늑골이 측후면으로 확장됨을 느낀다. 근육이 부드럽고 호흡이 자연스러운지 감지한다.

1. *작은 압력 :* 손을 바닥으로 가라앉히고 어깨의 전방 포인트는 뒤로 당긴다. 팔꿈치는 뒤로 넓게 한다. 견갑골사이의 근육들을 강하게 작용하여 견갑골을 뒤로 당겨 가까워지게 하고 허리쪽으로 내린다. 젖꼭지를 내민다고 생각하고 넓게 한다. 체중이 무겁게 치골에 걸리게 한다(**그림 7.47a**).
2. 견갑골의 동작을 유지하며 머리를 길게 하여 왕관에 닿게 하고 턱을 당겨서 머리를 들어올리는 동안 목은 부드럽고 길게 한다. 견갑골을 그아래 척추가 부드러워지고 신장할 수 있도록 움직인다. '1/4만 푸쉬업(push up)'하여 하부 늑골이 계속 지지되도록 한다(**그림 7.47a**).
3. *진전 :* 한쪽 어깨 포인트를 좀 더 뒤로 당겨서 상부등에서 약간의 회전이 일어나게 한다. 머리는 약간 회전한다. 교대로 진행하고, 최소 5회 이상 반복한다.
4. *물개에게 움직임 :* 위에서 시행한 '1/4 푸쉬업' 자세를 지속한다. 특히 어깨의 포인트를 뒤로 넓게 당긴다. 천천히 높이 푸쉬업하고 체중을 골반과 대퇴에 무겁게 싣는다. 엉덩이와 다리는 이완한다. 젖꼭지는 전방으로 넓게 하고 척추는 부드럽고 길게 압력을 '줄여준다'. 호흡은 '세척하는(irrigate)' 자세를 취한다. 척추는 순서대로 움직이는가?(**그림 7.47b**).
5. *진전 :* 어깨의 한 포인트를 뒤로 더욱 당기고 체중을 반대편 골반에 싣고 머리는 돌리며 몸을 뒤튼다. 한쪽 발을 볼 수 있는가? 가능한 한 높게 들어올리고 양쪽으로 움직임을 반복한다. 젖꼭지는 더욱 전방으로 회전시키고 호흡은 아래로 넓게 한다(**그림 7.47c**).

보상작용 : 전방 견갑대 근육이 과사용됨. 어깨 포인트 후방움직임이 감소. 상부 가슴과 척추의 열림이 제한됨. 팔꿈치는 잠기고 목은 긴장하며 짧아짐. 겨드랑이 후면이 단단해지고 하부 후방 늑골도 단단해지고 호흡은 멈추며 척추의 관절움직임이 감소한다.

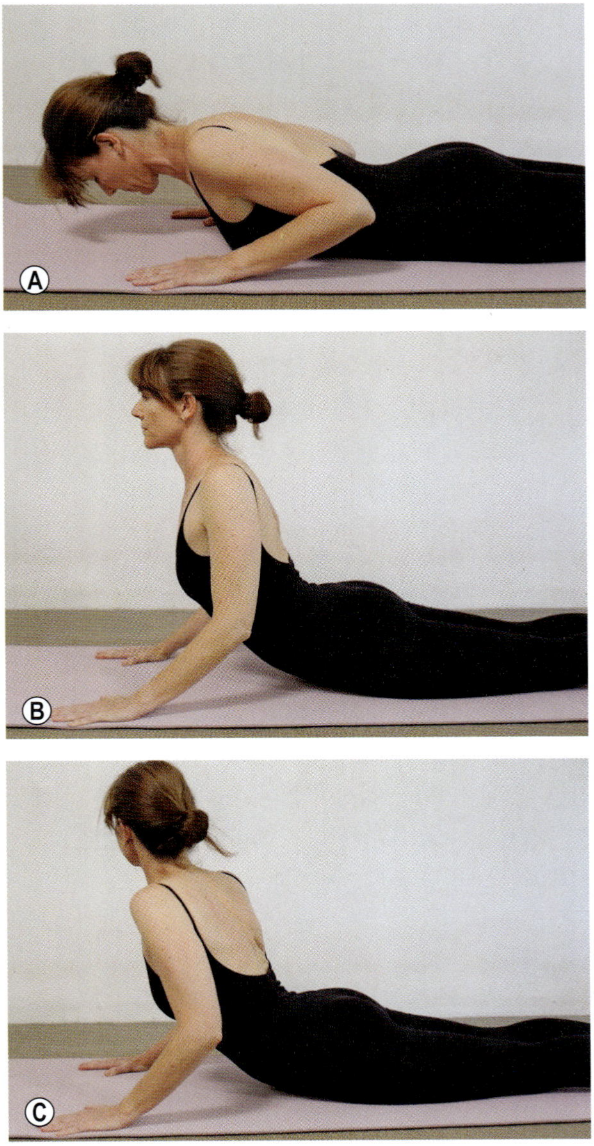

그림 7.47
물개자세에서 작은 압력
a)작은 압력 b)물개 c)진전된 운동 2

48 앉은 자세에서 '코어' 도전

목적 : 팔과 다리를 움직이는 동안 척추의 안정화를 척추 기본패턴능력을 통해 도전한다.

효과 : 모든 척추 근골격계 통증과 장애에 좋다. 심부 근근막 시스템의 조절 장애에 긴장없이 바로 앉기를 어렵게 한다.

정확한 '코어' 활동은 척추의 내부적 지지와 안정에 기여한다. 이는 내외적 부하에 적응하는 것이다. 이 운동이 도움이 된다.

자세 : 딱딱한 곳에 앉아 싯본을 넓히고 능동적 골반 기저면을 확보한다. 발가락을 전방으로 하여 바닥에 발을 둔다.

손을 하부 늑곽에 두고 엄지는 뒤를 향하게 한다 (**그림 7.48a**).

이 운동에서 키무브 :

1. 어깨를 떨어뜨리고 손아래의 하부 늑골을 측면, 후방으로 확장한다(특히, 엄지쪽을 느낀다). '중심 열기'가 정확하면 하복부가 팽팽해지고 골반위에서 늑골이 안정화되며 척추는 곧게 세워진다.
2. 이 자세를 유지하며 호흡을 자연스럽게 한다. 흡기 시 확장하고 호기 시 그 확장을 유지하려 한다. 체간이 열린 실린더라고 상상한다 (**그림 7.48a**).
3. *진전 1* : 위의 자세를 긴장없이 할 수 있다면 천천히 뒤꿈치를 바닥에서 든다. 이때 척추 정렬과 손아래의 늑골 확장과 하복부의 팽팽함이 유지되어야 한다.
4. *진전 2* : 모든 동작이 잘 되면 발에 체중을 완전히 제거하고 척추를 들어 올려 유지하고 중심을 연다. 부드럽게 낮게 천천히 호흡한다. 그림의 모델은 좋은 기능을 가지고 있어 조절을 잃지 않고 높이 발을 들 수 있다. 좋은 코어 조절을 얻기 전에 3,4단계를 해서는 안된다. 각각의 다리를 반복한다(**그림 7.48b**).

보상작용 : 적절하지 않은 코어 활동, 호흡과 협응이 잘 안된다. 골반과 척추를 바로 세워 중립을 유지할 만한 내적 지지와 안정성이 없다. 어깨위에 팔을 들 때 불안정하다. 척추가 '접힌다' – 후방이나 측면으로 기대거나 하부 늑골이 전방으로 돌출된다.

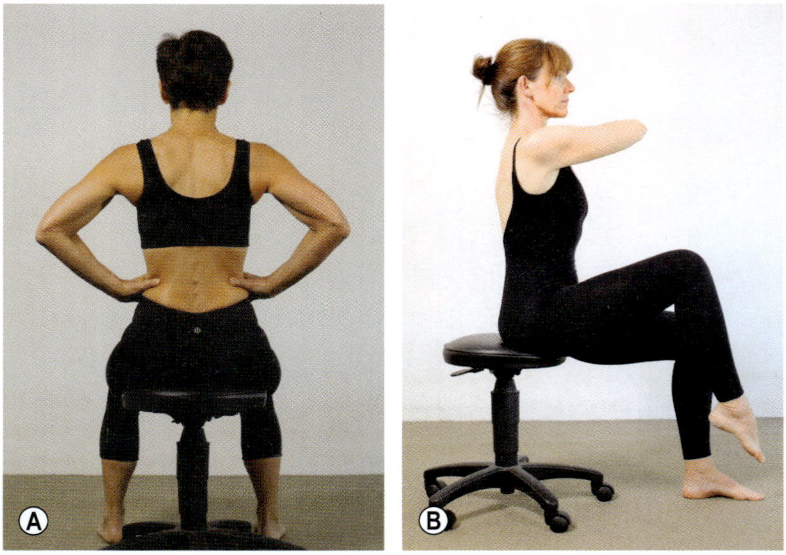

그림 7.48
앉은 자세에서 '코어' 도전

49 측면 체중 이동 패턴

목적 : 측면으로 체중을 이동하며 하부 테더 형성의 반대로 힘을 준다. 첫 번째, 세 번째 골반 패턴을 척추 기본패턴 조절과 흉곽/어깨 열림과 함께 협응한다.

효과 : 모든 척추와 많은 근골격계 통증에 좋다. 앉은 자세가 무너지는 것은 '코어' 근육이 게으르기 때문이다. 표층 근육의 긴장과 유연성을 줄이는 척추의 경직이 이를 보상하는 패턴이다. 이 운동은 '한 개 값으로 네 개를 사는' 효과를 가진다. 코어를 강화하고 골반을 똑똑하게 올리고 타이트한 근근막을 늘리고 관절의 경직을 가동화한다.

앉은 자세, 선 자세 모두 훈련 가능하여 일상에 적용하면 좋다.

앉기

자세 : 싯본의 전방부로 딱딱하고 편평한 부분에 앉아 꼬리뼈를 약간 후방시킨다(아래로 말지 않는다). 발은 바닥에 편평하게 두되 고관절 넓이를 유지한다. 다리는 이완한다.

이 운동에서 키무브 : 손은 머리에 두고 어깨를 떨어뜨린다. 가슴은 들지 않고 하부 늑골을 넓히고 아랫배를 팽팽하게 하며 자세를 유지한다. 호흡을 일정하게 낮고 천천히 한다.

1. 왼쪽 싯본을 시트에 가라앉혀 누른다. 오른쪽 싯본은 든다. 정확하게 한다. 체중이 왼쪽 싯본으로 실리는 것을 확인한다. 코어는 척추를 '드는' 동안에도 더욱 단단히 한다.
2. 늑곽을 왼쪽으로 이동하고 호흡을 왼쪽 측면 후방으로 가져간다.
3. 왼쪽 팔꿈치를 천정쪽으로 향하게 한다. 어깨를 떨어 뜨리고 목을 부드럽게 한다.
4. 왼쪽 싯본이 팽이의 뾰족한 바닥이라고 생각해라. 눌러 내린다 – 오른쪽 싯본을 더 들어 올린다. 왼쪽 팔꿈치는 높게 하여 왼쪽 전체가 신장되도록 한다.
5. 머리의 왕관이 더 높아지도록 띄운다. 전방 늑골은 후방으로 넓게 유지하고 호흡할 공간을 확보한다. 30초 이상 이 자세를 유지한다(**그림 7.49a**).
6. 양쪽을 반복한다. 한쪽이 더 힘들 것이다 그 쪽을 더 해준다.

   일상생활 중에 한쪽 싯본 '누르기(mini-press)'를 해본다 – 컴퓨터 할 때나 차에서 유용 하다. 이 작은 동작이 코어의 작동에 얼마나 효과적인지 느껴봐라.

보상작용 : 왼쪽 골반/싯본의 동작이 잘 시작되지 않고 오른쪽 골반이 잘 들리지 않는다. 대신에 하부 늑골에 '신치'가 생긴다. 골반과 척추에 의한 측면 체중이동이 잘 안된다. 또한 왼쪽 겨드랑이 가슴 부위가 열리지 않는다. 코어근육이 약해지고 목과 어깨가 긴장한다. 호흡이 멈춘다.

서기

자세 : 이 동작은 코어근육과 함께 엉덩이 근육을 활성화시키는 매우 좋은 동작이다. 발을 고관절 넓이로 선다. 발가락은 전방을 향하도록 한다. 무릎은 부드럽게 한다. 엉덩이를 이완한다. 앉은 자세와 같이 시행한다. 싯본은 다리와 함께 움직인다.

이 운동에서 키무브 :

1. 왼쪽 뒤꿈치를 지면에 가라앉히고 눌러서 체중을 왼발에 싣는다. 이때 왼쪽 무릎은 잠그지 않는다. 오른쪽 골반과 오른쪽 뒤꿈치는 들어올린다 (체중을 오른발에 약간만 준다). 무릎은 편다.

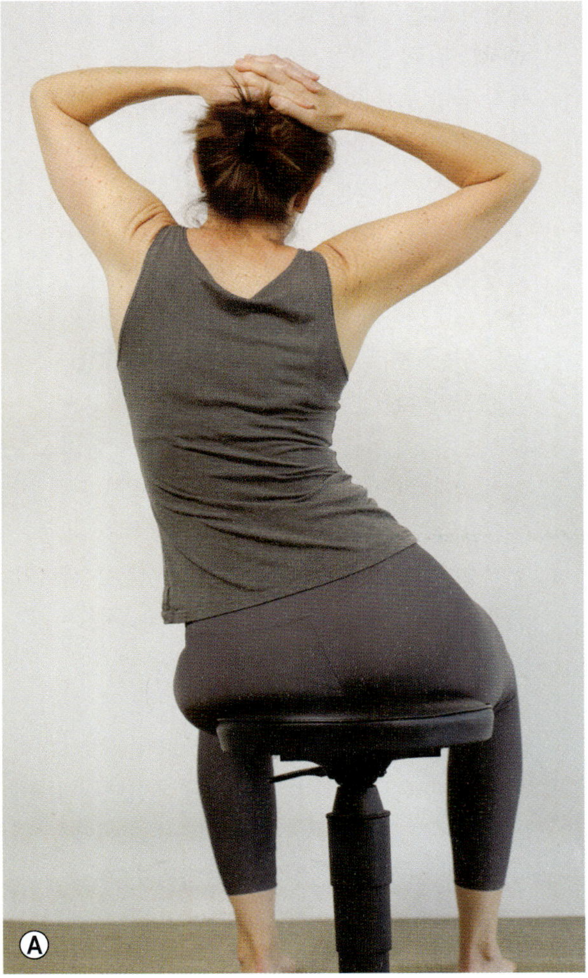

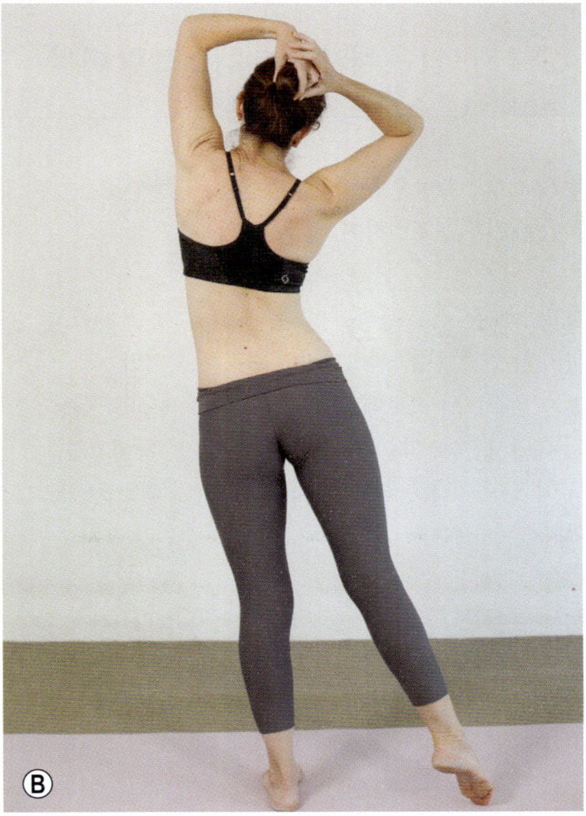

그림 7.49
측면 체중 이동 패턴 a)앉은 자세 b)선 자세

2. 앉은 자세에서와 같이 왼쪽 뒤꿈치로 아래를 누르고 왼쪽 팔꿈치는 위로 향하게 한다. 코어와 엉덩이가 작동하는 것을 느낀다. 호흡은 늑골을 아래 후방으로 넓게 만들다. 특히, 왼쪽 (**그림 7.49b**).
3. 반대쪽을 반복한다. 30초 이상 자세를 유지한다. *Tip:* '반대쪽을 끌어당긴다'고 생각해라.
4. *진전* : 위의 동작을 잘 하면, 오른쪽 골반을 들어올린 채로 오른쪽 발가락만 바닥에 둔다. 모든 것이 잘되면 골반을 조절하여 다리를 완전히 뗀다. 모든 큐를 유지하며 균형을 잡는다.

보상작용 : 골반 움직임 감소. 척추와 흉곽에 의한 측방 체중이동 감소, 코어 조절 감소, 왼쪽 무릎이 잠기고 오른쪽 골반을 들 수 없다.

50 앉은 자세에서 햄스트링 이완

목적 : 햄스트링 근근막의 유동성 및 신장성을 골반 패턴 1을 조절하여 증가시킨다.

효과 : 모든 척추 통증에 좋다. 특히 허리, 골반, 하지 통증에 좋다. 햄스트링의 단축은 흔하다. 그러나 많은 햄스트링 스트레칭이 척추를 괴롭게 하고 긴장을 더 유발시킨다. 악순환이다. 이 운동을 정확히 하면 '코어' 근육이 작동하여 허리를 보호하며 햄스트링을 이완할 수 있다.

자세 : 의자나 비슷한 높이의 주춧돌(plinth) 가장 뒷부분에 싯본을 가져가서 앉아, 체중이 싯본위에 있도록 하고 대퇴는 좌석에 잘 지지되도록 앉는다. 의자에서는 발을 앞으로 좀 내밀어야 할 수도 있다.

이 운동에서 키무브 : 손을 골반에 대고 엄지로 움푹 들어간 곳(PSIS 근처)을 촉진한다(**그림 7.50a**). 하부 늑골을 확장하고 넓힌다. 코어를 활성화한다.

1. 싯본을 넓게 벌리고 윗부분을 전방으로 가볍게 굴리며 싯본을 시트에 가라앉히듯 한다. 정확히 하면 골반 코어가 팽팽해지고 엄지는 약간 상부 전방으로 이동된다. 몸은 척추의 정렬을 유지한 채로 전방으로 기울어지고 고관절은 굴곡된다. 정확한 자세를 유지한다.
2. 오른쪽 대퇴의 무게를 지지면에 싣는다. 천천히 오른쪽 발을 들어올리고 이때 오른쪽 엄지가 뒤로 밀리는 느낌이 없어야 한다. 동작 동안 오른쪽 싯본이 계속해서 뒤쪽 상방으로 넓어져야 하는 것에 매우 집중한다. 햄스트링은 싯본에 붙기 때문에 긴장하면 싯본을 당겨 아래 전방으로 이동 시킨다. 이는 골반 코어가 약하기 때문이다(반대 힘으로 잡아주지 못하기 때문). 골반의 움직임 없이 발을 위 · 아래로 들어 올려본다(**그림 7.50b**). 왼쪽도 반복한다.
3. *전전 1* : 위에 언급된 대로 계속하고 들어올린 발의 발가락과 뒤꿈치를 교대로 포인팅한다. 불편할 수도 있다.
4. *진전 2* : 의자/스툴에 앉아서 한다. 싯본을 시트의 전방에 둔다. 발을 전방으로 가져가되 무릎은 약간 구부린다. 엄지 발가락은 전방을 본다. 싯본이 넓어지게 누르고 꼬리뼈를 뒤로 들어올리면서 싯본을 앞쪽으로 굴린다.
   – 몸통은 고관절보다 더 전방으로 기울어진다. 정확한 동작을 하고 척추가 정렬되면 코어가 작동하여 햄스트링이 신장된다(**그림 7.50c**). 싯본을 이용하여 의자를 더 뒤로 밀면 스트레칭이 더 된다. 무릎은 좀 더 펴진다.

보상작용 : 좋지 않은 골반시작과 안정성 감소는 고관절에서 전방으로 굴곡되는 것을 막는다. 발을 들 때 골반은 뒤로 회전하고 허리에 스트레스가 간다. 햄스트링은 신장되지 않는다. 하부 늑곽 주위에 과도한 힘이 들어가고(holding) (코어 작용이 부적절), 진전 2에서 골반의 시작과 척추 정렬이 상실된다.

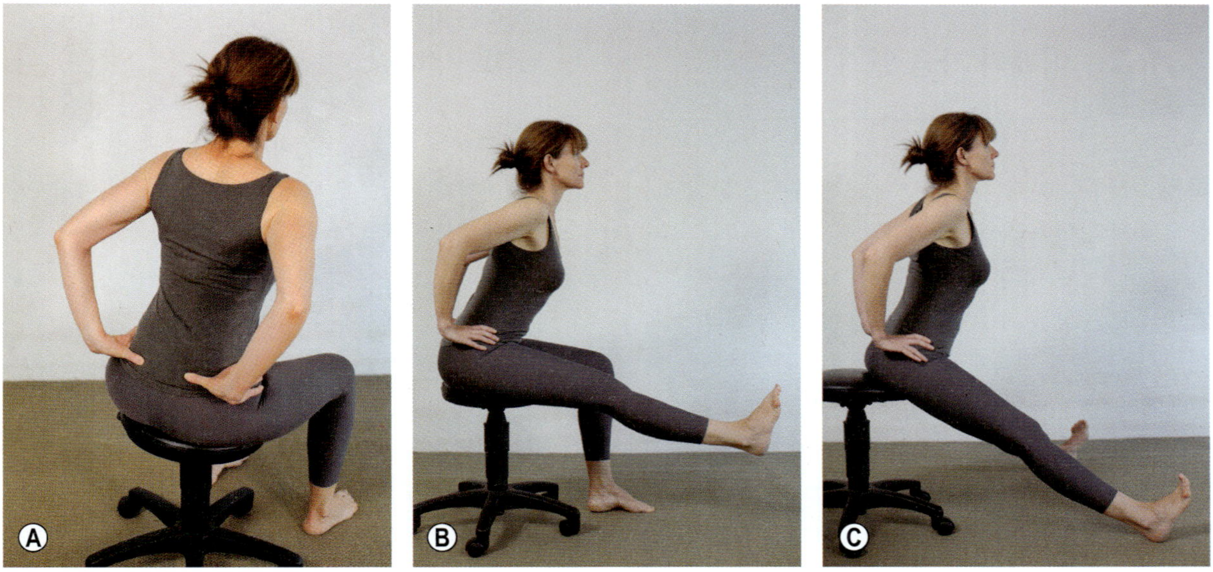

그림 7.50
앉은 자세에서 햄스트링 이완 a)b)기본 운동 c)진전된 운동

51 어깨와 가슴 열기

목적 : 척추 기본패턴과 첫 번째 어깨 패턴을 통해 상부 흉곽과 어깨를 가동화한다.

효과 : 모든 상부 척추 통증에 도움이 된다. 머리, 목 , 어깨, 팔 통증과 경직에 좋다. 대부분의 사람들은 일상에서 많은 시간을 몸을 앞으로 구부린 채 팔을 전방으로 하여 사용한다. 이때 머리와 어깨는 전방으로 위치한다. 많은 시간을 그 위치에 고정되어 있다. 이 운동은 좋지 않은 상체의 반대 패턴의 움직임을 유도한다. 하루 종일, 특히 컴퓨터 앞에서 사용하면 유용하다. 앉아서, 서서, 엎드려서도 가능하다.

자세 : 싯본의 위에 앉아서 '능동적 골반 기저의 움직임'을 만든다. 등 뒤로 손을 잡고 손가락을 깍지 낀다. 팔꿈치는 부드럽고 넓게 한다.

이 운동에서 키무브 :

1. 하부 늑골을 넓히고 '코어'의 작용을 느낀다. 늑골을 하방/후방으로 유지한다.
2. 흉골을 '전방'으로 내민다. 어깨의 포인트는 후방으로 당겨 넓힌다. 견갑골 사이 근육의 활동을 느낀다. 서로 가까워지고 약간 아래로 떨어지게 한다. 팔은 이완한다.
3. 머리는 키커지는 자세로 하고 턱은 당긴다 (**그림 7.51a**).
4. 위의 자세를 유지하며 팔은 편안하게 한 상태에서, 양쪽 어깨 전방부가 좁아지거나, 아래로 떨어지거나 앞으로 튀어나오지 않도록 하면서 팔꿈치를 곧게 편다. 흉골을 전방으로 하고 어깨 포인트는 뒤로 움직인다.
5. *진전* : 위의 자세를 유지하고 손을 뒤로 위로 뻗는다. 조절이 정확하다면 멀리 움직이지 않을 것이다.
   '머리를 뒤로 어깨를 뒤로 늑골을 뒤로 하고 호흡을 아래 뒤로' 하는 것을 상상하라.
   오직 상부 흉골만 전방으로 가져간다.
   어깨와 상부 등이 스트레칭 되는 느낌을 갖는다(**그림 7.51b**).

참고 : 3 단계 정도까지 해도 된다. 괜찮다. 4단계와 5단계는 적절한 때에 한다. 양보다 질이 중요함을 기억하라.

보상작용 : 어깨 패턴 1의 부정확한 활동(상부 흉곽의 신전과 견갑골의 후인이 없다). 부적절한 코어 조절과 하부 흉곽의 안정성 감소. 하부 등의 늑골의 '신칭' 발생. 척추 정렬의 상실, 목의 긴장, 호흡 멈춤.

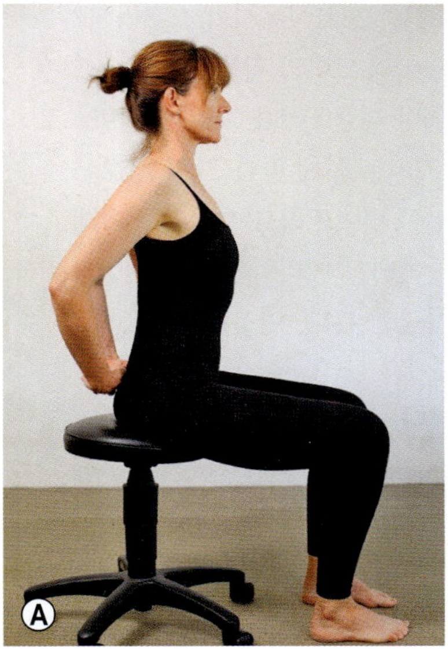

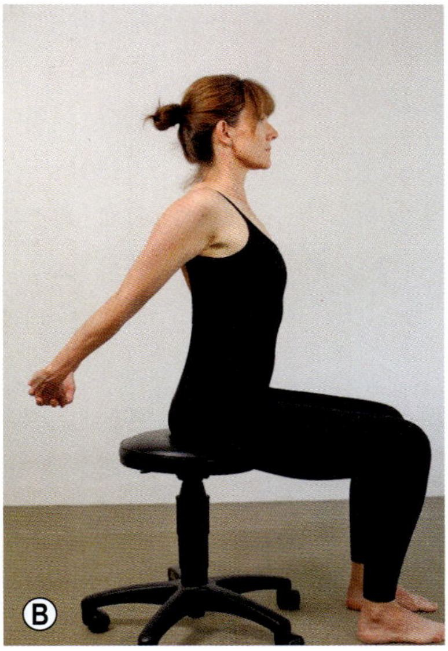

그림 7.51
어깨와 가슴 열기

a)기본 운동

b)진전된 운동 2

52 옆으로 앉은 자세에서 골반 흔들고 굴리기(Rock and Roll)

목적 : 비대칭 자세에서의 골반패턴 훈련을 통한 골반과 고관절의 가동성과 척추 체중 이동의 향상과 '하부 테더(inferior tethers)'의 억제.

효과 : 정확하게 동작을 하면 요통, 골반통, 하지통에 도움이 된다. 일반적으로 부적절한 골반 조절은 척추의 적절한 기저면 지지를 요한다. 고관절이 경직되기도 한다. 이것은 골반 코어와 고관절을 유연하게 도와준다.

자세 : 고관절과 무릎을 구부리고 바닥에 옆으로 앉는다 – 무릎은 넓히고 왼쪽을 향하게 하고 발은 오른쪽을 향하게 한다. 자유롭게 한다(**그림 7.52a**). 경직이 있거나 척추를 바로 세우기 어렵다면 왼쪽 대퇴의 위쪽 1/3지점에 작은 지지를 대는 것도 좋다. 이것이 싯본을 편하게 해 줄 것이다.
왼쪽 중간/아래 대퇴를 바닥으로 가라앉힌다.
체중을 왼손에 준다 –손바닥은 열고 손가락은 펼친다.
필요하면 블록을 이용한다. 팔과 어깨를 부드럽게 하고 왼쪽 어깨를 귀를 향해 올리고 하부 늑곽을 왼쪽으로 이동 시킨다. 척추는 왼쪽으로 기울인다.

이 운동에서 키무브 : 움직임은 싯본에서 주도된다. 척추는 이에 따라간다. 하부늑골을 부드럽게 한다.

1. 양쪽 싯본을 촉진하여 위치를 확인한다. 꼬리뼈가 그 사이에 있게 한다. 오른손은 골반에 두고(그림없음) 중지는 하복부의 팽창함을 확인한다.
2. 체중을 완전히 왼쪽 다리에 V형태로 걸리게 한다. 하부 늑골을 확장하고 넓힌다. 특히 왼쪽. 하복부의 팽창함을 확인하고 유지한다.
3. 왼쪽 싯본을 뒤쪽으로 길고 넓게 만들어서 골반과 오른쪽 손끝을 전방으로 이동시키고 꼬리뼈가 들리도록 한다. 이때 코어의 활동을 더욱 느낄수 있다. 이것이 골반 패턴 1이다. 척추를 전방으로 기울이고 무너지지는 않게 한다(**그림 7.52a**).
4. 이제, 체중을 뒤로 떨어뜨리고 꼬리뼈를 아래로 만다. 척추는 굴곡하고 머리와 어깨는 전방으로 떨군다. 왼쪽 무릎은 든다. 이것은 쉽다 –그림없음.
5. 3단계를 반복한다 – 고관절 위로 굴러 앞 · 뒤로 움직이며 이를 강조한다. 싯본과 하부 늑골에 집중한다.
6. 3단계를 활성화하여 척추를 바로 세우고 오른쪽 싯본을 완전히 들어올린다. 체중과 늑곽과 머리를 더욱 왼손 위에 가져간다(**그림 7.52b**). 이것은 세 번째 골반 패턴이다.
7. 이제 오른쪽 싯본을 아래로 내린다. 척추는 오른쪽으로 움직이고 약간 뒤로 넘어갈 것이다. 동작을 여러 번 반복하고 6단계를 강조한다. 머리와 척추가 좌 · 우로 측면상의 이동이 일어난다.
8. 오른쪽 싯본을 완전히 들어 올려 전방으로 향하게 한다. 오른손과 골반은 왼쪽으로 회전한다. 전체 척추와 머리가 따라간다. 왼쪽으로 얼마나 뒤를 볼 수 있는가?(**그림 7.52c**). 이것이 네 번째 골반 패턴이다.
9. 이제 오른쪽 싯본을 뒤로 아래로 내리고 오른손과 골반을 오른쪽으로 회전 시킨다. 척추는 이에 따라간다. 앞 · 뒤로 왔다갔다 움직이면서 8단계를 강조한다.

보상작용 : 왼쪽 다리가 바닥에 제대로 닿지 않고 움직임이 싯본에서 시작되지 않는다(골반 움직임 감소, 척추 정렬과 움직임 감소, 몸 전체의 긴장 등).
내디딘 손의 손꿈치에 체중을 이동시키지 않는다 (늑골은 왼쪽으로 이동되지 않고 견갑대는 하강된 채로 있다). 하부 늑골의 '신치'가 모든 패턴에 우세하게 나타난다.

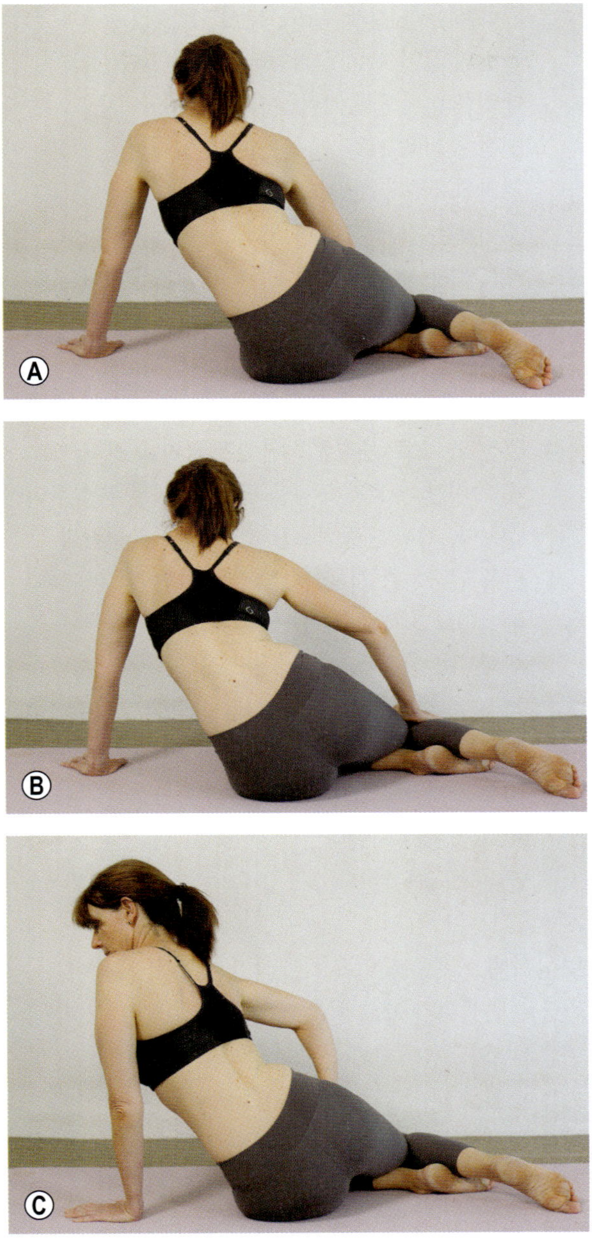

그림 7.52
옆으로 앉은 자세에서 골반 흔들고 굴리기

53 V to Z 고관절 스트레칭

목적 : 골반과 척추 패턴을 통해서 하부 후방 측방 근근막을 연다.

효과 : 허리와 골반, 하지통에 좋다. 특히 장경인대 문제에 좋다. 이 스트레칭은 정확히 고관절과 다리를 연다(주의해서 시행한다). 고관절과 대퇴가 불편할 수 있다. 그러나 허리가 불편하면 안된다.

무릎이 힘들 수 있다. 그러면 작은 블록이나 지지를 체중이 지지된 대퇴의 상부 1/3에 둔다
(싯본은 자유롭게 한다).

자세 : 무릎이 왼쪽을 향하도록 앉는다. 발은 오른쪽을 향한다. 무릎을 가능하면 넓게 하고 왼발을 자유롭게 한다. 왼쪽 다리는 V자를 만든다. 왼쪽의 열린 손에 기대고 하부늑골을 왼쪽으로 움직이며 왼쪽 어깨를 귀쪽으로 가져간다(**그림 7.53a**).

이 운동에서 키무브 :

체중이 왼쪽 전방으로 떨어지게 한다. 체중이 완전히 왼쪽 대퇴 앞쪽으로 가게 한다 – 녹여라(melt!).
왼쪽 어깨는 이완하고 척추는 편다.

1. 하부 늑골을 후방, 넓게 열되 왼쪽을 특히 연다.
   코어가 작동되는 것을 느끼고 이를 유지한다.
   몇몇의 사람은 여기서 이미 신장되는 것을 느낄 것이다. 호흡을 동반해 본다.
2. 왼쪽 싯본을 길게, 뒤로, 넓게 당긴다.
   골반의 코어가 더욱 작동되는지 느낀다.
   대퇴를 바닥으로 가라앉히고 싯본을 뒤로 보내 신장을 더욱 시킨다. 몸은 머리가 아닌 고관절로부터 전방으로 기울인다.
   꼬리뼈는 길게 뒤로 올린다.
   부드럽게 시행한다. 호흡은 천천히 깊게 한다.
3. *진전 1* : 싯본을 좀더 움직이고 정렬을 유지한다.
   오른손을 전방으로 가져가 더 스트레칭한다 (**그림 7.53b**).
4. ***진전 2 : Z로 움직임 :*** 왼쪽 뒤꿈치를 전방으로 더 가져간다. Z자 모양을 만든다. 너무 욕심부리지 않는다. 정확한 동작으로 가동 범위를 늘린다.
5. 왼쪽 뒤꿈치를 길게 뻗고 외측 정강이를 바닥에 붙이려고 노력한다. 좀 더 정확하게 한다.
   대퇴부를 신장을 이끌어내고 싯본을 움직여 척추가 부드러워지고 신장되게 한다(**그림 7.53c**).
6. 추가적인 ***진전*** : 오른쪽 다리를 **그림 7.53c**와 같이 뒤로 가져간다.
7. 60초 이상 유지한다.
8. 반대쪽도 반복한다.

보상작용 : 체중을 왼쪽으로 싣기 어렵다. 체중이 손꿈치에 실리지 않고 왼쪽손가락에 실린다.
중심부위와 목, 어깨에 긴장이 증가한다(고객이 요통이 있을 때 주로 발생된다).
왼쪽 다리를 바닥에 붙이지 못하고 싯본에서 움직임이 일어나지 않으면 척추의 정렬은 나빠지고 골반과 대퇴의 후방 측방 근근막이 열리지 않는다.
호흡이 잘 안된다.

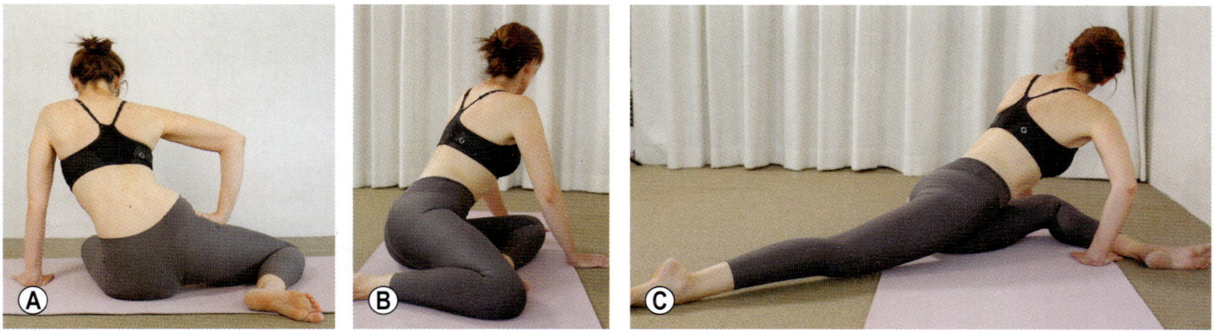

그림 7.53

V to Z 고관절 스트레칭 a)기본 운동 b)진전된 운동 1 c)진전된 운동 2

54 네발기기에서 엉덩이 로켓

목적 : 골반의 코어와 엉덩이 근육을 강화한다.
시상면에서의 전방 골반회전의 짝힘(force couple)을 조절한다.

효과 : 요통과 골반통, 하지 통에 좋다.
일반적으로 다리위에서의 골반의 조절이 문제가 많다. 많은 '엉덩이' 운동이 골반과 고관절의 움직임을 '잠근다'. 많은 사람들은 적절한 골반조절 없이 스쿼트 운동을 하고 이는 척추에 무리를 준다.

이 운동은 골반 코어근육과 엉덩이 근육을 바깥범위에서 훈련시킨다. 정확한 조절을 유지하는 것이 중요하다. 이것을 이루기란 난해하다.

자세 : 무릎으로 네발기기 자세를 취한다. 머리에서 꼬리뼈까지 직선으로 정렬한다. 각각 서로 멀어지게 한다.

이 운동에서 키무브 : 부드럽게 어깨를 뒤로 잡아당긴다. 두 개의 큰 써치 라이트가 싯본에 있다고 상상한다.

1. 호흡을 아래로 뒤로 하며 '중심을 연다'. 늑골을 뒤로 넓게 하고 유지한다.
2. 싯본을 뒤로, 넓게, 위로 가져간다. 서치라이트를 아래로 비추지 않은 상태로 가능한 한 뒤로 체중을 보내본다. 서혜부는 깊게 한다. 이 동작을 몇 번 반복한다. 뒤로 더 많이 갈수록 팔에는 체중이 적게 실린다(**그림 7.54a**).
3. 뒤로 간 상태에서 오른쪽 다리를 가능한 한 뒤로 뻗어본다 –여전히 헤드라이트는 위를 비추고 있어야 한다.
4. 오른쪽 다리를 뒤로 더 뻗고 뒤꿈치는 높이 천정을 향하게 한다. 엄지 발가락은 바닥을 본다. 체중이 전방으로 가지 않도록 한다.
   특히 왼쪽 싯본은 위로 뒤로 넓게 계속 가져간다. 헤드라이트를 수평이나 위로 향하게 한다. 코어와 왼쪽 엉덩이는 잘 작동하게 한다 (**그림 7.54b**).
5. *진전 :* 동작을 정확하게 하면 팔에 거의 체중이 실리지 않는다. 부드럽게 왼팔에 체중을 제거하고 오른쪽 다리의 뻗음을 유지한다. 호흡은 편하게 한다.
6. 반대쪽도 반복한다. 동작을 유지하며 천천히 낮게 편히 호흡한다.

보상작용 : 팔에 힘이 많이 실린다. 어깨나 목에 긴장이 많다(부적절한 골반 조절 때문 –체중이 뒤로 이동되지 않음). 고관절이 외회전된 채로 잠긴다 – 골반이 후방경사 된다. 오른쪽 골반이 들리고 엄지발가락이 측면을 본다.

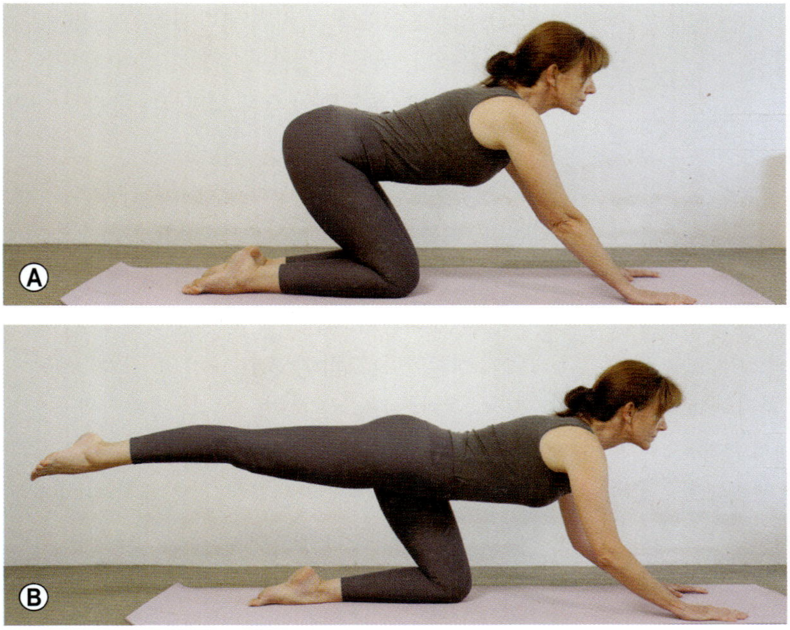

그림 7.54
네발기기에서 엉덩이 로켓

55 장요근과 코어의 재시동

목적 : 기본패턴들을 통합하여 고관절 굴곡근을 신장하고 체간을 연다.

효과 : 모든 허리와 골반통에 도움이 된다. 고관절, 무릎, 다리 통증에도 좋다. 장요근은 골반 '코어' 기능과 밀접한 관계가 있다. 이는 골반과 척추을 지지하고 안정화한다. 적게 작용하거나 많이 작용해서 문제가 생긴다. 장요근이 타이트하거나 짧아지면 고관절의 움직임을 제한한다. 이 운동은 장요근 기능을 재균형시키는데 유용하다. 한쪽이 작용할 때 다른 쪽은 신장된다. 동시에 코어 조절에 기여한다.

자세 : 벽이나 지지할 수 있는 곳 가까이에서 무릎서기를 한다. 왼쪽발을 앞으로 세워서 왼쪽 종아리와 오른쪽 대퇴가 모두 수직이 되게 한다. 무릎이 아프면 딱딱한 쿠션을 무릎아래 댄다. 슬개골은 자유롭게 한다.

이 운동에서 키무브 : 손을 머리 위에 둔다. 어깨를 떨어 뜨리고 어깨의 포인트를 뒤로 당겨 넓힌다. 체중의 85%를 오른쪽 다리 뒤에 두고 하부 늑골을 후방으로 넓혀 확장한다. 이 자세를 유지하며 자연스럽게 호흡한다.

1. 오른쪽 싯본을 앞으로 가져가고 왼쪽 싯본은 들어올린다. 복부나 늑골이 앞으로 튀어나가지 않도록 한다. 복부와 오른쪽 엉덩이는 골반 코어와 함께 동작해야 한다.
2. 오른쪽 전방 고관절과 대퇴가 잘 스트레칭 되어야 한다. 이를 위해 호흡을 아래 후방으로 가져간다. 호흡을 내쉴 때 좀더 이완하도록 한다.
   오른쪽 대퇴는 수직으로 두고 몸을 오른쪽 다리 위에 정렬한다(**그림 7.55a**).
3. *진전* : 위의 큐를 유지하며 오른쪽 팔꿈치를 천정을 향하게 한다. 늑곽은 후방으로 넓힘을 유지한 채 오른쪽으로 움직인다. 전체 측면 체간이 신장되도록 한다. 호흡은 아래 후방으로 가져가고 특히, 오른쪽으로 움직이도록 한다(**그림 7.55b**, 불행하게도 이 사진은 왼쪽 다리로 무릎서기 자세이다).
4. 3번 반복하고 30초 이상 스트레칭을 유지한다. 반대 편도 시행한다(**그림 7.55b**).

보상작용 : 부적절한 코어/골반 조절과 복근 활동. 중심 등쪽, 목, 어깨의 과활동. 척추/대퇴의 정렬 감소와 전방 고관절과 대퇴의 열림 감소.

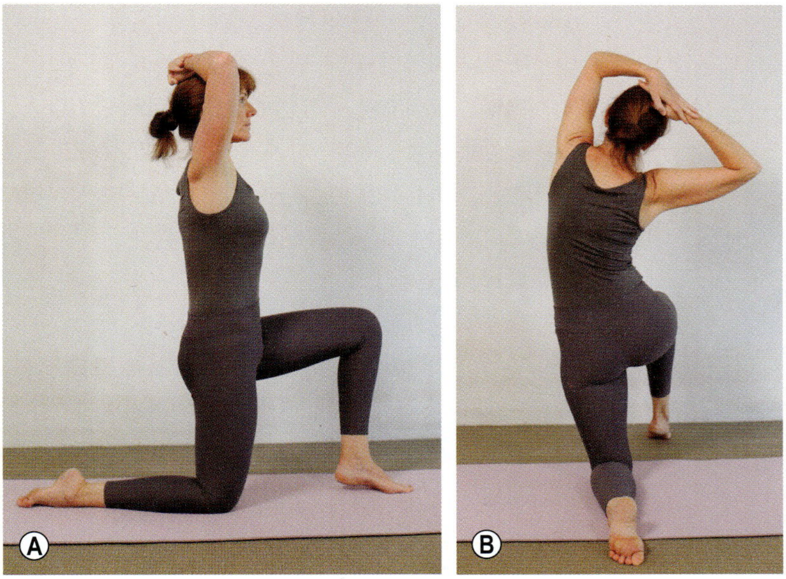

그림 7.55
장요근과 코어의 재시동

a) 기본 운동

b) 진전된 운동

56 비틀림이 초승달 스트레칭으로

목적 : 척추 정렬을 유지하면서 골반, 고관절, 대퇴를 연다. 이 스트레칭은 골반을 '비틀고(distorsion)' 타이트한 골반과 다리 근근막을 이완한다.

효과 : 모든 요통, 골반통, 고관절, 무릎, 다리 통증에 좋다. 골반은 흔히 공간조절이 약하고 내부가 경직되어 있다. 그래서 탄력성과 유연성이 부족하다.

고관절/다리 경직은 척추가 보상하고 추가적인 문제가 있음을 의미한다.

중요 : 체중을 다리에 최대한 싣고 상체는 이완하는 것이 중요하다. 경직이 심하다면 두 개의 블록을 사용한다.

자세 : 바닥에 반 무릎자세를 하고 왼쪽 뒤꿈치는 전방으로 내밀어 정강이가 45°가 되게 한다. 발은 전방으로 그은 직선의 바깥쪽에 맞춰 정렬한다. 체중은 뒤꿈치 와 엄지, 새끼 발가락 볼(ball) 사이에 둔다.

오른쪽 다리는 가능한 한 뒤로 미끄러뜨린다. 블록을 사용하면 왼쪽 발의 측면에 둔다.

이 운동에서 키무브 :

1. 왼발로 체중을 가라앉힌다. 뒤꿈치로 단단하게 누른다. 이것이 느껴지지 않으면 발을 좀 더 전방으로 옮긴다.
2. 왼쪽 무릎을 전방으로 보내고 왼쪽 싯본을 아래로 내리면서 가능한 한 왼쪽 뒤꿈치로 가깝게 가져간다.
3. 체간을 왼쪽 대퇴를 따라 눕게 하고 손을 바닥에 가져간다. 고관절에 경직이 있으면 팔을 짧게 유지하고 열린 손은 블록에 둔다. 팔에 체중이 많이 실리는 것은 안된다. 어깨 포인트를 뒤로 가져가면 좋다. 팔은 가볍게 하고 머리는 꼬리뼈와 일직선에 있도록 뒤로 당긴다.
4. 중심에 초점을 둔다. 하부 등 늑골을 확장하고 호흡을 자유롭게 가져간다. 머리의 왕관에서부터 꼬리뼈까지 척추를 부드럽게 신장한다 (**그림 7.56a**).
5. 체중을 완전히 다리에 두고 호흡을 내쉰다. 왼쪽 엉덩이와 후면이 강하게 신장되는 것을 느낀다. 특히, 오른쪽 서혜부와 대퇴 전면의 신장도 감지한다. 자세를 유지하며 5번 호흡을 시도한다. 반대쪽도 시행한다.
6. *진전* : 위의 모든 큐를 유지하면서 오른쪽 발가락을 아래로 구부린다. 오른쪽 무릎은 골반을 들지 않고 들어올린다. 왼쪽 싯본은 왼쪽 뒤꿈치에서 멀어지게 한다(**그림 7.56b**).
7. *초승달로 가는 향상된 진전* : 오른손을 왼발 옆에 둔다(블록이 있으면 편하다). 왼쪽 손은 골반위에 올리고 이때 오른쪽 어깨포인트는 올라간다. 왼쪽 어깨를 뒤로 당겨서 뒤쪽을 쳐다보면서 오른쪽 몸의 측면을 오른쪽 팔과 왼쪽 골반 사이로 걸어놓듯이 낮춘다. 부드럽게 호흡하며 초승달 모양으로 몸을 스트레칭한다(**그림 7.56c**).

이것은 강한 신장이다. 고관절 주위가 며칠 동안 압통이 생길 수도 있다. 부드럽게 잘 적용하면 효과를 본다.

보상작용 : 발이 지면에 제대로 닿지 않는다. 뒤꿈치와 싯본이 연결이 좋지 않다 – 골반/고관절은 이완되지 않고 상부척추와 머리는 과도하게 굴곡되고 긴장이 생긴다. 전방 어깨와 중심 주위도 긴장된다. 신체의 윗부분은 스트레칭되지 않고 버티며 과활동한다.

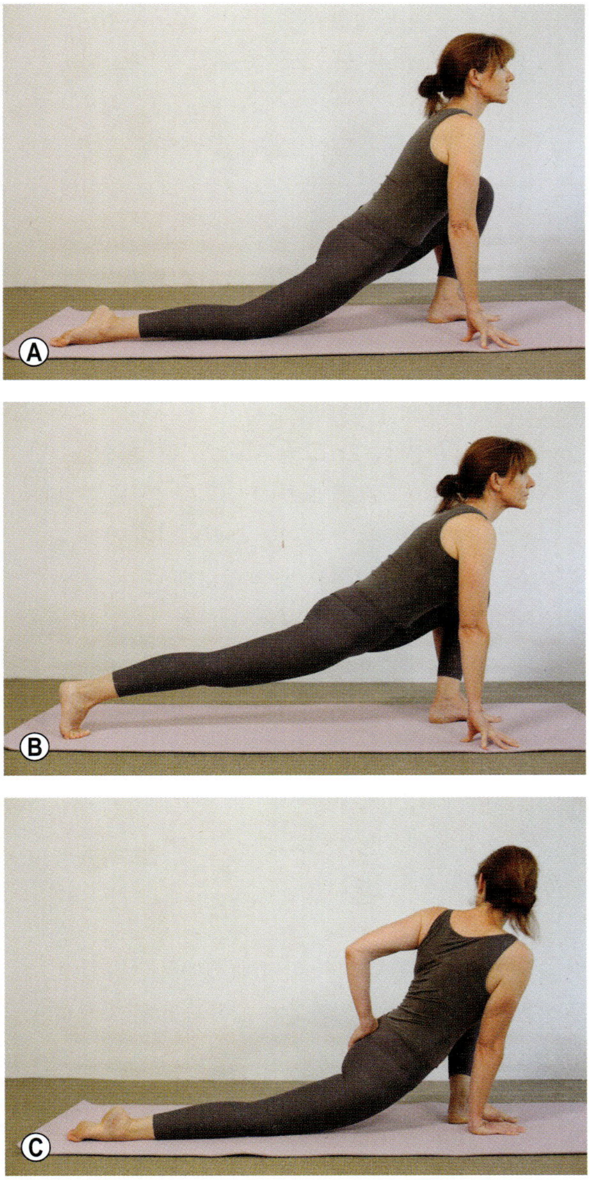

그림 7.56
비틀림이 초승달 스트레칭으로
a)기본 비틀기
b)진전된 운동
c)향상된 진전된 초승달운동, 초승달운동으로의 진전

57 엎드려 이상근 스트레칭

목적 : 골반 패턴을 통해 후방 하부골반, 고관절, 대퇴를 연다.

효과 : 모든 요통, 골반통, 고관절, 무릎, 다리 통증에 좋다. 후방 하방 근근막 연쇄가 타이트해져서 골반의 대퇴골두 위에서의 전방 회전과 고관절 굴곡을 제한한다. 정확히 하면, 골반 코어를 활성화하고 엉덩이를 이완시켜 허리를 보호할 수 있다. 무릎에 문제가 있다면 하기 어려울 것이다. A로 시작하여 B로 점점 진전해 나간다(B버전으로 진전이 어려울 수도 있다).

자세 : 네 발기기 자세를 취한다. 오른쪽 무릎은 전방으로 보내서 오른쪽 싯본을 오른쪽 뒤꿈치 위에 두고 앉는다. 왼쪽 다리를 가능한 한 뒤로 뻗친다. 손은 오른쪽 무릎 양옆에 두고 손바닥을 벌리고 중심을 잡는다. 어깨의 포인트는 뒤로 당기고 팔꿈치는 넓힌다.

이 운동에서 키무브 : 하부 늑골을 넓히고 '코어'를 유지하며 호흡을 자연스럽게 가져간다.

1. 오른쪽 정강이로 체중을 두면서 양쪽 싯본을 길게, 뒤로 넓게 하여 척추를 늘리고 꼬리뼈를 뒤로 올린다(**그림 7.57a**).
2. 오른쪽 싯본을 오른쪽 뒤꿈치 양옆으로 움직여 본다. 몸은 좌 · 우로 회전될 것이다(그림 없음).
3. *진전* : 오른쪽 발을 옆으로 가로질러 놓아서 뒤꿈치가 왼쪽 서혜부 아래로 가게 만든다. 오른쪽 무릎과 정강이는 바닥에 닿도록 체중을 싣고, 왼쪽 서혜부는 오른쪽 뒤꿈치 위로 더욱 내린다.
4. 전완을 평행하게 떨어뜨린다. 손바닥은 위를 보게 한다. 어깨의 포인트는 넓게 하고 뒤로 당긴다. 중심을 열고 꼬리뼈를 길게 한다(**그림 7.57b**).
5. 꼬리뼈는 길게 당기고 싯본은 뒤로 넓게 위로 올린다. 특히, 오른쪽 싯본을 더욱 움직여 오른쪽 엉덩이와 대퇴가 더욱 신장되게 한다. 왼쪽 발은 계속해서 뒤로 가져간다. 오른쪽 싯본은 떨어뜨리지 않는다(**그림 7.57c**). 잘 들어 올린다. 이 동작이 어려우면 오른쪽 대퇴에 블록을 댄다(**그림 7.57d**). 수동적으로 무너뜨리지 않는다.
6. 오른쪽 정강이/무릎은 계속 바닥에 댄다. 싯본에 초점을 두어 동등하게 길게, 넓게, 수평을 맞춘다(대퇴에 블록을 두어도 그렇게 한다). 오른쪽 싯본은 들어 올리고 넓히고 뒤로 뻗쳐서 근근막제한에 효과적으로 대처한다.
   스트레칭 자세에서 30초 이상 유지하고 호흡과 함께 이완한다.
7. 반대쪽도 반복한다.

보상작용 : 오른쪽 다리가 바닥에 제대로 부착되지 못하고 골반 움직임이 원활하지 않아서 수동적 무너짐(passive collapse)이 발생한다. 오른쪽 싯본이 아래로 내려와서 체중이 오른쪽으로 실리며 오른쪽 허리는 짧아진다. 골반 코어가 작동되지 않는다. 요추는 굴곡되고 상부 척추와 전방 어깨에 과도한 굴곡과 긴장이 생긴다.

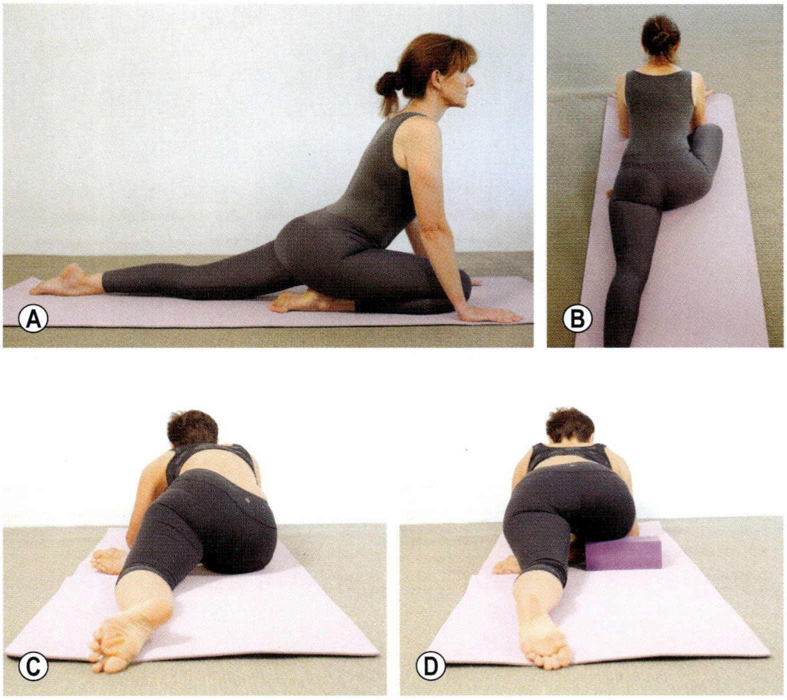

그림 7.57
엎드려 이상근 스트레칭

a) 기본 운동

b) 진전된 운동

c) 부정확한 동작

d) 보조도구 사용

58 발 운동

목적 : 발의 아치를 가동화하고 발의 내재근을 활성화한다.

효과 : 발은 흔히 간과되는 부분이다. 그러나 다리의 안정적인 기저면 확보를 위해 중요하고 자세 시스템을 위한 많은 감각적 정보를 제공한다. 발은 보행에서 전진의 지지대가 되고 충격을 흡수하는 기관이다. 기민하면서도 유연해야 한다. 그러나 대부분의 사람들의 발은 유연성이 감소되고 딱딱해져 있다. 우리는 이러한 발을 수동적으로 그리고 능동적으로 활성화하고자 한다.

자신의 발을 보라 : 발은 많은 뼈로 구성되어 아치를 만들고 유연성을 확보한다. 이상적인 체중지지는 뒤꿈치(A)와 새끼발가락볼(B)과 엄지 발가락볼(C)의 3점에 삼각형을 형성한다. 중간 발 아치는 D포인트가 된다(**그림 7.58a**). 맨발을 자주 사용해보자.

자세 : 의자에 앉아 시작하여 점차 서서 진행한다. 딱딱하고 작은 공이나 미니 블랙롤을 사용한다 (**그림 7.58b**).

이 운동에서 키무브 :

1. *가동화* : 롤이나 볼을 아래에 둔다.
   - 포인트 B, C 사이의 전족부(**그림 7.58b**).
   - 발 중앙(D포인트).
   - 뒤꿈치 바로 앞(포인트 A).
     발에 최대한 체중이 가해지게 한다.
     미세한 굴림이나 발가락의 구부림을 동반한다.
     좋은 통증을 느껴본다!
2. 돔 형성하기*(doming)* : 뒤꿈치(A)의 중앙.
   발가락을 편다. 발톱을 보이게 유지한다.
   발가락 모두가 발 바닥에 닿게 한다.
   전방 발(포인트 B,C)를 뒤꿈치(A)쪽으로 후방시킨다. 작은 아치 근육이 얼마나 작용하는지 살핀다. 관찰하며 반복한다(**그림 7.58c**).
   발가락의 압력이 부족하면(특히, 엄지 발가락), 포인트 B,C아래에 하이라이트 마카를 두고, 발가락이 바닥에 닿도록 한다. 이것이 어려우면 뒤꿈치를 들고 발가락이 닿도록 한 후, 이를 유지하면서 뒤꿈치를 다시 내린다.
3. *발쓸기* : 발을 멀리 미끄러 뜨리고 무릎을 약간 구부린다. 무릎은 움직이지 않는다.
   - 체중은 뒤꿈치 뒤에 집중시킨다. 이것을 유지하며 발가락을 편다. 모든 발가락이 바닥에 닿게 하고 전족부로 안쪽으로 쓸어 온다. 특히, 엄지 발가락은 계속 닿아 있도록 유의한다(**그림 7.58d**). 그리고 뒤꿈치 자세가 무너지지 않는 범위에서 밖으로 쓸어 나간다. 아치가 유지되는지 주시한다.
   - 전족부에 집중하고 발가락을 펼치되 체중이 포인트 B,C 사이에 동일하게 가도록 뒤꿈치를 안팎으로 쓴다. 아치는 다르게 작용한다.

보상작용 : 발의 유연성 감소는 독립된 동작을 어렵게 한다. 집중하여 충분히 연습한다. 유연성과 조절이 향상될 때까지 진행한다.

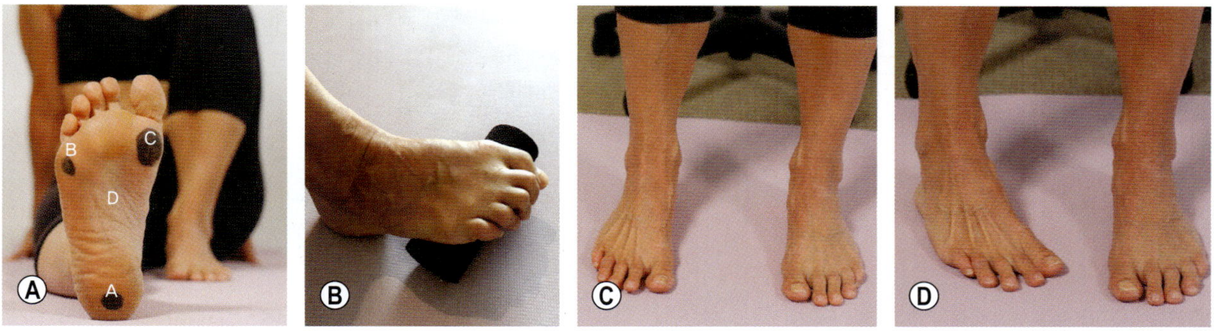

그림 7.58

발 운동 a)자신의 발을 알기 b)가동성 주기 c)돔 형성하기(doming) d)발로 쓸기

59 서서 종아리 스트레칭

목적 : 발의 자세를 조절하며 후방 다리 근근막을 이완한다.

효과 : 모든 요통, 골반통, 고관절, 무릎, 다리 통증에 좋다. 뒤쪽 하부 근근막 연쇄의 경직은 발목, 무릎, 고관절 움직임을 제한하여 골반이 자유롭게 전후로 회전하는 것을 방해한다. 이것은 기능적으로 중요한 문제이다.

중요 : 모든 스트레칭에서 정확한 정렬, 호흡의 규칙성, 최소 30초 이상 유지, 여러번 반복하기 등이 필요하다.

각각의 종아리 스트레칭은 두 부분으로 시행된. (A)심부근육과 (B)표층근육이다.

자세 A : 벽과 같은 곳에 서서 손으로 적절히 지지한다(기대지는 않는다).

오른발을 전방으로 두되 엄지발가락을 10cm(4inch) 정도 벽에서 띄운다. 발의 정렬을 유지하고 바깥면이 벽과 직각이 되게 한다. 이 자세를 위해 뒤꿈치를 넓게 한다. 엄지발가락은 약간 안쪽으로 모이게 한다. 왼발을 뒤로 하여 서고 체중을 전족부에 싣는다.

이 운동에서 키무브 :

1. 체중을 오른발 뒤꿈치 중앙, 새끼와 엄지발 볼 사이에 싣는다. 뒤꿈치가 '잘 지면'에 접촉되어 있는지 본다.
2. 발의 자세를 유지하고 체중의 대부분을 오른발에 옮긴다. 무릎은 벽을 향하게 하고 두 번째 발가락선에 있게 한다.
   오른쪽 하부 종아리가 신장됨을 느낀다 (**그림 7.59a**).

보상작용 : 발의 정렬을 잃고 회내된다. 무릎이 안쪽으로 돌아가고 뒤꿈치에 체중이 실리지 않는다.

자세 B : 위의 자세를 유지하고 뒤에 있는 왼쪽발에 집중을 한다. 뒤꿈치를 넓게 한고 적절한 압력을 발 바깥쪽에 둔다. 힘을 잃으면 안된다.

이 운동에서 키무브 : 몸이 잘 정렬되었는지 확인하고 잘 유지한다.

1. 체중의 대부분을 왼쪽다리의 뒤꿈치로 내려보낸다.
2. 동시에, 왼쪽 무릎을 뒤로 골반은 전방으로 가져간다.
3. 몸을 발목에서 전방으로 기울인다. 왼쪽 뒤꿈치에서 머리로 직선을 그려본다. 왼쪽 종아리 위와 무릎의 뒷부분이 신장되는 것을 느낀다(**그림 7.59b**).
4. *진전* : 엄지 발가락을 안쪽으로 쓸어온다. 위의 내용을 반복하되 다른 방향으로 스트레칭을 시도해본다.
   2가지 운동을 반대 방향으로 실시한다. 왼발을 전방으로 하면서.

보상작용 : 발의 정렬 소실, 특히 뒤꿈치가 회내(pronation)된다. 무릎과 고관절을 펼 수 없다. 체간의 정렬이 상실된다.

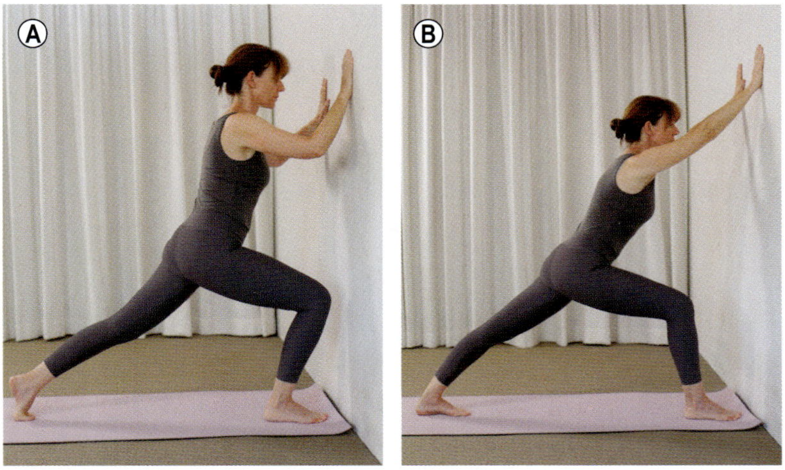

그림 7.59
서서 종아리 스트레칭

a)자세 A

b)자세 B

60 테이블 탑 스트레칭

목적 : 첫 번째 패턴을 통해 척추의 정렬을 조절하고 고관절, 어깨, 후하방 근근막 연쇄를 연다.

효과 : 많은 효용성을 가진 훌륭한 스트레칭이다. 우리 모두 고관절, 다리, 척추, 어깨 등의 유연성이 좋지 않다. 이 스트레칭은 모든 면에서 도움이 된다. 손을 의자 시트, 부엌 벤치, 벽 등에 펼치고 시행할 수 있다.

자세 : 편평한 시트의 의자 앞에 서서 시트위에 손가락을 펼치고 손바닥을 열며 손을 올린다. 발을 뒤로 빼고 의자 다리 라인에 맞춘다. 발 바깥쪽은 평행하게 둔다(엄지 발가락은 약간 안으로 모은다). 무릎은 구부린다.

이 운동에서 키무브 : 손의 뒤꿈치와 손가락 너클이 바닥에 닿게 한다(특히 두 번째 손가락). 어깨를 떨어뜨리고 어깨의 포인트를 약간 뒤로 당긴다. 하부 늑골을 넓게 하고 코어를 작동시킨다. 이를 유지해 본다.

1. 체중을 발바닥에 분산시키되 새끼, 엄지 발가락볼과 뒤꿈치의 '삼점에 분포시킨다 (tripod of support)'. 체중을 새끼 발가락볼과 바깥쪽 뒤꿈치에 좀더 집중시킨다. 이를 유지해 본다.
2. 뒤꿈치를 바닥에 잠기듯이 누르고 싯본을 뒤로 넓게 벌려 위로 들어올리며 몸을 구부린다 – 무릎은 굽힌 채로 뒤꿈치는 아래로 누르고 싯본은 든다. 골반의 코어를 잘 작동시키고 햄스트링에서 이를 느껴본다.
3. 동시에 머리위의 왕관을 늘리고(턱은 당김), 꼬리뼈를 멀리 위로 뻗친다. 하부 늑골은 뒤로 넓게 해서 호흡이 자유로울 수 있게 한다. 코어가 작동됨을 느끼고 어깨는 강하게 스트레칭한다. 햄스트링도 스트레칭된다 – 불필요한 긴장없이 진행한다(**그림 7.60a**).
4. 위에 언급한 큐들을 잘 시행한다. 하나를 잘 지키면 다른 하나를 놓치기 쉽다는 것을 알게 될 것이다. 60초 이상 유지하되 깊게 스트레칭한다.
   - *진전 1* : 두 발을 모은다. 위의 자세를 시행한다. 양쪽 싯본은 똑같이 높이 넓게 유지하고 골반은 평형하게 둔다. 오른쪽 다리를 위로 길게 들고 이때 엄지 발가락은 바닥을 향하게 한다.
     목과 머리는 부드럽게 한다(**그림 7.60b**).
   - *진전 2* : 벽으로 간다. 손은 고관절 높이에 둔다. 위에 언급한 모든 큐를 유지하며 **그림 7.60c**의 모델처럼 해본다.
     다리를 높이 들거나 약간 기울인다.

보상작용 : 발이 바닥에 제대로 닿지 않는다. 싯본을 드는 것 보다 무릎을 뒤로 누른다. 뒤꿈치/싯본의 연결이 잘 안된다. 무릎과 발이 안으로 회전된다. 손에 체중지지가 잘 안되고. 견갑골과의 연결이 좋지 않아 목이 긴장되고 단축된다. 척추를 신장할 수 없고 중심을 열지 못한다. 호흡이 멈춘다. 다리를 외회전하여 든다. 무릎과 발은 바깥쪽을 향하게 된다.

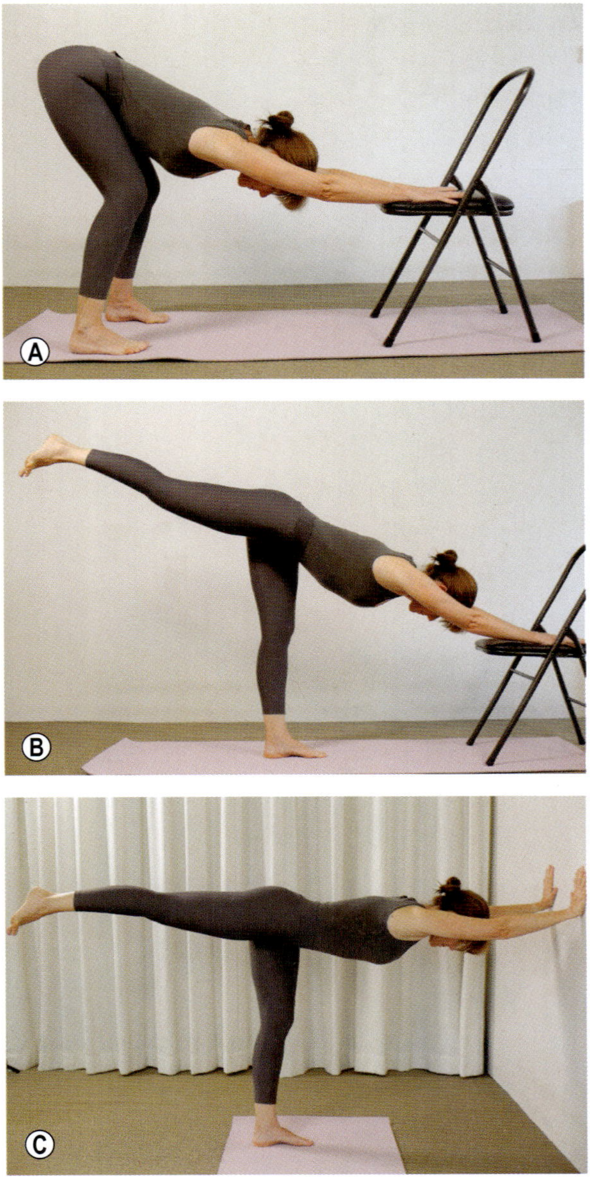

그림 7.60
테이블 탑 스트레칭
a)기본 운동 b)진전된 운동 1 c)진전된 운동 2

어떤 상태에 어떤 운동이 좋은가?

Which exercises for which conditions?

키무브는 모든 사람이 운동 치료와 동작을 하는데 적용된다. 각 운동은 체간의 특별한 기능에 초점이 맞추어져 있다. 그 효과는 완전히 국소적이지 않다. 전체 운동시스템에 하나 둘 영향을 준다.

이 운동은 척추, 머리, 근위 사지대가 기능적 통합 운동시스템이 되도록 한다. 한 부분의 조절은 전체 시스템에 영향을 준다. 이는 신경, 근근막, 관절 등이 상호의존적이고 서로에게 영향을 주는 기능의 변화에 적응하는 통합 시스템적 접근이다.

키무브는 '생체 장력구조' 시스템과 근막 시스템의 이점을 잘 적용한다. 움직임에 시작과 조절에 있어 '키포인트'는 전체 장력구조 건축물에 영향을 주고 간접적으로 안정성과 척추와 사지대 조절과 유연성 향상에 기여한다.

빠른 설명과 운동처방 스킬은 초기에 적용하기에 적합하다. 이와 같은 내용은 이 장의 서두에 분류하여 정리해 놓았다.

사지(upper and lower quadrant)의 문제들은 일반적인 운동 치료로 많은 부분 해결된다. 대부분 이러한 부분에 통증을 수반한다.

A. 일반적 적용

1. 횡격막 호흡
2. 건설적으로 도움이 되는 휴식 자세
3. 스핑크스
4. 측면에서 회전
5. 딱정벌레 고정하기
6. 아기 자세 : '코어조절'의 추가적 확립
22. 애원자 자세
23. 건강한 앉기
24. 중심 열기
30. 앉은 자세에서 서기
31. 건강한 서기
32. 전방굴곡 패턴
33. 건강한 척추를 위한 기초 복근 운동
34. 골반 뻗기와 구르기
39. 바람막이 자세 B
41. 트위스터
46. 누운 자세에서 어깨와 골반의 후방 회전
47. 물개자세에서 작은 압력
48. 앉은 자세에서 '코어' 도전
49. 측면 체중이동 패턴
60. 테이블 탑 스트레칭

B. 하지 통증 장애

5. 딱정벌레 고정하기
7. 첫 번째와 두 번째 골반 패턴
8. 세 번째 골반 패턴
9. 네 번째 골반 패턴
10. 독립된 고관절 굴곡
15. 앞유리 와이퍼
16. 후방 골반회전
21. 고양이/낙타
29. 앉은 자세에서 골반 댄싱
35. 골반 호버크래프트
36. 건강한 척추를 위한 향상된 복근 운동
37. 깔끔한 햄스트링 스트레칭
38. 깔끔한 엉덩이 이완
39. 바람막이 자세 A
40. 반아기에서 교차자세
45. 느린 뒤꿈치 차기
50. 앉은 자세에서 햄스트링 이완
52. 옆으로 앉은 자세에서 골반 흔들고 굴리기
53. V to Z 고관절 스트레칭
54. 네발기기에서 엉덩이 로켓
55. 장요근과 코어의 재시동
56. 비틀림이 초승달 스트레칭으로
57. 엎드려 이상근 스트레칭
58. 발 운동
59. 서서 종아리 스트레칭

C. 상지 통증 장애

11. 머리 기본패턴 1과 눈 운동
12. 헝겊 인형
13. '온도 확인' 회전
14. 기도자세 신장 : 호흡, 코어, 골반 패턴의 연결
17. 행복 목 운동
18. 기도하는 사마귀
19. 넓은 날개
20. 반 스핑크스에서 양서류로
25. 어깨 기본패턴
26. 머리 기본패턴
27. 어깨 으쓱과 미끄러짐
28. 풍차
42. 어깨 패턴 콤보
43. 이중 팔 삼각형
44. 독수리 펼침
51. 어깨와 가슴 열개

키무브(Key Moves) 기능적 평가 요약과 운동 처방 목록

날짜 : ……………………………………

이름 : ……………………………………

직업 : ……………………………………

전화 : ……………………… 나이 : ………………

의뢰자 : ……………………………………

진단 : ……………………………………

동반된 문제 : ……………………………………

악화되는 자세/동작 : ……………………………………

운동 치료를 포함한 이전 치료 내용 : ……………………………………

주말활동/스포츠/취미 : ……………………………………

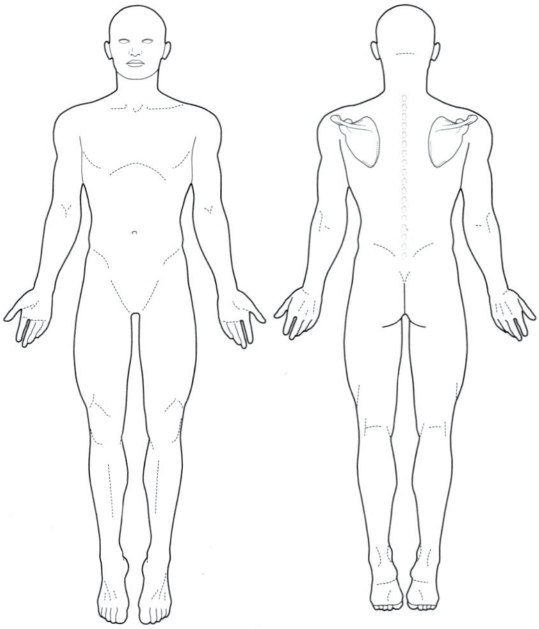

통증과 증상을 0에서10 통증 척도로 표시하라

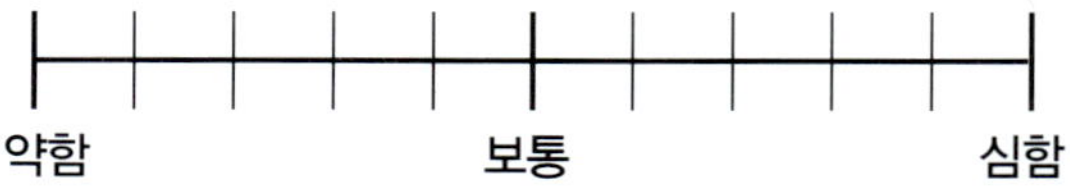

기능적 진단(임상 증후군) : ……………………………………

환자의 특별한 기능적 척도 : ……………………………………

의뢰인의 목표 : ……………………………………

운동치료로 교정하고자 하는 주된 기능적 문제 :
(초기에는 2-3가지의 가장 기본적 기능 문제에 우선한다. 예, 신전의 약화, A기본패턴 조절의 감소)

1. ……………………… 2. ………………………
3. ……………………… 4. ………………………
5. ……………………… 6. ………………………

7. .... 8. ....

9. .... 10. ....

날짜	운동 목적	처방 운동	진도 / 조언

환자의 특별한 기능 척도

이것은 활동제한을 정량화하고 정형적 상태와 더불어 환자의 기능적 결과를 측정하는데 유용하다.
임상가는 읽고 체크한다 : 이학적 검사에 앞서 병력을 기록한다.

시작 평가

당신의 ______________________ 문제 때문에 할 수 없거나 하기 어려운 3가지 주요 활동은 무엇인가?
오늘 당신의 ______________________ 문제 때문에 집에서 하기 어려운 활동이 있었는가?
(임상가 : 환자에게 척도를 보여주고 각각 체크하게 한다)

추가 평가

(이전 평가 날짜를 언급하며) 지난 번에 힘들었던 동작에 관한 모든 것을 말해 본다.
오늘(읽고 각 항목에 점수를 체크하고) 여전히 그 동작들이 어려운가?

환자의 특별한 활동을 점수로 표시(숫자에 표기)

0 1 2 3 4 5 6 7 8 9 10

수행 불능 ... 손상이나 문제가 생기기 이전과 같이 활동 가능

날짜와 점수

활동	시작					
1						
2						
3						
4						
5						
추가						
추가						

총점 = 모든 활동의 합/활동의 수
평균점수의 최소 탐지 변화(90%CI) = 2점
단수활동점수의 최소 탐지 변화(90%CI) = 3점

PSFS developed by: Stratford, P., Gill, C., Westaway, M., Binkley, J.(1995). Assessing disability and change on individual patient: a report of a patient specific measure. Physiotherapy Canada, 47, 258–263.

척추 깨우기 : 운동치료에 있어 조절의 심도있는 고찰 8

Waking up the spine: Further aspects of control in movement therapy

이 장은 기본패턴의 시행, 긴장된 근근막의 이완, 관절의 가동화를 향상시키는 기초 운동 조절 운동을 제공한다.

기본패턴이 발견되면서 우리는 이것을 좀더 역동적인 활동과 움직임에 활용할 수 있게 되었다. 이를 통해 자동적인 활동의 시행과 움직임의 다양항 레퍼토리를 척추에 적용하여 좋은 효과를 보일 수 있게 되었다. 이것은 작은 그룹지도에서 유용한 학습 환경을 제공한다. 여기 이러한 조절을 위한 여러 가지 추가적인 중요 포인트들을 살펴보자.

호흡 Breathing

호흡은 모든 것의 바탕이 된다. 우리는 어떤 활동을 하든지 항상 규칙적이고 낮고 신체 아래로 향하며 천천히 진행되는 호흡을 찾아야 한다. 호흡은 편안해야 한다. 긴장해서는 안된다. 그리고 척추 기본패턴을 통해 호흡을 위한 공간을 확보해야 한다. 그리고 들이쉬고 내쉼을 자연스럽게 가져가야 한다. 이것이 '호흡을 깊게 가져가기(deeping the breath)' 이다.

우리가 호흡을 '만들지(made)' 못하면 여러 가지 방법을 통해 천천히 여기저기 호흡을 보내며 여러 가지 패턴을 시도해 볼 수 있다. 호기 시 확장을 해보고 멈추어 보고 이완해본다.

긍정적 호기 패턴 놀이

Playing with positive expiratory patterns

초기 훈련에서는 하부 골반 유닛(LPU)의 감각과 '심부 코어'활동을 깨우도록 한다. 훈련의 초기에 LPU의 감각을 통해 '심부 코어' 활동을 깨울 수 있다. 입술을 내밀면서 호흡을 완전히 내쉬면서 골반저와 하부 복횡근을 자극할 수 있다. 상부보다 하부 복벽을 움직인다. 거울에 안개낌 만들기나 스트로우로 호흡하기가 이 동작에 도움이 된다.

지속적인 자세 유지를 위한 척추 기본패턴을 활성화하여 기본적 코어를 훈련시킬 수 있다. 척추 정렬을 유지하며 중심을 열고 다른 호기 패턴을 연습한다. 말하기, 노래하기, 흥얼거리기, 구호, 불기, 휘파람, 웃기 등이 있다. 현명한 요기들은 이것을 알고 있다. 전문적인 가수도 그렇다. 풍선불기 역시 분명한 조절에 도움이 된다.

PPXS고객은 하부 흉곽을 아래로 내리며 골반 정렬을 유지하기 어렵다. 그러므로 기본적 척추 기본패턴을 조절할 필요가 있다. 골반을 후방경사로 붙여넣기는 일반적인 보상작용이다. 이러한 것을 피하기 위하여 '쉬(sshhh)' 같은 깊은 호기를 사용하면 전체 복벽을 깨워서 흉곽을 내리고 후방시켜 흉각의 하부각(LPT)를 안정화로 골반의 중립정렬을 유지하게 된다. 고객은 이를 유지하도록 한다. 특히 호흡을 길게 가져간다. 스트로우를 활용한 호흡도 좋다.

더 나은 복부의 활동과 코어의 안정성을 위해 호기의 움직임을 활동한다. 이때 사지도 부하를 주기 위해 적절히 사용한다(예, 누운 자세에서 다리를 바닥에 내리는 동작을 한다. 직선으로 펼 수 있으면 좋다).

'Key' 움직임 코어 재교육 밸트 사용하기

Using the Key Moves Core Retrainer Belt

척추 기본패턴을 설립하기 위해서 중력이 제거된 누운 자세의 운동이 중요하게 다루어진다(제4장 참조; 중심의 조절). 사지를 이용한 부하로서 이러한 패턴을 정확히 조절하는 것은 직립을 조절하는데 유용하다. 기본적인 패턴 조절을 획득하기 어려울지라도 중력을 다루

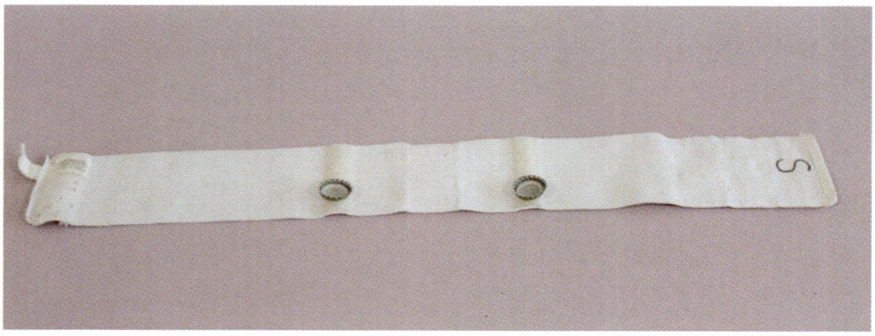

그림 8.1
키무브 코어 재교육 밸트가 안쪽면에 밸크로 스트렙 바닥에 '버튼'을 보여주며 열려 있다.

는데 익숙해질 수 있다.

누운 자세에서 적절한 조절은 척추 기본패턴이 직립을 찾고 여러 다른 조절에 초점을 둘 수 있도록 한다. 이를 위해 특히, 키무브 코어 재훈련 벨트를 사용하여 모든 자세와 움직임에서 척추 기본패턴 조절을 향상시킬 수 있다. 이 벨트는 지속적인 자세 활동에서 코어 활동을 유지하게 한다. 컴퓨터 활동(**그림 3.34b**)이나 걷기가 그 예이다.

벨트의 사용은 기억을 보좌하는 도구 같은 것으로 중심을 인지하고 표층 근육 긴장을 줄이고 측면으로 확장하여 척추 기본패턴을 활성화한다(PPXS고객의 등에 사용). 이때 코어의 활성화가 중요하다.

벨트는 Goldilocks's(; 미나리 재비의 일종, 많지도 적지도 않고 딱 좋은 이라는 의미) 긴장을 가지고 있다(너무 타이트하지 않고 루즈 하지도 않다). 손으로 내릴 수 있는 정도다. 벨트는 고유수용기를 자극하게 설계되어 어디로 가는가 무엇을 하는지 알만한다. 너무 타이트하면 하부 늑골을 제한할 수도 있다. 이는 우리가 원하는 바가 아니다.(APXS고객의 경우 이미 이것이 되어 있다). 너무 느슨하면 감각의 feedback이 어렵다.

PPXS그룹은 후방 기저 호흡이 특히 어렵다. 이를 해결하기 위해 벨트 아래 후방에 '버튼'을 만들었다(벨크로가 뒤에 있는 뚜껑 모양). 이 부분이 12번째 늑골의 측면을 편안하게 한다(**그림 8.1**). 클래스에서 나의 큐는 '너의 버튼을 뒤로 채우라'이다. '왼쪽 버튼의 뒤를 누르고 넓힌다' 는 큐를 49번 운동(제7장)에서 왼쪽으로 체중을 측면 이동시킬 때 사용한다.

중심을 확립하기 Working the center

우리는먼저 중립 축을 제확립하고 내부 코어 지지를 촉진한다.

척추의 시상면 조절의 확립

기본적 척추 기본패턴을 조절하여 흉곽과 골반의 정렬을 만들고 내부 지지를 제공하는 것은 표층 근육의 활동을 최소화시킨다. 이것은 유연한 '중립'의 직립 척추의 기초가 된다. 많은 사람들이 두 가지 측면에서 하부 흉곽의 조절이 감소되어 있어 재확립이 필요하다.

- PPXS는 척추를 중립위로 가져가지 못한다(예를 들어, 골반과 함께 흉곽의 정렬유지). 코어의 기전과 척추의 정렬이 망가진다. 이를 위해 우리는 중심을 굴곡 시키게 된다. 코어를 돕기 위해 골반을 뒤로 움직이지 않고 늑골을 뒤로 가져간다(운동 5,6,33,36 참조). 이것은 고객의 더 나은 직립자세에 도움이 된다.
- APXS는 상부 근근막의 경직/과활동으로 흉곽이 과도하게 고정된다. 마찬가지고 코어와 정렬이 망가진다(제3과 임상증후군 참조). 이는 중심열기로 해결한다. 척추 기본패턴으로 하부 늑골을 넓게 민다. 호흡을 하고 자세를 유지하는 동안 지속한다. 이때 코어가 상체를 구부리는 동안 상복부 벽의 과활동을 억제한다.
- 좋은 시상면 정렬이 획득되면 기본적 코어 활동을 앉은 자세에서 확립한다(48번 운동 참조). 그리고

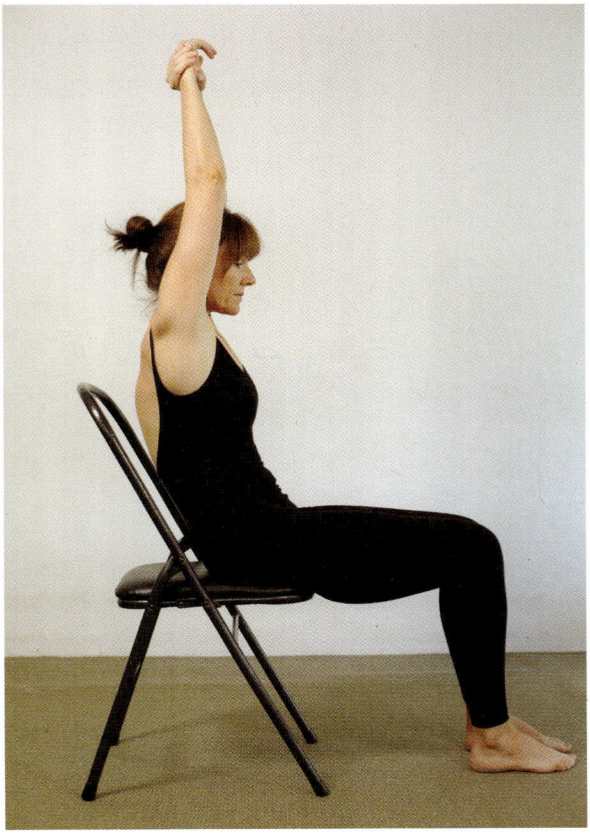

그림 8.2
앉은 자세에서 후방골반경사를 하며 시상면에서의 정렬을 유지한다. 이것은 기본패턴 2와는 다르며 흉곽의 아래부분을 뒤쪽으로 구부려야 한다.(**그림 5.18** 참조). 또한 jacking(; 타이어를 교환하기 위해 자동차를 들어올리는 도구처럼 흉요추가 과신전되는 것을 목적으로 하는 운동 시, 흉요추가 과도하게 굴곡되지 않게 하라는 뜻)이 일어나지 않도록한다.

추가적으로, 정확한 정렬을 유지하고 체중을 전방으로 구부리는 동안 중심을 열어 놓는다 (29번 운동의 **그림 7.29a** 참조). 또는 후방으로 경사를 주기도 한다(**그림 8.2**). 이 모든 것이 코어와 동반된 장요근의 통합운동이다.

3차원 운동으로 척추 기본패턴을 조절하기

코어가 운동전 자세 반사적으로 반응하여 척추 운동의 중심이 잡히게 된다. 이는 척추를 지지하고 안정화 한다. 이것은 우리 고객에게서 나와줘야 하는 반응이다.

중립위에서 중심을 조절하여 움직임을 적절히 조절할 수 있다. 대부분의 척추 움직임은 머리나 골반, 견갑대의 움직임으로 시작된다. 그러므로 중심은 자세의 정렬을 유지하고 내적 지지를 확보하기 위해서 작용한다. 이를 잘 활용하여 중심을 확보할 수 있다.

척추 기본패턴 1–척추 기본패턴 4까지 척추 기본패턴을 통해 굴곡/신전, 측면이동, 회전 그리고 복합적인 접근을 할 수 있다(제4장 중심조절 참조). 앉은 자세에서 골반 댄싱(29번 운동)이 여기에 유용하다. PPXS고객은 두 번째 척추 패턴을 더 어려워 한다 (**그림 5.18a,b**).

흉곽의 탄력성을 위해 누운 자세나 옆으로 누운 자세(2번운동), 스핑크스(3번운동) 등을 통해서 볼스터(bolster)의 수동적 움직임을 시행한다. 여러 다른 면에서 척추의 기본패턴을 시행하여 흉곽과 척추의 조절과 가동성을 향상할 수 있다.

체간 모양의 변화는 호흡에 의해 향상되고 체중이동 패턴(49번 운동) 등으로 호흡을 아래 후방으로 넓히고 하부 흉곽으로 체중을 이동 시킨다.

더욱 도전적인 움직임을 통해 척추 기본패턴의 조절을 향상시킬수 있다. 예로, 볼스터(bolster) 또는 롤러(Roller) 위에서 수동적으로 등을 젖혔다가 굴곡으로 시행하는 것이다. 이때 도구는 흉추의 돔에 두어 늑곽과 흉추의 가동성과 조절을 향상시킨다(**그림 8.3a,b**). 여기서 중요한 것은 골반을 안정적으로 유지하는 것이다.

내적인 지지가 척추에 잘 적용되면 좀더 풍부하고 자유로운 동작이 나온다.

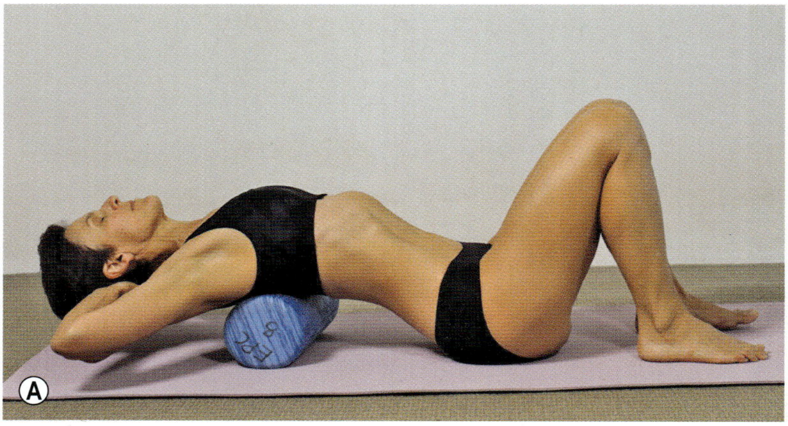

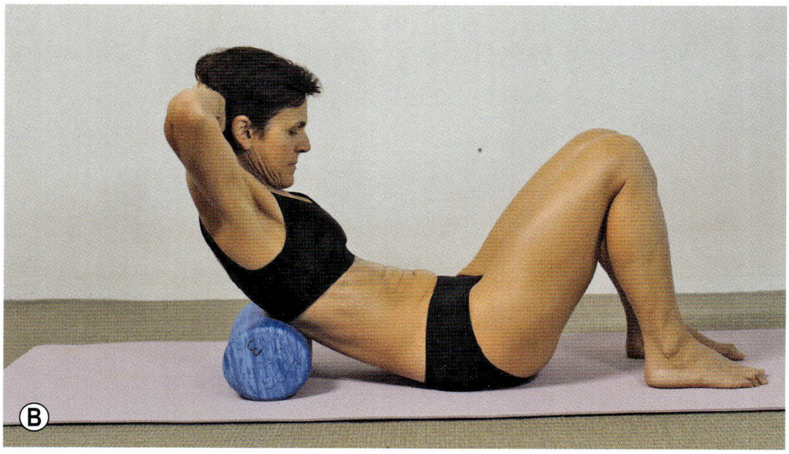

그림 8.3

a) 폼롤러위에서 뒤로 등 구부리기를 '돔(dome)'부분과 등쪽 접히는 부분에 실시한다.

b) 전방으로 구부리기를 하는 동안 골반은 안정화 되어야 한다.

머리 꼬리뼈 연결

The head–tailbone connection

머리와 꼬리뼈는 척추의 꼭대기와 바닥으로서 항상 기능적으로 연관되어있다. 서로 움직임이 시작되면 따라가는 식으로 작용한다.

이상적인 직립 척추 자세에서 뒤쪽 머리와 꼬리뼈는 힘의 중력 중심선 뒤에 있다(**그림 2.1**). 턱과 전방 골반은 그 앞에 있어 약간 떨어진다. 머리와 골반은 이상적으로 중립 균형을 잡는다. 척추의 신장과 '들림'이 꼬리뼈가 아래로 약간 후방으로 닿고 머리가 위로 올려질 때 발생한다. 우리는 운동이나 움직임을 형성하는 모든 자세에서 이러한 관계를 찾을 수 있다.

꼬리뼈가 아래로 말리는 태아자세에서 머리는 전방으로 나아간다. 이러한 척추 배열과 자세는 최근 흔히 나타난다. 꼬리뼈가 뒤로 움직이면 머리도 뒤로 간다. 반대도 마찬가지다. 이러한 자동적인 관계를 잃어버린 경우도 있다. 꼬리뼈(머리)로부터 후방으로 움직임이 시작되는 감각과 능력을 상실하고 서로 동작이 따라오지 못하며 상부 흉곽과 어깨의 경직이 넓게 동반된다. 꼬리뼈가 측면으로 이동하면 머리도 그렇게 되어야 한다. 천골이 후방으로 회전되면 머리도 그렇다. 골반/고관절과 흉곽의 경직이 이러한 제한을 다시 만든다.

척추 분절 관절

Spinal segmental articulation

유연한 척추의 기능은 안정성과 가동성을 모두 가진

다. 이는 머리와 사지를 지지하고 움직임에 자유를 준다. 척추를 통한 순서적 움직임은 동작의 부족, 좋지 않은 자세 습관, 나이 등에 따라 감소한다. 이는 경직과 통증을 동반한다.

기본패턴을 통한 재교육은 이러한 문제를 해결하는 기초가 된다. 움직임을 시작할 때마다 각각의 척추 분절을 고려한다. 특히, 흉곽이 굴곡, 신전, 측굴, 회전을 잘 하는지 주시한다. 늑골의 움직임은 흉추에 접합되어 있으므로 호흡에 직접적인 연관이 있어 다치기 쉽다.

분절적 시퀀스는 4,7–9,12,13,15b와 c, 16,18–21,25,27,29, 34,41,42,46,47,49 그리고 52운동에서 찾아볼 수 있다. 좋은 분절 운동은 누운 자세에서 '벌레처럼 꿈틀거리기', 매트위에서 싯본/엉덩이, 어깨로 위 · 아래로 '걷기', 늑골을 부드럽고 넓게 유지하기 등으로 시행한다.

'인체 파도 바위(Body wave rock)'도 있다. 이는 누운 자세에서 다리를 펴고 발의 저굴을 리드믹하게 적용하는 것이다. 늑골 트러스트나 골반 클런치를 살핀다. 배굴활동의 우세는 골반 클런치를 의미한다!

흉곽과 어깨로 움직임 연결하기

Getting movement into the thorax and shoulders

척추의 경직이 있을 때 어떤 부분이 다른 부분에 비해 더 경직됐는지 인지하는 것이 중요하다. 기본패턴의 조절은 척추의 정렬을 돕고 국소적 블럭(block)과 경직(흉추의 돔과 어깨)을 해결한다. 또한 '접힘증상(hinges)'이나 연관된 유연성을 잡아 약한 링크를 해결한다(예, 머리와 허리).

흉곽의 적절한 중심조절과 척추 기본패턴을 확립은 흉곽의 하부각(LPT)의 정렬과 안정성을 준다. 이는 상부 흉곽, 돔, 견갑대의 움직임을 위한 어깨 패턴이다. 다음의 운동은 여러 가지 방법을 제시한다. 2, 4, 12–14, 17–22, 25, 27, 28, 34, 41–44, 46, 47, 49, 51, 그리고 60이다.

어깨 패턴은 여러 가지 몸과 팔의 자세에 따라 다양하

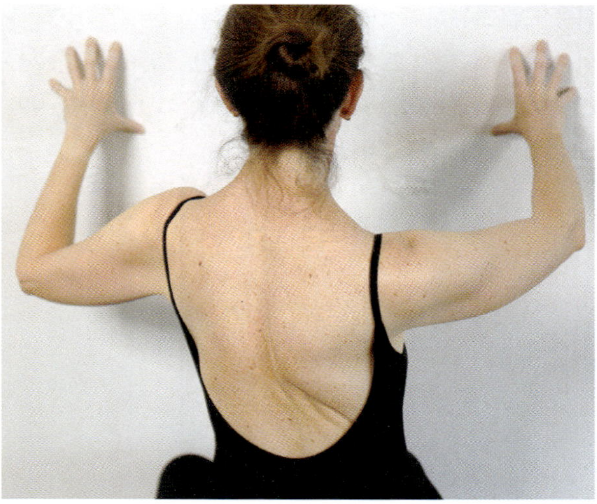

그림 8.4
어깨 기본패턴들을 벽에 손집고 실시한다. 어깨 기본패턴 4가 보인다. – 팔이 전방굴곡되고 견갑골이 후인(retraction) 되는 중요한 기능적 패턴인 '리그루브(re-groove)'를 돕는다.

다. 네발기기, 옆으로 앉기 등이 그러하다. 어깨에서의 중요한 기능 패턴은 견갑골을 후인시키면서 팔을 전방으로 가져가는 것이다. 이는 손을 어깨 높이에 두고 벽을 집어, 팔꿈치를 부드럽게(**그림 8.4**)하거나 신호등에 서 있을 때 자동차 휠뒤에서 앉아서 또는 서서 할 수 있다.

골반과 고관절로 움직임 연결하기

Getting movement into the pelvis and hips

골반과 고관절이 경직되면 관계된 근근막이 유연성과 미끄러짐을 잃어 요추에 문제를 일으킨다. 체계적이지 못한 운동조절은 뿌리 문제이다. 골반의 전체적 공간 안정성에 문제가 있을 때, 골반내 그리고 고관절의 가동성이 부족할 때 등이다.

골반과 고관절의 가동성을 획득하고 허리를 보호하는 기초는 골반 패턴의 조절이다. 이것은 척추 기본패턴의 협응으로 가능하다. 고관절/골반을 열고 그 조절을 다음의 운동에서 찾을 수 있다. 2, 4, 7–10, 15, 16, 21–24, 29, 30–32, 34, 35, 37, 38, 39a, 40, 41, 45, 46, 49, 50, 52–57, 그리고 60이다.

기능적 움직임에 있어 뒤꿈치-좌골과 손-견갑골 연결

Heel–sit bone and hand–shoulder blade connections in functional movement

발과 손은 자세를 조절하고 움직임을 조직하는 중추신경계에 중요한 정보를 제공하는 많은 수용기들을 기민하게 가지고 있다. 많은 반사적 신경근 연쇄가 발과 손에서 시작된다. 특히, 기저면에 있다. 손과 발이 지면에 잘 접촉되어 있을 때 체중은 그들을 통해 잘 분산되고 사지의 근근막은 자유롭고 적절한 움직임을 근위 지절에 가져간다. 좋은 그라운딩은 근위 사지대의 기본적 패턴과의 좋은 기능적 연관을 형성한다. 뒤꿈치를 통한 압력은 이를 이루는데 중요하다. 이러한 기저면의 그라운딩은 근위 사지대와 함께 척추 조절을 자유롭게 한다.

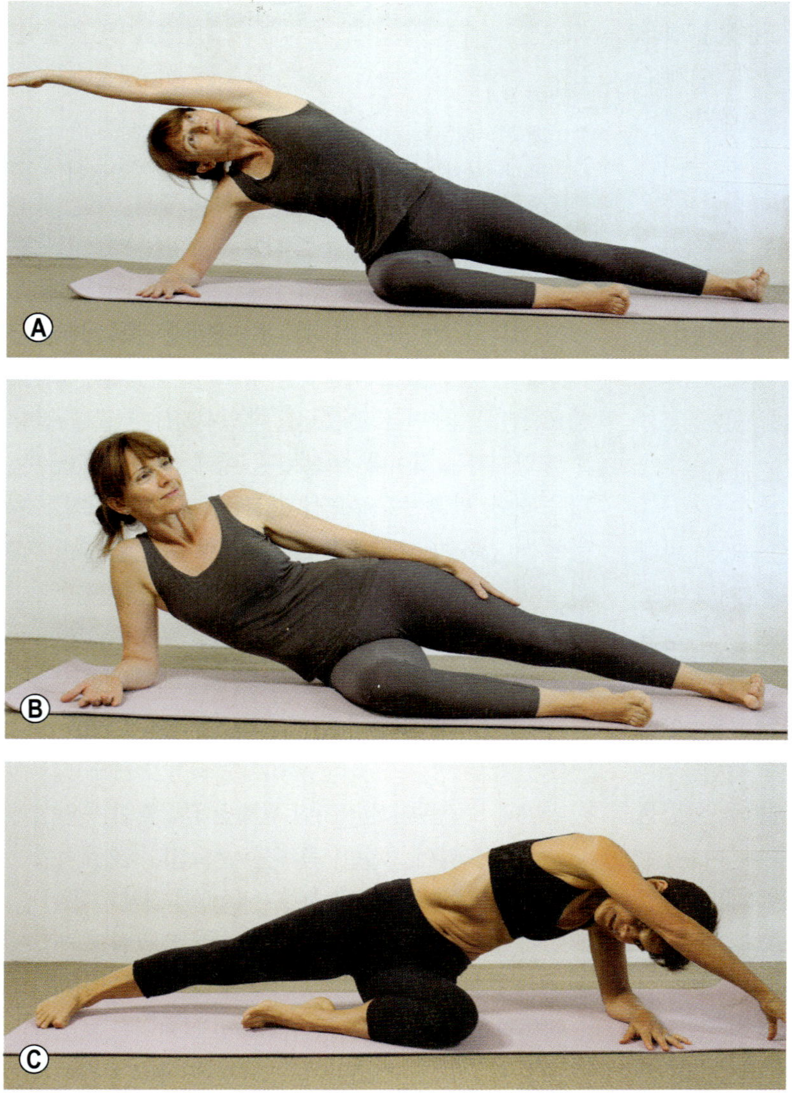

그림 8.5
팔꿈치 측와위에서 측면을 신장시키기.

a)측면 늑골을 들어 올리고 시상면에서 발과 손을 서로 멀리 뻗치면서 윗부분을 신장시킨다.

b)짧아진 윗부분은 늑골을 아래로 내리고 측면을 열어서 신장한다.

c)시상면에서 좋지 않은 신장 자세.

타이트하고 얽매인 사지의 근근막은 발과 손을 중심으로부터 떼내어 그러운딩을 방해 한다. 이러한 이유로 움직임에 있어 발과 손의 정확한 위치를 규하는 것이 중요하다.

이것은 특별히 중요한 기능 운동의 첫 번째 패턴 조절에 중요하다(예, 30, 31번 운동). 체간 구부리기에서 닫힌 연쇄의 고관절 굴곡(32, 60번 운동)과 견갑대 후인과 팔 전방운동(18, 21, 22, 47, 52–54, 57, 60번 운동) 등도 있다.

최근 유행되는 두꺼운 트레이닝 복은 발바닥이 지면에 유연하게 닿는 것을 막고 감각 운동 피드백을 저하시킨다. 자세와 요추 골반 움직임 조절은 더욱 절충된다. 이러한 이유로 맨발을 권한다. 정확한 발의 자세와 능동적인 아치, 그리고 적절한 활동의 유지가 필요하다.

측면의 신장 Lengthening the sides

측면 체중이동과 '측면의 신장'은 기능적으로 중요하다. 이는 척추의 통증과 연관된다. 하부 테터는 척추의 경직을 만들고 근근막에 타격을 주고 움직임에 자유를 제한한다.

측면을 신장하는 것은 세 번째 골반이나 어깨 기본패턴들로서 세 번째 척추 기본패턴 조절과 동반된다. 머리도 역시 함께 한다. 측면 신장은 골반으로 효과적으로 체중을 싣고 균형을 유지하는데 중요하다(한다리로 서기, 계단 오르내리기 등). 이는 상지의 공간적 뻗침이 증가시키기 위해서도 필요하다. 노인들이 낙상을 입는 이유 중 하나는 척추 골반의 가동성 감소와 측면 체중이동 조절의 부재이다.

우리는 전두면 유연성과 다양한 세 번째 패턴 조절을 증가 시킬 수 있다. 예를 들어, 교대로 늘리고(**그림 8.5a**) 줄이고(**그림 8.5b**)하여 측면의 위부분에 시행할

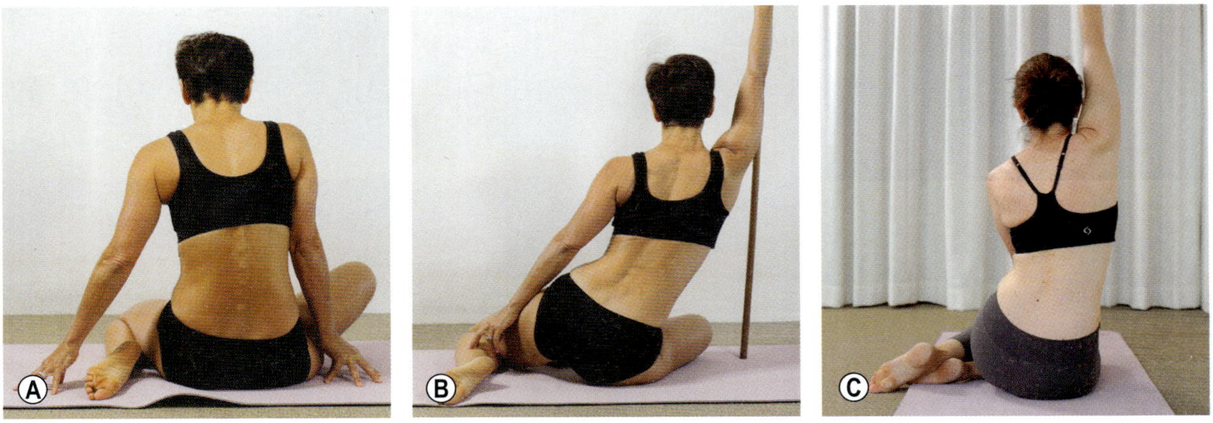

그림 8.6
측면 앉기 a)시상면은 골반에서부터 무너진다. 측면 앉기에서 일을 하려면 골반 기본패턴들이 하부 테더에 대해 잘 적응해야 한다. 좋지 않은 골반 기저의 지지는 중앙신치패턴(CCP)에 의해 '홀로 버티기'가 되어 척추는 중심을 유지하려 하고 체중이 잘못 기울어지고 흉곽은 더욱 측면으로 이동되며 한쪽 팔을 지지하며 어깨 기본패턴 3이 거상된다.(**그림 7.52** 참조) 이 여성은 기능은 좋은 편이나 CCP활동이 관찰된다.
b)막대기를 이용하면 팔은 이완되고 몸이 기댈 수 있으며 어깨를 신장시킬 수 있고, 척추 하부 테더와 골반의 움직임을 통해 전두면에서의 시상면 조절이 가능해진다.
c)측면 앉기에서 안정적으로 팔을 들어 올리며 선도자 자세를 취한다.

수 있다. 전두면에서의 움직임 못지 않게 시상면에서의 정렬을 유지하는 것도 중요하다(**그림 8.5c**). 가동범위가 다소 적어지더라도.

유지 패턴의 파괴 : 중심을 벗어난 작용

Breaking up the holding patterns: working off-center

우리는 '중심 고정'에 속박되어 있는 척추를 전두면에서 이완시켜야 한다. 이는 하부 테더 전략을 막고 시상면에서의 활동을 보조하여 만들 수 있다. 이것은 척추, 흉곽, 근위 사지대의 측면 열림을 만들어 CCP의 활동을 억제하고 척추 기본패턴의 적절한 조절을 향상시켜 근위 사지대 기본패턴 조절을 이룬다.

기저면은 중심에서 벗어날 수 있다. 측면으로 앉기가 그 예이다(52, 53번 운동). 능동적으로 기저면이 중심을 벗어나게 하여 세 번째 패턴을 유지하며 추가적인 동작을 할 수도 있다(49, 55번 운동). 이는 측면 신장에 유용하다.

다시, 시상면 정렬이 중요해 진다. 왜냐하면 측면 앉기, 부적절한 골반 조절, 척추 경직 등이 일반적인 문제로 나타나 척추 기본패턴 조절 감소 및 체간 굴곡 등을 무너뜨리기 때문이다(**그림 8.6a**). 이와 유사하게 똑바로 앉기, 좋지 않은 척추 기본패턴 조절, 하부 늑골의 전방 들림 등이 나타난다(**그림 5.18b**).

측면 앉기에서 작업하는 것은 하부 테더를 만든다. 이는 골반의 기저면 유지를 방해하고 척추의 굴곡을 무너뜨리며 중심에서 멀어지게 한다. 어깨는 하강(depression)되고 체중은 손가락에 집중된다(**그림 8.6a**). 체중이 측면으로 이동되지 않는다. 반대로 **그림 7.52**나 **그림 7.53**에서는 왼쪽 대퇴와 골반 기본패턴 1의 조절로 좋은 그라운딩이 된다. 이때 척추는 들어 올려지고 늑골은 왼쪽으로, 왼쪽 어깨는 올라가고 자유로워진다.

우리는 근위 사지대를 포함한 측면을 열고 막대기에 매달려 중심을 잡고 전방과 오른쪽으로 움직임을 골반으로 시작한다(**그림 8.6b**). 이것은 자기 지지와 체중 부하쪽 팔을 드는 전단계이다(**그림 8.6c**).

회전 Rotation

습관적 시상면 무너짐과 하부 테더는 좋지 않은 측면

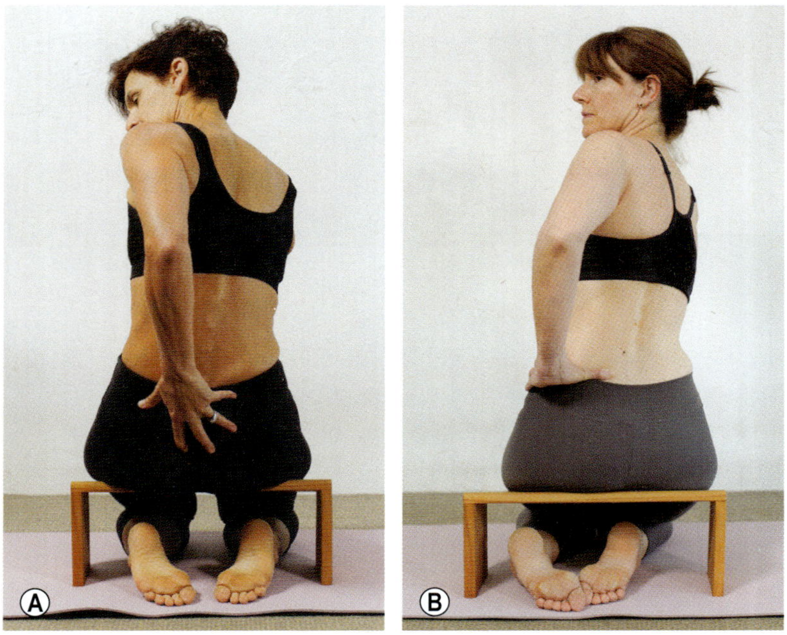

그림 8.7
회전.
a) 앉은 자세에서 좋지 않은 회전으로 척추가 무너지고 중심부와 목이 긴장되는데(사진에는 안보임), 이는 근위 사지대(limb girdle)가 활동하지 않기 때문이다.

b) 체중을 자연스럽게 오른쪽으로 이동시켜 왼쪽 싯본이 자유롭도록 하고 어깨가 뒤로 움직이도록 하며(4번째 패턴) 척추 정렬을 유지하며 머리의 움직임을 가져간다. 척추 기본패턴 4가 중심을 조절한다.

체중이동과 회전을 만든다. 건강한 조절에서 좋은 시상면 정렬은 골반/골반대, 머리, 흉곽, 견갑대에서 주로 회전이 일어난다. 그리고 측면 체중이동이 이러한 회전과 사지의 움직임을 돕는다.

똑바로 자세를 잡으면, 체중이 왼쪽으로 실릴 때 오른쪽으로 회전하기가 자유로워 진다. 해보라. 딱딱한 의자에 앉아서 자세를 무너뜨리고 오른쪽을 얼마나 멀리 볼 수 있는지 시도해 본다. 이제 싯본을 들어 올리고 오른쪽으로 돌린다. 더 멀리 보이는가? 그리고 왼쪽 싯본에 체중을 놓고 돌려본다. 반대측 싯본에 체중을 두고 다시 해본다. 이것은 골반이 뒤로 회전하는 것을 편하게 하기 때문에 나타나는 것이다. 여기에 척추와 견갑대, 머리 등은 자연스럽게 따라간다. 전방 회전도 왼편 체중부하 쪽에 나타난다. 더 나은 시상면의 정렬은 더 쉬운 움직임을 만들어 낸다.

요가의 '뒤틀기'에서 나타나는 문제점 중의 하나는 골반의 기저면 지지가 확립되지 않은 상태에서 척추가 신장되는 것이다. 이것은 사지대의 회전과 중심이 열리지 않기 때문이다(**그림 8.7a**). 결론적으로 회전이 충분이 일어나지 않게 되는 것이다. 그러므로 우리는 허리를 뒤트는 것을 보게 되고 CCP가 강화되며 지속적인 전방 어깨의 긴장이 목과 허리를 다치게 한다.

척추를 들고 측면으로 체중을 이동하고 골반과 견갑대를 후방으로 회전 시키며 척추 기본패턴을 조절하고 중심을 연다. 이것이 주된 움직임이어야 한다. 몸이 더 열리는지 확인한다(**그림 8.7b**).

회전은 고정된 패턴을 깨는 좋은 방법이다. 머리와 근위 사지대로 움직임을 시작하는 것은 중요하다. 척추 기본패턴활동이 좋지 않으면 중심과의 연결이 잘 안된다. 회전은 즐거운 운동이다. 중추신경계에 있어서 회전과 변연계 사이에는 깊은 연관을 갖는다. 회전을 잘 사용하라, 지속적으로. 회전의 수동적 사용은 다음과 같다. 4, 39a, 41운동. 능동적 사용은 13, 15b,c, 16, 20, 34, 46운동 등이다.

양측성/대칭성 vs 편측성/비대칭성 사지 움직임

Bilateral/symmetrical vs single/asymmetrical limb movements

양측성, 대칭성 사지 움직임은 반사적으로 '전체적 패턴'조절을 요구한다. 예를 들어, 양쪽 팔을 들고 밖으로 뻗으며 척추를 신전하고 척추를 굴곡하며 안으로 당긴다. 건강한 조절에서는 중심과 근위 사지대의 효과적 조절이 움직임 속에서 자동적으로 작동한다.

시상면에서의 조절에 힘이 들면 양측 사지의 움직임은 하부 테더와 시상면의 고정을 형성하여 적절한 조절이 어렵게 된다.

대부분의 기능적 활동은 대칭적 자세와 움직임을 따르지 않는다. 네발기기에 체중을 지지할 때도 그러하다. 많은 운동이 양측성, 대칭적 사지 체중지지 하에 자세와 움직임을 형성하는 것을 선호한다.

편측성 사지 운동은 심부 시스템의 조절을 촉진하고 하부 테더 조절 전략을 막는다. 근위 사지대 기본패턴들은 척추를 통해 체중이동과 회전 시 나선형적 벡터를 제공하고 긴장과 역긴장을 근근막 시스템을 통해 만든다.

사지의 움직임은 잘 조절된 중심에 의해 기능적으로 연결된다.

그러므로 고양이/낙타(21번 운동) 운동은 비대칭적인 기저면을 적응한다. 또한 능동적 사지 운동을 편측, 비대칭하게 수행할 수 있는 넓은 날개(19번 운동), 반스핑크스에서 양서류로(20번 운동), 풍차(28번 운동), 펼쳐진 독수리(44번 운동)에서 나타난다.

넓히기 Widening

걱정과 수비적인 자세는 중심을 제한하고 몸과 사지를 전방으로부터 보호하는 쪽으로 움직이게 한다. 척추는 수축되고 짧아진다. 호흡과 코어 조절기전은 손상된다.

운동치료의 목적은 척추를 신장하고 3차원적으로

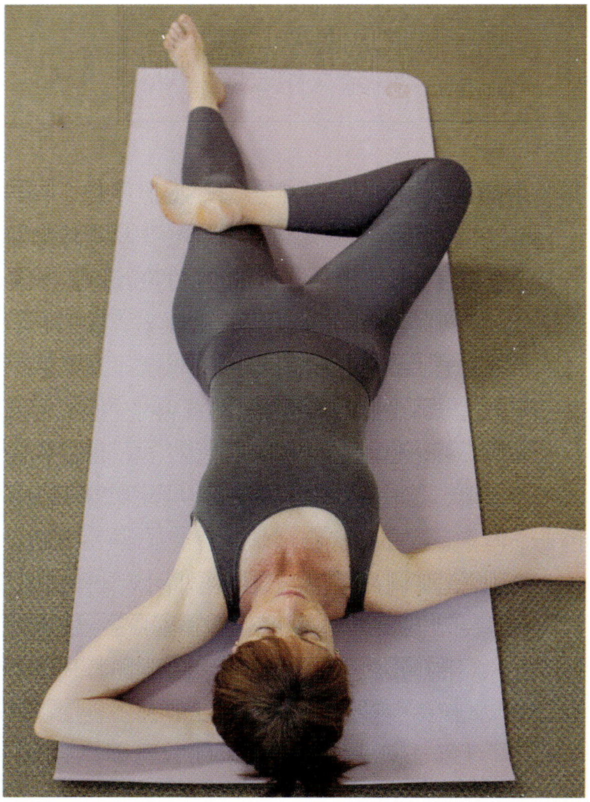

그림 8.8
성냥개비. 양쪽 근위 사지대는 첫 번째 패턴에 의해 활성화되어 열리고 확장된다. 또한 조직은 이완된다. 팔과 무릎이 '넓어'지고 등이 떨어지도록 중심을 유지하는 것이 중요하다. 자세를 유지하기 어려운 경우 지지대를 사용한다.

중심을 여는 것이다. 기본적 패턴 조절은 하부늑골, 싯본, 어깨의 포인트를 넓히는 것이다. 귀를 넓히는 것을 생각하면 첫 번째 머리 패턴을 촉진할 수 있다.

팔꿈치나 무릎을 넓히는 것은 **그림 8.8**과 같이 타이트한 사지의 근근막을 이완한다.

'되돌아 가기' Going back

우리의 일상생활은 많은 전방 움직임을 가지고 있다 –걷기, 앞에서 손 사용하기, 닿기 등. 현대의 직업은 앉은 자세의 작업과 기술을 기반으로 증가하고 있다. 자세가 무너지는 것은 앉은 자세나 전방으로 견갑대와 팔의 근근막이 과활동하여 척추를 아래로 구부리게 한다. 머리와 상지가 전방으로 움직이기 때문이다. 그러므로 등의 감각과 필요한 공간을 잃는다. 움직임을 되돌리어 자세를 정위하는 감각을 상실하는 것이다.

모든 첫 번째 기본패턴은 되돌아가기를 가진다.
– 호흡, 하부 늑골을 척추 기본패턴을 통해 조절하고 싯본, 어깨 포인트, 머리 등도 함께 조절한다.

하부 테더 전략에 의존하면 자세와 움직임은 두 번째 패턴을 우세하게 가져가고 첫 번째가 어려워진다. 이러한 이유로 되돌아 가기의 유연성을 위해 '뒤로 떨어지기' 같은 수동적 자세를 일부러 만들어야 한다. 이것은 전방 근근막 연쇄와 관절 경직을 이완한다. 여기에 첫 번째 기본패턴(1–4 운동)을 활용하면 좋다. '성냥개비들'은 이들의 또 다른 종류이다(**그림 8.8**). 팔꿈치나 무릎은 필요하면 이완을 위해 블록으로 지지하기도 한다.

능동 조절 운동은 항상 되돌아가는 동작을 포함한다. 복근운동에서 주로 나타난다 – 호흡과 하부늑골도 그러하다. 전방굴곡에서 싯본은 되돌아가고 위로 넓게 하며 상체를 아래 전방으로 가져간다.

두 번째 패턴이 우세하는 경향을 이해하는 것은 첫 번째 패턴을 촉진하는데 도움이 된다. 예를 들어, 네발기기에서 후방으로 체중이동이 감소되고 싯본/고리뼈가 후방으로 움직이지 않으면 늑골은 전방으로 이동되고 전방 견갑대는 고정되도 머리나 턱은 전방으로 밀려나간다. 첫 번째 패턴의 조절은 이를 교정한다.

제7장의 모든 운동은 한쪽 또는 다른쪽으로 되돌아가기를 포함한다. 여기서 중요한 큐가 무엇인지 알 수 있겠는가?(예외는 58번 발 운동뿐이다).

스트레칭 Stretching

재활의 단계이든 요가를 수업하든 타이트한 사지 근근막과 부적절하고 불균형한 근위의 조절은 중요한 문제이다. 스트레칭에서 우리는 꼬리뼈(사지들)가 개(척추)를 흔들지 않도록 해야 한다.

척추는 많은 사지 스트레칭에 의해 손상받기 쉽다. '끝범위 획득'의 조합에 의해 감각지각이 손상되고 부적절한 심부 시스템 지지와 조절이 근위 사지대와 척추가 국소적으로 스트레칭 될 때 나타난다. 척추, 특히 요추에 많은 신장과 좌상을 입히고 전방 견갑대 활동의 우세와 흉추의 경직, 목의 긴장 등을 심하게 한다(**그림 5.33 – 5.38** 참조).

체간과 사지의 여러 가지 자세에서 기본패턴들을 활용하면 일차적으로 골반 코어조절을 향상시키고 동시에 타이트한 사지 근근막을 이완시킬 수 있다. 중력은 작용하지 않는다. 중력을 잘 이용하는 것이 '조절의 핵심'이 된다. 이 기본패턴들로 타이트한 조직의 벡터에 접근하는 것이다. 또한 타이트한 근근막을 신장하고 신경가소성을 돕는 역할을 한다. 우리는 조절의 근위 패턴을 향상하고 동시에 근근막을 효과적으로 이완시킬 수 있게 된다. 이것이 성냥개비 운동(**그림 8.8**)으로 시행한다. 또한 2, 4, 39, 41, 53, 56, 57운동도 그 예이다.

전방굴곡 Forward bends

앉기, 무릎앉기, 서기에서 전방굴곡은 대퇴골두위에서 골반의 전방 회전으로 시작된다. 천골은 척추와 머리를 전방으로 가져간다. 요추 만곡은 끝까지 조절된다(**그림 8.9a**) – 꼭대기 척추가 전방으로 굴곡될 때.

이것은 모든 고객이 어려워 하는 첫 번째 기본패턴이다. 경직된 엉덩이와 햄스트링, 후방 하방 근근막의 타이트니스는 요통과 골반통에 흔하다.

기본패턴 1과 척추 기본패턴의 통합은 기본패턴을 만든다. 어깨 기본패턴 1은 위쪽 가슴을 열고 '선을 유지'한다.

전방굴곡 패턴은 여러 가지 다른 방법을 통해 근근막의 조절과 이완을 만들 수 있다. 척추의 정렬이 다음 운동에서 항상 요구된다. 7a, 10, 16, 22, 23, 30, 32, 35, 37, 38, 50, 53, 56, 57, 60번 운동 등이다.

전방굴곡은 요가에서 자주 사용된다. 대부분의 서양인은 고관절이 경직되고 전체 후방하방 근근막 연쇄가 타이트하다. 또한 '끝 획득자'가 되고 얼마나 잘하는가 보다 얼마나 멀리 보는가(많이 하는가)에 관심이 있다. 지속적인 긴장이 일반적이다. 운동의 과정은 흔히 무시된다.

좋지 않은 지도하의 클래스 문제는 고객이 자세를 변화시킬 준비가 잘 안된다는 것이다. 좋지 않은 골반 시작과 척추 무너짐은 상부 척추의 지속적인 긴장과 굴곡을 흔히 가져온다. 움직임은 골반보다 머리와 상지로부터 시작되는 경우가 많다. 이때 허리와 골반은 손상받기 쉽고 다리는 비효율적으로 이완된다(**그림 8.9b**).

적절한 부목효과를 사용하고 정확한 큐를 주는 것은 중요하다. 다리의 배열이 어떻든 앉기 기저면을 올리는 것은(접힌 담요, 블록, 볼스터나 딱딱한 쿠션), 고관절이 무릎보다 위에 위치하게 한다. 체중은 싯본 위에 오게 되어 골반은 첫 번째 패턴으로 움직이게 된다. 이 동작이 어려우면 무릎에도 지지를 둔다. 이는 햄스트링의 긴장을 완화하고 싯본을 자유롭게 해준다. 체중을 든다는 느낌으로 첫 번째 골반 패턴을 시행하고 머리 꼬리 연결의 척추 신장 자세를 유지해 본다(**그림 8.9c**). 이때 상체의 전방에 지지가 필요한 경우도 있어 볼스터나 의자를 사용하면 좋다. 이는 무너짐을 막고 내적인 유닛의 지지를 제공하는데 좌골결절이 고관절/골반 지렛대 축의 역할을 하도록 한다.

비대칭적 다리 자세는 고객으로 하여금 시상면 우세로 후방 측방 근근막 연쇄를 열도록 한다. 무릎에 지지를 주어 기저면을 띄우도록 할 수도 있다.

뒤로 구부리기 Back bending

척추신전은 항상 척추 통증에 의해 제한된다. 몇몇 부분이 다른 부분보다 심하게 나타난다. 주의하라. 척추의 모든 부분이 동일하게 신전하는 것은 아니다. 해부학적 구조상 목과 허리가 가장 자유롭다. 이는 중심조절이 통합된 근위 사지대의 기능적 지지에 의존된 자유이다. 뒤

그림 8.9

전방 구부리기

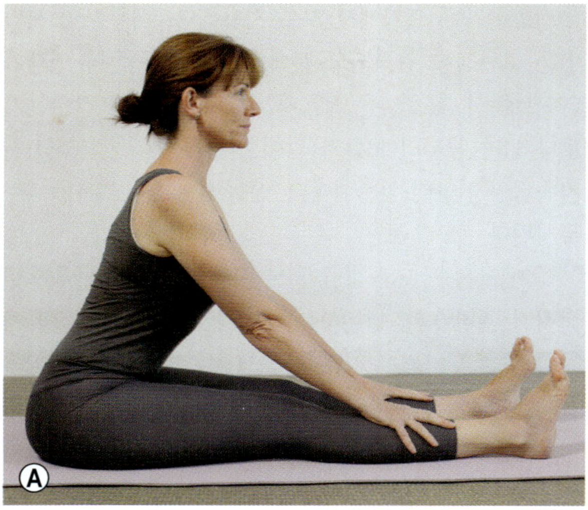

a)효과적인 골반 조절은 고관절에 지렛대 축을 형성하고 척추 정렬을 유지하며 체간을 앞으로 가져간다. 손을 발에 가져가려 애쓰기 보다 자세정렬을 유지하며 끝범위까지 간다. – 가능하면

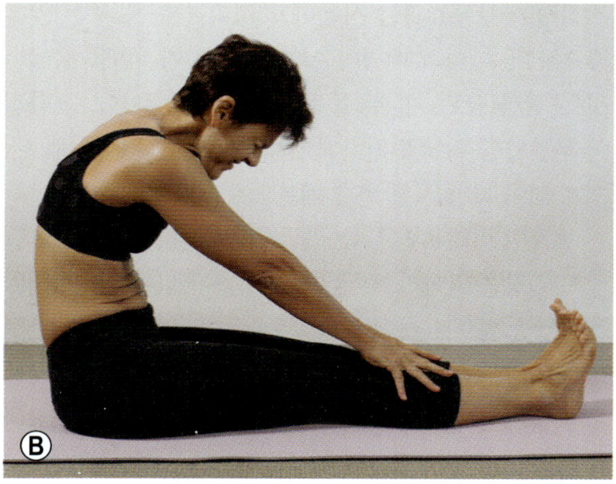

b)효과적인 골반조절이 안될 경우 척추는 무너지고 목과 어깨는 긴장되고 '돔(dome)'이 생긴다.

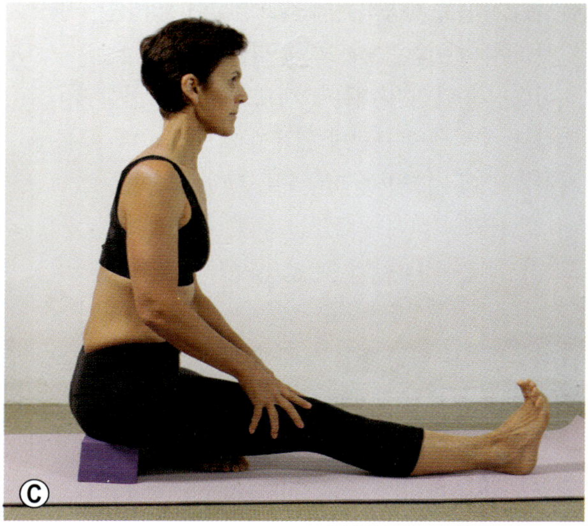

c)골반 받침의 사용은 골반 조절을 돕는다. (**그림 5.40** 을 보라).

무릎에 받침을 사용하는 것도 효과적인데 슬괵근에 부하를 줄인다. 모든 첫 번째 패턴(어깨를 포함하여)은 의자를 앞에 두어 약간 기댈 수 있도록 하는 것도 좋다.(그림 없음). 팔을 멀리 가져가며 자세를 유지하는 것을 볼 수도 있다.

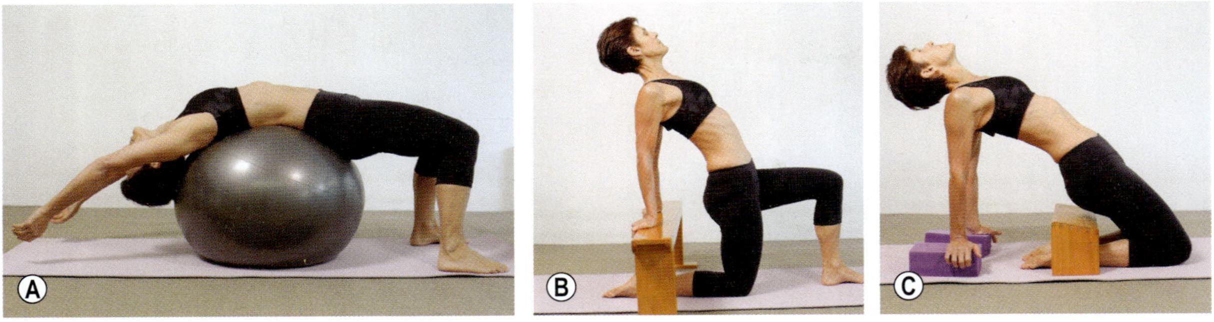

그림 8.10
등 뒤로 구부리기 a)공 위에서 b)벤치나 의자 뒤에서 반무릎서기 c)명상도구 위에서 반무릎서기

로 구부리는 것은 흉곽을 여는 기본으로서 척추 기본패턴과 어깨 기본패턴 1의 조절을 요한다. 골반 기본패턴 2의 조절은 전방의 고관절과 대퇴를 연다. 목과 허리는 이러한 조절의 기본 요소가 없으면 약한 링크가 되기 쉽다.

흔한 신화 중에 '너무 많은 척추 신전'이 있다. 대부분은 척추가 흉요추 신전근에 의해 잡혀 있다. 이는 내재근의 기전이 좋지 않기 때문이다(**그림 3.10**과 **그림 3.19a,b**).

대부분의 환자는 경직된 흉곽과 근위 사지대와 중심 조절의 감소를 나타낸다. 정확하게 큐를 확인하지 않으면 신전은 흉요추 연접부의 중앙신치패턴(CCP) 활동을 증가시킨다. 또한 흉곽과 견갑대의 움직임이 적어 목의 긴장을 증가시킨다.

무릎앉기에서 중심 조절의 감소와 전방 고관절과 연관 근근막의 열림은 중앙후방신치(CPC) 활동 증가로 보상되고 하부 흉곽을 전방으로 밀며 PPXS를 형성한다(**그림 3.18**).

전방 몸과 어깨, 고관절을 여는 자세를 위해 신전과 후방 구부리기를 잘 향상시켜야 한다(2, 3, 14, 39, 41번 운동). 이러한 자세에서 중심조절을 시도하고 관련 기본패턴들을 활성화해야 한다. 특히 첫 번째 어깨 기본패턴.

준비된 조절의 초기 능동 패턴은 흉곽과 견갑대를 움직이고 전방 고관절을 연다(12, 13, 17–22, 25, 27, 28 운동). 더욱 진전된 열림과 조절은 42–47, 51, 56, 60번 운동을 참조한다.

넓은 짐볼에 앉아 등으로 조심스럽게 누우면 전방 몸이 이완되고 지지된 자세에서 유지할 수 있다(**그림 8.10a**).

좀 더 역동적인 조절을 무릎앉기와 반무릎앉기에서 적용한다. 벤치나 의자 뒤를 활용한다. 어깨 기본패턴 1과 골반 기본패턴 2, 척추 기본패턴으로 통합되는 기본 조절을 명심한다(**그림 8.10b**).

요기들은 Urdhva Dhanurasana같은 진전된 자세를 몇시간 동안 여러 날, 여러 해를 시행한다는 것에 주목하자. 인내심을 갖고 각 부분을 마스터하도록 한다. 전체가 함께할 것이다.

브릿징 Bridging

이것은 전체 척추의 내적 범위와 가동성을 엉덩이를 통해 향상시키는 운동이다. 동작을 시작할 때 꼬리를 만다. 골반은 후방경사로 허리는 굴곡한다. 그리고 동작내내 이를 조절한다.

척추 골반 통증이 있는 사람은 골반을 이렇게 움직이는 것이 도움이 된다. 골반을 중립위로 가져가고 요추 골반 전만을 체중부하 시 유지하는 것이 중요하다. 여기

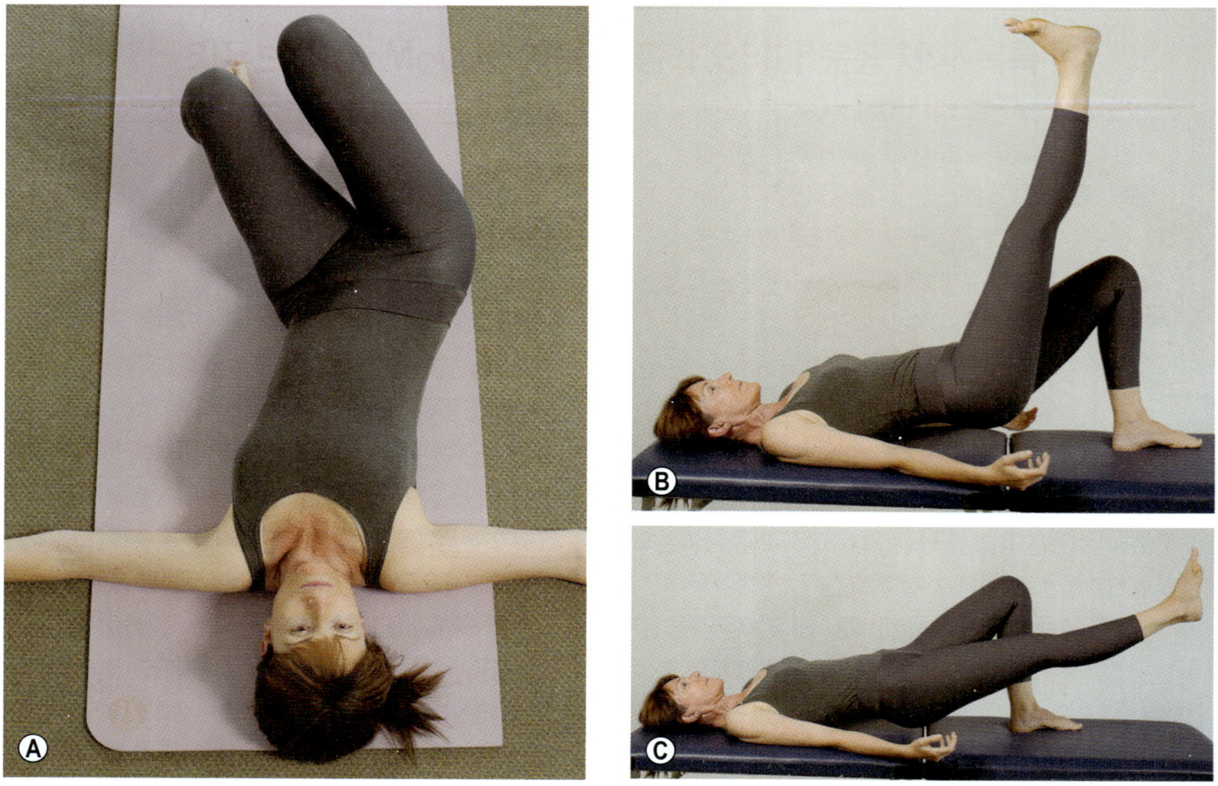

그림 8.11
브릿징 순서
a)골반의 측방이동과 회전하며 엉덩이 한쪽을 내린다.
b)고관절 굴곡과 신전을 통한 반 브릿지 골반 기본패턴 1을 유지하려 노력한다.
c)신전된 다리를 올렸다 내렸다 하면서 더욱 부하를 가한다.

에 첫 번째 골반 패턴이 필요하다. 이러한 이유로 35번 (골반 하버크래프트) 운동이 도움이 된다.

이 동작이 잘되면 브릿징 단계를 밟아 첫 번째 골반 패턴으로 시작하고 끝내도록 한다. 특히, PPXS고객에게 적용한다. 부드럽게 첫 번째에서 두 번째 골반패턴으로 갔다가 첫 번째로 되돌아 오는 연습을 한다.

흉곽과 어깨를 가동화하기 위해 브릿징에서 팔을 머리위로 올린다. 롤위에서 미끄러져 올리고 턱은 떨어뜨리고 목은 길게 한다. 팔을 롤아래에 두고 분절운동을 하며 척추와 하부 늑골을 후방으로 넓게 지지면으로 가져간다. 꼬리뼈는 가능한 만큼 길게 뒤로 뻗치고 첫 번째 패턴으로 착지한다. 반복.

골반조절은 3가지 다른 움직임으로 진전된다.

- 후버 자세를 유지한다 : 양쪽 엉덩이를 오른쪽으로 골반회전 없이 매트를 쓸어간다. 이것은 첫 번째와 세 번째 패턴 조절로서 고관절 소켓의 움직임을 통해 이루어진다. 오른쪽 허리는 길게 왼쪽은 짧아지게 한다. 좌 · 우를 반복한다. 이것은 어깨 각과 흉곽의 움직임으로 체중이 이동된다

(**그림 7.35b**).

- 골반을 오른쪽으로 이동하고 회전하여 왼쪽 엉덩이로 착지한다. 이것은 네 번째 골반 패턴 조절을 요구한다. 체중은 왼쪽 견갑골에 이동되고 척추를 통해 회전이 일어난다. 좌 · 우로 반복하여 움직여 본다(**그림 8.11a**).
- 골반 호버크래프트 진전 : 골반 호버크래프트 조절은 골반을 좀더 들어 유지한다(반 정도 더 위로). 이때 고관절을 굴곡하고 무릎은 신전한다(**그림 8.11b**). 다리를 내리는 동작으로 추가적인 진전을 시행할 수 있다(**그림 8.11c**).

둔근 The glutes

이것은 치료분야와 피트니스분야에 모두 만족할 만한 훈련이다. 가능성 있는 문제점들을 확인해 두는 것이 중요하다. 제3장의 골반 하부 테더와 제4장 세 번째 골반 기본패턴을 참조한다.

엉덩이는 내부 범위에서 흔히 작용한다. 많은 고객들이 지속적으로 스트레칭하고 이완할 필요를 느낀다. 요추골반통과 하지통이 있는 경우, 엉덩이의 긴장, 경직 등은 흔히 나타난다.

엉덩이 건염 마니아는 'clams'와 같은 내부범위 운동이 증상을 악화시키기 때문에 좋지 않다고 조언한다. 엉덩이를 우세하게 움직이는 패턴(특히, 대둔근)은 골반이 후방으로 당겨지고 SIJ와 요추를 위험한 끝범위로 가져간다.

기능적인 강화를 위해 엉덩이는 LPU와 협력하여 효과적인 골반 짝 조절을 특히 원심성으로 바깥범위로 시행한다. 첫 번째와 세 번째 기본패턴들과 '고양이/암소(cow)'의 고양이(21번 운동), 그리고 측면 체중이동 패턴(49번 운동)을 동반한다.

45번 운동에서 천천히 뒤꿈치를 차는 A와 C자세는 엉덩이를 내부 범위에서 활성화 하는데 이 운동의 포인트는 척추 기본패턴(AFP) 코어 조절과 전방골반회전으로 고관절 신전을 지지하는 운동을 진전하는 것이다. 이것은 측면과 후면 엉덩이 사이의 균형을 고관절 회전으로 조절하는 것이다. 엉덩이는 기능적 패턴으로 팀 플레이 하는 것을 배우는 것이다.

다른 운동으로는 골반 코어와 부분적 근근막 시스템 재 균형을 돕는 것이 있다. 골반 패턴을 능동적으로 조절하여 엉덩이와 관련된 근근막을 신장하는 것이다. 22번(애원자 자세), 53번(VtoZ스트레칭), 57번(엎드려 이상근 스트레칭)등이 있다.

전방굴곡 패턴(32번 운동) 조절을 배우는 것은 코어와 엉덩이의 훌륭한 기능적 훈련이 된다. 이는 가동범위 내에서 골반의 회전을 조절한다. 45번 b운동(서서 천천히 뒤꿈치 차기)와 54번(엉덩이 로켓)은 엉덩이가 바깥 범위까지 많이 사용되는 것으로 대칭적 골반자세를 조절하기 위해 체중을 측면으로 가져가는 패턴이다.

스쿼트 Squats

스쿼트는 인기있는 피트니스이며 운동치료 방법이다. 그러나 어떻게 하느냐가 매우 중요하다. 요통이 있는 사람의 경우 스쿼트를 많이 하는데 그 형태를 잘 보면 문제점이 많다(**그림 3.15, 5.32**)

스쿼트에서 이상적인 것은 골반이 무릎보다 먼저 움직이는 것이다. 32번 운동이 그 예이다. 유연한 골반과 발목은 골반을 후방으로 이동시키고 다리위에서 전방으로 회전된다. 이때 척추는 정렬을 유지한다. 발가락은 전방으로 약간 바깥을 본다.

골반이나 코어조절이 안되면 하부 후방 근근막 연쇄가 우세하게 된다. 이것은 미끄러짐과 유연성을 적어 고관절과 발목이 경직되게 된다. 고관절 굴곡과 발목 배굴의 감소는 스쿼트에서 골반이 후방경사되고 척추가 굴곡되는 것을 의미한다(**그림 5.32**). '후방 경직'이 첫 번째 증상으로 나타난다. 등의 스트레스는 후방 근근막의 타이트니스와 통증을 만든다.

첫 번째 골반 패턴 조절이 부하와 함께 향상되면 스쿼트 운동학과 통증에 도움이 된다. 이는 싯투 스탠드(30번 운동)같은 기능적 활동을 포함한다.

서는 순서 Standing sequences

서는 데스크는 유명하지만 적절히 앉지 않으면 잘 일어서지 못한다. 조절을 위한 운동역학적 움직임 연쇄에 기능적 링크가 있다. 수직 축에 대한 감각을 획득해야 한다. 핵심이 되는 운동과정을 조절하기 위해서 척추 조절이 필요하다.

기본패턴은 '낮은 중력'자세로 다시 학습한다. 그리고 정위 조절과 복잡성의 패턴을 재통합한다. 이것은 고객으로 하여금 자세 조절의 자연스러운 패턴을 학습하게 한다. 이는 지속적이고 적절한 자유운동이 된다. 앉아서, 무릎앉기에서, 서서, 그라운드위에서 활동한다.

골반은 조절의 핵심적인 역할을 한다. 선 자세에서 발도 그러하다. 효과적인 발-골반 기능 연결은 아래로부터 척추를 지지하고 상체를 공간에 뻗거나 확장한다. 상지 정위는 선 자세의 균형을 요구한다.

우리는 맨발로 일한다. 이것은 발이 정확한 위치를 잡고 체중을 골고루 분산시키는데 중요하다. 이것이 기능을 최적화한다.

기본 서기 자세는 발을 고관절 넓이로 벌리고 발가락은 전방을 보며 외측면이 직선을 만들면 좋다(**그림 3.35b**). 고객은 체중이 '발 3점위'를 형성하도록 한다(제2장 발, 제3장 변화된 움직임의 다른 모습들, 제7장 58번 운동 참조). 무릎이 잠기지 않게 하고 체중을 뒤꿈치 바깥, 새끼발가락 외측으로 실리게 하며 발가락을 벌리고 엄지는 안쪽을 향하게 한다. 이것은 체중을 재분포시키고 발의 내재근을 활성화한다. 이는 운동을 통한 기본적 발의 본보기이다.

서기 과정은 특별히 골반과 척추 기본패턴들사이의 통합된 활동을 훈련한다. 이는 어깨 패턴과도 3차원적으로 통합된다. 골반 패턴은 보다 역동적인 체중조절과 사지운동의 지지를 담당한다.

선 자세에서 다리배열은 중립위를 찾고 기저면을 유지하고 골반으로부터 움직임을 시작하는데 중요하다(발을 모으기, 기본 자세, 보폭, 외전, 스텝, 한다리 등) 예를 들어, 32번 운동(전방굴곡 패턴)은 발의 집중을 조절하고 고관절을 회전하며 골반과 무릎을 후방으로 하는 대신 활용한다(단단하게 자리잡은 습관). 무릎은 두 번째 발가락을 따라가고 돌지 않는다(**그림 3.35a**).

척추의 정렬은 첫 번째와 두 번째 골반 패턴에 의해 시상면 체중 이동 시 유지된다(**그림 7.32**). 그렇지 않으면 골반 조절이 좋지 않고 다리가 경직된 것이다. 측면 체중이동으로 세 번째 패턴을 연습하는 것은 척추와 흉곽이 골반을 따르게 하는 것이다(**그림 7.49b**). 시상면에서 정렬을 유지하면서 발과 무릎으로 적절한 조절을 한다. 네 번째 패턴을 시행할 때 첫 번째와 세 번째 패턴을 바탕으로 시행한다.

우리는 무릎을 굴곡하는 동작을 많이 해서 일반적으로 잠기는 습관을 깨야 한다. 잠긴 무릎은 골반을 잠근다. 무릎이 신전되 있다면 부드럽게 해야 한다.

선 자세 과정은 골반 조절을 조정하고 한쪽 다리로 서서 척추를 지지하며 보행을 위해 다른 사지를 움직이고 테니스나 공을 차는 복잡한 움직임을 시도할 수 있도록 한다.

선 자세의 움직임은 어떤 기능적 진전을 하느냐에 제한된다. 기능적 패턴 청사진의 원리는 모든 상상적 움직임이 바탕이 되어 있다.

잘 걷기 Walking well

많은 서양인들은 자연스러운 걷기를 잃어버렸다. 이 책의 운동은 걷기를 위한 기능적 요소들을 많이 언급하였다.

걷기는 전신을 자연스럽게 움직이는 훌륭한 운동이다. 이는 적절한 기능인 유연한 척추, 좋은 코어, 다리위에서의 고관절/골반의 유연한 조절 등을 가진다. 골반과 견갑대의 대측성 회전은 팔과 다리의 반대적 스윙을 생산한다. 척추는 사지대 사이의 움직임을 전달하고 에너지를 전달하고 저장한다. 근위 사지대가 꼬였다가 풀렸다가 하면서 근막 시스템에 스프링처럼 짝으로 작용한다. 발의 전진은 골반의 회전과 전방이동을 위한 에너지 효율 시스템을 링크한다. 이상적인 걷기 패턴은 리드

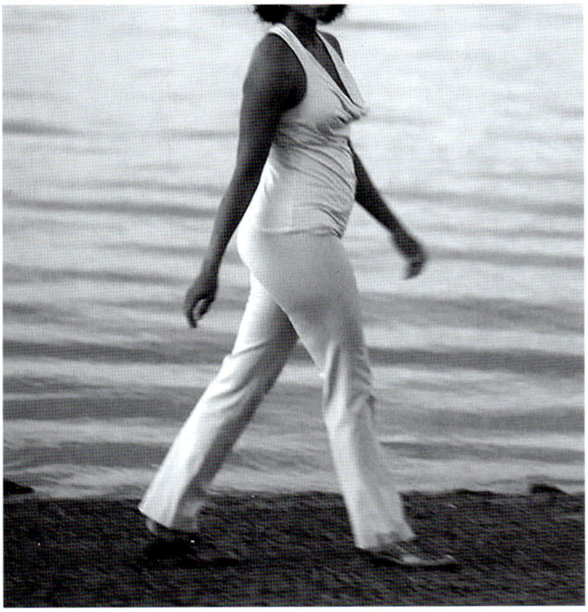

그림 8.12
자연스러운 걸음의 기술. – 팔의 스윙이 자유롭고 다리의 보폭이 자연스럽다.

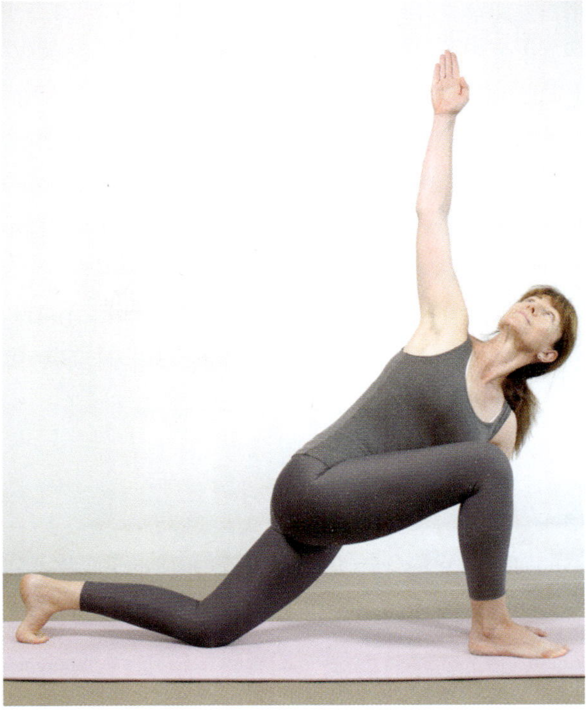

그림 8.13
'베어 트리코나사나' 자세는 많은 키무브 원리가 통합되어있다. 척추 기본패턴 1과 기본패턴 4 사이의 통합조절로 척추의 축성 회전 정렬을 유지하고 고관절, 골반, 하부 근근막연쇄, 흉곽, 견갑대를 열고 비대칭적 자세를 유지하던 패턴을 깨고 기저면에 효과적으로 균형을 조절하도록 한다.

믹하고 쉽다. 이는 에너지를 보존하고 피로없이 지속할 수 있다.

나는 아프리카 전통 걷기하는 사람들에게 항상 반한다. 이완되고, 곧게 서고, 좋은 다리 보폭과 분명한 근위 팔 스윙을 가진다. 머리에는 어떠한 힘도 들지 않는다. 우아함과 침착함, 그리고 가볍고 자유로우며 탄력성이 함께 한다(**그림 8.12**).

반대로, 많은 서양인들은 긴장되고, 앞으로 숙이고, 짧은 보폭에 불분명한 근위 팔 스윙을 가진다. 앞이나 측면에 어떤 부하가 있거나 하며 어깨가 전방으로 당겨져 있다.

발-골반 연결은 좋은 전방이동을 만들지 못한다. 척추에 회전이 적기 때문이다. 뒤에서 잡아 당겨 줘야 하는 느낌이다. 팔과 무거운 것을 당기는 형상이다.

걷기의 교정은 지속적으로 시행한다. 왜냐하면 모든 움직임의 링크가 관여하기 때문이다. 한 부분의 기능 제한이 전체 시스템의 자유와 효율에 영향을 준다.

일반적으로 나타나는 문제는 경직된 척추와 골반/고관절이다. 골반/고관절 회전 감소는 보폭과 척추의 회전을 감소시킨다. 흉곽과 견갑대의 신전과 회전 감소는 어깨의 후방 회전과 이완된 팔의 스윙, 직립자세를 어렵게 한다. 보상적인 척추 조절과 중간 허리 '바람'은 여러 가지 고관절, 무릎, 다리 통증을 만든다.

고객은 가끔 '어떻게 해야 좋은 걷기를 하나요?'라고 묻는다. 어려운 질문이다. 간단히 답하자면, '호흡을 내리고, 머리를 높게 올리고, 엄지를 팔이 자연스럽게 스윙하도록 유도한다. 특히 뒤쪽으로 스윙 시. 걸을 때 스프링의 힘으로 간다고 생각한다. 중요한 것은 즐기는 것이다'. 물론 쉽게 접근하는 것이 좋다.

운동의 목적은 여러 가지 핵심 부분들의 기능을 회복하는 것이다. 척추, 근위 사지대, 사지 관절, 근근막의 가동성을 향상하고 모든 부분이 효율적으로 쉽게 보행을 일으키도록 한다(**그림 8.13**).

걸을 때 조절의 중요한 부분은 효과적인 한 다리 서기, 전진, 그리고 다리의 스윙이다. 이것은 3면에서 골반의 회전이 조절되어야 하고 그들 간의 좋은 기능적 링크가 전제되어야 한다. 척추, 견갑대, 발 등이 그것이다. 전진은 적절한 종아리 힘, 고관절과 무릎의 신전, 자유로운 골반 회전이 전제된다. 고관절 신전 시 장요근은 신장되고, 전방의 다리는 스윙을 위해 수축될 준비를 한다. 더 자유로워진 근위 사지대와 척추는 사지 스윙의 향상과 전체 척추의 움직임을 통해 더 나아진다.

참고문헌

Avison JS (2015) Yoga: Fascia, anatomy and movement. Edinburgh: Handspring Publishing.

Black M (2015) Centered: Organizing the body through kinesiology, movement theory and Pilates technique. Edinburgh: Handspring Publishing.

Earls J (2014) Born to walk: Myofascial efficiency and the body in movement. Berkeley, CA: North Atlantic Books.

Farhi D (2000) Yoga Mind Body and Spirit: A return to wholeness. New York: Henry Holt.

Frank C, Kobesova A, Kolar P (2013) Dynamic neuromuscular stabilisation and sports rehabilitation. Int J Sports Phys Ther 8(1):1–11.

Grilley P (2012) Yin Yoga: principles and practice, 10th edn. Ashland, OR: White Cloud Press.

Hackney P (2002) Making connections: Total body integration through Bartenieff Fundamentals. Abingdon, Oxon: Routledge.

Myers T (2014) Anatomy Trains: Myofascial meridians for manual and movement therapists, 3rd edn. Edinburgh: Churchill Livingstone/Elsevier.

Scaravelli V (2012) Awakening the spine. Yoga for health vitality and energy. London: Pinter & Martin.

Schleip R (ed.) (2015) Fascia in sport and movement. Edinburgh: Handspring Publishing.

한 클래스를 구성하기

Constructing a class

9

클래스들은 기능적 움직임을 상호 연결하는 훌륭한 매개체이다. 한 부분의 조절 향상은 전체 시스템의 조절 향상을 가져온다.

키무브 접근의 특별한 점은 '심부' 시스템으로부터 더 많이 움직임을 시작하는 것이다. 그리고 표층의 근근막의 긴장을 줄이고 유연성과 움직임을 향상하는 것이다. 심부 자세 시스템을 회복시킴으로 건강, 피트니스, 강하고 활력있는 근골격계의 기초를 만들 수 있다.

기본패턴의 청사진을 더할 수 있다(제4장). 고객의 기술적 시행을 향상하여 잘못된 부분을 바로잡고 자세-움직임 기능장애를 해결하며(제3장), 더 자연스러운 움직임을 통증없이 이끌어 낼 수 있다. '마음의 소리에 집중하며(Simon says...), 클래스를 유지하는 것도 중요하다. 고객이 원하는 것과 고객이 할 수 있는 것에는 차이가 있으므로 과정과 결과를 강제하지 않는다.

효과적인 운동치료 접근을 위해서 정확한 큐를 기본패턴들 전에 제시하여 운동 시행동안 정확한 반응을 이끌어 내야 한다. 예를 들어, 요추 굴곡 시 독립적인 고관절 굴곡은 척추의 기능적 패턴에 중요하다. 고객으로 하여금 누워서 고관절을 구부리도록 지시하여 후방 골반경사, 요추 굴곡, 표층의 대퇴직근의 장요근/LPU활동을 넘어서 수축을 유도한다. 이를 위해서는 골반 기본패턴 1과 중립 골반을 순서대로 큐를 주고 요추 전만을 유지하기 위해 서혜부를 접는 동안 안정적인 골반과 호흡을 시행 하여야 한다(제7장 10번 운동 독립적인 고관절 굴곡 참조).

숙련된 치료사는 기능장애 패턴 조절(제3장)에 익숙하다. 그리고 운동 패턴을 향상하기 위해 큐에만 의존하지 않는다.

운동시행이 적절할 때 큐는 정확하고 고객은 적절히 반응하며 통증을 만들지 않는다. 통증은 부정확한 시행을 의미하는 것으로 여기고 즉시 확인 조정 되어야 한다. 문제점을 찾는다. 고객의 능력을 넘어선 시행이었는지 변조시킬 필요가 있는지 다른 큐나 동작 향상을 위한 도구들은 필요한지 확인한다.

타이트한 근근막을 이완시키는데 집중한다. 불편함을 초래하는 관절의 상태를 파악하여 해결한다. 이는 통증과는 다르다. 고객은 횡격막 호흡에 집중하며 연부조직을 이완한다.

기본패턴들이 적절히 작동하면 기능적 움직임 패턴과 진전운동을 통합하는데 유용하다. 여기에 자세간의 움직임 순서를 연결하고 정확한 정렬을 지속적으로 유지한다. 어떤 운동을 하든지 기본패턴들은 많은 역할을 한다.

그림 9.1은 척추 통증 재활을 위한 키무브 접근의 도해적 요약이다. 핵심적인 기본패턴의 재건설에 주목하자. 기본패턴은 점진적으로 자세와 움직임을 중력에 대항하는 복잡한 움직임 속에 녹아들어 간다.

다음의 내용은 키무브 예비 프로그램이다. 실천가는 컨셉에 익숙하고 적절한 공간과 여건을 확보 하며 짧게 정리된 각각의 형식과 약어로 요약된 내용들을 잘 활용하도록 한다(p342-343 용어사전 참조).

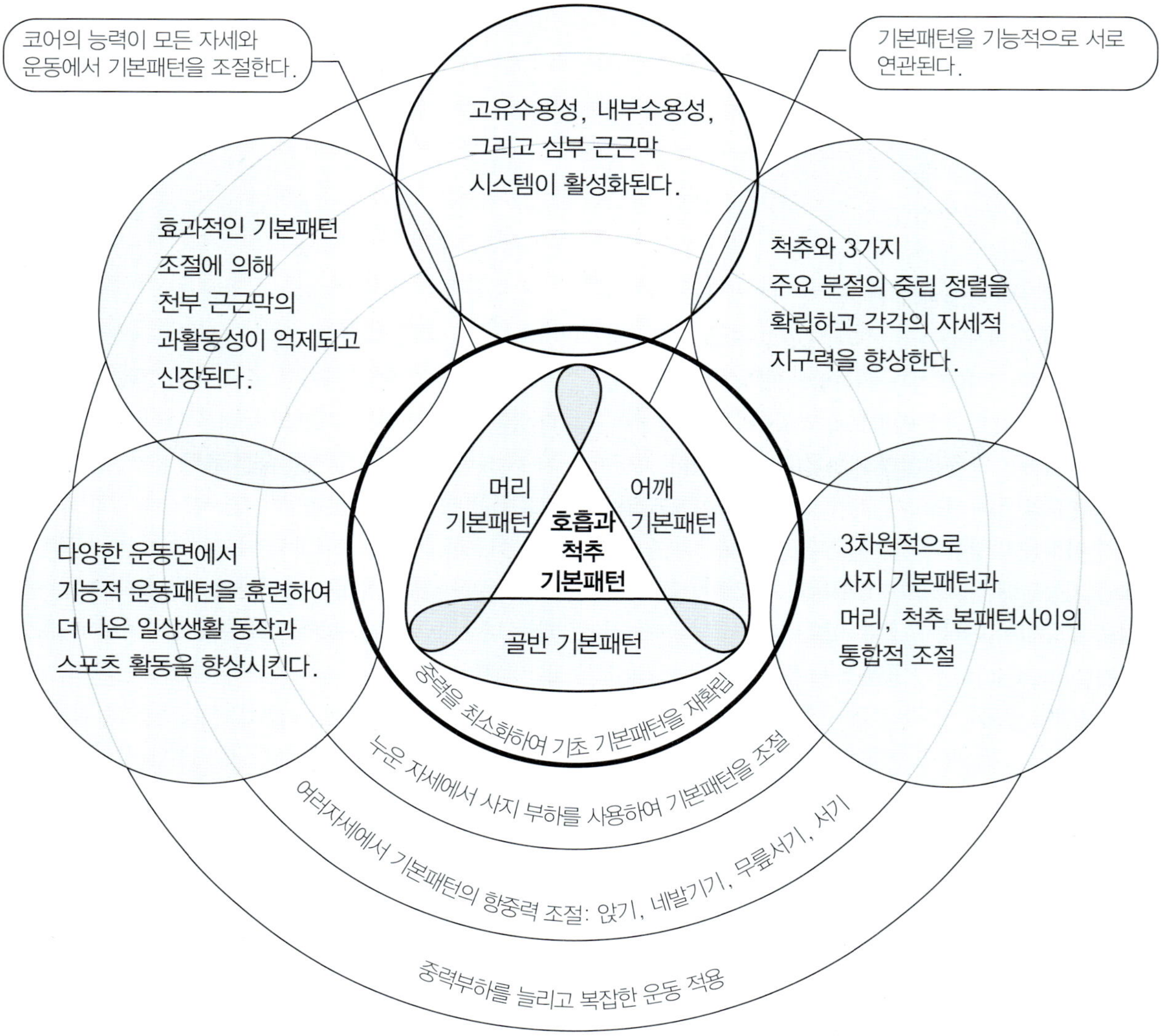

그림 9.1
복잡한 개념들의 단순 도해. 이것은 키무브 접근을 통해 척추 통증과 장애의 재활을 돕는 청사진이다.
4가지 기본패턴들(1. 척추 기본패턴 2. 골반 기본패턴 3. 어깨 기본패턴 4. 머리 기본패턴)은 중력의 부하가 최소로 존재하든 안하든 코어를 확립시킨다. 큰 원은 중력 부하를 증가시키고 움직임을 복잡하게 함으로 기본패턴들을 조절하여 재활을 실시하는 단계이다. 동시에 다섯가지 기본적이고 상호 연관된 원리(작은 원들)가 모든 단계의 재활에 관여한다.

1. 심부 근근막 시스템과 감각운동 학습을 향상시키고 지속하는 내부수용성과 고유수용성.
2. 자세 지구력을 향상시키기 위해 척추 정렬을 향상시키기.
3. 운동의 스킬과 자유로움을 위해 네가지 기본패턴들을 조절하는 통합된 패턴들.
4. 기본패턴들을 조절하여 관절과 근근막 시스템의 제한을 알아내고 표층의 근근막이 과활동하지 않도록 낮은 단계에서 훈련.
5. 일상생활동작(ADL)과 운동수행에 필요한 3차원적 기능 패턴을 확립. 그리고 중간의 원은 이러한 모든 것들이 서로 결합되어 있음을 의미한다.

'Key 움직임' ®
The 'KEY MOVES'

척추 통증과 손상을 위한 운동치료와 움직임 프로그램

예비 모듈

권장할 만한 운동과 그 과정이 실천가를 위해 제공된다.

10시간 클래스로 구성된 10주 프로그램을 소개한다. 이것은 조절, 자연스러운 운동과정의 기본패턴으로 관절과 근근막의 제한을 위해 시작한다.

일반적으로 프로그램 내용을 시도할 때 레벨2로 가기 전에 필요한 기초들을 먼저 점검하고 운동을 자유롭고 쉽게 할 수 있고 즐겁게 할 수 있는 정도까지 가져간다. 보통 클래스에서 소화할 수 있는 내용보다 많이 설정을 해 놓는다. 이를 잘 조절해야 한다. 이러한 이유로 운동양과 정도를 다양하게 가져간다. 운동 행동이 변하려면 시간이 필요하다.

지침서에 준비된 조절의 핵심을 파악한다. 정확한 '느낌'을 인지 할 수 있도록 적절히 변화시킨다.

클래스는 수동적 자세에서 시작하는데 이는 척추의 유연성을 향상하고 호흡의 패턴과 여러 가지 심부시스템에 필요한 것들의 향상을 도모한다.

많은 운동이 제7장에 언급되어 있으나 추가적인 정보를 더 제시하였다.

각각의 클래스에서 하나의 운동은 **숙제**로도 활용된다. 유인물로 사용해도 좋다.

주의할 점 : 이것은 예리한 관찰을 필요로 한다. 원하지 않는 습관적 패턴들을 찾아내고 필요한 요소들을 촉진하기 위함이다.

제 1 과 심부 시스템을 위한 척추운동의 Key 움직임 접근과 경험 소개

약어는 9장 약어모음(p.342–343) 참조.

도구 : 의자, 베개

일반적 소개 General introduction

우리는 이 과정을 의자에 앉아서 시작한다. 습관적 자세를 잘 관찰한다. 다음의 참고 내용들은 여러 가지 배경 정보를 제공한다. 첫 째날은 15분 정도 전반적인 소개와 기초 포인트를 집는데 사용한다. L1에서 커버하지 않는 것은 다른 클래스에서 논한다.

- 건강한 척추 조절은 통증도 없도 보기에도 좋다. 요통이라는 유행병과 고관절, 무릎, 어깨 문제를 경험해 보았는가? 코어에 문제가 생기는 척추 조절 감소를 나이가 들어서 생기는 것으로 인식하곤 한다.
- 왜 이러한가를 생각하자. 현대인의 생활은 앉아서 활동하는 시간이 많다. 일과 놀이가 다 그러하다. 많은 시간 굴곡과 앉기를 한다(여기서 좋지 않은 습관이 생기므로 그룹에서 지적한다). 우리는 여러 가지 다양한 활동이 아닌 단순하게 저운동성과 점진적 동작 감소속에 산다. 뇌는 자극을 덜 받고 근육은 적은 자세와 움직임 패턴에 익숙해 진다. 어떤 근육은 과사용, 어떤 근육은 약증을 나타낸다. 이러한 근육의 비활동 속에서 척추는 손상되기 쉬워진다.
- 우리는 분명하지 않은 원인속에서 손상을 받는다. 스포츠나 피트니스 속에서도 그러하다.
- 개념적으로, 근육은 두 가지 기본적 분류가 된다.
    - *심부* : 중요한 기초 활동을 가진다. 중력에 대해 유지하고 호흡과 균형, 숙련된 움직임, 가벼운 유연하고 기민한 동작을 한다. 좋은 자세에도 중요하다. 이러한 근육근은 **'부끄러워하는(shy)' 근육으로 주로 저활동성을 나타낸다.**
    - *천부* : 긴장을 증가시키고 힘을 들여서 동작이 만들어진다. '싸우거나 도망치거나(fight and flight)'이다. **과도하게 사용되기 쉽고 제한을 만들기도 한다.** 따라서 항상 스트레칭을 요하는 근육이다. 왜냐하면 과사용되는 '황소스러운' 근육이기 때문이다.
    - 골디락 비유(Goldilocks analogy; 더 하지도 덜 하지도 않고 딱 맞는)가 유용하다. 심부근육은 너무 약하고(헐렁), 표층근육은 너무 강하므로(타이트), 둘 사이의 균형이 기능적으로 중요하게 된다.
- **왜 척추의 불균형 근육 활동이 문제가 되는가?** 왜냐하면 척추는 인체의 중심이 되는 지지조직이다. 많은 뼈와 관절들이 근육 조절에 민감하게 영향을 받는다. 각 척추 관절은 염증이나 통증에 잘 노출된다. 그리고 각 관절사이에는 많은 신경들이 함께 한다. 관절이 자극되면 신경을 자극하고 국소적 연관 통증이 발생한다(치통이 비슷한 경우이다). 사지의 관절통은 척추관절의 통증과 연관된다. 일상의 자세와 반복적 움직임과 활동에 관여된다. 예를 들어, 컴퓨터에 앉아 활동하기, 쇼핑하기, 정원 가꾸기 등.
- 여러 조사들과 과학연구에서 말하듯이 근골격계 통증 완화는 더 강해져야 되는 것이 아니라 더 똑똑하게 해야 되는 것이다. 예를 들어, 익숙한 동작을 바꾸기 위해서는 더 많은 조절이 필요한 것이다.

이 클래스는 근육 시스템의 재균형과 건강한 움직임을 위한 기초를 회복한다.

- **고통받고 염증상태의 척추 관절**은 직접적이든 간접적이든 신경을 자극하여 여러 가지 증상을 만든다.
  - 경직, 늙고 삐걱거리는 느낌, 에너지 감소와 '일어나서 걷기'.
  - 등에 국소적 불편함과 통증.
  - 고관절통, 무릎통, 정강이 통증 등 사지의 신경에 통증이 나타남. 종종 스포츠 손상이나 노화로 취급됨.
- **근육 조절 문제는 다음과 같은 문제를 흔히 가진다:**
  - 노력이나 피로감 없이 자세를 스스로 취할 수 없음.
  - 적절하게 호흡하지 않음.
  - 지속적인 긴장속에 움직임이나 유지를 시행.
  - 척추를 통한 움직임 과정을 만들지 못함.
  - 경직된 척추, 고관절, 어깨.
  - → 이러한 모든 이슈를 클래스에 고려한다.
- 척추의 기능을 전체적으로 인지하는 것이 중요하다. 한 부분의 부적절한 조절은 다른 부분에 영향을 준다. 예를 들어, 목통증이 있는 사람들은 골반과 하부 요추의 조절이 감소된다. 목이나 허리에 통증이나 경직이 없는 사람도 이러한 경우가 많다.
- 척추를 위한 운동치료에 관한 **흔한 신화/잘못된 개념**은 다음과 같다.
  - '코어 조절'은 최근 인기가 있다. 이는 종종 잘못 인식되고 부정확하게 가르쳐지고 있으며 많은 문제를 만든다.
  - '유용한 운동'은 강하고 수고스럽고 힘든 것이라야 한다. 잘못된 인식이 있다.
  - 그러나 이러한 운동은 근육에 **긴장을 주고 타이트함과 경직**을 주어 **스트레칭을 항시 요구하게 된다.**
  - 스트레칭은 운동에 항상 동반되므로 강조된다. 그러나 대부분의 스트레칭은 심부조절이 약하고 척추가 보호되지 않은 상태에서 진행되어 약화를 가져온다.
  - 일반적으로 근막 시스템의 역할이 운동에서 잘 고려되지 않는다.
- **운동치료와 동작의 '키무브' 프로그램 :** 통증에서 벗어나는 것이다. – 이것은 기본 운동을 재교육 받는 것이다. 이것은 일상에서 자연스럽고 척추를 보호하며 힘든 동작에서 특히 고려되어야 한다.

기본패턴 조절의 재획득은 통증없이 건강한 척추와 일상생활의 활기를 가지고 내적 조절/각성을 동반한다.

- **강화 훈련 :** 이것은 심부시스템이 바탕이 되어야 한다. 유연성과 진정한 힘이 포함된다. 이러한 요소 없이 넓은 표층 근육의 긴장은 보상작용만 만든다. 경직과 패턴 조절의 감소와 손상에 노출된다.

중요성 : 각 운동에 있어 관련활동의 수준과 질을 고려한다.

우리는 시작에서부터 내적 심부 근육을 재교육한다. 여러 가지 방법을 동원한다. 체력보다 머리를 원한다. 그래서 우리는 이것을 '뇌운동'이라 부른다. 힘들게 운동하는 것이 아니라 똑똑하게 운동하는 것이다.

시범 Demonstration

뼈에 표시를 하여 시범을 보인다. – 척추만곡, 골반사발, 꼬리뼈, 좌골 등. 흉추와 골반의 관계. 골반과 복부 횡격막 그리고 호흡과 자세기전을 지지하는 통의 역할을 설명한다(그림 등을 활용).

실행적 : 움직임 경험

Practical: movement experience

자세 : 누운 자세, 다리를 신전하고 팔을 옆에 두고 머리에 베개를 놓는다. 머리의 위치를 중립에 둔다. 특히 흉추후만이나 경직이 있으면.

1. 리드믹한 족관절 저굴과 전방골반회전(APR)(PPR과 링크된 족관절 배굴의 과도한 사용이 흔히 나타남)의 **인체 파동**락(body wave rock). 척추를 통한 움직임을 찾는다. 이것은 리듬을 파악하지 못할 경우, 얼마나 근육에 긴장을 주는 것이 좋은지 알 수 있는 지표가 된다. 머리가 어떻게 자동으로 움직이는지 본다. C/C/J 굴곡이 APR위에서 일어난다 (동작에 경험이 있을지라도 경직된 후만이 있거나 하면 머리에 베개 등을 댄다).

주의할 점 : PPR과 L/P 굴곡, 턱 내밀기와 함께 배굴이 우세한지 살핀다. 표층의 과도한 사용. APR로부터 척추를 통한 움직임 진행이 부드럽게 전개되어야 한다.

자세 : 크루크 눕기, 팔은 90° 외전하고 손바닥을 위로 한다.

2. **헝겊인형(12번 운동)** : 머리를 돌려 보면서 측면으로 팔을 뻗친다. 어깨각 사이의 척추의 움직임을 느낀다. 다음 사항을 고려한다.
   - 외부 근육을 이완하고 즐긴다.
   - 천천히 완전하게 느끼며 움직인다.
   - 호흡을 자유롭게 가져간다.

주의할 점 : 호흡이 방해받는지. ULG와 CPC가 T/L/J 위해서 긴장이 증가하는지 본다.

3. **'냄비 속의 시계'** : 하부 치골결합과 배꼽사이의 중심점을 찍는다. 배꼽이 12시, 6시가 치골결합. 움직임이 아래로 내려갔다가 시계방향, 반시계방향으로 원을 그린다(위/아래, 우/좌, 나선형). 작고 부드럽게 움직인다. 국소적이고 낮고 천천히. 나머지 척추는 움직임에 적절히 따라온다.

주의할 점 : 움직임을 과도하게 가져가지 말고 발을 엉덩이 클런치와 함께 밀지 않는다. 그러므로 L/P굴곡과 PPR을 과도하게 하지 않는다. 예측을 한다. CCP를 3-6-9아크에서 큐로서 억제한다. 그리고 PFP-1을 느끼면서 3-6-9아크를 국소화하는데 시간을 할애한다.

4. **골반 기본패턴 1(7a운동)** : 이것은 위의 운동을 6시로 가져가는 것이다. 골반위에서 연습한다.
   전방 골반/고관절 소켓을 가까이 가져간다. 하복부가 빵빵함을 느낀다. 동시에 I/Ts를 펼친다. T/B를 길게 바닥의 뒤꿈치 아래로 향하게 한다.
   이것은 LPU의 합동 수축으로 가능해진다. 특별히 LM과 Tr.A와 원심성 골반저근육(PFM)이 동반된다.
   호흡은 어떠한가? 하부 허리는 바닥에서 아치를 그린다(신치없이 T/L CPC 형성 전략).
   뒤꿈치를 누르지 않고 골반 사발의 안쪽면의 움직임을 느낀다. 아래로 전후방 움직임을 갖는다. 약간 불편할 수 있다.
   관절은 경직되고 근육이 움직임의 패턴을 만들지 못할 수 있다. 부드럽고 천천히 코어조절을 시작해야 한다.

*대퇴를 아래로 수동적으로 움직이고 골반을 APR로 굴린다. 턱은 떨어뜨리려고 시도한다.

주의할 점 : 기본패턴 1보다 CPC를 시도하는지 확인한다. 클런치와 발바닥 누름을 본다.

5. **횡격막 호흡(1번 운동)** : 한 손은 흉골에 다른 손은 LPU에 둔다. 호흡의 패턴에 어떤 변화가 시작되는지 느낀다. 강사가 도와준다.

호흡과 함께 복벽의 들어오고 나옴을 이완한다. 코로 감지한다.

점진적으로 UCB 없이 복부에 공기를 넣는다. 3차원적으로 중심과 하체를 열고 확장한다(하기보다 되어지는 동작이다). 왜냐하면 우리는 습관적으로 무언가를 만들려고 힘을 쓴다. 배를 밀어내려고 애쓰지 말라. 수동적으로 호기를 하라, 길게. 긴장도 함께 날려라.

호흡율 패턴을 그려본다(2만큼 들이쉬고 3만큼 내쉰다. 1만큼 멈춘다 등).

호기 시 스트레스/긴장 지역을 확인한다. 가슴을 들거나 불필요한 근육활동이 없도록 측면 후방 확장을 유도한다. 바닥까지 아래/후방으로 호흡한다. 등을 이완하며 바닥으로 떨어뜨린다(**숙제**).

도움이 되는 호흡 지시어 : '코는 낮고, 천천히, 가게 한다'. '위로 전방이 아닌 **아래로 뒤로** 호흡한다'

주의할 점 : 호흡의 주기와 양을 과도하게 하지 않는다. 가슴을 들지 않는다.
자세 : 엎드려서 팔을 머리위로 올린다. 머리를 N형 자세를 취하며 편안하게 한다.

6. **후방 골반 회전(16번 운동)** : 좌골결절(I/T)로부터 시작하여 꼬리뼈(T/B)를 길과 뒤로 뻗친다.

주의할 점 : 몸, 팔, 다리의 긴장을 이완시키고 골반을 인식한다. 좀 더 자세한 내용은 2과를 참조.

제2과 ‘코어’ 축 기본패턴을 보기와 특수한 운동 조절 학습의 시작

제 2,3,4과 참조

도구 : 의자, 베개 : 밀 가방(모래가 차 있는 25×70cm), 시범을 위한 해부학 차트, 빨대, 손거울, 풍선.

자세 : 크루크 눕기(crook lying), 머리는 지지한다(후만이 있는 경우, 높인다).

- 지난주에 어떻게 느꼈는지 물어본다. 다른 질문은?

1. **복부몸통의 심부의 3가지 요소를 이해하고 활성화하고 느끼는 것을 배운다(골격 차트 활용)**

* 이 장에 너무 갇히지 않는다. 이것은 **‘내부적’ 지각과 LPU에 집중된 ‘좋은 운동’이다.** 건강한 기능은 홀로 작동하지 않는다(아마도 횡격막을 제외하고는).

횡격막 Diaphragm

지속적인 근육긴장이 몸에 어떻게 작용하는지 본다. 횡격막 호흡이 자연스럽도록 한다.

2. **횡격막 호흡**(**1번 운동**) : 머리를 잘 받치고 한손으로 상부 가슴이 들리지 않도록 모니터링한다. 좋은 호흡은 ‘코어조절’을 기초로 한다.

배에 샌드백을 두어 이곳이 들리는지 확인한다. 특히 상부가슴에 두어 들리지 않도록 주의한다.

하루종일 호흡 패턴을 인지한다. 연상기호(mnemonic)을 이용한다. : **멈춤**–가슴과 어깨 자세를 확인한다. 목의 긴장도 본다 : **떨어뜨린다** – 어깨와 호흡을 횡경막(D)를 통해서: 모든 것을 이완하고 털썩 **주저 앉는다.**

원하는 패턴과 횟수를 언급한다:
‘천천히’ : 입이 아닌 코로 길게 내쉰다.
‘낮게’ : 몸/골반에.
‘가게 해’ : 호기 시 모든 근육의 긴장을 보냄.

*잘 안되는 경우는 먼저 횡격막 호흡을 느껴보도록 한다. 다리를 높게 하여 벽에 발이 닿도록 고관절 굴곡을 한다. 발을 의자에 쉬게 한다. 바닥에 흉요추의 완전한 지지/접촉이 있도록 한다.

- 어깨가 뒤로 떨어지고 목은 중립위로 편하게 지지한다.
- 횡격막이 자동적으로 작동하도록 집중한다. 양측성 기저에 복부 팽창이 있도록 호흡을 아래로 내린다. 잘 느끼며 쉽게 적용하도록 한다.
- 호기는 수동적으로 이완하며 내버려 둔다.

3. **호기에 집중** : 조금 길게 가져간다.
   - 호기의 확장은 수동적이고 호기 후에 이완하며 멈춘다. APXS는 상복벽(UAW)이 과활동하여 어렵다. 그렇다면 손으로 ‘열림의 유지’를 하여 흉각의 하부각(LPT)의 이완을 돕는다. PPXS는 호기가 힘들고 가슴을 뒤로 아래로 가져간다. 이는 좋지 않은 복근 때문이다. 따라서 복근 관리가 필요하다.

주의할 점 : 호기 후 멈추고 나서 흡기를 살핀다. 가슴이 들리지 않도록 한다. D는 아래로 안쪽으로 향한다.

- '능동적 호기'가 LPU에 적용된다. 특별히 복횡근과 골반저가 참여한다. 장골와를 촉진하며 길게 '쉬' 한다. 자연스러운 하복부활동과 IAP를 주시한다. 흉요추 하부를 내리기에 충분한지 본다. 그리고 유지한다! 이것은 특히 PPXS에게 어렵다. 몇주 걸린다. 입술을 물고 공기를 내쉬게 해야 한다. '쉬'소리내기, 기침, 웃기, 빨대로 내쉬기 등이 이와 비슷하다.
  APXS가 상복벽을 과도하게 활성화 하지 않도록 한다. 대신에 골반저와 복횡근의 **아래에서의** 움직임을 느껴라. 이때 허리에 CAC**가 생기지 않도록 한다**. 자연스러운 LPU의 활동이 코어를 통해 이루어지도록 한다. 호흡이 이를 돕는다. '옴'과 같은 사운드로 도움이 된다.

능동적 호기를 통해 IAP를 느껴본다. 호흡주기를 유지한다.

주의할 점 : 다음 흡기 때 가슴이 들리지 않도록 한다. 가슴은 항상 아래를 향하게 한다.

골반저 Pelvic floor

횡격막 호흡과 특별히 능동적 호기는 골반저 근육을 활성화 한다. 골반저 혼자만 움직이지 않도록 자극한다. 여러 가지 운동조절에 동반되도록 유도한다. 이 근육만 수축이 일어나는 것은 문제가 될 수도 있다. 골반대 통증은 골반저의 과도한 수축을 만들 수 있다. 골반저는 복횡근과 호흡 시 횡격막 수축과 IAP가 기능적으로 움직여야 좋다. 횡격막의 자연스러운 활동은 반사적으로 골반저 근육을 활성화한다.

복횡근 Transversus

복횡근은 능동적 호기에 아름답게 작용한다. 상부보다 하부 복벽의 움직임이 중요하다. LPU의 중요한 부분으로서 복횡근은 호흡, 골반, 자세조절과 관련된 기능적 역할을 한다. '배꼽을 척추로 당겨라', '위 아래로 당겨라' 등의 큐로서 APXS그룹의 CAC활동을 증가시킬 수 있다. 또한 PPXS그룹에서 흉곽을 올리고 '안으로 흡입'을 할 수 있다. 그러므로 LPU를 통해 다른 복행근을 활성화하고 움직임을 촉진할 수 있는 것이다. 이것은 여러 가지 기능적 패턴 조절을 생산한다. 서혜부 와에서 LPU의 활동을 촉진한다.

1. 능동 호기 – 상부보다 하부 복벽을 움직인다 (APXS는 CAC로 갈 수 있다). 모니터를 위해 한 손을 LPU에 두고, 다른 손은 상부 복벽에 두어 확인한다. LPU활동보다 길게 호기 하는 것을 살핀다.
2. 중간 손가락 밑에 근육을 준비한다(장골와를 촉진한다).
3. 싯본을 넓힌다.
4. ASIS를 서로 가까이 당긴다.
5. 고관절 소켓 사이를 좁힌다.
6. 꼬리뼈를 길게 뻗친다.

1, 2에서 LPU는 호흡/코어 주기와 함께 활성화 한다. 그리고 2–6에서 LPU는 골반 기본패턴 1처럼 골반 패턴 운동을 활성화한다. 상상이 도움이 되는지 본다.

자세 : 누운 자세, 종아리는 의자에 두고 빨대로 마신다. 손거울과 손풍선.

모든 LPU 요소들을 지속적으로 움직이고 횡격막 호흡과 함께 IAP를 향상시킨다.
건강한 '코어조절'을 위해 중요한 부분이다. '중심' 조절도 필요하다.
중립 흉곽 자세는 골반이 잘 정렬되어야 하고 IAP의 기여도 필요하다.

우리는 정확한 동작을 위해 다음 사항을 고려한다.

1. 흉곽을 '호기 자세'로 가져간다. 양손을 LPT 위에 둔다. 호흡을 흉곽의 아래로 향하게 한다. 호기의 자세도 골반이 후방경사 되지 않도록 주의한다. 후방 LPT는 지지면에 붙어 있는 것이 좋다. 경추의 중립위와 편안함을 위해 머리를 지지하는 것도 좋다. 흉곽은 아래로 위치하고 호흡은 횡격막을 주로 사용하되 목과 어깨는 이완한다.

2. IAP의 지속은 '호기 자세'에서 흉곽을 유지하는 것이다.
   - 두 번째와 세 번째 손가락을 장골와에 두고 호흡을 살펴본다. 손으로 하부 복벽의 지속적인 빵빵함을 느낀다. 횡격막이 항 중력으로 작용할 때 복횡근과 골반저의 자연스러운 반사 반응을 유도하면 IAP가 형성된다. 이것이 잘 안되면 능동적인 호기 패턴을 빨대로 마시기 등으로 확립한다. 정확한 IAP활동을 느끼기 위해 거울에 입김 만들기나 풍선을 불어보는 것도 좋다.
   - 서혜부 와를 단단히 유지하는 것(IAP)은 호흡을 정상적으로(횟수, 리듬) 돕는다. 호흡이 짧아지는지 살펴본다. 과도하게 내쉬는지 복근은 과사용되는지 등을 본다. LPU 시너지는 약한가, 중심을 잡는 자세 지지는 지속적인가를 본다.
   - 추가적으로 위의 사항을 숙련한 뒤 하부 늑골을 넓히고 호흡을 직접 아래 측면으로 가져간다 (PPXS고객에게 돌아간다). 어드밴스 그룹의 경우, 이 부분만 하면서 시작하면 된다.

주의할 점 : 흉곽 자세의 상실, 지속적인 IAP의 상실/감소, 호흡 패턴의 장애, 엉덩이와 대퇴 클랜치, 목과 어깨의 긴장.

이 운동은 '딱정벌레 고정하기 1(5번 운동)'으로 알려져 있다. 다리를 벽이나 의자에 두고 고관절 굴곡을 지지하여 실시하기도 한다.**(숙제)**

엎드린 자세 :
팔을 올리고 팔꿈치를 넓게 머리 주위에 U자를 만든다. 편안하게 하며 전두와 코의 다리는 중립으로 지지하거나 돌린다.

3. 후방 LPT에 모래주머니를 교차하여 둔다. 횡격막 호흡에 집중한다. 호흡을 골반으로 내리고 중심과 PBB를 넓힌다. LPT와 PPR의 확장을 횡격막 하강과 골반저의 자동적 수축으로 유도한다. 호흡수에 집중한다. 천천히 내쉬고 호기를 증가하고 급하거나 다음 흡기를 제한하지 않도록 한다.

주의할 점 : 대흉근 신치가 생기는가, 불필요한 호흡동작이 있는가 본다.

4. **IAP를 시행한다. 호흡이 일정하게 진행되는 동안 중심이 열리는가 손가락을 장골와에 두고 모니터링한다.**

주의할 점 : 흉곽 하부의 부적절한 움직임/확장. 호흡이 일정하게 유지되는지 본다.

제3과 횡격막 호흡으로 척추 FP의 활성화와 골반 FPS을 통한 기초 골반 조절

도구 : 의자, 베개/담요, 낮고 편평하고 단단한 쿠션, 스파이키 팟(spiky pod), 노란공.

누운 자세 :

1. **건설적으로 도움이 되는 휴식 자세(2번a운동) :** 담요를 접거나 베개 두 개를 사용한다(볼스터가 나을 수도 있다). L/S/J로부터 아래 · 뒤로 APR을 향하게 한다. 골반이 경직되고 불편하면 작고 납작한 쿠션을 댄다. 머리와 목은 중립에 둔다. 고관절이 경직되거나 아플 때 외측 대퇴에 블록을 댄다. 골반 기본패턴 1로 하여금 고관절을 열도록 한다. 체중지지를 들고 호흡이 아래 뒤로 가는 것을 느껴본다.

주의할 점 : 고관절이 경직되어 있으면 골반, 대퇴를 적절히 지지한다. 흉곽과 어깨가 경직되면 머리를 지지한다. 경추는 중립위에 두고 완전히 이완하며 호흡을 느낀다.

2. **옆으로 누운 자세에서 온도확인 회전(13번 운동) :** 경추의 중립을 위해 머리에 작은 베개를 사용한다. 뒤로 움직일 때 볼스터나 베개를 팔 위에 둔다. 고관절/골반이 경직되면 무릎 사이에 쿠션이나 베개를 둔다. 다른 쪽도 반복한다.

주의할 점 : 어깨의 포인트(평가할 때 어깨 전방에 표시하는 지점)가 주도적으로 팔을 뒤로 가져가게 한다. 허리 CCP 활동으로 뒤틀지 않도록 한다.

아침에 일어나서 하면 좋은 운동이다.
볼스터 사용 후 이완한다.**(숙제)**

누운 자세 :

의자위에서 뒤꿈치를 지지한다. 고관절과 무릎은 90° 굴곡한다. 머리는 스파이키 팟(spiky pod)을 사용한다(머리에 지지가 더 필요한지 본다).

3. **딱정벌레 고정하기(5번 운동) :** 복근과 호흡의 협응. 흉곽의 중심잡기가 어렵다(PPXS). 호기 시 골반의 후방경사 없이 동작이 되도록 한다.

주의할 점 : 다리와 엉덩이를 이완하고 늑골은 골반을 PPR하지 않고 뒤로 가져간다. 어깨와 목은 이완하고 흉곽은 흡기 시 들지 않는다. 호흡이 자연스럽게 들어올 때 IAP를 유지한다.

크루크 눕기(편평한 쿠션을 머리아래에 둠) :

4. **골반 기본패턴 1 (7a운동) :** CPC를 통해 2층 높이에서 움직인다고 가정하자. I/T와 T/B로부터 시작하여 LPU를 느끼는 것이 중요하다.
   한손은 요추아래 뒤에 두고 요천추 연접부의 근수축과 요추만곡을 모니터링한다. 다른 손은 장골와의 외측에서 LPU의 '준비(setting)'를 모니터링한다. 이러한 'N' 전만을 유지하고 횡격막 호흡 시 지속적인 IAP를 준비한다.
   이는 운동을 시작할 때 까다로울 수 있는 부분이다.

주의할 점 : ALAW는 단단하고 풍선같으면 안된다. 골반이 APR되도록 움직여진다. 하부 늑골이 전방으로 움직여서는 안된다. 척추의 움직임이 동반된다.

*척추 기본패턴 조절을 위한 그룹에서 많이 활용할 수 있다.

옆으로 눕기 :

N 척추과 80° 고관절 굴곡은 약간 BSR에서 어깨 위가 나타난다. 무릎사이에 노란 볼을 둔다.

골반 기본패턴들을 통한 척추 기저로부터의 척추운동이 다양하게 시작된다. 싯본, 꼬리뼈, 척추들 통한 움직임 과정을 살피자. CCP없이 우세하게 추가적으로 시도한다.

5. **골반 기본패턴 1과 골반 기본패턴 2를 적용하는 동안 척추 기본패턴 실시와 유지** : 위 손바닥은 측면 LPT에서 표층근근막의 이완을 모니터링한다. 그리고 P/L의 손아래 확장을 느낀다.
   골반 기본패턴 1을 시행하는 동안 척추를 부드럽고 열린상태를 유지한다. 횡격막 호흡이 일정하도록 한다. 골반 기본패턴 2는 우세하게 권장된다.

주의할 점 : 골반 기본패턴 1을 위해 CPC가 생기면 안되고, 골반 기본패턴 2를 위해 엉덩이 클런치가 생기면 안된다.

6. **위 다리에서 무릎의 전방/후방 미끄러짐-꼭대기 I/T(골반 기본패턴 4)의 시작** : 전체 척추의 움직임이 어떻게 전달되는지 잘 본다. I/Ts와 고관절 소켓으로부터 LPU를 통한 하부로 움직임을 느낀다. 골반이 어떻게 회전하는지도 본다. 한 다리가 짧이지면 어깨 상부는 뒤로 떨어지고 머리는 약간 회전한다(다리가 길어질 때는 반대이다).

주의할 점 : 엉덩이와 다리를 이완할 수 없는지, LPU의 좋은 활동이 되는지, I/T의 회전과 후방 넓어짐을 통해 다리가 짧아지고 후방으로 미끄러지는지, 불필요한 CPC 증가가 있는지 살핀다.

반대쪽에서 5, 6 번 운동의 반복.

제4과 조절의 기본패턴 활성화를 위한 스트레칭의 시작

도구 : 볼스터나 베개, 낮고 편평한 단단한 쿠션, 스파이키 팟, KMCRB.

참고 : KMCRB의 정확한 착용(제8장 p295).
LPT 위에 둔다. 허리를 감싸지는 않는다. 클래스 전에 모든 고객에게 맞추어 놓고 시작한다.

1. **건설적으로 도움이 되는 휴식 자세**(2a운동) : 볼스터/담요/베개 등을 고객의 상태에 맞게 사용한다. 다리는 간단히 교차하고 팔은 펼친다.

주의할 점 : 팔/다리, 머리를 지지한다. N 머리와 목과 횡격막 호흡을 확인한다.

2. **측면에서 회전(4번 운동)** : 중립 경추를 위해 머리에 베개를 댄다. 경직이 있다면 볼스터/베개를 위팔의 뒤에 댄다. 고관절/골반이 경직되고 요추가 불편하면 작은/평평한 쿠션이나 베개를 무릎사이에 둔다. PBB에 집중하고 AFP 조절을 향상시킨다.
   - 반대쪽도 반복한다. 이 운동은 척추 기본패턴 AFP 4를 재교육한다.

주의할 점 : 흉곽과 골반사이의 '중심의 비연결'은 능동 호기 시 골반위의 흉곽의 부적절한 중심화에 기인한다. 호흡동안 이것이 유지 되는지 본다. 이는 IAP와 횡격막 호흡이 전제가 된다.

크루크 눕기 : spiky pod위에 머리를 들고, KMCRB의 착용.

3. **팔의 진전을 동반한 척추 기본패턴(33번 운동)** : 흉곽이 잘 조절되지 않으면 팔 거상의 범위는 흉추의 경직과 전방 가슴벽 근근막의 타이트함으로 매우 제한된다.

주의할 점 : 팔이 움직이는 동안 흉곽의 자세와 횡격막 호흡의 유지한다. LPU는 계속 움직인다.

4. **독립적 고관절 굴곡(10번 운동)** : 이것은 중립적이고 안정적인 골반과 하부골반유닛/장요근(LPU/I/P) 활동에서 고관절 굴곡에 대한 골반 기본패턴 1을 훈련한다. 다른쪽 다리도 실시한다.

주의할 점 : 부적절한 골반 기본패턴 1과 요추골반 중립의 상실, 표층 고관절 굴곡근 사용(발이 매달리는 대신 무릎이 90° 굴곡을 하면 알수 있다). 다리를 뻗은 자세에서 능동 신전의 감소, 고관절 굴곡의 어려움.

5. **깔끔한 햄스트링 스트레칭(37번 운동)** : 안정적 중립 골반과 수직자세의 대퇴을 유지하는데 추가적인 LPU조절이 요구된다. 1 등 뒤의 손(HBB; hand behind back)와 요추 전만을 모니터링한다.

주의할 점 : 전투처럼 하지 않는다. 좋지 않은 N 골반 조절, 뒤꿈치를 들어 올리는 동안 대퇴의 수직 상실, 상지대(ULG) 잠금 전략에 의존하기, 호흡의 멈춤과 긴장.

엎드린 자세 :

6. **기도자 스트레칭(14번 운동)** : 스트레칭 되는 것을 느끼려 하지 않는다. 느껴지도록 한다.

주의할 점 : 적절한 자세의 유지와 ULG를 내버려 둔다. 팔꿈치는 높이 가깝게 모은다. 아프면 작은/납작한 쿠션이나 블루 스퀘어 쿠션을 가슴아래에 둔다. O/C 할 수 없다. 호흡을 낮고 천천히 내버려 둔다.

7. **후방 골반 회전(16번 운동)** : 머리를 가능하면 오른쪽으로 돌린다. 그렇지 않으면 얼굴을 아래로 내린다. 경직이 있다면 쿠션을 가슴아래에 둔다. 블루 스퀘어 쿠션도 좋다.

I/T로부터 시작되는 움직임을 찾는다. 흉곽을 통한 파도운동도 본다. 동측 어깨를 열고 머리를 약간 움직인다. 사지와 상체를 더 이완시키면 좋다. 머리를 왼쪽으로 돌리고 반대쪽도 시행한다.

주의할 점 : 좋지 않은 골반 회전과 고관절 하이킹. 골반의 정확한 회전을 느낀다. LPU가 작동되는지 확인한다. CCPs를 사용하거나 ULG을 누르는지 본다. 척추에 의해 두 움직임 모두 제한 될 수 있다.(**숙제**)

8. **스핑크스(3번 운동)** : 엉덩이와 다리가 이완되어 있는지 본다. 요추가 불편한지 확인하고 호흡을 부드럽게 가져가며 호기 시 척추를 신장시킨다. 걱정되면 베개를 골반 아래 둔다.

주의할 점 : ULG와 함께 잠기지 않도록 한다. 머리는 늘어뜨린다. 스트레칭에 불편하지 않게 호흡을 멈추거나 긴장하지 않는다.

9. 시간이 된다면 옆으로 누운 자세에서 회전.

제5과 심부 시스템 활성화 : 흉곽, 어깨, 머리와 목에 초점

도구 : 볼스터나 베개, 낮고 납작하고 단단한 쿠션, 스파이키 팟, 노란 볼, KMCRB, 긴 블록 한 개.

- **지난 수업후 질문은?**

1. **건설적으로 도움이 되는 휴식 자세(2a운동)** : 볼스커나 베개 위에서 한다. 골반이 정확히 골반 기본패턴 1에서 APR자세로 가도록 한다. 다리나 골반은 필요하면 지지한다. 견갑골은 아래 뒤로 재위치 시킨다. 팔은 앞가슴과 어깨가 스트레칭 되는 것을 느낄 수 있도록 적절히 외전하며 펼친다. 지지면에서 체중을 띄우도록 한다.(**숙제**)

옆으로 누운 자세 :

무릎사이에 노란공을 둔다. 회전없이 중립척추를 만들고 고관절을 80–90° 굴곡시킨다. 요추 골반을 중립으로 유지한다. 편평한 쿠션에 머리를 지지한다.

2. **'남쪽 십자가'와 팔꿈치로 된 원.** 손 끝을 어깨 위에 둔다. 팔꿈치에서 광선이 나온다고 생각한다. 견갑골이 움직이기 시작하여 팔꿈치를 길게 하며 팔꿈치로 천장의 십자가를 그린다. 전인/후인을 시작하여 후인을 완전히 하고 거상/하강(depression)을 분명히 하고 측면 늑골을 열기 시작한다. 그리고 각각의 십자가 포인트를 합하여 원을 만든다. 머리와 나머지 척추는 움직임을 따라 오도록 한다. 원의 위/후방으로 올리는데 초점을 둔다.

주의할 점 : 이것은 자유롭고 쉬워야 한다. 운동 조절은 여기서 중요하지 않다. 습관적 신경학적 범위 감소가 거상과 신전에 나타날 수 있다.

3. **옆으로 누운 자세에서 골반 기본패턴들 1–4** : '중심을 열며' 골반 기본패턴 4(전방/후방 무릎 미끄러짐)으로 시작한다. 후방 기저 호흡을 유지하며 골반 기본패턴들 동안 CCP가 생기지 않도록 LPT를 모니터링한다. T/B와 I/T가 움직임을 시작하고 척추를 통한 움직임에 집중한다.

주의할 점 : 다리와 엉덩이를 분리하고 이완하는가 본다. 골반의 I/Ts로부터 움직임을 시작한다. CCPs를 억제하는가.

4. **어깨 조절** : 위에 눕고 위손은 골반 옆에 쉰다 – 부드러운 이완된 팔.
   - 견갑골을 후인하고 중립으로 가져간다(CPC 없음). – 몇 번 반복한다(어깨 기본패턴 1).
   - 견갑골을 후인하고 머리를 같은 쪽으로 회전하고 '본다'– 반복(어깨 기본패턴 1/4).
   - 견갑골을 위로 아래로 귀에서 가깝게/멀게 움직인다. 머리가 이 움직임에 맞추도록 한다. 사각근이 스트레치되고 아래로 움직여진다 (어깨 기본패턴 3).
   - 견갑골을 전방 회전보다 후방 회전시킨다. 척추의 협조운동을 허용한다.

견갑골의 운동은 흉추와 경추의 움직임을 동반한다.

주의할 점 : 목의 긴장과 견갑골의 움직임을 제한하는 팔 내전과 굴곡의 '잠금'.

* **2–4 운동을 옆으로 누워 반대방향으로 반복.**

크루크 눕기(crook lying) :

5. **'어깨 합스코치'** : 크루크 눕기, 팔을 펼치고 손바닥은 위로 한다. 척추가 직선상에 누워진다고 상상한다. 견갑각 사이의 척추가 들릴 수 있는지 본다. 옷에 주름처럼 느껴진다(젓꼭지를 들어

옮기라고 큐한다). UPT의 측면 굴곡을 얻는다. 활동의 기저면은 머리와 팔꿈치/전완이 된다.

이것은 SEP1과 3의 조합이다. 움직임은 돔을 통해 LSS로부터 시작된다. T/L/J에 CPC를 통한 것은 아니다. KMCRB는 척추 기본패턴(AFP)을 연결하고 이를 억제한다. '아래를 보는 것'은 경추 중립 패턴을 돕고 흉골을 들며 LSS를 동반한다. 이때 LSS를 요구하여 긴 경추 신전근, U/T와 L/S이 우세하게 작용하는 것을 억제한다. 움직임을 느끼기 위해 수동적으로 시행할 수도 있다.

주의할 점 : CPC의 보상 전략을 인지한다. 여기에 견갑골과 상부 흉추의 닫힌 연쇄 움직임을 살핀다.

6. **머리 기본패턴 1**(제4장 p111, 11번 운동 p191)
   = 중간 경추 굴곡보다 경추의 '중립'에서 후두골의 굴곡.

스파이키 팟의 앞부분에 머리를 둔다. 골반 기본패턴 1을 턱을 떨어뜨리고 경추후두 굴곡과 함께 시작한다.

- 천천히 후두를 끄덕인다. 눈의 움직임과 협응한다. C/C/J 레벨에서 움직임이 일어나도록 초점을 둔다. 예스 라는 동작이 나오도록 끄덕인다. 눈은 다른 움직임이 될 것이다. 위를 보다/턱을 든다, 아래를 본다/턱을 내린다를 몇 번 반복한다. C/C/J DNF를 끄덕이는 동작을 강조한다.
- DNF 후두 굴곡/끄덕이기를 지속한다. 황경막 호흡과 골반 기본패턴 1을 함께 한다. 그리고 3면의 눈움직임을 시도한다. 이 자세에서 후두골은 안정된다.

7. **누워서 크루크 눕기에서 광배근 스트레칭 :** LPU를 사용하고 골반을 부드럽게 골반 기본패턴 1로 움직인다. 흉곽 하부를 아래로 후방으로 당긴다. 호흡은 완전히 내쉬며 척추 기본패턴(5번 운동)은 함께 동반된다. KMCRB로 확장한다. 손바닥을 각각 팔꿈치 위에 두고 골반이나 흉곽의 자세가 LSS를 사용하고 견갑골이 아래 후방되도록 한다(어깨 기본패턴 1). 그리고 팔은 머리위로 올려 호기 때 마다 바닥쪽으로 후방으로 이완되게 한다. 어깨가 타이트하면 블록으로 팔을 지지한다. 어깨의 신장을 느낀다.

주의할 점 : 흉곽의 자세를 잃지 않는다. 목의 긴장. 호흡의 제한.

8. **반 애원자 자세**(**22번 운동**) : 어깨가 경직되면 머리 아래 블록/스파이키 팟을 둔다. 이것은 경추를 중립으로 만든다. 무릎에 기저면을 띄우게 한다. 엄지발가락은 외전하여 모은다. 척추를 신장시키며 호흡하고 T/B에 초점을 둔다. I/Ts 뒤로 넓게 위로 뻗치고 하부 늑골은 뒤로 하며 LPT를 넓힌다. 횡격막 호흡은 천천히 부드럽게 늘린다. 돔과 어깨가 스트레칭 되는 것을 느낀다. 벨트아래 LPU의 작용을 인지한다. 이 자세에서 평화를 찾아본다. 서혜부에 벨트를 두고 클래스를 실시하면 좋다. 골반을 위로 뒤로 당겨서 APR을 촉진하고 서혜부가 접히는 느낌을 갖는다.

주의할 점 : 엉덩이를 내버려둘 수 없다. 어깨 클런치. 골반 기본패턴 1과 골반 APR의 감소, 호흡 멈춤, 목의 긴장, 흉곽 정렬의 감소, 척추 기본패턴과 PBB, O/C의 감소.

참조 : 척추 기본패턴으로 하여금 O/C에 작용하도록 한다. 이것은 T/B를 당긴다. I/T를 들어올리고 CPC를 만든다. 두 경향 모두 점진적으로 적절한 IAP 생산과 흉추 골반 공간 조절 능력을 향상시킨다.

제6과 기능적 패턴에서의 척추 기본패턴 또는 '코어'의 작용

중력이 제거된 자세 패턴에서 척추 기본패턴 → 앉은 자세에서 골반 기본패턴들과 어깨 기본패턴들을 유지 ; 서는 자세로 전환.

도구 : 의자, 손거울, 스파이키 팟, KMCRB, 빨대

누운 자세:
뒤꿈치를 의자에 지지하고 90/90/90° 고관절, 무릎, 발목 굴곡한다. 발은 능동적으로, 대퇴는 수직으로, 고관절은 중립으로 경추의 중립위를 위해 머리아래 스파이키 팟 두기. 1-4운동을 20-25분 정도 실시한다.

1. **정확한 횡격막 호흡으로 '중력 자유' 확립.** UCB를 이완하고 억제한다. 손거울을 들고 능동 호기로 입김을 만든다. 이것은 능동적인 LPU활동이 된다. 지속적인 긴 호기를 이룬다. IAP가 약하면 입김이 작다.

2. **딱정벌레 고정하기(5번 운동)으로 이동 :** 자세를 유지하고 IAP와 규칙적 호흡 패턴을 만든다. 앉은 자세와 같은 몸의 배열을 갖는다.

3. **LPT를 점전적으로 넓히기(2단계 척추 기본패턴).** 빨대를 이용한 호흡을 유지한다. 이것이 잘되면 입김 만들어 풍선 불기로 IAP감각을 늘린다. 대부분의 사람은 못한다는 사실에 놀라지 말라.

주의할 점 : 흡기 시 흉곽을 들지 않는다. LPU에 의한 호기 시 LPT가 지속적으로 열리게 한다. 이것을 서혜부와에서 촉진한다.

4. **'딱정벌레 고정하기'로 진전(33번 운동) :** 그룹이 천천히 이것을 빼면.

a/a를 계속하고 흉곽자세를 유지하고 IAP를 지속한다. 횡격막 호흡을 규칙적으로 하고 다리에 한 번씩 천천히 체중을 빼본다. 기능장애나 경직이 있고 조절이 잘 안되면 뒤꿈치에 지지를 한다. 고관절 굴곡을 높여 의자 등받이에 대거나 다리을 벽에 댄다.

주의할 점 : 흉요추 연접부를 바닥에 닿도록 한다. 이는 IAP의 이상적 기능과 그 기여를 위해 횡격막 접합부의 안정성 확보를 위함이다. 수동적으로(다리를 지지), 능동적으로 횡격막과 복벽사이의 균형을 획득한다. 이는 IAP를 통해 요근(Psoas)의 안정성을 제공한다.

지지없이 의자에 앉기 : KMCRB를 착용

5. **건강한 앉기(23번 운동) :**
   - 습관적인/무너진 앉기에서 똑바로 앉기로 간다. 골반의 움직임은 작게 하는 것은 CPC 전략으로 내부지지 기전이 억제되기 때문이다. 이것은 에너지나 기능의 손실이다.
   - 똑바로 앉은 것을 배우기 위해서는 코어의 작동이 필요하다.

이것은 체간의 모든 첫 번째 기본패턴들이 활성화 되어야 한다(**그림 4.2**).

각 단계에서 감각과 조절이 중요하다.

- **골반 기본패턴 1을 통한 골반의 '중립적' 기저면을 찾는다.**: 싯본을 후방으로 부드럽게 굴린다. 꼬리뼈를 아래로 만다. 척추가 어떻게 무너지는지 본다. 싯본을 가라앉히고 천천히 전방 오른쪽으로 굴린다. 서로 넓어지게 한다(골반 기본패턴 1).

척추가 '안으로 들려' 바닥에서 아치가 형성되도록 한다. 어렵고 난해할 수 있다. 그러나 꼬리뼈가 자연스럽게 약간 후방을 보게 된다. 골반 기본패턴 1이 자연스럽게 활동하면 중립 요추 전만이 생긴다. 중립 골반 자세를 유지한다.

- **중심 몸과 척추 기본패턴을 적용하는데 초점 두기** : 손을 LPT와 KMCRB(엄지는 뒤를 본다)에 둔다. 누운 자세와 같이 흉각의 LPT와 O/C를 넓힌다. IAP를 작동하면 흉곽이 골반위에서 균형을 잡는데 도움이 된다. 장골와에서 LPU의 활동을 모니터링한다. 하부늑골은 CPC로 인해 전방된다. 후방과 넓어짐을 요한다. KMCRB버튼 위의 엄지손가락은 CPC이 작동하여 흉곽이 후방으로 가도록 한다. 요추 골반 자세가 상실되지 않도록 한다. 중립 골반위에 중립 흉곽이 되도록 한다.
- **견갑대가 흉곽의 중심에 오도록 한다. 손을 대퇴에 둔다** : 부드럽게 움직여 어깨 기본패턴 1로 가져간다. 어깨의 포인트를 넓힌다고 상상한다. 가슴뼈를 전방으로 가져가고 젖꼭지를 넓힌다. LSS를 활성화하고 '돔'을 겨냥한다. IAP와 O/C 자세를 잃지 않는다. CPC 전략의 보상작용이 생긴다. 골반의 기저면을 인식하고 LPT을 넓혀 '하부 실린더를 작동시킨다. 이는 ES 부목과 CPC를 억제한다.
- **체간위의 머리와 목 정렬의 균형 : 턱을 가볍게 떨군다** : 전방/후방으로 후두골을 띄운다. 머리를 뒤로 미끌어 뜨린다(특히 APXS). 꼬리뼈와 후두골사이의 관계에 주목한다. 꼬리뼈가 뒤고 가면 머리는 뒤로 간다. 턱은 후두골이 중심화되면서 떨어뜨려진다.
- 작은 정렬에도 주의한다. O/C와 함께 횡격막 호흡을 지속한다 . 척추를 부드럽게 신장한다. 쇄골, 허리, 싯본을 넓히고 중립적 정렬이 되도록 유지한다!

주의할 점 : 정확한 골반자세와 중심을 여는 능력이 핵심이다. KMCRB아래에 초점을 맞춘다. CCP활동을 내버려 두고 적절한 IAP를 O/C대신 작용하도록 한다. 이것은 쉬워 보이지만, 척추의 경직 때문에 앉기가 어렵다고 정확한 자세가 제한된다. 만성적인 심부 시스템 문제와 더불어 자세에 의한 호흡에 변화를 주기가 어렵다. 일반적으로 자세적 비지지(unsupported) 앉기는 코어가 작동하지 않아 무너지기 쉽다. CCP에 의해서 자세가 붙잡히기도 한다. 적절한 골반 기저면과 이상적 IAP는 척추를 잘 지지한다. KMCRB는 이를 위해 계발 되었다.(**숙제**)

1. **어깨 기본패턴** : 손을 골반원에 둔다. 중립골반의 기저면을 재설정하고 중심을 열며 위와 같이 척추 중립 정렬을 획득한다.
   - 척추의 무너짐과 흉골 떨어짐(어깨 기본패턴 2)은 어깨 기본패턴 1이 된다. 어깨포인트와 팔꿈치를 넓게 하고 흉골을 위로 약간 들어 올려서 만든다. (CPC도!) 견갑골은 아래로 움직이고 젖꼭지는 넓어진다. 팔은 부드럽게 유지하고 팔꿈치는 뒤로 당기지 않는다. 극하근 신치가 이를 조장한다.
   - '시소'(어깨 기본패턴 3). 어깨 기본패턴 1을 다시 시도하고 자세의 바탕으로 삼는다.
   - 후방어깨회전(BSR)과 '뒤보기(look back)' (어깨 기본패턴 4). 어깨 기본패턴 1은 기본 자세로 여긴다.

주의할 점 : 앉은 자세를 교정하고 정렬을 잘 유지한다. 어깨 기본패턴 1은 어렵다. 어깨 기본패턴 3과 4의 단계를 확립한다. 견갑대를 잘 활용하고 중심의 조절과 CCP억제에 힘쓴다.

2. **중립 시상면 정렬에서 측방 체중이동**(**49번 운동**) : 하나의 I/T를 잠기우고 다른쪽을 비춘다. 골반을 통해 체중을 측면으로 돌리고 PBB와 함께 동측 측면 몸을 신장한다. 골반 기본패턴 1과 3에서 시작된 골반움직임은 전체 척추가 IAP에 의한 내적 지지로 움직임이 설정된다(척추 기본패턴 3). 동측 흉각의 하부각(LPT)/중심의 확장을 위한 큐를 준다. 전체 몸통은 측면으로 구부리고 전체 척추는 시상면 정렬을 유지하고 호흡을 일정하게 가져간다.

주의할 점 : 골반과 척추의 움직임을 자유롭게 한다. '피사의 사탑'이나 요방형근(QL/CCPs) 등이 되지 않도록 골반으로부터의 움직임에 주의한다. 움직임이 정확하면 코어가 작동된 것이다.

3. 골반 기본패턴 1을 통한 앉은 자세에서 전방 체중이동. 고관절/골반 움직임을 확실히 한다. 체간의 중립위와 O/C를 유지한다. 척추가 자유로워져서 중력에 대한 보상적 분절 변화가 생기지 않도록 한다. 부드럽게 전/후로 흔든다.

주의할 점 : 골반 기본패턴 1을 통해 움직임이 시작되도록 한다. 머리/목은 아니다. CPC에 의한 늑골 움직임도 아니다.

4. **앉은 자세에서 일어서기**(**30번 운동**) : 골반이 주된 움직임이다. 앉을 때 털썩 앉지 않도록 한다. 올리고 내리고를 반복한다. I/Ts와 뒤꿈치사이를 연결하는 느낌으로 한다. 뒤꿈치가 들렸다/눌렸다 하고 I/Ts는 넓어지고 올려지게 한다. I/Ts는 공간적으로 앉기 위해 낮추며 뒤로 한다.

여러 가지 팔 자세를 취해본다 –넓게, 전방, 후방 등. **이 패턴을 일상생활에 잘 적용하도록 강하게 권장한다.** –싯투스텐드, 화장실, 구부리기 등,

주의할 점 : 머리와 어깨가 골반보다 리드한다. 척추의 정렬을 보고 특히 요추와 흉곽을 보며 ES(CPC)와 '잭 나이프(jack–knife)'가 되는지 살핀다. 적절한 IAP/복근과 전체 척추의 신장에 주의한다.

제7과 엎드린 자세에서 신전하며 적용-척추와 근위 사지대

도구 : 볼스터, 베개, 블루스퀘어 베개(6cm정도), 밀 주머니, 스파이키 팟, KMCRB

1. **건설적으로 도움이 되는 휴식 자세**(2번 운동) : 정확한 자세를 편안하게

2. **옆으로 누운 자세에서 회전**(4번 운동) : 필요하면 머리를 받친다. 80° 정도 고관절을 굴곡하고 요추는 중립(무릎사이에지지)유지한다. 위부분의 손으로 대흉근을 모니터링한다. 흡기 시 들리지 않도록 한다. 아래손은 지속적인 IAP를 모니터링한다.

엎드린 자세 : 스퀘어 베개 위에 가슴을 지지한다. S/P, KMCRB;도 사용한다. 밀 주머니는 LPT 위에 둔다. 스파이키 팟은 전두를 중립에 지지한다. 팔은 머리위에 U자 형으로 둔다.

3. **호흡의 협응, IAP와 골반의 움직임** : 몸을 이완하되 특히 어깨를 이완한다. 호흡주기에서 골반이 어떻게 작용하는지 본다.(흡기에 I/T가 인플레어 되고 호기에 I/T가 아웃 플레어 되어 꼬리뼈 들기로 이루어진다). 몇 번의 주기 후 점진적으로 LPT를 KMCRB로 넓혀/확장해 간다. 밀 주머니(꼬리뼈를 약간 떨어뜨린다). 호기 때 LPT 위에 넓게 둔다. 골반저와 하부 복횡근의 활동을 느낀다. 호흡 주기 동안 중심을 연다. IAP를 호흡주기를 일정하게 하기 위해 유지한다. LPU/ALAW를 잘 사용한다. 작은 주기를 반복하고 좀 더 I/T를 호기때 넓게, 올린다(골반 기본패턴 1). O/C와 **호흡에 집중하고** PAP1과 **호흡에 집중한다.**

주의할 점 : 팔과 다리에 긴장이 들어가지 않게 한다.

4. **팔 올리기**(A/U, arms up)**에서 LSS를 노래하듯 활성화** : KMCRB와 밀 주머니 아래를 넓게 한다. 어깨의 전방 포인트를 뒤로 당기는 동안 중심을 열어 유지한다. 견갑골은 흉벽주위에서 척추를 향해 굴린다. LSS 사용과 경추는 길어지게 한다. 손은 이완하고 팔꿈치는 든다. 여러 번 반복한다. 팔꿈치를 위/아래로 움직이고 교대로 반복한다.

주의할 점 : 대흉근 사용에 주의하고 후인/하방시킨다. 팔+/− 긴장이 비정상적으로 가해지기 쉽다. 흉근/ACMs, 그리고 I/S와 teres이 각각 긴장한다.

5. **행복 목운동**(17번 운동) : LPT 위에 뒤로 넓게 확장된다.

주의할 점 : 팔에 긴장을 주지 않는다. 팔꿈치는 당기고 목은 긴장하고 단축시키며 CPC를 만든다. 호흡이 일정하게 되도록 주의한다.

6. **작은 압력**(47a운동) : 아래로 체중부하를 주어 S/P를 향하도록 한다. 다리를 이완하고 엉덩이 클런치가 되도록 놔둔다. 중심이 열리고 호흡 패턴이 정상화되도록 한다.

주의할 점 : ACM이 잠기고 어깨 기본패턴, LSS와 견갑골 안정성을 잃어버릴 수 있다. 경추 중립의 감소와 CCPs가 LSS보다 시작된다.

크루크 눕기 :

7. **헝겊인형**(12번 운동) : 엎드려서 피곤할 때 시행한다. 척추 기본패턴을 시작하고 독립적으로 UPT 활동을 한다. 엎드린 자세로 돌아온다.

엎드린 자세를 블루 스퀘어 베개 위에서 한다:

8. **천천히 뒤꿈치 차기**(45a**운동**) : 고관절을 신전하며 엎드린다.

주의할 점 : O/C를 유지할 수 없고 PLGs에서 정확한 자세 안정 패턴을 할 수 없다. 특별히 CPC 발생을 억제하고 다리가 들리는 것이 생긴다. 골반 기본패턴 1에서 다리가 들리기 시작한다. PPR로 넘어간다. 호흡이 방해되고 목과 어깨는 긴장한다.

밖으로 보내기

블루스퀘어 베개(신전이 걱정되면 사용).

9. **스핑크스**(3**번 운동**) : 척추를 신장하고 떨어뜨릴 때 사용한다. 전방 체간을 열어 호기한다. 특히 배꼽위를 연다. KMCRB아래를 확장시킨다. LSS의 참여는 흉골을 연다. 부드럽게 신장하고 중심을 열어 몇 분간 자세를 유지한다. 골반과 어깨의 미세한 움직임을 감지한다. 불편함이 생길 수 있다. 6개월 된 아기는 쉽게 한다!

주의할 점 : 호흡 시 멈추는 패턴이 되지 않도록 한다. 어깨와 중심도 주의한다.

10. **'기도하는 사마귀'**(18**번 운동**) : IAP가 CPC의 한계를 해결하기 위해 중요하다. 머리를 수동적으로 동측으로 움직인다. 이것은 LSS를 시작하고 I/S와 원근의 과활동과 흉근의 우세를 억제한다. 팔꿈치는 위로 흉근, 원근, I/S는 LSS가 짧아지는 동안 길게 한다. 편측으로 몇 번 패턴을 느끼며 시행한다. 교대한다.

주의할 점 : 팔꿈치는 죽은 듯 늘어뜨린다. 손으로 밀어 '흉근 펀치'와 ACM 우세/ I/S시너지를 활용한다. LSS가 작용하는 대신 I/S와 원근을 '내전근'으로서 견갑골의 안정을 위해 사용한다. 이것은 어깨를 외측으로 잡아당기게 한다. 손이 움직임을 읽도록 한다. 반응을 살핀다. (**숙제**)

제8과 심부 시스템 운동과 누운 자세 네발자세에서의 조절

체중 지지 시 정렬과 머리와 T/B의 관계 ; '중립'척추, '코어' 조절의 체중이동과 유지, 호흡과 사지 부하에 따른 골반

도구 : 밀 주머니, 작은/편평한 쿠션, 볼스터, KMCRB, 스파이키 팟. 무릎 패드를 좋아하는 사람도 있음.

1. **건설적으로 도움이 되는 휴식 자세**(2번 운동) : 다리와 1 HBH, Hand Behind Head를 교차한다. 팔꿈치를 넓게 하고 어깨의 포인트를 뒤로 떨어뜨린다(어깨에 문제가 있는 사람은 팔꿈치를 지지한다).

옆으로 눕기 :

2. **옆으로 누운 자세에서 회전**(4번 운동) : 횡경막 호흡과 중심조절에 초점을 둔다. 호기는 자연스럽게 내버려 둔다. 이것은 일상생활에서 할 수 있는 척추 유연성 운동이다. 특히 아침에 일어나 찌뿌둥 할 때 좋다.

볼스터를 사용한 후 실시한다(2번 운동) 또는 스핑크스(3번 운동).

엎드리기 ;

3. **어깨 후방 회전**(46a,b운동) : 중심을 열 때 팔 뒤쪽이 들리게 한다.

진전은 팔과 다리를 부드럽게 유지하고 어깨 기본패턴 4를 동측으로 BSR 되게 하고 다음 척추의 회전을 시행한다. 머리의 회전도 동반한다. 옆으로 누운 자세로 가져간다. 어깨의 가동범위가 제한되면 HBS, Hands By Side 한다.

후방/전방을 천천히 반복한다. 다른 쪽 팔도 반복한다.

주의할 점 : 어깨 기본패턴 4는 굴리기 시작해야 한다. 단단한 흉근이 과도하게 활동하면 안된다. 어깨의 포인트는 후방에 유지한다. 어깨 기본패턴 4가 시작되면 일찍 떨어뜨리게 한다. CCPs가 사용되거나 엄지 발가락을 당기고, 다리가 경직되지 않게 한다.

네발기기 자세 :

중심을 깨우고 사지대를 고정하는 전략을 취한다.

4. **중립척추를 찾는다(사지는 약간 대측성 패턴을 취한다=중요)** : 밀 주머니를 LPT 위에 두고 그 아래를 연다. 손을 약간 어깨 앞으로 둔다.

손에 기저면을 열고 LSS를 돕는다. 팔과 쇄골을 부드럽게, 팔꿈치는 넓게 하고 어깨 기본패턴 1로 중립 견갑대를 만든다.

무릎을 고관절 넓이로 넓히고 대퇴는 수직으로 척추는 머리에서부터 꼬리뼈까지 길게 신장한다. 머리가 꼬리뼈와 직선을 이루도록 하고 중심은 열고 KMCRB아래를 넓게 하며 모래주머니는 척추 기본패턴과 함께 CPC를 감소하도록 돕는다. 골반은 중립을 유지한다. I/Ts와 T/B는 늘리고 LPU가 작용함을 느낀다. 손과 무릎으로 감기고 호흡으로 중심을 여는데 집중한다.

주의할 점 : 네발기기 자세를 적절히 한다는 것은 기능장애가 있는 고객에겐 어려운 진전된 자세이다. 대부분 습관적인 하부 테더로 잠그는 패턴을 취한다. 이러한 이유로 코어/호흡 패턴과 PLG조절이 중요하다! 대흉근, U/T, L/Scap의 과활동을 억제하기

어려워진다. 그러나 어려워도 해결해야 하는 부분이다. 클래스의 능력을 낮추어 네발기기 자세 수업을 더 지속하는 것이 좋다.

5. **'고양이/낙타'의 키무브 버전**(21**번 운동**) :
- 고양이 : 골반 기본패턴 1로 시작하여 체중을 후방으로 이동시키고 척추를 순차적으로 꼬리뼈까지 늘린다. 요추 골반 만곡과 서혜부 심화를 만들며 체중을 팔에서 줄인다.
- 낙타 : 전방으로 체중이동을 시도하기 위해 골반 기본패턴 2로 움직인다. 머리를 포함해 척추를 차례로 굴곡한다. 체중은 ACMs의 과활동 없이 팔을 통하여 이동된다. KMCRB아래의 넓히기와 들기에 집중한다.

주의할 점 : 척추의 움직임과 체중이동은 골반 기본패턴 1/BWS동안 늑골이 전방으로 이동하지 않도록 골반을 먼저 움직인다. 대흉근 신치와 골반 기본패턴 2/FWS 시 팔이 잠기지 않도록 한다.

6. **네발기기에서 전방/후방 체중이동하고 척추의 중립과 중심을 연다**© : 이 운동의 목적은 움직이는 동안 머리와 꼬리뼈의 정렬을 유지하고 척추를 중립으로 가져가는 것이다. 동시에 중심을 열고 적절한 척추 기본패턴과 횡격막 호흡을 한다.

네발기기에서 중립위를 유지하고 척추 기본패턴으로 중심을 연다. KMCRB로 확장하고 유지한다.

골반 기본패턴 1을 통해 꼬리뼈를 후방으로 가져가고 고관절을 c/c 굴곡한다. 좌골을 넓히고 들어 올려 꼬리뼈가 움직이기 쉽게 한다.

어깨 기본패턴 1에서 LSS가 조절을 유지하면서 머리를 전방으로 가져가게 한다(rock forward). 견갑골 ©(중심화) 상태를 유지한다. 복근으로 LPT의 안정성을 유지한다. 팔꿈치를 넓게 하고 LSS를 의식적으로 사용하여 팔위로 체중이 전방으로 가게 한다.

주의할 점 : 이것은 보기에는 쉬운 듯 하나 어려운 동작이다. PLG와 ©를 잠그는지 본다. 하부 테더를 제거하고 조절에 집중한다. 체간과 PLGs의 첫 번째 기본패턴을 시행한다. '체간이 저녁식사 테이블이고, 그 위에 유리잔이 있다'고 상상한다. 이러한 진전은 중심을 잘 이용하여 근위 사지대를 통해 체중이동을 조절한다.

7. **네발기기에서 추가적인 진전 조절 :**

'훌라 후프'–몸과 후프 사이에 2인치 정도 떨어져 LPT를 돌고 있다고 상상한다. LPT가 후프에 닿도록 시도하며 중심을 연다. IAP+F/LF/E/LF 회전운동(척추 기본패턴 1–4)을 T/L/J에 시행하는 것은 중심을 고정하는 패턴을 돕는다.

주의할 점 : PLGs와 중심 위의 사지와 '하부 테더'는 자유로운 움직임을 위해서 분리되어야 한다.

8. **네발기기에서 고관절 신전**(54**번 운동 엉덩이 로켓 참조**) : 골반 기본패턴 1은 움직이는 동안 성취되고 유지된다. 여기에 자세정렬과 중심 열기가 동반된다.

잘 조절된 골반 기본패턴 1은 체중을 후방으로 잘 가져가고 좌골을 넓게 들어올린다. 한쪽 다리를 꼬리뼈의 떨어짐 없이 멀리 뒤로 가져간다.

체중을 후방에 둔다. 다리를 들고 뒤꿈치와 꼬리뼈를 길게 뻗고 고관절은 중립으로 회전한다. 다리 드는 것은 골방의 좌골에서 시작하여 중심 열림과 함께 유지한다. 좌골에 체중 부하는 위로 뒤로 넓게 한다. 엉덩이가 타는 것은 동작이 잘 되었다는 표시이다!

주의할 점 : 골반 기본패턴 조절 감소(특히, APR)는 CPC에 의존하는 경향이 있어 조절을 위해 사지를 고정시키는 전략을 사용한다. 이 운동은 내부의 LPU의 조절과 골반의 3차원적 안정화로 외부의 표층 근근막 슬링에 대항한다. 골반조절이 안되면 다리를 들게 되고

체중이 전방으로 이동되어 팔이 조절되고 골반은 경사되고 회전된다. ER에서 고관절은 신전된다. 이러한 이유로 조절이 잘 되면 큐를 골반 기본패턴 1로 체중을 뒤로 가져가고 LSS와 전방 늑골을 IAP로 조절한다(**그림 3.21b**).

9. **아기 애원자 자세**(**22번 운동**) : 무릎을 '그라운드'하고 엉덩이와 골반저근육을 이완하며 골반을 골반 기본패턴 1에 의해 다리 뒤로 당긴다. 능동으로 진행한다. 척추를 신장하고 중심열기로 정렬을 유지하며 횡격막 호흡과 함께 꼬리뼈를 스트레칭하고 등과 어깨와 팔을 신장한다. 꼬리뼈는 위로 후방으로 뻗치고 뒤로 어깨를 당긴다. 호흡을 부드럽게 하고 스트레칭한다. LSS/어깨 기본패턴 1은 ULG대를 꼬리뼈와 분리하여 움직인다(젖꼭지를 넓히고 떨어뜨린다).
   횡격막 호흡과 중심열기를 함께 하는 것이 중요하다. '어린이 자세'와는 분명히 다르다.

주의할 점 : 골반을 너무 많이 뒤로 가져가면 APR과 좌골을 넓히고 올릴 수 없다. 꼬리뼈를 들면 CPC가 생기고 정렬이 어려워 내부 척추 지지가 잘 안된다. 이 자세는 척추 기본패턴을 골반 기본패턴 1, 어깨 기본패턴 1, 머리 기본패턴 1과 더불어 진전시킨다. 대흉근과 함께 신치가 생기지 않도록 주의한다. 이것은 흉곽을 둥글게 하고 경추를 짧게 한다. (**숙제**)
서혜부에 밸트를 사용하면 정확한 골반운동을 촉진하고 척추의 신장을 시작시킨다. 고관절을 굴곡하고 흉곽과 어깨도 연다.

제9과 선 자세와 무릎선 자세에서 바로서기 작용

효과적인 심부 시스템 지지와 조절을 통한 수직 축의 정립

도구 : 의자, 스파이키 팟, KMCRB

누운 자세 :
머리는 스파이키 팟에 둔다, 고관절과 무릎은 직각에 두고 뒤꿈치를 의자로 지지한다. 발가락, 무릎, 좌골을 한 라인에 둔다.

1. **딱정벌레 고정하기**(**5번 운동**) : 흉곽을 뒤로 하고 골반은 뒤로 가져가지 않는다. 이 운동은 대부분의 클래스에서 중심 조절을 향상하기 위해 사용한다.

2. **광배근 스트레칭** : 위의 과제를 유지하고 손바닥을 팔꿈치 위에 둔다. 어깨 기본패턴 1을 시도하고 팔을 머리위로 가져가고 UPT/ULG 주위의 근막의 긴장을 떨친다. 팔을 등뒤로 떨어뜨리더라도 중심 조절은 유지한다.

주의할 점 : 중심 조절의 상실, 호흡을 방해하는 제한을 제거한다.

3. **건강한 척추를 위한 기초 복근 운동**(**33번 운동**) : 흉추 골반 정렬을 유지하고 팔을 교대로 들어 중심을 유지한다. 고관절, 무릎, 발목을 직각으로 교대운동 한다. 사지의 무게가 진전이 될 수 있다. 중심을 정확히 조절하지 않으면 비체중지지 다리는 기본적 중심 조절을 다시 숙련시켜야 한다.

주의할 점 : 고객은 팔과 다리의 움직임이 중심조절의 질적인 면을 간과한 채 '클수록 좋다'는 생각을 가지고 있다. 그러므로 중심을 조절하는 진전 능력의 향상 뿐만아니라 그 양과 지구력, 힘까지 고려한다. 운동에 있어 중심조절 능력이 없으면 Kolar's 용어처럼 '돌아가기'가 되고 부하를 가하는 진전을 시행하기 전에 기초에 충실하는 것이 권장된다. 적절한 조절을 위해 진전은 고객의 능력에 따라 시행한다.

4. **고관절/무릎/발목을 90/90/90 굴곡한 자세에서 골반 기본패턴 1과 2를 시행하기** : 이 운동은 다리와 엉덩이를 이완하고 골반의 운동을 다리, 중심과 독립적으로 가져간다. 골반이 뒤로 앞으로 회전하는 것을 살핀다.

주의할 점 : 고객은 일반적으로 골반 운동을 체간과 다리와 분리하여 시행하기 어려워한다.
다리와 엉덩이는 골반보다 많이 움직이는 경향이 있다. PPR을 제외하고 작은 움직임이 현명하다!
골반 기본패턴 2를 시도할 때 둔근/햄스트링의 시너지는 LPU보다 중요하다. 골반 기본패턴 1은 CPC 전략이 우세하다.

5. **무릎앉기에서 기도자 스트레칭**(**14번 운동 참조**) : 의자를 보고 팔꿈치로 시트앞을 지지한다. 어깨 넓이로 벌리고 손바닥을 합친다. 중심을 열고 골반 기본패턴 1을 시행하며 꼬리뼈를 뒤로 뻗친다. 척추는 머리에서 꼬리로 늘린다. 체중은 뒤로 가져가고 어깨와 UPT는 스트레칭한다.

주의할 점 : 정렬을 잃고 중심을 조절한다. 골반을 고정하여 BWS를 막는다. PPR은 엉덩이 클런치와 지속적인 다리의 긴장을 고려한다.

6. **반 무릎자세에서 장요근 스트레칭**(**55번 운동 참조**) : 의자를 사용하여(최소의 지지) 무릎 앉기 자세에서 다리를 지지한다. 체중의 90%를 무릎자세의 뒤쪽에 둔다. 골반, 척추, 흉곽, 머리의 정렬을 다리위에 형성한다. PPR을 골반 기본패턴 2을 통해 무릎 앉기 하는 고관절 앞을 연다. 흉추 골반 정렬을

유지하고 흉곽과 ULG사이의 정렬도 유지한다. 이것은 척추 기본패턴과 골반 기본패턴 2, 어깨 기본패턴 1 을 조합하는 능력을 필요로 한다. 이것은 런지에서 어렵다.

주의할 점 : 팔의 지지에 과도하게 의지하지 않는다. 체중을 골반 기본패턴 2 조절이 약한 전방의 다리에 가져가는 것은 좌골이 체간 아래의 전방으로 가지 못하게 한다. 척추 기본패턴의 조절감소는 전방 늑골이 전방으로 밀려 자세정렬이 흐트러진다.

의자에 앉은 자세 :

7. **건강한 앉기**(23번 운동) :(6번 수업의 '앉기'를 참조) : 기본패턴들을 사용해 긴장 없이 '싯업'할 수 있는 능력. 골반 기본패턴 1을 통해 중립 골반을 찾는다. 중립 척추, 중립 견갑대와 머리, 그리고 LPT 위에 손을 둔다. 하부 늑골을 측면으로 손을 밀고 PBB을 유지하여 척추 기본패턴을 사용한다. LPU는 능동을 유지하고 골반 기본패턴 1을 통해 기저면을 확인하며 다리는 이완한다.

8. **머리 기본패턴**(26번 운동) : 중립 척추를 유지한다. 목위의 머리는 독립된 움직임을 갖고 피드백을 위해 거울을 사용하면 좋다.

9. **머리 패턴과 척추 운동과 어깨 기본패턴**(25번 운동) : '돔'을 움직이고 최소한의 CCP가 사용된다. 척추 기본패턴을 활성화 하고 중심열기를 조절한다. 머리는 모든 FSPs(어깨 기본패턴들)와 동반된다.

어깨 기본패턴 1 **:** 상부 흉추 신전과 흉골의 전인, 머리의 기본패턴 1
어깨 기본패턴 2 **:** 상부 흉추와 머리의 굴곡– 머리는 머리 기본패턴 2로 움직인다.
어깨 기본패턴 3 **:** ULG를 시상면 중립에서 유지한다.(어깨 기본패턴 1을 통해), 상부 흉추는 측면으로 이동하고 측면 굴곡한다(허리는 아니다!). 머리는 머리 기본패턴 3로 움직인다.
어깨 기본패턴 4 **:** 시상면 중립(어깨 기본패턴 1을 통한)에서 ULG를 유지한다. UPT 회전과 흉쇄(S/C) 관절을 들어 올리고 쇄골을 넓힌다. 허리는 CCPs로 감지 않는다! 머리는 머리 기본패턴 4로 움직인다.

주의할 점 : 움직임 국소화의 감소, 부적절한 하부 기저면과 중심 조절은 CCPs를 통한 T/L/J주위에 너무 낮게 3층이 형성된다.

10 . **머리위의 한손으로 측면 체중이동 패턴**(49번 운동) : 능동 중립 골반은 골반 기본패턴 1에 의해 형성된다. 척추 기본패턴의 지지로 한손은 머리위에 정렬을 유지한다. 견갑골은 약간 후방/하방으로 어깨 기본패턴 1을 통해 잡아 당긴다. 목은 부드럽고 길어야 하고 머리는 황경막 호흡과 함께 자유롭게 한다. LWS 패턴은 골반으로부터 시작된다. 척추는 골반을 따라가고 LPT는 측면으로 이동하며 확장한다. 동측의 늑골은 더 열고 시상면의 척추 정렬과 중심열기를 유지한다.

동측 팔꿈치를 천정으로 천천히 가져간다(체중 지지한 쪽을 늘린다). 이완된 횡격막 호흡을 지속한다. 다른 쪽도 척추를 통한 골반의 움직임을 시행한다.

주의할 점 : 좋지 않은 골반 기저면과 움직임의 시작은 척추과 중간에 CCP로 인해 잠기고 목과 어깨에 지속적인 긴장이 있음을 의미한다. 척추의 측면 이동과 측굴은 CCPs를 잠그지 못하게 해준다. 그러나 이것은 중심 열기와 시상면에서의 척추의 정렬을 필요로 한다. 중심의 적절한 조절과 안정성은 겨드랑이 가슴이 팔꿈치의 천정닿기로 늘어나게 하는데 도움이 된다. 그렇지 않으면 어깨가 으쓱되고 동측 어깨와 목은 긴장된다. (**숙제**)

제10과 앉은 자세에서 서기 : 서서 일하기-골반과 균형 등을 통한 체중이동

도구 : 의자, 스파이키 팟, KMCRB

누운 자세 : 발바닥을 의자 위와 KMCRB 위에 둔다.

1. **딱정벌레 고정하기**(5번 운동) : 중심을 열고 횡격막 호흡을 지속한다. 가슴은 들어 올리지 않는다. 각각의 클래스 맴버의 움직임을 확인한다. 이 운동은 건강한 앉기를 위해 시행한다.

의자에 앉은 자세 :

2. **건강한 앉기**(23번 운동) : 중립 축과 중심 열기를 확립한다.

3. **앉은 자세에서 코어 진전**(48번 운동) : 중립척추와 척추 기본패턴 조절은 다리 움직임의 안정성 없이 시행한다. 상체는 이완한다.

주의할 점 : 적절한 척추 기본패턴 활동은 고관절을 굴곡하는 장요근의 회전력으로부터 척추의 안정성을 제공한다. 그렇지 않으면 CCPs가 우세해진다. 안정성과 정렬을 상실한다. 하부 늑골은 전방으로 움직이고 대상은 뒤로 기대거나 측면으로 기대게 된다. 어깨는 긴장하고 들며 호흡은 멈춘다.

4. **앉은 자세에서 햄스트링 이완**(50a,b운동) : 이 운동은 안정적인 APR을 골반 기본패턴 1을 통해 얻는다. 이는 무릎 신전 시 다리의 후방 근근막 슬링과 햄스트링의 긴장을 이기는 것이다.

주의할 점 : 골반은 PPR로 구르는 경향이 있다. 왜냐하면 LPU의 감소와 골반 기본패턴의 결핍이 그 원인이다. 후방/하방 근근막의 제한도 그러하다. 골반움직임을 지각하는 능력이 보통 떨어진다. 이러한 이유로 이것을 깨우기 위한 노력이 필요하다.

5. **싯투 스탠드**(30번 운동) : FWS를 골반 기본패턴 1을 통해 획득한다(6번 수업 참조).

6. **습관적 서기 패턴의 깨우기** : 어떻게 '자연스럽게' 시행 할까? 어떤 방법이 이상적일까? 일반적으로 어려운 것은 골반의 조절이다.
   시연 : 골반의 공간적 자세는 몸 전체의 자세를 규정한다. 왜냐하면 대부분 심부 근육이 충분히 작용하지 않아 여러 가지 보상작용이 발생한다. 특히 2가지 문제점이 나타난다. APXS이거나 엉덩이 신치 그리고 골반의 하부 테더에 의한 잠김이다. 둘 다 척추가 들리지 않고 머리가 전방으로 메달린다. 이것은 매우 흔하다.
   다른 하나는 PPXS로 좋은 자세로 여겨진다. 가슴은 더욱 열린다(흉추의 후만이 흔한데도 불구하고). 그러나 T/L/J(CPC)에 강한 신치가 생긴다. 강한 돔과 꼬리뼈의 경직이 나타난다. 심부 코어 근육의 부전이 흔하다. 이를 보상하려고 발가락을 외측으로 두고 서게 된다.
   다리는 넓게 서고 무릎은 잠그고, 엉덩이는 클렌치하며 꼬리뼈는 말고 체간은 무너진다. 한쪽 다리에 메달린다. 도메인에서 확인해 본다.

7. **건강한 서기**(31번 운동) : 서기는 능동적이여야 한다. 심부 시스템 지지는 지면에 의해 형성된다. 이상적인 앉기, 서기에서 체간의 모든 첫 패턴의 협력수축으로 해결한다. 물론 시간이 걸린다. 그러나 어디서든 시작한다.

각 단계를 느끼며 큐를 준다 :

- 발의 자세– 평행, 고관절 넓이로 좁힌다. 발가락은 펼치고 짧은 발의 삼점(58번 운동)을 만든다. 발과 발목, 다리는 적절하고 역동적 이어야 한다.
- 무릎은 잠그지 않고 위 앞 대퇴 뒤/중심, 다리가 작게 만나도록 한다.
- 중립 골반을 이룬다. 약간 APR된다. 엉덩이와 골반저는 이완한다. 좌골이 자유롭게 전 · 후로 스윙하는 것을 느낀다. 골반의 정확한 중립을 위해 꼬리뼈는 뒤로 하고 LPU는 자동적으로 골반 끝을 APR시킨다. LPU와 IAP를 장골와에서 모니터링한다.
- 척추를 늘린다. 뒤꿈치로 아래로 누른다. 머리를 꼬리뼈에서 멀어지게 보내고 LPU의 활동과 내부 척추 들림을 위한 자세 반사를 유도한다. 머리는 머리 기본패턴 2 하지 않는다.
- 중심을 열고 횡격막 호흡을 한다. 척추 기본패턴 조절이 골반을 전방으로, PPR로 가져가는지 인지한다. 이에 대해 골반을 안정화하려고 노력한다.
- ULG를 흉곽위에서 중심화한다. 머리는 어깨 기본패턴 1과 머리 기본패턴 1을 통해 움직인다.
- 내부 들림/부력을 느끼고 내부적으로 부드러운 어떤 변화를 느낀다. 횡격막 호흡에 집중한다.
- 고객이 어떻게 습관적으로 서는지 인지시킨다. 하루 생활에서 정확한 자세를 찾도록 교육한다. 은행업무를 볼 때, 교통신호등 앞에서 등 (**숙제**).
- 정확한 중립 서기자세는 서서하는 진전운동의 기초이다.

주의할 점 : 여러 가지가 있지만 한 번에 설명하기는 어렵다. 정확한 발 자세, 무릎을 잠그지 않기, 엉덩이 클런치하지 않기 등은 집에서도 혼자 할 수 있다.

8. **선 자세에서 골반 기본패턴들** : 중지를 좌골에 두고 움직임을 리드한다. 선 자세의 정렬을 느끼면서 유지한다. 중심이 열리게 한다. 골반 기본패턴 1은 골반 기본패턴 3과 4를 시행할 때 유지한다.

주의할 점 : 발은 외전, 외회전, 회내 되는 경향이 있다. 습관적 엉덩이 클런치와 다리의 경직을 극복하기는 쉽지 않다. 골반 기본패턴들이 하기 쉽고 더 많은 움직임들을 생산한다.

9. **전방굴곡 패턴**(**32번 운동**) : 골반은 골반 기본패턴 1과 2로 체중을 시상면에서 이동한다. 발을 넓게 하고 손을 좌골에 두어 움직임을 뒤, 넓게 위로 골반 기본패턴 1을 통해 시행한다. 뒤꿈치/싯본의 연결을 찾는다. 정확히 되면 LPU의 사용과 햄스트링 스트레칭이 느껴진다. 거울로 보는 것은 가슴과 ULG를 여는데 도움이 된다. 양쪽 사지대는 중심을 열고 정렬을 유지할 때 후방으로 움직여 진다. 무릎과 발목은 말지 않는다. 중심 열기와 횡격막 호흡을 하며 전방으로 구부려 유지할 수 있는가 본다. 목은 부드럽고 길게 한다. 턱은 뒤로 한다. ULG는 열고 골반 기본패턴 2는 골반을 전방으로 하며 일어선다. 여러 번 반복한다(**숙제**).

주의할 점 : 골반이 잠기면 무릎이 잠길 수 있다. 특히 APXS그룹은 골반 후방이동/APR이 있고 체간을 전체적으로 굴곡하는 패턴을 나타낸다. 또는 골반을 후방으로 이동 시켜 PPR로 말고 엉덩이 클런치로 내적 조절을 시도한다. LPU는 골반 기본패턴 1에서 적절한 역할을 하여 좌골을 움직이도록 돕는다. 엉덩이는 원심성 신장을 하고 햄스트링은 후방 하방 근근막의 슬링에 저항하려 활동한다.

10. **긴 빗자루**(broomstick)**를 사용하는 전방굴곡 패턴**: (시간이 허락한다면) 정렬을 확인한다. 브룸스틱을 천골위에 두고 HBH으로 다른 HBB와 함께 잡는다. 꼬리뼈와 후두 양쪽에 확실히 닿는다. 전방굴곡을 하며 유지한다.

11. **측면 체중 이동 패턴**(**49번 운동**) : 시상면에서 움직임을 유지하고 측면 골반 조절을 연습한다. 오른쪽 골반을 들어 올리고 오른쪽 발가락을 가볍게 댄다. LPU와 둔부가함께 골반 위치를 어떻게 조절하는지 본다.

감싸기 : 선행 프로그램을 재생시킨다. 기본적 심부 시스템 운동을 더 나은 진전 운동과 스트레칭을 위해 규정한다.

물리치료사는 가장 적절한 클래스를 개인의 역량에 맞추어 선택한다.

클래스 수준에 맞추기 :

레벨1 *:* 선행 프로그램에 집중한다. 특히 정확한 횡격막 호흡과 척추 기본패턴을 시행하고 선행에 가까운 내용들로 협응한다.

레벨2 *:* 기본패턴들을 여러 가지 운동과 움직임에 적용하고 더 나은 힘, 유연성 조절을 획득한다. 기본적 기본패턴들 조절을 더 나은 운동조절의 진전을 위해 숙련한다.

한 주에 한 클래스 이상 시행한다(3 클래스 이상). 클래스 만족도를 조사한다.

예비 프로그램과 운동 교실 처방에 사용되는 약어 모음

A/A(as above): 위와 같이
ACMs(anterior chest muscles): 전흉부근육
ADL(activities of daily living): 일상생활동작
AFP(axial fundamental pattern): 척추 기본패턴
AIR(anterior innominate rotation): 전방골반회전
ALAW(antero-lateral abdominal wall): 전측복벽
Ant(anterior): 전방
APR(anterior pelvic rotation): 전방골반회전
APXS(anterior pelvic crossed syndrome): 전방골반교차증후군
ASIS(anterior superior iliac spine): 전상장골극
A/U(arms up): 팔올리기
BBB(bilateral basal breathing): 양측기저호흡
B/F(back and forward): 후방과 전방
BOS(base of support): 기저면
BPR(backward pelvic rotation): 후방골반회전
Br(breathing): 호흡
BSR(backward shoulder rotation): 후방어깨회전
BWS(backward weight shift): 후방체중이동
− ('the center' or centrated/centering): 중심 또는 중심화된/중화화 하는
C/c(closed chain): 닫힌 사슬
C of G(center of gravity): 중력 중심
CAC(central anterior cinch): 중앙전방신치
CCC(central conical cinch): 중앙원뿔신치
CCF(cranio-cervical flexor mms): 두개경추굴곡근
CCPs(central cinch patterns): 중앙신치패턴들
CPC(central posterior cinch): 중앙후방신치
C/C/J(cervico-cranial junctionv): 두개경추 연접부
CN(counter nutation): 카운터뉴테이션
C/S(cervical spine): 경추
C/T/J(cervico-thoracic junction): 경추흉추연접부
D(diaphragm): 횡경막
D Br(diaphragmatic breathing): 횡경막 호흡
DMS(deep muscle system): 심부근육시스템
DNF(deep neck flexors): 심부목굴곡근
E(elongation or extension): 신장 또는 신전
EO(external oblique): 외복사근
ER(external rotation): 외회전
ES(erector spinae): 척추기립근
Ext(extension): 신전
E/Ab/ER(extension abduction/external rotation): 신전/외전/외회전
F/Ab/ER(flexion/abduction/external rotation): 굴곡/외전/외회전
F/Ad/IR(flexion adduction/internal rotation): 굴곡/내전/내회전
F(flexionv): 굴곡
FBP(forward bend pattern): 전방굴곡패턴
F/E(flexion/extension): 굴곡/신전
FPR(forward pelvic rotation): 전방골반회전
FSR(forward shoulder rotation): 전방어깨회전
FWS(forward weight shift): 전방체중이동
Gluts.(glutei): 둔근
GMS(global muscle systemv): 표층 대근육시스템
HAH(hands above head): 머리 위로 손
Hams.(hamstrings): 햄스트링
HBB(hand/s behind back): 등 뒤에 손
HBH(hand/s behind head): 머리 뒤에 손
HBN(hands behind neck): 목 뒤에 손
HBS(hands by side): 측면에 손
HOH(hands on head): 머리 위에 손
H/R(home routine): 가정 루틴
HVS(hyperventilation syndrome): 과호흡 증후군
I/Cs(intercostals): 늑간근
IO(internal oblique): 내복사근
Ipsi(ipsilateral): 동측의
IR(internal rotation): 내회전
I/S(infraspinatus): 극하근
I/P(iliopsoas): 장요근

I/T or I/T(ischial tuberosity): 좌골 결절
KMCRB(Key Moves(R) (Core Retrainer Belt):
키무브코어 재교육 벨트
LAW(lower abdominal wall): 하부 복벽
LD(latissimus dorsi): 광배근
LF(lateral flexion): 측굴
LM(lumbar multifidus): 요추 다열근
L/P(lumbopelvic): 요추 골반
LPT(lower pole thorax): 흉과의 하부각
LPU(lower pelvic unit): 하부 골반유닛
L Scap(levator scapulae): 견갑거근
L.S.(layer syndrome): 층 증후군
L/S(lumbar spine): 요추
L/S/J(lumbosacral junctionv): 요천추 연접부
LSS(lower scapula stabilizers): 하부 견갑안정근
LWS(lateral weight shift): 측방 체중이동
MBD(minimal brain dysfunction): 최소 대뇌기능장애
N(neutral): 중립
Nu(nutation): 뉴테이션
NPRM(normal postural reflex mechanism): 정상자세 반사기전
O/C(open center): 중심 열기
OTC(open the center): 중심 열기
PBB(posterior basal breathing): 후방 기저호흡
Pecs.(pectorals): 흉근들
PFM(pelvic floor muscles): 골반저근육들
PFP(pelvic fundamental patterns): 골반 기본패턴들
PFP 1(pelvic fundamental pattern 1): 골반 기본패턴 1
PFP 2(pelvic fundamental pattern 2): 골반 기본패턴 2
PFP 3(pelvic fundamental pattern 3): 골반 기본패턴 3
PFP 4(pelvic fundamental pattern 4): 골반 기본패턴 4
PIIS(posterior inferior iliac spine): 후하장골극
PKB(prone knee bend): 엎드려 무릎구부리기
P/L(postero-lateral): 후방-측방
PLG(proximal limb girdle): 근위 사지대
PPR(posterior pelvic rotation): 후방골반회전
PPXS(posterior pelvic crossed syndrome):
후방골반교차증후군
QL(quadratus lumborum): 요방형근
Quads(quadriceps): 대퇴사두근
RA(rectus abdominis): 복직근
R Cuff(rotator cuff): 회전근개
RF(rectus femoris): 대퇴직근
ROT(rotation): 회전
SA(serratus anterior): 전기근, 톱니근
S/C(sterno-clavicular): 흉-쇄
SCM(sternocleidomastoid): 흉쇄유돌근
SFP(shoulder fundamental patterns): 어깨 기본패턴들
SFP 1(shoulder fundamental pattern 1): 어깨 기본패턴 1
SFP 2(shoulder fundamental pattern 2): 어깨 기본패턴 2
SFP 3(shoulder fundamental pattern 3): 어깨 기본패턴 3
SFP 4(shoulder fundamental pattern 4): 어깨 기본패턴 4
SGMS(systemic global muscle system):
체계적 표층 대근육시스템
SLMS(systemic local muscle system):
체계적 국소 근육시스템
S/P(symphysis pubis): 치골결합
SUI(stress urinary incontinence): 스트레스성 요실금
Tr. A(transversus abdominis): 복횡근
T/B(tailbone(coccyx): 꼬리뼈(미골)
T/L(thoracolumbar): 흉요추
T/L/J(thoracolumbar junction): 흉요추 연접부
T/S(thoracic spine): 흉추
UAW(upper abdominal wall): 상부복벽
UCB(upper chest breathing): 상흉부호흡
ULG(upper limb girdle): 상지대
UPT(upper pole thorax): 흉곽의 상부각
U/T(upper trapezius): 승모근
W/B(weight bearing): 체중부하
↓ (decrease/down): 감소/아래로
↑ (increase/up): 증가/위로

계속 진행 중인 교실 참여를 위한 기본적 필요 요건들

Basic requirements for ongoing class participation

많은 고객이 척추 기본패턴과 함께 건강한 횡격막 호흡을 재확립하는데 어려움을 느낀다. 이것은 가장 어려운 작업이기도 하다. 이 때문에 여러 가지 기술들이 다루어지는 동안 계속적으로 진행되어야 한다. 그리고 특별히 일대일로 초기부터 집중적으로 학습해야 하는 고객도 많다. 이들은 안전하게 다음 클래스 단계를 진행할 수 있도록 유도된다.

합리적으로 시행되지 않으면 고객은 정확한 동작을 찾고 손쉽게 적절히 통합하기 어렵다. 이를 돕기 위해 키무브 코어 재교육 밸트가 설계되었다. 이는 코어조절을 위한 적절한 패턴 향상을 촉진한다.

Key 움직임 코어 재교육 밸트의 맞춤 (8장 참조)

Fitting the Key Moves Core Retrainer Belt

이것은 4번 째 클래스에서 소개 되었었다. 그리고 모든 자세와 움직임을 통한 효과적인 중심조절을 돕는 모든 진행 중인 클래스에 적용된다.

이것은 정확한 위치에 착용하고 정확한 텐션을 유지하는 것이 중요하다.

허리에 차는 것이 아니다! 흉곽의 하부각에 차는 것이다. 검상돌기(xiphisterum)가 꼭대기에 위치하고 배꼽이 맨 아래 위치한다. 두 버튼은 밸크로 스트립의 바닥에 두고 10–12번 늑골인 척추의 측면에 둔다.

'Goldilocks(과하지도 덜하지도 않고 적당한)' 긴장은 흔하다. 적절한 고유수용기의 피드백을 필요로 한다. 그러나 하부 늑곽을 제한하지는 않는다. 손을 아래에 두면 쉽게 인도할 수 있다. '기억하기' 쉽게 한다. 표층 근근막의 긴장을 밸트 아래로 보내버린다. 이때 측면은 확장한다.

한 쪽 버튼은 측면의 체중 이동을 돕는다. 하부 늑골이 확장하도록 한다. 이것은 하부 늑골 확장이 어려운 APXS고객에게 유용하다.

PPXS고객을 위해 흉곽을 골반과 관련해 후방으로 자세잡게 하고 좋은 호기/복근 활동으로 IAP를 적절히 활용한다. 그리고 흡기 시 가슴을 드는 것을 억제한다. 후방 버튼은 PPXS고객의 흉곽의 하부각의 후방 측방 확장을 돕는다.

이러한 PPXS고객은 흉곽을 하방 후방으로 위치시켜 2개의 부드러운 볼(6.5cm지름)을 아래 3–4 늑골옆에 두어(버튼의 라인), 움직임을 돕는다. 그것들에 가라앉도록 하고 확장을 느낀다. 척추 기본패턴을 위한 훈련 초기 누워서 하는 동작에도 유용하다. 확실히 움직이기에 튀어나온 느낌이 있을 것이다.

교실 주제화 Class themes

각각의 클래스는 기본패턴들을 여러 가지 방법으로 훈련한다. 이것은 클래스의 주제를 바탕으로 진행된다. 제3장에서 언급된 문제점들을 교정해 나간다. 손상된 조절들의 회복, 정렬의 향상, 신전, 잡고 있는 패턴 깨뜨리기, 측면 신장하기, 체중의 이동과 회전 등.

이러한 여러 가지 조절을 향상하기 위하여 전체적으로 향상된 움직임을 시행한다.

3가지 운동면에서 조절한다. 좋은 시상면 조절은 다른 두 면의 조절에 효과적인 바탕이 된다(측면, 회전운동)

3가지 초기/중기 단계의 클래스는 기록하고/녹화하였다. 필요한 클래스를 찾을 수 있을 것이다. 접속에 필요한 코드를 정리해 보았다.

1. **감각 확대** : 심부시스템을 깨우고 척추 운동을 통합한다. : 녹음을 듣는다.

Password: keyapproach

이 클래스는 누운 자세 운동인 1,2,7-9의 골반 기본패턴들을 흔하지 않은 다리자세와 사용하였다. 12,34는 꿈틀거리는 벌레, 5,6은 옆으로 누운 자세, 4,39는 엎드린 자세, 16, 44, 46은 무릎 앉기를 척추 기본패턴 조절을 위해 스툴 위에서 한다. 첫 번째 어깨, 머리 패턴과 중립 정렬.

2. **골반 기본패턴들과 함께 중심화 운동** : 1번 비디오

Password: keyapproach

이것은 누워서 2번 운동을 포함한다. 교대로 다리 미끄러뜨림, 옆으로 눕기 4와 골반 기본패턴 4, 누워서 7,8,9,5, 6,33,10,37,35 와 브릿징 단계, 엎드린 자세 16, 45a, 46b, 네발기기 22a, 54, 무릎앉기에서 중립 찾기 55, 서기 31, 골반 기본패턴 1진전 + 골반 기본패턴 3을 32번 발 붙이기와 함께 지속

3. **어깨와 머리 기본패턴들과 함께 중심화하기** : 2번 비디오

Password: keyapproach

이것은 누워서 2번, 옆으로 누워서 13, 누어서 5,33, 12,11(머리 기본패턴 1), 팔을 전 · 후로 미끄러뜨리면서 옆으로 눕기, 팔을 위로 올리고 팔을 늘렸다 줄였다 하며 옆으로 눕기, 엎드리기 14, 17, 18, 42, 3, 20, 47, 22b, 앉기 23, 25, 28, 43, 23.

심화 교실 주제 Further class themes

이 장을 통해서 어떻게 기본패턴이 건강한 척추 운동조절을 확립하는지 알 수 있기를 바란다. 이러한 기본패턴들들이 자세와 움직임에 기여하기를 바란다. 움직임에 자유, 통증의 감소, 균형의 향상, 스스로 건강하기 등.

키무브 원리는 잘못된 자세와 움직임을 바로 잡기 위해서 탄생하였다(제3장). 내가 발명한 제7장의 내용을 통해 적절히 사용하고 모니터링 할 수 있다.

추가적으로 이 책의 여러 장들을 통해 클래스에 필요한 주제들을 잃어버린 조절들을 재확립 하기 위해 사용할 수 있을 것이다.

또한 키무브 원리에서 암시하는 다른 운동도 찾아내서 클래스에 적용할 수 있을 것이다.

나는 추가적인 주제들을 많이 제시했다. 순서나 중요성 없이 나열하기도 하였다. 클래스에서 발견되는 어떤 약점들을 보완하여 다음 주 클래스에 적용한다.

미래에 나는 추가적인 클래스의 비디오를 웹사이트에 올릴 것이다. www.keyapporach.com.au

첫 번째 올린 클래스의 주제는 상호 작용하기 유용한 주제의 운동을 선택하였다. 대부분 제7과에서 설명하였다. 어떤 운동은 간단히 언급하였다. 약자를 사용한 것은 참고 자료를 살피면 될 것이다.

1. **골반에 초점 : 가동성과 조절의 향상, 하부 테더를 이완하기**

다음의 운동은 합리적인 조절을 위해 사용된다. #2: 발로 서서 볼스터를 넘긴다 → I 다리 F/Ad/IR 을 동측 A/U → 2발 같이 + 골반 기본패턴 1을 팔을 펴고 → #38; 누워서 크루크 눕기: 몸의 파동이 APR 로 락; 한쪽 다리 F/Ad/ER + 발아래 다른 발로 서기 + 골반 기본패턴들 = #7, 8,9; 크루크눕기: #10; 37; 38은 볼스터 지지 없이 반복한다. 옆으로 눕기: 아래다리 외회전 위다리 굴곡 90° + 위다리 F/Ad/IR → E/Ad/ER이 발뒤에 선다(기본패턴R/BPR 반복); 바닥 다리 90° 굴곡 + 위다리 신전; + 안정적 골반 중립위와 교대로 위다리 고관절 굴곡 신전을 몸 라인 뒤에서 실시하는 것을 모니터링 → 골반 중립과 RF신장이 어깨 기본패턴 1

동반; 옆으로 앉기:골반 기본패턴들 1-4 → #53; 엎드리기: #16머리를 오른쪽 왼쪽으로 회전; 15a,b,c; 45a; 네발기기: #22;56a → 트리코나사나 견디기 (**그림 8.13**); 서기: #32,31 → 45d;60a.

2. 측면 늘리기: 누운 자세, 옆으로 눕기, 무릎앉기, 서기.
3. '돔'의 가동성과 견갑대 조절.
4. 회전: 고정된 패턴 깨기, 척추로부터 순서대로 움직이기, 체중이동, 근근막 잠김의 열기.
5. 선 자세로 이동으로 신전.
6. 발에 집중 : 여러 가지 체중이동 자세로 가동성과 '그라운딩' 향상.
7. 의자 클래스 : 근위 사지대에 맞서는 중심 조절.
8. 무릎 앉기와 네발 기기 순서.
9. 여러 가지 앉은 자세 순서, 특히 전방 체중이동에 초점.
10. 서기 순서.
11. 자세사이의 이동과 자세내 기본패턴들의 연결.
12. 공 클래스 : 키무브 원리와의 통합.
13. '유지하기' : 지속적인 자세 조절의 기본패턴들과 근근막 봉합의 이완.

더 고급된 자세들 More advanced poses

핵심적인 문제점을 잘 집어내고 이상적인 움직임을 준비하는 것은 숙련된 운동 치료 전문가의 기술적 영역이다.

기본패턴은 자연스러운 움직임의 기본 요소이다. 이것이 부족할 때 기능감소와 통증이 생긴다. 많은 요가 수업에서 나타나는 문제이다. 이러한 이유로 모든 요가 클래스에서 적절히 조직을 열고 이상적인 모양과 자세의 라인을 다시 소개하여야 한다. 수행이 잘 된 요기는 자동적으로 동작이 나온다. 예를 들어, 다리를 꼬고 앉을 때 유연한 중립 척추가 자연스럽고 쉽게 나타난다. 반면, 앉아서 일하는 서양인(deskbound Westerner)은 정확한 동작을 어려워 한다. 이러한 이유로 그들의 연습은 기본패턴들에 대한 여러 가지 상호 협조된 도움이 필요하다.

Yin 요가에서 자세는 근근막을 지속적을 열어준다. 더불어 '능동조절의 핵심'을 기본패턴들을 통해서 시행하며 조직을 이완한다.

많은 고객들은 신체가 연결되어 있지 않고 자가 인지가 감소되어 있다. 운동학적 인지의 조합(고유수용성, 내부수용성, 외부수용성), 심부 근근막 시스템의 활동, 자동차를 운전할 때 기본패턴들의 통합, 척추 지지와 조절의 효과적인 패턴 설정 등.

척추가 수직적으로 쉽고 적절한 상태가 되면 효과적 감각을 중추신경계와 말초사이에 연결하는 통로가 된다. 이것은 자기 조절을 향상시키고 신경과 근근막 시스템의 균형을 발전시킨다. 그리고 척추 건강과 웰빙을 향상하는데 또한 기여한다.

움직임의 변화 : 정신, 지각, 그리고 느낌 10

Changing movement behavior: Mindfulness, perception and felt sense

키무브는 척추 통증 재활 운동의 생물심리사회적 접근이다.

이 방법은 척추의 기능향상과 통증을 운동 동작의 변화를 통해 향상시키는 것이다. 여기에는 환자의 집중과 어떻게 어디를 움직일 것인가 초점을 맞추는 것이 필요하다. 신경생리학적 접근을 운동에 적용하고 힘보다 질적 조절에 집중한다.

변화는 감각과 함께 움직이고 높은 통합적 움직임을 필요로 한다.

척추 통증이 있는 사람은 감각에 변화가 생긴다. 내부수용기, 고유수용기 등에서 신체와 움직임을 정교하게 감지하는 기능이 감소되어있다. 조직적이지 않은 자세 운동 조절과 습관적인 것을 정상으로 인지하고 있다. 통증은 움직임을 두렵게 만든다. 걱정과 우울은 흔히 동반된다. 지속적인 긴장과 수고들이 복합적으로 나타난다. 과도한 진전은 감각을 둔화시킨다. 기능에 손상을 입는다. 그러므로 척추 건강을 회복하기 위해 어떻게 변화를 촉진할 것인가를 고민한다.

'외적인 운동' VS '내적인 운동'

'Working-out' vs 'working-in'

많은 미디어와 광고들과 산업은 보기 좋은 신체가 모든 것 인양 선전한다. 피드니스 산업은 버섯처럼 퍼져있지만 근골격계 문제들이 여전히 많이 산재한다. 손상과 신체적 불편함은 보기 좋은 신체에 항상 따라다닌다.

외적인 운동 Working out

체중을 줄이기 위한 칼로리 소모와 훈련들은 고되다. 미용적 접근은 종종 표면적 결과들만 보여준다. 토닝, 신체 조각화, 강화들이 인기있다. 지방을 태우고 근육덩어리를 만든다. 대부분 독립된 시상면의 몇몇 근육군에 초점이 맞추어져 있다. 자세정렬에 관심이 적다. 움직임의 기능은 무시되기 쉽다. 양적인 것이 집중된다. 얼마나 자주, 얼마나 무거운 것을 들어올리느냐로 평가한다. 움직임의 질적인 부분을 고려해야 한다. 필요한 움직임을 조직하고 강화하는 지혜가 있어야 한다.

강화의 패턴은 종종 건강하지 못한 조절 방법들이 많다. 척추가 희생양이 된다. 경직과 통증이 흔하다. 재활에 있어서도 이러한 측면을 고려하는 것이 통증에 밀리는 경향이 있다.

내적인 운동 Working-in

이것은 척추의 건강을 위한 변화의 선행조건들이다.

이는 질적이고 과정에 집중된 움직임이다. 내부에 초점을 두는 것은 '자신을 발견하고' 움직임의 느낌을 감지하고 체중과 가벼움을 자연스럽게 인지한다. '자신을 만남'으로써 어려움과 저항에 대해 정신과 신체가 협응한다. 많은 고객들이 자기 자신과의 만남을 필요로 한다. 내부의 자신을 만나는 것은 적절한 경험이고 경제적이고 손쉬운 방법이다.

체현된 운동과 내부수용성

Embodied movement and interoception

감각 신경 시스템은 움직임과 일반적 웰빙에 크게 기여한다.

근막의 연결은 풍부한 감각 기관을 내재하고 있어 다양하고 광범위한 신경지배영역을 가지게 한다. 이것은 내부수용성, 고유수용성, 통증수용성 감각에 기여하고 감정에도 관여한다(Craig 2003; Bordoni and Marelli 2017). 감각의 통합과 과정화는 지각와 신체 인지에 기여한다.

내부수용성은 내부의 상태를 감지하는 능력이다. '내부의 장기'들을 지각하고 어떤 상태인지 인지한다. 위장의 느낌 같은 것이다. 예를 들어, 불편함, 포만감, 통증, 제한, 뭔가 타이트함, 내적 공간감, 연결된 느낌, 일반적인 만족감 등이다.

내부수용성은 많은 생리적 시스템과 관여된다. 심폐기능, 위소장 기능, 통증수용 시스템 등이 해당된다.

내부수용성 감각능력은 피부 아래 근막조직에 많이 분포되어 여러 가지 정보를 제공한다. 인체의 공간들, 피부아래에 분포하는 기관이다. 이것은 구심성으로 자율신경계의 자극을 배타적으로 접근하거나 중추신경계의 다른 부분과 나누는 역할을 시행한다. 이러한 내부수용성을 통해 심리학적이고 신체적인, 신체의 전체 자극을 온전히 발전시킬 수 있다.

내부 수용성에 대한 과학적 연구는 해당 장에 적절히 언급하였다. 이것은 인체의 인지, 생각, 지식, 믿음과 이해들로서 신체와 감각에 영향을 미치며 머리로 생각하는 것 이상의 영역이다.

내부 수용성과 스트레스는 뇌와 신체처럼 양방향으로 서로 정보를 주고 받는다. 위장속의 나비를 느끼는 것과 같은 것이다. 우리가 긴장하거나 떨릴 때는 호흡이 스트레스 모드로 변화고, 9장에서 언급한 호흡의 패턴으로 제한을 겪는다. 만성적이고 지속적인 활동은 급성의 심리적 손상이나 만성 스트레스로서 교감신경계에 영향을 미친다. 비정상적 기능의 유도와 정보의 비정상적 조절을 가져오며 인체 감각의 지각을 변화시키고 증상과 통증의 양상이 나타난다. 결국 추가적인 스트레스를 만든다(Schultz and Vogele 2015).

내부수용기 인지의 향상은 '자기 조절' 능력을 향상시킨다. '자기 권한 분석'은 걱정과 우울을 최소화한다. 만성 통증을 관리하기도 한다(Moseley 2003).

신체적 움직임의 연구는 비교적 적고 우울과 걱정에 대한 효과를 주로 조사한다. 댄스 치료, 타이치, 기공, 휄덴크라이스, 신체 정신 집중 기법, 콘티넘 움직임, 요가, 필라테스와 같은 다양한 정신과 움직임 형태가 있다.

요통교실과 휄덴크라이스를 비교한 요통에 관한 연구가 있다(Paolucci et al 2017). 휄덴크라이스에서 나타난 실망스런 결과는 '움직임의 인지'가 초점이 되지 못한 조사였기 때문이다. 만성 요통 환자 호흡치료의 무작위 시험용 제어(RCT)는 좋은 결과를 보여준다(Mehling et al 2005). (1장: 척추 통증을 위해 운동이 얼마나 효과적인가? p4 참조).

호흡은 신체와 정신의 경계에 존재한다. 따라서 '자기 조절'과 환경을 변화시키고 스트레스를 제어하는데 중요하다.

횡격막은 가장 중요한 기능을 가진 근근막 요소이다. 호흡과 내부 척추지지, IAP 형성뿐만 아니라 발성, 정맥/임파 방출, 기관 마사지에 기여한다. 호흡은 신체의 화학적 대사적 균형을 이룬다. 횡격막은 또한 중추신경계 기능과 인자 과정에 영향을 미친다(Varga and Heck 2017). 체성 통증의 역치, 통증 감소 지각에도 영향을 미친다(Bordoni et al 2018).

척추와 횡격막의 기능은 건강과 장애 모두에 상호 의존적이다. 잘 조직된 수직의 척추는 중추신경계와 말초가 적절히 감각운동 조절되어 횡격막의 기능을 돕는다. 횡격막은 감정적으로 예민하여 스트레스나 기계적 자극에 반응한다. 척추의 자세지지와 조절이 망가지면 그 기능에도 손상이 온다.

인체 내부 통구조의 장애나 코어의 장애는 척추 통증 환자에게서 잘 나타난다. 횡격막, 골반저, 복횡근의 활동이 늦어지고, 부적절하고, 지속되지 못하거나 협응이 감소될 때 생긴다(Hodges 1999, Janssens et al 2013, 제2장 p25, 제3장 p60, 코어에 관한 나의 연구(Key 2013)참조). 횡격막의 요통수술 후 기능변화와 부전에 대한 훌륭한 연구가 있다(Bordoni and Marelli 2016).

중추신경계가 충분히 사용되지 않아 충분히 이해되지 못하는 것은 대뇌피질의 재조직화가 감각운동 피질의 분명한 자국을 만든다(Schabrun et al 2017).

호흡을 다시 보내는 능력과 내부 압력의 변화 기전, 척추 심부 근근막 시스템 활동은 키무브 접근의 핵심이다.

대뇌의 습관적 운동 반응은 새로운 감각 입력을 요구한다. 내부수용성 인지를 발달시키는 것은 내적 신체 지형과 내적 압력 등의 변화와 연결시키는데 유용하다.

척추는 '내적'인 것이다. 많은 부분을 내부수용성과 고유수용성 인지에 의존한다. 기본패턴은 일차적 감각 운동 피질을 감각 훈련과 척추 운동기술 발달로 가져가는 자동차이다. 고객의 관심은 내적인 감각과 특별한 다른점을 인지하는데 집중되고 있으므로 척추, 머리, 근위 사지대의 '미세한 움직임'을 주시한다.

키무브는 정신적인 운동 프로그램이다. 이는 향상된 움직임을 위한 기본적 패턴 조절을 만든다.

어떤 면에서는, 특히 초기에 중력의 저항없이 감각과정이 습관적 반응을 억제하고 재교육하도록 실시한다. 자연스럽고 자동적인 점진적 레파토리를 사용한다.

Moshe Feldenkrais는 신경가소성이 일반적 용어가 되기 전부터 운동치료에 적용한 선구자이다. 그는 우리가 어떻게 배우는지 '움직임을 통한 인지'를 발달시켰다. 운동의 자연스러운 패턴의 감지에 집중한다. 기능적 MRI가 보편화되기 훨씬 전부터 움직임이 뇌를 조직한다는 생각을 했다. 중립 운동 패턴의 재통합이 '습관적인 고정'된 패턴을 부순다.

치료사로서 우리는 고객이 스스로 해결할 수 있도록 돕는다. 그들의 문제를 스스로 다룰 수 있도록 한다. 움직임을 인지하고 습관적 동작에 변화를 만들고 정신적으로 깨어 신체를 관찰하고 이완하며 느끼고 반응한다. '연습은 완전하게 한다'는 생각으로 기본패턴을 연습하고 일상에서 키운동을 실천한다.

움직임을 배우는 과정에서 부하나 힘을 강화할 때 먼저 익혔던 내용을 분명히 복습하고 진행하는 것이 중요하다. 과도한 진전은 '더욱 원시적인' 조절과 노력을 발생시킬 수 있다.

고객이 척추 통증의 원인에 대한 잘못된 자세와 움직임 패턴을 이해할 때, 통증없이 더 나은 자유로운 움직임을 위한 '감각 운동'을 발전시킬 기회를 갖게 된다. 자기조절, 신경과 근근막 시스템의 재균형으로 척추의 기능을 향상시킨다. 웰빙이 가까워지고 통증은 지나간 이야기가 된다.

자세 조절과 호흡 패턴 부재가 모든 척추 통증의 바탕이 된다. 따라서 최선은 정신력으로 적절한 자세를 통제하고 명상을 하며 중립 척추와 중심 열기, 느린 내적 호흡에 집중하는 연습을 해야 한다. 정신/신체는 다시 연결된다(종교 religion).

호흡에 내부수용성을 집중하는 것은 배타적 피질과 움직임 인지를 지지하는 중추신경계에 있어 기능적 가소성을 향상시킨다.

그건 그렇고, 8주간의 요통환자 집단을 위한 흡기 저항 근육훈련 프로그램은 흡기 근육의 힘과 자세조절의 고유수용성을 향상하고 통증에도 많은 도움을 보였다(Janssen et al 2015).

자세 운동의 변화에 관한 흐름은 진행형이다. 작은 생각의 변화도 큰 흐름을 만들 수 있다. 움직임에 대한 진보적 연구와 재건의 능력은 '적절한 기법'이라는 많은 수혜를 치료사와 고객 모두에게 제공한다.

동기 부여, 의식 있는 마음, 세심한 실천은 분명한 변화를 창조한다.

추천 자료

Franklin E (2012) Dynamic alignment through imagery, 2nd edn. Leeds: Human Kinetics Publishers.

Myers T (2014) Anatomy Trains: Myofascial meridians for manual and movement therapists, 3rd edn. Edinburgh: Churchill Livingstone/Elsevier.

Porges SW (2011) The polyvagal theory. Neurophysiological foundations of emotions, attachment, communication, self-regulation. New York: W Norton and Co Publishing.

Schleip R, Jäger H (2012) Interoception: A new correlate for intricate connections between fascial receptors, emotion and self-recognition. In: Schleip et al (eds), Fascia: The Tensional Network of the Human Body. Edinburgh: Churchill Livingstone, Elsevier.

참고문헌

Bordoni B, Marelli F (2016) Failed back surgery syndrome: Review and a new hypothesis. J Pain Res 9:17–22.

Bordoni B, Marelli F (2017) Emotions in motion: Myofascial interoception. Review article. Complementary Medicine Research 24:110–113.

Bordoni B, Purgol S, Bizzarri et al (2018) The influence of breathing on the central nervous system. Cureus, June 01: https:// www.cureus.com/articles/12790-the-influence-of-breathing-on-the-central-nervous-system

Craig AD (2003) Interoception: The sense of the physiological condition of the body. Current Opinion in Neurobiology 13(4):500–505.

Farb NAS, Segal ZV, Anderson AK (2013) Mindfulness meditation training alters cortical representations of interoceptive attention. Social Cognitive and Affective Neuroscience 8(1):15–26.

Hodges PW (1999) Is there a role for transversus abdominis in lumbo-pelvic stability? Man Ther 4(2):74–86.

Janssens L, Brumagne S, McConnell A et al (2013) Greater diaphragm fatigability in individuals with recurrent low back pain. Respiratory Physiology and Neurobiology 188:119–123.

Janssens L, McConnell AK, Pijnenburg M et al (2015) Inspiratory muscle training affects proprioceptive use and low back pain. Med Sci Sports Exerc 47(1):12–9.

Key J (2013) The "core": Understanding it and retraining its dysfunction. J Bodyw Mov Ther 17(4):541–559.

Moseley GL (2003) A pain neuromatrix approach to patients with chronic pain. Manual Therapy 8(3):130–140.

Mehling WE, Hamel K, Acree M et al (2005) Randomized, controlled trial of breath therapy for patients with chronic low back pain. Alternative Therapies 11(4):44–52.

Paolucci T, Zangrando F, Iosa M et al (2017) Improved interoceptive awareness in chronic low back pain: A comparison of Back School versus Feldenkrais method. Disability and Rehabilitation 39(10):994–1001.

Schabrun S, Elgueta-Cancino EL, Hodges PW (2017) Smudging of the motor cortex is related to the severity of low back pain. Spine 42(15):1172–1178.

Schultz A, Vögele C (2015) Interoception and stress. Review. Frontiers in Psychology July (6):1–23.

Varga S, Heck DH (2017) Rhythms of the body, rhythms of the brain: Respiration, neural oscillations and embodied cognition. Consciousness and Cognition 56:77–90.

찾아보기

INDEX